泰安市中醫二院

现代骨科中西医
临床诊疗学

赵 龙 等/编著

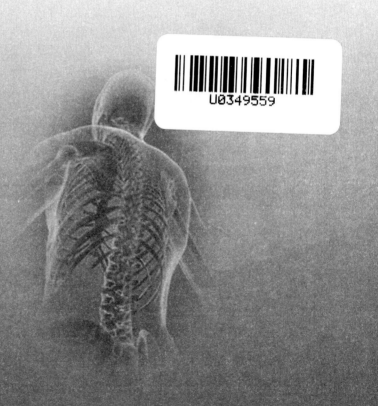

吉林科学技术出版社

图书在版编目（CIP）数据

现代骨科中西医临床诊疗学 / 赵龙等编著. –– 长春：
吉林科学技术出版社，2018.4
ISBN 978-7-5578-3894-2

Ⅰ.①现… Ⅱ.①赵… Ⅲ.①骨疾病—中西医结合疗
法 Ⅳ.①R680.5

中国版本图书馆CIP数据核字(2018)第075571号

现代骨科中西医临床诊疗学

出 版 人　李　梁
责任编辑　孟　波　孙　默
装帧设计　孙　梅
开　　本　787mm×1092mm　1/16
字　　数　654千字
印　　张　26.75
印　　数　1-3000册
版　　次　2019年5月第1版
印　　次　2019年5月第1次印刷

出　　版　吉林出版集团
　　　　　吉林科学技术出版社
发　　行　吉林科学技术出版社
地　　址　长春市人民大街4646号
邮　　编　130021
发行部电话/传真　0431-85635177　85651759　85651628
　　　　　　　　　　　85677817　85600611　85670016
储运部电话　0431-84612872
编辑部电话　0431-85635186
网　　址　www.jlstp.net
印　　刷　三河市天润建兴印务有限公司

书　　号　ISBN 978-7-5578-3894-2
定　　价　158.00元

前　言

随着我国经济的飞速发展,骨科病谱有了明显变化,骨科常见病、多发病的发病率随之增高,因此扩大骨科医师的知识面,提高救治患者的水平是对每个骨科医师提出的新要求、新挑战。基于此,我们特组织了一批具有骨科临床经验丰富的专家、学者,结合他们多年的临床经验编写了《现代骨科中西医临床诊疗学》一书。

本书内容详细介绍了骨科各种常见疾病的诊断要点、临床表现、辅助检查、鉴别诊断和中西医结合治疗,并对编者本院自制剂进行了一定的介绍。在编撰过程中,编者们将科学的临床思维、渊博的医学知识及丰富的临床经验融汇合一,深入浅出、力求实用,尽可能的满足广大基层骨科医务人员的临床需要。

由于编者编写经验和水平所限,不足之处在所难免,特别是随着现代医学知识的发展,本书阐述的某些诊疗理念、观点与认识可能需要修正,某些方法需要改进和提高,欢迎广大读者多提宝贵意见,批评指正。

目　　　录

第一章　总论

第一节　绪论

中西医结合骨伤科学是研究防治人体骨关节及其周围软组织损伤与疾患的一门科学。属中医骨伤科"折疡"、"金镞"等范畴,又称"正骨科"、"伤科"等。西医骨科原意是指矫正骨骼系统创伤和疾病引起的畸形,又称矫形外科学。中西医骨科的发展与医学模式的变化有着密切的关系。

一、自然哲学模式时期

从史前期到 16 世纪末,人类从游牧穴居至农牧定居的时代,人们从不自觉地对待周围事物到逐渐形成了某种理性认识,用自然现象的哲理来解释损伤与疾患。如儒家"天人合一"观念,道家的"阴阳五行学说"等,均说明自然界历象、数字对中国医学的影响。西方医学沿用2000 年的"四种体液理论"认为,世界由 4 种元素所构成:火、土、水与空气。在人体内,这些元素变为 4 种基本的体液,当四种体液不平衡时就会引发疾病。阴阳五行学说与四种体液理论均属自然哲学模式,使医学在一定程度上由技艺上升到理论。这一时期,中、西医的基础理论具有共性。

(一)中医骨伤科的发展概况

1.旧石器时代晚期(约 1.8 万年前)　在"山顶洞人"遗址中,发现骨针、骨锥和其他骨制尖状器具。《山海经·东山经》曰:"高氏之山,其上多玉,其下多箴石"。郭璞注解箴石:"可以为砭针治痈肿者"。

2.仰韶文化时期(公元前 5000～前 2500 年)　外科手术器械砭镰已产生,并有史书记载了当时的外伤科名医俞跗。《史记·扁鹊仓公列传》载:"上古之时,医有俞跗,治病不以汤液醴洒……"。

3.周代(公元前 1066～前 476 年)　医学形成并开始分科,《周礼·天官》记载医师分为"食医、疾医、疡医和兽医",疡医相当于现在的外伤科医师,其记载的"祝"、"刮"、"杀"等外治法,为后世中医骨伤科医师所沿用。

4.战国、秦汉(公元前 476～公元 220 年)　中医骨伤科基础理论形成。《黄帝内经》对人体骨脉、筋肉及气血的生理功能有精辟的论述,如"骨为干,脉为营,筋为刚,肉为墙"。《内经》阐发的肝主筋,肾主骨,肺主皮毛,脾主肌肉,心主血脉,气伤痛,形伤肿等基础理论,一直指导着中医骨伤科的临床实践。

5.三国、晋、隋唐(公元220～960年)　晋·葛洪是世界上最早记载下颌关节脱臼手法整复及竹片夹板固定骨折的医家。唐·蔺道人所著《仙授理伤续断秘方》是我国现存最早的一部中医骨伤科学专著,提出了正确复位、夹板固定、内外用药和功能锻炼的治疗大法。

6.宋、金、元时期(公元960～1368年)　元代危亦林《世医得效方》记载世界上最早施用"悬吊复位法"治疗脊柱骨折,比1927年美国医生Davis提出的悬吊复位法要早近600年。

7.明(公元1368～1644年)　明·异远真人《跌损妙方》总结了一套按穴位受伤而施治的方药,指出跌打损伤的主要病机是"气血不流行";王肯堂《疡医准绳》对骨折有精辟的论述,对中医骨伤科方药进行了由博而约的归纳整理。

(二)西医骨科发展概况

1.古埃及王朝(公元前6000～前1600年)　约在公元前3500年达到其鼎盛时期,那时的医师可作截肢技术和包扎伤口等,大概是已知的世界上最早的创伤骨科。1862年考古发现的史密斯文稿(约公元前3000～前1600年)被认为是世界上第一部创伤骨科专著,书中叙述了48个全身各部位创伤及其治疗案例,其中有些治疗原则沿用至今。

2.古印度(公元前2500～前1500年)　此时出现一位名叫沙斯鲁特的医生,他介绍了自己和别人所用的外科器械100余种。

3.古希腊(公元前800～前146年)　创伤骨科达到相当高的水平。约公元前460～前377年,出现了现代医学之父希波克拉底及其学派。对于骨折与脱位,希波克拉底认为必须以正规方式使断端对合,骨折两端需以牵引法拉开,然后放松,使断端逐渐并拢;对肩关节脱位施行的手牵足蹬法,至今仍应用于临床。

4.罗马帝国(公元前27～公元476年)　罗马人制定战场上的紧急救护制度,专门为军队设立医院,内有医疗器械、药品、敷料等装备。罗马帝国时代著名医师盖伦在《骨的基本行经》、《基础肌学》著作中,对骨骼、肌肉的形态、结构作了较正确的记录,奠定了骨科的解剖学基础;其著作中记录了钻颅术、截肢术,用压迫、结扎或烧灼止血,主张用亚麻线缝合伤口等。

5.中世纪(公元476～1453年)　医学上已有不少新的进展,如医师训练走向规范化,开业医师需进行执照考试。许多医院的兴建和护理工作的发展是这一时期取得的重大成就。公元11世纪,意大利成立了西方第一所非宗教的高等医学教育场所,以盖伦提出的相关理论进行授课,让学生以小猪取代尸体学习解剖,并实际参与外科手术。其医学观念遵循"四种体液理论",即人由四种体液构成:血液(火)、黏液(土)、黑胆汁(水)与黄胆汁(空气)。这些体液处于平衡,人就健康;平衡失调,疾病发作。这种体液理论一直统治西方医学至19世纪魏尔啸创立"细胞病理学"为止。

6.文艺复兴时期(公元1450～1600年)　16世纪,法国外科医师帕雷对创伤骨科的发展作出了巨大贡献,他是近代外科学的主要奠基人之一。他采用了伤口包扎、切开和缝合等方法治疗火器伤伤口,使疗效大为提高;在截肢术中,首先应用血管结扎术以防止出血;在整复脱位时,先用滑车拉开关节,再以毛巾协助脱位的关节复位;在创伤骨科方面,他创用了许多器械

(如冠状锯骨器、骨折脱位牵引复位器、固定器)和假肢。

二、生物医学模式时期

从 17 世纪初到 20 世纪 60 年代,人类进入工业化时代,这是现代医学形成和发展的时期,也是创伤骨科迅速发展的阶段。许多独立的医学基础学科,如解剖学、生理学、病理学等形成,并发展成为完整的基础、临床和预防医学体系。20 世纪后,工程技术逐渐向医学渗透,使得医学在宏观和微观的不同层次上均有飞跃的发展,并出现了许多边缘性学科或前沿性学科,如细胞生物学、生物力学等。

(一)中医骨伤科发展概况

1.清(公元 1644～1840 年)　吴谦《医宗金鉴·正骨心法要旨》较系统地总结清代以前的正骨经验,对人体各部的骨度、损伤的治法记录周详;将手法归纳为八法,运用"攀索叠砖法"、"腰部垫枕法"整复腰椎骨折脱位;在固定方面,改进了多种固定器具。钱秀昌《伤科补要》较详细的论述骨折、脱位的临床表现及诊治方法,对髋关节后脱位采用屈髋屈膝拔伸回旋法整复。

2.西方医学传入(公元 1840～1949 年)　西方医学的传人使中国医学界出现了各种各样的思想和学派,其中影响较大的有中西汇通思想及其派别的产生。中西汇通派的早期代表人物之一唐容川,其代表作《中西汇通医经精义》,以西医的解剖、生理学去印证中医理论。张锡纯《医学衷中参西录》于医理及临床各种病证,均历述中、西医的认识,互相印证,中西药并用。

3.中医骨伤科的新生(公元 1949～1969 年)　中华人民共和国成立后,中医骨伤科从分散的个体开业形式向集中的医院形式过渡。1958 年以后,全国各省市相继成立中医院,开设骨伤科,不少地区还建立了专门的中医骨伤科医院、骨伤科研究所。我国著名骨伤科专家方先之、尚天裕等采中医之长,运用现代科学方法,总结新的正骨八法,研制成功新的夹板外固定器材,形成一套中西医结合的新疗法,确立了治疗骨折的四项原则:"动静结合"、"筋骨并重"、"内外兼治"、"医患合作"。在基础研究方面,上海伤科研究所采用现代科学方法,从骨愈合的病理生理方面对中医药治疗骨折进行研究和探讨,这些都是生物医学模式的体现。

(二)西医骨科发展概况

1.17 世纪　许多伟大的医学家获得不少新的发现,为医学的发展奠定了科学基础。英国医生哈维在 1628 年的法兰克福书展会上展出了他的专著《血液循环论》,他通过实验研究证实了动物体内的血液循环现象。现代生理学、心脏学与血液学都源于哈维的这部先驱作品。

2.18 世纪　生理学得到进一步发展。1711 年,英国发明家黑尔斯发明了血压测量法。1741 年,法国安德烈出版《骨科学》。英国著名外科医生波特撰写了有关骨折与脊柱弯曲的著作《骨折与脱位》。

3.19 世纪　19 世纪中叶有三项发明对创伤医学乃至整个医学的发展起到了极重要的作用,即:麻醉术、外科消毒和细胞病理学。

1846 年美国牙医莫顿在波士顿用乙醚麻醉患者,手术取得成功。贺梅斯把这项发现命名为"麻醉"。

法国微生物学家巴士德是近代微生物学的奠基人。他发现发酵是微生物的作用,并采用加热灭菌(巴氏消毒法)解决了酒的变质问题,主张生命只能来自生命的"生源论",其实验和学术观点,构成了外科消毒的理论基础。英国外科医师李斯特是外科消毒法的创始人,他根据巴士德关于细菌学的理论,于1865年8月设计了苯酚消毒器,通过苯酚溶液使伤口化脓显著减少,手术死亡率明显降低,并主张外科医师的双手应先用1∶20的苯酚溶液清洗,同时坚持伤口包扎应保持清洁,其外科消毒理论和程序无疑是现代无菌外科学的先驱。

德国病理学家魏尔啸创立了细胞病理学说。他于1858年出版的《细胞病理学》一书中,提出细胞是生命的基本单位,有力地批驳了占统治地位的"体液学说",推动了病理解剖学的发展。细胞病理学还构成了以后发展起来的创伤病理学的基础。

4.19世纪末至20世纪60年代　1895年伍兹堡大学物理学家伦琴发现了X线,X线能通过人体体表显示体内骨骼乃至某些器官组织。

1901年奥地利的兰德斯登发现了血型,1915年美国路易逊应用枸橼酸使血不凝固,输血技术的发明,挽救了大量创伤出血伤员的生命。

西医治疗骨折的重大革新是切开复位内固定的手术疗法。1893年莱恩首先应用钢制接骨板和螺丝钉固定骨折;1907年,朗博特使用钢针作骨髓内固定;1931年史密斯-彼得森首次应用三棱钉作股骨颈骨折内固定。1949年达尼斯设计自动加压接骨板,1961年缪勒又进一步加以改进,至今临床还在应用。1958年查尼依对人工关节的材料、造型结构和手术方法作出重大贡献,目前这项技术不断加以改进,并广泛应用临床中。

这一时期,创伤骨科得到较大的发展,如美国等发达国家开始对道路交通事故创伤进行系统的研究;手外科与显微外科技术迅速发展,1963年上海的陈中伟等成功进行了世界上首例断手再植手术,此后又开展断指再植、游离足趾移植、带血管蒂骨移植等手术;一些外科基本问题,如休克、感染、水电解质平衡、营养与代谢等的诊治,也取得了较大的发展。

三、生物工程——社会模式时期

自20世纪70年代至今的一个短暂时期,人类进入信息化时代,医学从单纯生物模式向生物工程—社会模式转化。骨伤科在这一阶段中逐渐形成一门独立的学科,并取得了巨大的进展。

从宏观上说,骨伤科与社会医学的关系日益密切,人们注意到工作与生活环境对创伤与骨疾病的发生有重要影响,创伤与骨疾病好发于一定的人群中,即具有一定的流行病学规律,创伤与骨疾病的预防有赖于全社会的努力。不少国家或地区建立了先进的创伤急救组织和体系,提出了各种创伤评分标准,建立了创伤急救中心,采用CT、MRI等先进设备作创伤诊断,使用心肺功能监护仪监测伤情变化等。

从微观上说,微循环、自由基、激素受体、细胞因子、前列腺素类物质等在创伤与骨疾病发生时的变化和作用受到了重视;各种生长因子、骨形态发生蛋白的基因表达和在创伤修复中的作用也在研究之中。

从20世纪70年代初开始,由于生物学基础理论和实验技术的飞速发展,结合多种现代工程技术,终于发展成一门新兴的综合性应用学科——生物工程学(生物工程技术)。1984年,美国科学家尝试用人工合成的正常基因移植到人体骨髓中,以治疗遗传疾病。1990 年美国医生成功完成首例基因疗法。1997 年英国科学家采用无性繁殖技术成功克隆羊。2001 年 2 月 12 日,美、英、日、法、德、中 6 国科学家公布了人类基因组图谱,这是人类探索生命奥秘这一伟大工程的新里程碑,也预示着再生医学时代的到来。生物工程技术将引发骨科一场新的技术变革,在 21 世纪中西医骨伤科必将日新月异地向前发展。

(赵 龙)

第二节 病因、病机

一、病因学说

病因学说是研究致病因素的性质、特点及其与临床表现之间的关系的学说,在隋代又称为"病源候"。损伤的病因是指引起人体损伤的原因,又称为损伤的致病因素。历代文献对其论述很多。早在《黄帝内经》中,就已经提出"坠堕"、"击扑"、"举重用力"、"五劳所伤"等是损伤的病因。汉代医家张仲景在《金匮要略·脏腑经络先后病脉证并治》中将损伤的病因分为内因、外因和不内外因。宋代陈无择在《三因极一病证方论·三因论》中进一步阐述了三因的理论,而且指出了三因之间是相互联系的。陈无择指出损伤的病因不同于七情内伤和六淫外因,故属于不内外因,但不内外因仍属于外因或内因的范畴,互相交错。所以,历代多数医家认为损伤的病因就是内因和外因。了解损伤的病因有助于对损伤性质和程度的估计,对损伤的治疗更有着重大的意义。

【外因】

损伤外因是指外界因素作用于人体导致人体发生损伤的各种原因,包括外力损伤、外感六淫、邪毒感染和虫兽伤害等。

(一)外力损伤

外力作用于人体,轻则损伤皮肉而见局部肿痛瘀斑;重则皮肉开裂,损伤出血或筋断骨错,甚则危及生命。根据力的性质不同,可将外力作用分为直接暴力、间接暴力、肌肉强烈收缩力、持续劳损力。

1.直接暴力 直接暴力所致的损伤发生在外力直接作用的部位,可见于跌仆、坠堕、撞击、扭闪、挤压、击杀及负重等情况。直接暴力损伤造成的骨折常为粉碎性骨折或横形骨折;造成的创伤多为开放性损伤;造成的脱位多并发筋腱断裂和骨端撕脱。根据外力作用方式的不同,可概括为以下几类:

(1)挤压伤:挤压伤是指机体受到重物的挤压致伤,又称磕伤、压伤。一般来讲,重物的重量越大,挤压伤就越严重;重物与身体接触面积越大,受伤的范围也就越大。挤压伤轻则可见皮肤肌肉挫伤或局部皮肉出血肿痛;重则可见筋骨受损,甚或内脏损伤,破裂出血。挤压伤还可见于运动物体所致的损伤,这种损伤以辗转挤压为主,其程度也比单纯挤压伤更为严重。

根据暴力的方向不同,可将挤压伤概括为横向挤压、屈曲挤压、轴向挤压和扭转挤压伤。

(2)冲撞伤:冲撞伤是指身体受到暴力冲击撞伤,又称碰撞伤。其特点是身体在运动情况下受伤,损伤的程度取决于冲撞物的重量、速度以及冲撞物与身体的距离。直接暴力所致的冲撞伤,轻则肌肉筋脉损伤而致肿胀出血,肢体功能障碍;重则引起骨折、脱位,合并广泛的肌肉筋脉损伤,甚则可合并内脏、颅脑损伤,危及生命。

(3)击杀伤:击杀伤多指武器击杀,如棍棒、刀剑、枪炮等的杀伤。这类损伤多为开放性损伤,根据伤口的类型可分为贯通伤和盲管伤。损伤的程度与损伤的部位有关,四肢损伤病情相对较轻,头部、胸腹部损伤病情较重;轻则伤及皮肉,重则损伤筋骨、内脏,甚则危及生命。

2.间接暴力 间接暴力所致的损伤发生在远离外力作用的部位。间接暴力造成的骨折多为斜形骨折、螺旋形骨折、压缩性骨折或撕脱性骨折;造成的筋腱损伤多为扭伤;造成的内脏损伤多为震荡伤。根据间接暴力的不同形式可将其分为传达暴力、扭转暴力、杠杆作用力。

(1)传达暴力:传达暴力为大小相等、方向相反的纵向轴心作用力。跌仆和坠堕时常见传达暴力致伤,损伤多发生于骨质结构薄弱处、运动与静止交界处以及松质骨与密质骨的交界处。骨折的类型多为斜形骨折或压缩性骨折。

(2)扭转暴力:扭转暴力为大小相等、方向相反的横向轴心作用力。损伤好发于关节、筋腱结构薄弱或骨干相对细弱处。骨折的类型多为撕脱性骨折或螺旋形骨折,关节囊和韧带多为撕裂伤。

(3)杠杆作用力:杠杆作用力指暴力在关节和关节附近形成了支点、阻力臂和动力臂,导致筋腱断裂或骨折脱位。如跌仆时上肢高度外展、外旋而形成的肩关节脱位和膝关节的急骤屈曲所致的髌骨骨折均为杠杆作用力导致的损伤。

3.肌肉强烈收缩力 当机体应急防御反应或劳作用力过猛时,可引起肌肉强烈收缩,造成筋腱断裂或骨折。筋腱断裂的断面多不整齐;骨折的类型多为横形骨折、撕脱性骨折或螺旋形骨折。如短跑运动员股四头肌强烈收缩时所致的股直肌断裂;杂技演员翻跟斗时小腿三头肌强烈收缩所致的跟腱断裂;跌仆时为防止跌倒,保持直立,股四头肌强烈收缩所致的髌骨骨折;掰手腕时所致的肱骨内上髁撕脱性骨折;投掷手榴弹或者标枪时所致的肱骨下 1/3 螺旋形骨折等均属此类损伤。

4.持续劳损力 是指长时间劳作或劳作时姿势不正确所造成的筋肉、骨关节的慢性累积性损伤。持续劳损力可引起筋肉变性,关节增生肥大,骨质退变,甚或造成骨折。如长期低头伏案工作可导致颈部肌肉劳损,长期弯腰负重可导致腰肌劳损或椎间盘退变,长途跋涉可导致第 2 跖骨疲劳骨折。此外,长期劳损还可以导致筋肉松弛萎缩、关节失稳而出现"筋出槽"、"骨错缝"。

持续劳损是一种慢性积累性伤害,其病情多由轻到重,病位多由表及里,多先伤及肌肉,然后损及骨关节。有时虽因一时闪挫而致急性损伤,其内因仍是劳损。所以,临床上持续劳损致病多表现为病势缠绵,反复发作。若迁延日久可致局部气血不足,瘀血阻滞经络;复感风、寒、湿邪可引起痹证的发生,此后则每遇阴雨天而发作,缠绵难愈。

持续劳损既可外损筋骨,又可内伤气血。劳损可造成肌肉内出血,不仅耗损气血,且离经之血成瘀可变生其他病证。劳损病变还可累及脏腑,其中尤以肾脏为著。劳损可耗气伤血,气血亏虚则肾精无以化生而致肾虚;肾主腰脚,腰为肾之府,劳损又多发生于腰腿部,所以易致肾精亏虚。

(二)外感六淫

六淫即风、寒、暑、湿、燥、火六种外感病邪,是指六气太过而致病的因素。六气是指风、寒、暑、湿、燥、火六种正常的自然界气候,又称六元。正常的六气一般不易使人生病;当六气的变化超过了正常的限度时,就会导致人体发病,这时六气便称为六淫。六淫致病多因正虚邪盛,与损伤尤其是慢性劳损有密切的关系。

六淫致病的途径:多从表入里。六淫邪气的传变,既遵循由表入里的传变规律,也根据体表组织与脏腑的关系传变。邪气盛而正气虚时,邪气从表入里;正气盛而邪气虚时,邪气亦可由里出表。

六淫致病的特点:既有它的共性,又有它的个性。

1.六淫致病的共性

(1)季节性:六淫致病具有明显的季节性。如春季多风邪,夏季多暑邪,长夏(夏末秋初)多湿邪,秋季多燥邪,冬季多寒邪。

(2)外感性:六淫之邪多从肌表、口鼻侵犯人体而致发病。发病多从表及里。

(3)地区性:六淫致病与居住地环境密切相关。如西北地区多寒病、燥病;东南地区多湿病。居处潮湿者多湿邪为病;高温环境作业者多火热燥病。

(4)相兼性:六淫邪气既可单独致病又可合而为病。如风、寒、湿合而为痹证。

(5)转化性:六淫致病在一定条件下可相互转化。如寒可化热,热也可转寒。但必须明确,这里所讲的转化不是说六淫中的一种邪气可以转化为另一种病邪,而是指六淫之邪所致的证候可以相互转化。

2.六淫致病的特性

(1)风性主动,凝血麻痹:风为百病之长,善行而数变。风邪侵袭人体,可导致血液凝滞,从而引起一系列的痹、涩、厥的病理变化。

(2)寒性伤阳,凝滞疼痛:寒虽为冬天之主气,但在其他季节也可出现。寒为阴邪,易伤阳气,使筋脉拘挛收引,局部经络阻滞,气血运行不畅,可导致肢体疼痛。其疼痛得温则减,遇寒加重。

(3)火热伤津,劫血腐肉:火、热、暑、燥邪均可耗气伤血,灼伤阴津,津液不足可导致筋脉骨肉失去濡养而枯萎。火热之邪侵犯人体血分,可致肉腐为脓而成疮疡。

(4)湿重缠绵,肿胀不仁:人体感受湿邪,多因居住湿地或因感受雨天雾露之湿。外感湿邪所致的外湿病和脾虚生湿引起的内湿病可相互影响。因此,一方面湿邪可引起气滞血瘀、筋脉收引等病变;另一方面脾虚不能运化水湿,可导致体内水分过多而出现肢体肿胀、麻木不仁、缠绵难愈、腹痛腹胀、泄泻等症。

总之,外感六淫均可导致人体筋骨、关节发生疾病。尤其多见于外感风、寒、湿所致的骨关节痹证。此外,还可引起肌肉痿软无力、肢体功能障碍等临床表现。

(三)邪毒感染

邪毒感染多见于开放性损伤。机体受伤后伤口敞开,邪毒直接从伤口侵入机体使病情加重,称为邪毒感染。感染轻者,仅见局部伤口红、肿、热、痛;感染重者,血肉腐败成脓,进而引起肢体坏死;更有甚者,邪毒可内侵脏腑,引起全身性化脓性感染,出现火毒攻心的证候,危及生命。此外,临床还可见邪毒感染后引动肝风,出现牙关紧闭、角弓反张、全身抽搐等证候,即为西医学所讲的破伤风。故邪毒感染相当于西医学的细菌、病毒等微生物感染。

(四)虫兽伤害

虫兽伤害是指毒虫、猛兽、毒蛇、狂犬等动物对人体的伤害。这些伤害除了造成皮肤破损、出血、疼痛,甚至骨骼断裂、肢体失去运动功能外,还可因为有害毒素进入人体而使人体出现发热、昏迷及神志失常等全身中毒症状,严重者中毒死亡。如毒蛇咬伤,神经毒素和血循毒素进入人体可很快导致人体死亡。

【内因】

内因是指人体内部影响损伤发病的各种因素。外界致病因素一般只有在机体虚弱时才侵犯人体,其侵害主要体现在外感六淫、内伤七情及脏腑发病。当外来暴力超过人体的防御能力时,外力伤害就是决定性的因素。虽然外力伤害和外在因素是各种损伤发生的主要原因,但各种损伤的发生大多有其不同的内在因素和一定的发病规律.即各种损伤的发生多与患者的年龄、体质、精神状态、职业工种及解剖结构等密切相关。由于内在因素的影响,骨伤科疾病的发病也具有一定的规律。因此,内因与损伤发病是密切相关的。

(一)生理因素

一些生理的内在因素对骨伤科疾病的发生有一定的影响,也呈现出一定的发病规律。

1.年龄　年龄不同,其伤病的发生率、损伤的性质也不同。儿童骨质柔弱,骨骼中有机质较多,骨折以青枝骨折多见;老人筋骨衰弱,骨骼中无机质的含量比较多,发生筋骨损伤的机会就多,通常轻微外伤即可导致骨折,且多为粉碎性骨折;青年人筋骨强劲,一般的跌仆损伤多不会造成筋骨损伤,但较大的外力则多造成完全骨折。年龄不同,其伤病的好发部位也不同。如相同的摔倒时手掌心触地,儿童多发生前臂骨折或肱骨髁上骨折,而老年人则多发生桡骨远端伸直型骨折。所以,患者的年龄与其筋骨损伤的类型有一定的关系。

2.体质　体质强弱与损伤的发生有密切关系。在相同暴力作用下,体质强盛者不易发生损伤,体质虚弱者则易发生损伤。如颞颌关节脱位多见于体质虚弱、肝肾阴虚、筋肉松弛的老年人;落枕也多见于卫气不固、肝气不充的中老年人。此外,体质还与损伤的修复密切相关。体质强壮,气血充足,则损伤修复快;体质虚弱,气血亏虚,则损伤修复缓慢,甚至不愈合。

3.解剖结构　损伤的部位还与人体的解剖结构密切相关。损伤多发生于局部解剖结构的薄弱处、活动与静止的交界处、松质骨与密质骨的交界处以及长期负重易劳损的部位。如儿童多见的肱骨髁上骨折,因为肱骨髁上一方面是松质骨与密质骨的交界处,另一方面也是局部解剖结构的薄弱处,所以多见于儿童。踝部扭伤,临床多见外侧副韧带的损伤,除了与受伤姿势有关外,外侧副韧带在解剖结构上比内侧副韧带薄弱也是重要原因之一。老年人从高处坠落造成椎体压缩性骨折时,骨折多见于第 12 胸椎和第 1 腰椎,其原因之一即此处是活动度小的胸椎与活动度大的腰椎的交界处。

(二)病理因素

损伤的发生还与患者体内原有的疾病密切相关。若患者原有骨骼疾病,如骨结核、骨肿瘤、骨髓炎等,再遭受轻微的外力即可引起骨折。老年人在各种原因造成骨质疏松的基础上,稍有不慎,也易发生骨折。上述病理因素所致的骨折,其临床愈合也较普通骨折慢得多。

(三)职业工种

临床损伤的发生与患者的职业工种有一定的关系。职业工种一般不会是直接的致伤原因,但某些特殊职业容易发生意外伤害。如缺乏必要防护设备的手工操作机械工人常发生手外伤,轻者仅损伤皮肤、肌肉,重者可损伤肌腱、骨骼。此外,由于工作需要,某些职业工种要求机体长期处于某种固定的姿势或长期过度负重,易造成某些特殊的伤科疾病。如长期低头工作者,容易患颈椎综合征;长期弯腰负重者,容易发生腰肌劳损;网球运动员、厨师、钳工由于前臂伸肌群起点劳损,容易患肱骨外上髁炎(网球肘);宇航员由于长期失重易患骨质疏松;运动员、舞蹈演员、武术演员等易发生各种扭伤。

(四)精神状态

精神状态是损伤发生与否的一个相关因素。当人体情志舒畅时,在劳作或运动中精神集中,则不易发生意外伤害,即使发生也会因为反应灵敏而减轻伤病。反之,如果人体情绪抑郁,注意力不集中,则容易发生意外伤害。

如果长期精神受刺激或创伤,就会超过人体生理所能调节的范围,进而导致体内气血运行不畅,脏腑功能失调,最终引起疾病的发生。临床上内伤七情的变化与骨伤科疾病的病情变化有着密切的关系。如高处坠落伤、严重车祸伤等在导致多发性骨折、胸腹内伤、高位截瘫的同时,可因为剧烈的疼痛、恐惧、焦虑等因素而引发创伤性休克,使病情进一步加重。而在一些慢性骨骼疾病的病程中,情绪抑郁或忧虑过度可使病情加重。反之,如果骨伤科疾病患者的精神乐观,则有利于疾病的好转,可缩短病程。

(五)瘀血

瘀血又称为蓄血、恶血、败血,是指体内某处血液停积,不能正常循行的现象。包括离经之血、阻滞于血脉及脏腑内的血液。瘀血既是疾病过程中形成的病理产物,又是某些疾病的致病因素。

瘀血既可因外伤导致脉络破损而形成,也可因外邪入侵、情志损伤、饮食、劳逸等形成。瘀血形成后一方面会失去正常血液的濡养作用;另一方面可导致局部气血运行不畅、经络阻塞而出现疼痛、出血、内脏发生癥块等病理变化。随着病程的延长,可出现筋肉、骨骼、经脉的痿痹。

西医学认为瘀血是一种血液循环的病理变化。瘀血可引起微循环障碍,使受累组织出现炎症、水肿、糜烂、坏死、硬化或增生等改变,有时还可引起代谢异常和免疫功能障碍。

临床上损伤的病因比较复杂,通常情况下损伤都是内外因素综合作用的结果。不同的外因,可引起不同的损伤;而同一种外因由于内因的不同,其所引起损伤的种类、性质和程度都可不同。在损伤疾病的发病中,既应看到外因的重要性,又要看到机体内在因素的不同之处。只有辩证地分析损伤发生过程中内外因素的不同作用,才能进一步认识损伤疾病的发生和发展,从而才能正确地预防和诊治损伤性疾病。

二、气血学说

气血是构成人体的基本物质,也是维持人体生命活动的基本物质。气血学说是研究人体气血的生理功能、病理变化及其相互关系的学说。气血学说不仅可用于解释人体的生理功能、病理变化,还可以为治疗提供依据,是中医学理论体系的重要组成部分。

(一)气血学说的基本内容

1.气 气是构成人体的最基本物质。正如《素问·宝命全形论》云:"人以天地之气生"、"天地合气,命之曰人。"同时,气还是维持人体生命活动的基本物质。《素问·六节藏象论》说:"天食人以五气,地食人以五味。五气入鼻,藏于心肺,上使五色修明,音声能彰。五味入口,藏于肠胃,味有所藏,以养五气,气和而生,津液相成,神乃自生"。

气主要来源于先天之精气和后天之精气。所谓先天之精气是指禀受于父母的肾之精气;后天之精气是指脾胃化生的水谷精气和肺所吸入的自然界的清气。二者相互结合形成真气,是人体生命活动的原动力。真气形成后,沿着经脉循行于全身,与各脏腑组织的生理功能相结合即转化为具有不同功能和特点的气,如心气、肺气、肾气、胃气、营气、卫气等。

人体的气是不断运动着的精微物质。气的运动称为气机。气是以升、降、出、人为其基本的运动形式。正常情况下,气的升降出入处于一种动态平衡的状态,具体体现在各个脏腑的生理功能以及脏腑之间的协调关系。气具有推动、温煦、防御、固摄、气化、营养等生理功能,对人体具有重要的作用。

2.血 血是构成人体和维持人体生命活动的基本物质之一。血是由脾胃水谷之精微所化生,循行于脉管内的红色液体。《灵枢·决气》曰:"中焦受气取汁,变化而赤,是谓血。"这里所讲的"气"主要是指水谷精微之气,即营气;所讲的"汁"是指津液;即营气和津液注入血脉可化生为血液。此外,精血之间还可互相转化。血液形成后,依靠气的推动作用循行于全身的血脉之中。并且,血的正常运行还有赖于全身各脏腑功能的正常。心主血脉,心气的推动使血液布散到全身。此外,脾统血、肝藏血均对血液运行具有重要的作用。

血液对人体而言具有两方面的生理功能:一是濡养滋润全身脏腑组织。人体全身各部位均需在血的濡养下才能发挥其生理功能。血的濡养还可以从面色、肌肉、皮肤、毛发等方面体现出来。二是神志活动的主要物质基础。血液供给充足,神志活动也就正常。

3.津液 津液是人体内各种正常水液的总称。清而稀薄著谓之津,浊而稠厚着谓之液。津液和气、血都是脏腑功能活动的物质基础。在机体内,除血液之外,其他所有正常的液体均属于津液的范畴。津液的生成、输布和排泄,需要多个脏腑的综合调节,其中以肺、脾、肾三脏尤为重要。此外,由于津液是血液的重要组成部分,血脉为心所主,故与心的功能也密切相关。津液主要有滋润、濡养的作用。津液布散于肌表,可滋养皮肤毛发;流注于孔窍,可滋养眼、口、鼻;渗入骨髓,可充养骨髓、脑髓、脊髓等;流入关节,可润滑关节。

4.气血津液的关系 气血津液都是构成人体和维持人体生命活动的基本物质,三者之间的关系极为密切。气血津液的组成和功能活动虽各有特点,但在生理功能上又相互依存、相互制约、相互为用。人体的生理功能、病理变化均与气血津液有着密切的关系。当各种原因使气血津液的生成、运行、功能发生异常时,就会导致疾病的发生。此外,气血的盛衰还直接影响到疾病的发生和发展。气血旺盛,不易发病,即使发病,病程也短,恢复也快;反之,气血虚衰则容易发病,且发病后病程较长,恢复也慢。

气和血的关系十分密切。可概括为"气为血之帅"、"血为气之母"。"气为血之帅"是指气可推动血液运行、统摄血液循行于脉管之中以及气可化生血液。而"血为气之母"是指气的生成和运行始终离不开血,即血能生气、血能载气。

气血与津液的关系也很密切。津液的生成、输布和代谢均有赖于气的升降出入正常;同时,气也需要津液的运载以发挥其生理功能。血和津液均是液态物质,具有滋润和营养的功能。津液和血液均同源于水谷精微,即"精血同源"。

骨伤科疾病的发生发展和愈合与气血有着密切的关系。各种原因导致气血运行失常,使机体功能紊乱而产生一系列病理变化,在此基础上,机体容易发生骨伤科疾病。而损伤也可引起气血运行发生障碍,使机体的皮肉筋骨与体内的五脏六腑均失去气血的濡养,进而导致脏腑功能失调。气血运行失常,局部气血凝滞是骨伤科疾病发生的主要病机之一。气血强盛者,其骨伤科疾病的病程较短,愈合较快;而气血虚衰的患者,其骨伤科疾病的病程较长,愈合也慢。所以,在骨伤科疾病的辨证诊断中,尤其强调气血病机的辨证。

气血病机所涉及的范围很广。认真分析气血与骨伤科疾病的病理联系,有助于我们深入探讨骨伤科疾病的本质,帮助我们掌握辨证施治的规律。

(二)气病病机

中医认为各种疾病的发生均由气机不调所致。如《景岳全书·诸气》说:"夫百病皆生于气,正以气之为用,无所不至,一有不调,则无所不病。故其在外则有六气之侵,在内则有九气之乱,而凡病之为虚为实,为热为寒,至其变态,莫可名状,欲求其本,则只一气字足以尽之。盖气有不调之处,即病本所在处也。"临床上多种原因均可引起气机运行失常而使机体发生疾病。如外伤、饮食、劳倦、情志以及跌仆损伤、用力过度等病因均可引起"气"的病理变化。而在骨伤科临床中,由气所引起的病变更是常见,通常可以归纳为气郁、气滞、气逆、气闭、气虚或气脱等气机失调的病理状态。

1.气郁 气郁是指气机郁结而不得发散的病理状态。其原因多为伤后忧思郁闷,情志不舒,也可因脏气内虚而致。气郁的病理变化与肝、心的关系尤为密切。肝主疏泄,心主神志,二者均与人体的情志活动相关。骨伤科患者伤后忧思郁闷可使肝失条达,气机运行不畅而成气郁之证,可见心情抑郁、胸胁胀闷、少腹胀痛等症状。

气郁还可变生他症。气郁可影响血的运行,气机运行不畅可使血行不畅,脉络阻滞而成为血瘀。临床表现为胸胁刺痛,痛有定处,舌见瘀斑等。若气郁化火,则见性情急躁、咽干口苦,大便秘结,小便黄赤,舌红苔黄,脉弦数。若忧思伤脾,肝郁横逆乘脾,可见纳呆、脘腹痞闷、舌苔腻等症。

2.气滞 气滞多指伤后气机运行障碍而停滞之证。正常情况下,人体气机运行通畅,而当人体受到外伤或机体的某一部分、某一脏腑发生病变时,均可使气的运行受阻,出现"气滞"的病理现象。临床上多由闪挫、劳损、情志内伤等原因所引起。气机郁滞则局部经络阻塞,患处可见胀闷疼痛,因以气的病变为主,故胀多于痛,且痛无定处。

气滞可发生于机体全身各处。临床上以肺、肝、脾及经络等处最常见。肺失宣肃,肺气壅滞,可见胸闷、咳喘;肝失疏泄,肝气郁滞,可见胁肋、少腹胀痛;脾胃气滞,可见脘腹满闷疼痛、纳呆、嗳气吞酸、便秘等;局部经络阻滞,可见病变部位肿胀疼痛。

3.气逆　气逆是指气机升多降少而上逆的病理状态。气机的升降本应处于动态平衡,一旦失常则可导致机体的生理功能紊乱,从而发生疾病。临床上气逆多由情志内伤、饮食不调、外邪入侵或痰浊壅滞所致。气逆的病变与肺、胃、肝的关系尤为密切。肺以宣降为顺,如果外伤后肺气壅滞,则肺失宣肃,可上逆而为咳嗽、喘促;胃主受纳,以降为顺,外伤后胃失和降,则胃气上逆,可见嗳气呃逆、恶心呕吐;肝宜疏泄条达,如果外伤后肝疏发太过,肝气上逆则可见头痛、眩晕,甚则昏厥等。

4.气闭　气闭是指气的出入障碍,气机错乱,闭而不宣,上壅于心胸,使清窍闭塞,突然昏厥。气闭的病变与心、胸等的关系最为密切。临床可见因外感秽浊之气所致的闭厥;因突然受到巨大精神创伤所致的气厥;或因强烈疼痛刺激所致的痛厥。伤科多见于严重的损伤,为气病中最严重的表现,多见突然昏厥,不省人事,同时因阳气不能外达,还可见四肢逆冷,甚或拘挛。

5.气虚　气虚是指全身或某一脏腑、器官、组织出现功能衰退的病理现象。其原因主要为气的生成不足或消耗太过。骨伤科多见于慢性损伤患者、严重损伤恢复期及年老体弱者。气虚患者可见少气懒言、疲倦乏力、呼吸气短、语声低微、自汗、胃纳不佳及脉细软无力等症状。气虚的病理变化与脾、肺、心密切相关。脾气不足,运化无力,可见食欲不振,纳少,食后腹胀;肺气不足,不能宣发卫气于肌表,腠理不固,可见自汗怕冷,易感外邪;心气不足,行血无力,可见面色苍白,舌淡,脉虚无力。

6.气脱　气脱是指气不内守,大量外脱而致全身性严重气虚不足,出现机体功能突然衰竭的病理状态,为气虚最严重的表现。气脱可因正不敌邪,正气损伤太过,气不能内守而外散脱失;或因大出血、大汗出、频繁吐下等,气随血脱或气随津泄等所致。临床上,气脱常表现为面色苍白,汗出不止,目闭口开,二便失禁,脉微欲绝等。

骨伤科临床中,气脱多发生于严重内伤或开放性损伤失血过多的患者,症见伤后突然神色颓变,目光无神,甚至昏迷,并伴有面色苍白、口唇发绀、四肢厥冷,汗出淋漓,呼吸浅促,语声低微,舌质淡,脉细数等。临床必须予以充分的重视,及时救治;如不及时施救,患者会有生命危险。

(三)血病病机

血液循行于全身脉管之中,内至脏腑,外达肢节,为人体的生命活动提供营养物质,发挥营养和滋润的作用。血液的生成有赖于脾胃所运化的水谷精微物质,而其运行则有赖于心、肝、脾、肺的生理功能正常。故血病的病机,与心、脾、肝、肺等脏器较为密切。

血病的病机可归纳为血虚、血瘀、血热。其中,血虚属虚,血瘀和血热属实。损伤与血的关系极为密切。损伤是临床引起血瘀的主要原因之一。如跌仆坠堕或辗轧挫撞等各种损伤,外力可伤及经络血脉,导致出血,血液停留于局部,可形成瘀血。严重损伤可造成急性大失血,进而发生血虚,临床多见于严重的开放性损伤或闭合性损伤患者。

1.血虚　血虚是指体内的血液不足,以至于不能发挥其正常的生理功能而出现的病理变化。造成血虚的原因有失血过多,新生之血来不及补充;或脾胃功能虚弱,运化无力,水谷精气化生得太少;或脏腑气虚,化生血液的功能减退;或严重筋骨损伤累及肝肾亏虚时也可见血虚。临床中若损伤的病情不太严重,则患者多以血瘀为主,待瘀血渐去而新血未生时,则可见血虚之象。若为严重的损伤出血,则患者当时即可见血虚之象。

血虚所引起的临床症状均与"失于濡养"有关,在病理上与心、肝、冲任、经络等密切相关。血液亏虚,心神失养,可见心悸怔忡,失眠多梦;血虚不能养目则视物昏花,不能养筋则手足麻木、运动无力、肢节屈伸不利;妇女血虚可见月经量少、色淡,甚则经枯闭经。在骨伤科临床中,血虚可导致筋脉失于濡养,肢体痿软无力。此外,血虚还可影响骨伤科患者损伤的愈合。

2.血瘀 血瘀是指血液运行不畅,瘀积凝滞,或血溢脉外,停积于肌肤之间,或蓄积于脏腑、体腔内的病理变化,又称为瘀血。引起血瘀的原因有多种。如气机郁滞而致血瘀;气虚推动无力,血行不畅而致瘀;或外感寒邪,血得寒则凝滞;或邪热入血,煎灼血液而成瘀;或痰浊阻滞脉道,血行受阻而为瘀;或因外力扭挫损伤脉络,局部气血受阻而为瘀等。总之,上述病因均可使血液运行受阻而形成瘀血。

骨伤科疾病中血瘀多由损伤引起。损伤后局部筋骨组织受损,气血运行不畅,经络阻塞不通,故患者表现伤处疼痛,其疼痛的特点为针刺样疼痛,且痛有定处。血为有形之物,故当血溢于脉外时多见肿胀,瘀溢皮下则见青紫。如果瘀血侵及脏腑,则可见脏腑证候。此外,患者全身可见唇舌青紫、面色晦暗、肌肤甲错、毛发不荣、脉细或涩等瘀血征象。

瘀血形成后,若久积不去,常可变生他症。如瘀血阻于营卫,营卫不和,不能收敛卫气,卫气外越则发热;或瘀久化热,患者自觉或他觉发热,且以午后及夜间为甚。瘀血留滞,复因湿热、火毒等邪气乘虚入侵,与血热搏结,可使血肉腐败而成骨疽、疮疡。若瘀血上攻心窍,神明受扰可见昏厥;瘀血兼有痰结可发为癥积包块;瘀血流注于四肢关节,阻塞脉络,筋失所养而见筋肉挛缩;瘀血宿积,经久不愈,即转为陈伤。

3.血热 血热是指血分有热,使体内血液循行加速,脉道扩张,或使血液妄行而易出血的病理变化。临床上有多种原因可引起血热,如邪热直接侵入血分,或因情志郁结,郁久化热引起。在骨伤科疾病中多见于损伤后积瘀化热,或金刃创伤、邪毒感染所致。

血热的病理变化可表现在以下四个方面:一是血热初期,为阳盛则热之实证,故患者可有热象;二是血得热则行,血热后可使血流加快,脉络充血,所以可见面红目赤、舌绛等症;三是由于血分有热,可灼伤脉络,引起各种出血症状;四是血热可致心神不宁,患者可出现心烦甚或躁扰发狂等症。总的来说,血证初期为实证,中后期因反复出血可致气血亏损,此时则多为阴虚火旺和气虚不摄,也可继续出血,临床应重视。

(四)气血同病病机

如前所述,气和血在生理功能上具有相互依存、相互为用的关系。同样,在病理上,气和血之间也有着密切的联系,即气病可引起血病,血病亦可引起气病。如气虚则血无以化生,血则必因之而亏少;气虚推动无力,血行则必缓慢,进而可成瘀滞;气虚而无力统摄,可发生血溢脉外;气滞可致血瘀;气机逆乱可致血随其上逆或下陷,而出现吐血、衄血或便血、崩漏。如血虚则气无所养,则气也必虚;血瘀则气必郁阻不通;血脱则可引起气脱。所以,临床上气血同病是比较多见的,尤其骨伤科疾病更是如此。

1.气滞血瘀 气滞血瘀指由于气机运行不畅以致血液运行也出现障碍,进而形成血瘀的病理状态。临床上多由情志内伤，肝郁不舒，气机阻滞所致；或由于跌仆坠堕、辗轧挫撞等因素伤及气血，进而形成气滞血瘀。气滞血瘀是骨伤科疾病的基本病机之一，在骨伤科疾病中尤为常见。《杂病源流犀烛·跌扑闪挫源流》曰："夫至气滞血瘀，则作肿作痛，诸变百出。虽受跌仆闪挫者，为一身之皮肉筋骨。而气既滞，血既瘀，其损伤之患，必由外侵内，而经络脏腑并与俱伤。其为伤，有不可胜言，无从逆料者矣。"其临床表现兼有气滞和血瘀两个方面的证候。

2.气不摄血　气不摄血指由于气虚，统摄血液的功能失常而引起出血的病理状态。多因久病，脏腑功能衰退引起气虚，如久病后脾气受损，脾不统血，或因肝气不足，肝不藏血而致出血。临床主要表现吐血、尿血、便血等各种出血症状兼气虚证候。

3.气随血脱　气随血脱是指由于大量失血而引起的气随血液的突然流失而脱散，最后形成气血并脱的病理状态。临床多因外伤后大失血、呕血或妇女崩漏及产后大失血等所引起。骨伤科疾病主要见于严重外伤损及较大动脉，临床表现为大失血的同时出现面色苍白、汗出如珠、四肢厥冷，甚则昏厥、脉微细或见芤脉等。临床需引起重视，及时抢救。

4.气血两虚　气血两虚指气虚和血虚同时存在，人体组织器官失养进而功能减退的病理状态。多由于久病耗伤气血，或先有失血，气随血耗，或先因气虚，生化失职而致。骨伤科主要见于慢性损伤、严重创伤及慢性骨髓炎、骨结核患者。临床可见面色苍白、头晕失眠、心悸气短、自汗乏力、伤口难愈、舌淡脉细等气虚和血虚兼见的证候。

5.血随气逆　血随气逆是指因气的升降失常，升举太过或有升无降，导致血随之上逆的病理状态。如《素问·调经论》说："血之与气，并走于上，则为大厥。"就是指这种情况。临床多由于损伤引起脏腑气机功能紊乱所致。临床表现以上部出血为主，如咳血、吐血等症。严重的出血部位在脑部，即发为中风或昏厥。

三、皮肉筋骨学说

皮肉筋骨学说是研究机体皮肉筋骨的生理功能、病理变化及其相互关系的学说。在骨伤科基础理论中占有重要的地位。临床暴力所致的损伤中，以皮肉筋骨损伤为首要的损伤。

（一）皮肉筋骨学说的基本内容

皮肤位于体表，其表面有毛发、汗孔等附属物。皮肤具有护卫肌体、防止外邪入侵、控制汗孔的开合、调节体温等功能。皮肤与肺的关系最为密切，其功能的正常发挥有赖于肺卫输布精气以温养皮肤。肉，即肌肉，中医古籍中称为"分肉"；具有保护内脏、抵御外邪、运动肢节等生理功能。肌肉与脾的关系最为密切，肌肉依靠脾化生的精气充养。皮肉功能的正常发挥有赖于营卫气血的濡养，而营卫气血的生成有赖于肺脾两脏生理功能的正常发挥。肺气充足，宣发正常，则卫气和津液得以布散全身；脾气健运，则生化有源，肌肉得以充养，故肺、脾两脏与皮肉之间的关系是极为密切的。

中医学将筋络、筋膜、筋腱等统称为筋，相当于西医学中的肌腱、筋膜、韧带、关节囊、血管和周围神经组织。根据所分属的经脉将全身的筋分为手足三阴三阳，称为十二经筋，配合十二经脉。筋与肝的关系非常密切，肝血充足，筋得濡养，才能发挥正常的生理功能。《素问·宣明五气》中说："肝主筋，其华在爪。"筋具有连接和约束骨骼、维持肢节活动和保护内脏的功能。

筋隶属于关节,且与骨关系密切。《灵枢·经脉》中说:"筋为刚",《素问·五脏生成》指出:"诸筋者皆属于节。"说明人体的筋都附着于骨上,大筋联络关节,小筋络缀形体,筋经相联,以配合骨骼、肌肉完成肢体的运动功能。

骨在中医学中属于奇恒之腑。它构成了人体的支架,包括了全身的骨骼系统。骨具有支撑人体、保护内脏和进行运动的功能。如《灵枢·经脉》说:"骨为干。"骨内有腔隙,内藏骨髓,故有"骨者髓之府"之说。如《素问·脉要精微论》指出:"骨者髓之府,不能久立,行则振掉,骨将惫矣。"骨与肾的生理功能密切相关,肾气的充盈对骨的生长、发育及修复具有重要的意义。如《素问·宣明五气》中说:"肾主骨"。

皮位于机体的外部,为全身之保护,肉为机体活动的动力,筋为联络之纽带,骨为全身之支架。筋络骨,骨连筋,筋骨的关系极为密切。总之,人体的卫外、运动功能有赖于皮肉筋骨功能的正常发挥,而皮肉筋骨又需要气血的温煦。由于皮肉为肺脾所主,筋骨属肝肾所主,因此,皮肉筋骨要保持正常的生理功能,必须依靠肺气旺盛、脾气健运、肝血充盈、肾精充足。

(二)皮肉病机

1.腠理不固　腠理不固指各种原因引起机体营卫不和、腠理不固的病理变化。腠理司毛孔之开阖,为卫气所充养。《灵枢·本脏》指出:"卫气和则分肉解利,皮肤调柔,腠理致密矣。"若腠理疏松,六淫外邪容易乘虚而入,导致营气阻滞,营卫不和而发病。临床表现为筋脉拘急、恶风、疼痛、关节活动不利等。骨伤科临床常见的落枕、肩关节周围炎、腰肌劳损、寒湿腰痛等的发病即与此密切相关。

2.皮肉失荣　皮肉失荣是指卫气营血不能正常濡养皮肉,进而使皮肉不能发挥正常功能的病理变化。《灵枢·邪客》云:"营气者……注之于脉,化以为血,以荣四末……卫气者……先行于四末分肉皮肤之间而不休也。"损伤可导致局部经络阻塞,气机阻滞,气血不足,皮肉失养;或损伤直接引起脏腑功能失调,导致肺气不固,脾虚不运,营卫运行滞涩,则卫外阳气不能熏泽皮毛,可致皮肉失却濡养。轻则皮毛枯槁,肌肤麻木不仁,痿软无力;重则可致皮肉变性坏死,局部拘挛。骨伤科临床可见于网球肘、腰背肌肉劳损等疾病。

3.皮肉破损　皮肉破损是指外来暴力作用于人体,引起皮肉的损伤进而使其生理功能发生障碍的病理变化。骨伤科临床尤为常见,多见于开放性损伤及其并发症。《内经》云:"肉为墙。"损伤则破其皮肉,皮肉首当其冲,最易受损。《血证论·创血》曰:"……是犹壁之有穴,墙之有窦,揖盗而招之入也。"皮肉破损易致毒邪入侵,深窜入里,引起感染。轻则局部红、肿、热、痛;重则内传脏腑成为重证。如毒邪引动肝风,则可引起破伤风。

4.皮肉瘀阻　皮肉瘀阻是指外力作用于皮肉,引起局部气滞血瘀,而导致皮肉生理功能障碍的病理变化。骨伤科临床中多见于各种闭合性损伤。皮肉挫伤可引起局部气血凝滞,经络阻塞,营气不从。久之可郁而化热,以致瘀热成毒。如《灵枢·痈疽》指出:"营卫稽留于经脉之中,则血泣而不行;不行则卫气从之而不通,壅遏而不得行,故热;大热不止,热胜则肉腐,肉腐则为脓。"即说明了若瘀血停滞,阻塞经络,可引起一系列的病理变化。除出现局部肿胀、疼痛、青紫瘀斑外,还出现发热等全身症状。其疼痛可为胀痛、刺痛或为跳痛。严重者可因热毒炽盛,气血凝滞,引起局部肉腐化脓。

（三）筋伤病机

临床上筋的损伤很常见，必须予以重视。凡跌仆坠堕、闪挫扭撰，均易伤筋。筋损伤后，其生理功能必然出现障碍。通常表现为局部的肿胀、疼痛、功能障碍，甚或出现感觉异常、异常活动等症状。筋伤的早期、中期和后期均可出现肿胀、疼痛。疼痛主要是由于创伤血肿或炎症反应致使伤处气滞血瘀，经络阻塞不通所致；肿胀形成的原因是肢体受伤后脉络受损，血溢脉外而形成血肿，或是肢体受伤后局部气血运行受阻，运化失常，水湿停滞于肢体而产生水肿；功能障碍可因筋本身损伤所致，也可因为疼痛和肿胀间接引起。神经损伤后，其支配区域的感觉、运动均出现障碍。损伤后期或慢性筋伤时，由于筋的粘连、挛缩、骨化等，也可导致功能障碍。

1. **筋断碎裂** 筋断碎裂是指外力强烈牵拉，或肌肉急剧收缩，或刀刃刺割而使筋断裂。多发生于急性损伤，外力牵拉或肌肉猛烈收缩，常致筋在骨上的附着点或肌肉与肌腱的交接处断裂。筋断碎裂后，筋失去正常的柔和之性，引起损伤肢体活动障碍。骨伤科临床多见于踝关节扭伤造成的踝外侧副韧带断裂、膝关节扭伤造成的膝内外侧副韧带或十字韧带断裂。此外，在慢性劳损、气血亏虚、筋脉失养、筋痿不坚的基础上，轻微的外力也可使筋断裂，如慢性冈上肌腱断裂。

2. **筋离其位** 筋离其位是指筋在外力作用下偏离其正常的位置，导致关节活动不利，又叫筋出槽。临床多由损伤引起。筋走、筋歪、筋翻均属于筋离其位，三者只是在程度上有所不同。筋离其位多见于肘、膝等关节，因此处为筋聚之处，且筋槽较浅，故受伤后易使筋离其位。还可见于肱二头肌长头肌腱滑移至肱骨结节间沟外，引起肩部疼痛、功能障碍。

3. **筋失其荣** 筋失其荣是指各种原因引起机体气血亏虚，筋失所养，进而导致筋的生理功能障碍的病理改变。轻者可引起筋急强硬，屈伸不利；重者可出现筋脉拘急挛缩，活动困难。临床多见于慢性劳损性疾病，病程较长。因"膝为筋之府"，又多劳损，所以膝部的筋失所养最为常见。

4. **筋挛拘急** 筋挛拘急指筋失去其柔软的特性，表现为筋脉挛缩拘急，张力增大的病理改变。多因受伤后包扎过紧或瘀血内停，导致营卫不和，筋脉失养，而拘急挛缩、活动不利。骨伤科临床多见于缺血性肌挛缩症。此外，若长期固定肢体，可致筋脉互相粘连、关节僵硬，可见于外伤后所致的关节僵直。

5. **筋纵弛软** 筋纵弛软指由于肝气不充，筋失濡养，导致筋软松弛，失去对骨关节的约束，进而出现关节运动障碍的病理变化。骨伤科临床多见于急性损伤后遗症或慢性损伤导致的筋脉受累。

（四）骨伤病机

骨伤是指由跌仆、坠堕、撞击、压轧、刀刃等外界致伤因素引起骨骼的损伤。轻者使骨膜受损，重者使骨骼的完整性和连续性或骨端关节面的相互位置关系发生破坏。骨伤的同时多有筋伤，伤筋亦能动骨。另外，筋骨的损伤必然累及机体的气血，因为骨伤必损经络，引起血凝气滞，为肿为痛。

由于肾主骨，肝主筋，所以伤筋损骨还可累及肝肾精气。肝肾精气的不调也可引起筋骨的疾病。骨折后如肾精不足，则无以养骨，骨折将长时间不能愈合。筋伤内动于肝，肝血不充，血无以养筋，故又可以影响筋骨的修复。所以，临床在治疗损伤时，除了针对损伤本身进行治疗外,还应注意调补肝肾,以促进筋骨的修复。

1.骨骼折损　骨骼折损指暴力作用于骨骼,使骨骼发生损伤的病理改变。其损伤的类型根据引起损伤的暴力的大小,以及受伤时伤者的姿势等可有多种表现。如《医宗金鉴·正骨心法要旨》说:"凡骨之跌伤错落,或断而两分,或折而陷下,或碎而散乱,或岐而傍突。"详细指出了外力作用下骨骼发生折损的种种表现。

由于暴力大小、性质和人体体质的差异,暴力引起骨骼折损的情况亦不同。正常骨骼通常在较大暴力作用下才会发生损伤。轻者仅为骨膜受损,骨质本身无损伤;较重者可致骨骼断裂而无移位;严重者骨骼断裂粉碎,骨折端移位严重。而年老体弱或骨质有破坏者,轻微外力即可导致骨骼折损。椎骨、跟骨等松质骨多为压缩性骨折。肱骨大结节、股骨大粗隆等肌肉附着部常为撕脱性骨折。长期劳损亦可引起骨折,如长途行走所致的第 2 跖骨疲劳性骨折。骨折后可出现肿胀、疼痛、活动功能障碍等症状;如骨折移位明显,还可出现骨折特有的体征——畸形、骨擦音、异常活动。此外,还应注意的是某些特殊部位的骨骼折损还会合并重要血管、神经及内脏器官的损伤,甚至危及生命,临床必须及时诊治。

2.关节脱位　上下骨端相合,有臼有杵,外束以筋,可伸可屈,是肢体活动的枢纽,称为关节。外力损伤导致杵骨头脱离其窠臼,即称为关节脱位,古称脱臼或脱髎。如外力导致骨骼接触面轻度移位时称为骨骼错缝。关节脱位引起骨骼位置改变,同时伤及其约束之筋,故临床表现为肿胀、疼痛、功能障碍。由于骨端位置异常,加之疼痛、肌肉痉挛,可使附着之筋紧张而出现弹性固定、畸形、关节盂空虚等关节脱位特有的体征。同时,也应注意有无合并重要神经、血管的损伤,以便及时诊治。

四、藏象学说

藏象学说是研究人体的形态结构、脏腑的生理功能和病理变化及其相互关系的学说。它是中医学的重要组成部分,也是临床辨证论治的理论基础。所谓"藏",是指藏于体内的脏腑;而"象"是指脏腑功能表现于外的征象。藏与象是相互关联的,藏是象的内在本质,而象是藏的外在表现。故《灵枢..本神》中说:"视其外应,以知其内脏,则知所病矣。"即以象测藏法。历代医家都十分重视这种辨证方法。

应当看到的是"藏"并不仅仅包括人体的内脏,它同时还包括了人体脏腑的生理功能和病理变化;而象就是这些生理功能和病理变化表现在外的现象。临床辨证时可以根据这些征象来了解脏腑的功能状况及其病变情况,为诊断和治疗提供依据。

【藏象学说的基本内容】

脏腑是藏象学说的内在物质基础,包括了五脏六腑和奇恒之腑。五脏即心、肝、脾、肺、肾,六腑即胆、胃、小肠、大肠、三焦和膀胱,奇恒之腑即脑、髓、骨、脉、胆和女子胞。脏腑是维持人体生命活动的主要器官,具有化生气血、通调经络、濡养皮肉筋骨的功能。

五脏并非独立存在于人体内,而是和五体、五华以及四时阴阳等密切相关的。这正体现了中医学"天人相应"的整体观念。如《素问·六节藏象论》说:"藏象何如?……心者,生之本,神之变也;其华在面,其充在血脉,为阳中之太阳,通于夏气。肺者,气之本,魄之处也;其华在毛,其充在皮,为阳中之太阴,通于秋气。肾者,主蛰,封藏之本,精之处也;其华在发,其充在骨,为阴中之少阴,通于冬气。肝者,罢极之本,魂之居也;其华在爪,其充在筋,以生气血,其味酸,其色苍,此为阳中之少阳,通于春气。脾、胃、大肠、小肠、三焦、膀胱者,仓廪之本,营之居也,名曰器,能化糟粕,转味而入出者也,其华在唇四白,其充在肌,其味甘,其色黄,此至阴之类,通于土气。"人体以脏腑为中心的五大系统,在生理功能上既相互独立,又相互联系,维持着整体的平衡。五脏的生理功能是"藏精气而不泻",其特点是"满而不能实"。六腑的生理功能是"传化物而不藏",其特点是"实而不能满"。奇恒之腑既不同于五脏,也不同于六腑,具有"藏而不泻"的特点。

脏腑以气、血、津液、精等为其正常生理活动的物质基础,而脏腑正常功能活动又关系着气、血、津液、精等物质的生成、运行和输布。所以,在研究藏象时,必须认识脏腑本身、脏腑之间,以及包括气、血、津液、精在内的正常生理功能和异常病理变化。

【脏腑病机】

脏腑病机是指脏腑的形质与功能发生异常改变的机制。正常情况下,五脏与六腑以及整体与局部之间是相互联系、相互制约的,并且各脏腑的生理功能维持动态平衡。当人体遭受外界损害因素的作用或内因的影响时,以五脏为中心的平衡就会失调,人体就会发生疾病。如《正体类要·序》说:"肢体损于外,则气血伤于内,营卫有所不贯,脏腑由之不和。"说明外伤与内损、局部与整体之间是相互作用、相互影响的。所以,在对骨伤科疾病进行分析时,既要从整体出发,分析机体脏腑、气、血、津液、经络等的病变,也要对局部皮、肉、筋、骨损伤进行分析,并且将局部和整体联系起来分析,才能认识到骨伤科疾病的本质和病理变化的因果关系。

(一)肾与膀胱病机

肾位于腰部脊柱两侧,左右各一。它的主要生理功能是藏精、主水和纳气。肾为全身阴阳之根本,对人体的生长发育与生殖有着重要的作用。肾开窍于前后二阴和耳,其华在发,在志为恐,在液为唾,在体合骨,与膀胱相为表里。膀胱位于下腹部,其主要功能是贮尿和排尿。因肾主骨生髓,所以在骨伤科疾病的发生与发展中,常可损伤肾阴与肾阳。肾与膀胱的病机主要有以下几种:

1.肾精不足　肾精不足,不能化生气血,在小儿可见到发育迟缓,身体矮小,囟门迟闭,骨骼痿软。在骨伤科疾病中,儿童可见先天性骨关节畸形的发生;成年人可见骨骼不坚,稍受外力即易发生损伤,且损伤后骨骼愈合迟缓。此外,还可见生殖功能减退、早衰、耳鸣等症状。

"腰为肾之府",肾位于腰部,肾精不足亦不能温煦滋养腰膝,所以骨伤科常见的腰痛大多与肾虚有关。《医宗必读》认为腰痛的发病"有寒有湿,有风热,有闪挫,有瘀血,有滞气,有痰积,皆标也,肾虚其本也"。而《景岳全书·杂证谟·腰痛》则指出:"腰痛之虚证,十之八九。"

2.肾气不固　肾气不固是指肾气亏虚,封藏固摄功能失职所表现的证候。在骨伤科临床中多见于严重损伤后期,或年老体衰者,或久病劳损患者。表现为畏寒肢冷,腰膝酸软,小便频数、清长,尿后余沥,甚则小便失禁,滑精早泄,舌淡苔白,脉沉细。

3.肾阴虚、肾阳虚　肾阴与肾阳在体内相互依存,相互制约,以维持人体生理功能的动态平衡。如这一平衡状态遭到破坏,就会形成肾的阴阳失调的病理变化。《素问·痿论》说:"肾气热,则腰脊不举,骨枯而髓减,发为骨痿。"肾阳虚是指肾阳虚衰,温煦失职,气化失权所表现的一类虚寒证候。多因素体阳虚，或年高肾亏，或伤后久病卧床，或慢性劳损，肾阴耗伤，阴损及阳等所致。表现为精神不振，形寒肢冷，尿少水肿，阳痿不举，便溏，甚者五更泄，舌质胖嫩，苔白滑，脉沉迟。肾阴虚是指肾阴亏损，失于滋养，虚热内生所表现的一类证候。多由于骨病、骨关节损伤及内伤后伤精、失血、久病耗伤肾阴所致；或因伤后过服温燥的药物而引起。表现为头晕目眩，健忘，腰膝酸软，咽干舌燥，夜尿，遗精；重则阴虚内热，见形体消瘦，五心烦热，失眠盗汗，男子精少不育，女子经闭、不孕等症。

4.瘀阻肾精　肾之所居较深，直接损伤的机会不多。在骨伤科临床上，瘀阻肾精多见于直接暴力作用于腰背部或一些严重复合伤。腰部肾区被暴力击伤，可见血尿刺痛，小腹胀痛，疼痛拒按，并且腰背部肾区叩击痛明显，发热不退，甚则膀胱破裂，出血不止，出现面色苍白，四肢厥冷等危象，应及时救治。

5.瘀阻膀胱　在骨伤科临床上，当骨盆骨折或少腹、会阴损伤时可合并膀胱损伤。伤后瘀血阻滞膀胱，膀胱气化不利，可见小便不畅或尿血刺痛，小腹发胀，疼痛拒按。严重可见膀胱破裂，需手术急救。

6.膀胱湿热　在骨伤科临床多因腹部内伤、脊柱或骨盆骨折，导致膀胱气化失司，尿液潴留，湿热蕴结所致。临床表现为小便短涩不利，淋沥不尽；湿热下迫尿道，则可见尿频、尿急、尿痛，尿色黄浊；伤及阴络则尿血；热灼湿聚，日久可成砂石；湿热郁蒸，可见发热、苔黄腻、脉数等症。

(二)脾胃病机

脾位于中焦，膈之下。其主要生理功能是主运化、主升清和统摄血液。此外，脾还主肌肉四肢，开窍于口，在志为思，在液为涎。脾胃同居中焦，脾为阴，胃为阳，互为表里。胃的主要生理功能是主受纳、腐熟水谷，主通降，以降为和。脾胃共同完成食物的消化、吸收和输布。《素问·灵兰秘典论》说："脾胃者，仓廪之官，五味出焉。"指脾胃能运化水谷精微，为气血生化之源，故亦称为后天之本；脾胃的升降功能在人体气机的运动中起着枢纽作用。脾胃功能正常，肝肾之气随脾气而升，升则上输于心肺，心肺之气随胃气而降，降则下归于肝肾。若脾胃的升降运动失常，则清阳之气不能输布，后天之气不能归藏，饮食清气无以摄入，痰浊废物不能排出。

骨伤科疾病与脾胃的关系极为密切。正如明·薛己说："内伤下血作痛，脾胃之气虚也……大凡下血不止，脾胃之气脱也。吐泻不食，脾胃之气败也。苟予为调补脾胃，则无此患矣。""新肉不生，腐肉不溃也，责之失于不预补脾胃。"强调在损伤后要及时调补脾胃，在活血祛瘀的基础上及时培补脾土，脾健则充益气血生化之源，正气旺则能祛瘀，有助于生肌强筋，促进损伤部位的修复。脾胃病机主要可归纳为以下几个方面：

1.脾虚不运　又称脾气虚证，是指由于脾气不足，运化失职所表现的虚弱证候。在骨伤科临床中，脾胃功能健旺，气血充盈，四肢强劲有力，即使受伤，也容易恢复；若患者素体虚弱，或伤后饮食失调，或肝木乘脾，损伤脾气，即可产生脾虚不运的病理改变。可表现纳呆，脘腹满闷，大便溏薄，面色萎黄，倦怠无力，舌质淡嫩，苔薄白，脉濡弱；甚则伤及脾阳，腹痛喜按，饮食不化，泄泻清冷，苔白滑，脉沉细无力，严重者肢体水肿等症状。

2.脾不统血　指脾气虚弱，不能统摄血液，导致血溢脉外的病理变化。骨伤科临床多见于久病脾气虚弱的患者,表现为损伤出血不止、皮下出血、鼻衄、尿血、便血、妇女崩漏、月经过多,同时兼见脾气虚的证候。若大出血不止,可致气随血耗,阳随阴消,演变为气血两脱或阴竭阳脱之转归。

3.脾胃不和　多因伤后脾气不升,胃失和降所致。临床表现为纳差或食后痞胀,嗳气泛恶,甚者呕吐,大便溏泄,夜卧不安,舌质淡,苔白厚腻,脉濡等。

4.胃阴不足　又称胃阴虚证,指由于胃阴不足,胃失濡润、和降所表现的证候。临床多见于脘腹内伤或皮肉筋骨受损,积瘀化热,或损伤后感染恢复期,热邪灼伤胃阴所致。症见纳呆,干呕呃逆,脘痞不畅,口干舌燥,舌光红而少津。

5.瘀阻胃脘　指胃脘部受损后气滞血瘀,胃失和降的证候。症见脘腹疼痛,拒按,难以进食,或见恶心呕吐,甚则吐血,色黑或红,或便下色黑。

6.胃气虚寒　多因胃阳素虚或脘腹受凉,或损伤瘀阻予攻伐逐瘀太过,苦寒败胃,以致寒凝于胃。胃气虚寒与脾阳不足多同时出现。临床可见胃脘冷痛,得温则减,口泛清水,食后呕吐等。因此,临床治病时应注意用药勿寒凉太过,并适当佐以和胃之品。对慢性骨病患者,更应注意保护脾胃功能。

（三）肝胆病机

肝位于腹腔,横膈之下,右胁之内。其主要生理功能是主藏血、主疏泄。此外,肝在体合筋,开窍于目,在志为怒,在液为泪。胆附于肝之短叶间,与肝相为表里,其主要生理功能是贮存、排泄胆汁和主决断,又属奇恒之腑。肝的生理功能正常与否既影响胆、目窍、筋膜等器官功能的发挥,又关系到气血津液等基本物质的生成和输布。由于肝肾同源,两脏多可同治。

损伤与肝的关系极为密切。骨伤科临床可见患者因伤后情志不舒,或风夹六淫之邪,或瘀血为患而致肝胆病变的发生。故古人有"损伤一症,专从血论"之说。

1.败血归肝　临床上跌打损伤患者不论伤及何经,其败血凝滞必然归属于肝。如《灵枢·邪气藏府病形》曰:"有所堕坠,恶血留内,若有所大怒,气上而不下,积于胁下,则伤肝。"张洁古《治法机要》指出:"夫从高坠下,恶血留于内,不分十二经络,医人俱作风中肝经,留于胁下……盖肝主血故也。"由此可见,肝是与损伤关系极为密切的脏腑之一。

2.肝郁气滞　肝郁气滞是指由于肝的疏泄功能异常,疏泄不及而致气机郁滞所表现的证候,又称肝气郁结。骨伤科临床中多见于胸胁内伤或并见于肋骨骨折。患者可表现为精神抑郁或急躁,胸胁或少腹胀闷、窜痛,妇女可有经血不调,经前乳房作胀,或痛经。甚则气郁化火而出现肝火上炎,表现为烦躁易怒,面红目赤,口苦口干,尿黄便秘,甚者咯血、吐血或衄血等。肝气横逆犯脾,可见纳差,食谷不化。

3.肝血亏损　又称肝血虚证,是指由于肝血不足而致组织器官失养所表现的证候。肝藏血,主筋。肝血充盈,气机条达,则血脉和畅,筋得濡养,方能束骨络节而利关节。如果伤后失血过多或久病体虚,生血不足,可导致肝血亏损的病理变化。表现为面色无华或萎黄,眼睛干涩,视物模糊,爪甲不荣,或有筋痿,或血虚动风而见肢麻、筋挛,妇女可血海空虚而经少、经闭。

4.肝阳上亢　指由于肝肾阴亏,肝阳亢扰于上所表现的证候。常见于素体肝肾阴虚之人,或伤后焦虑烦恼,郁而化火,内耗肝阴,阴不制阳所致。多属本虚标实的病变。临床表现为急躁易怒,头痛头胀,耳鸣目眩,面红目赤,舌红少津等;如阴血亏损于下,筋骨失养,则引起腰膝酸软等症。

5.肝胆湿热　指由于湿热蕴结于肝胆,疏泄功能失职所表现的证候。常因胸胁少腹内伤,气机郁滞,复感湿热之邪,致湿热内蕴,中焦阻滞,肝胆疏泄失常所致。表现为胸脘痞闷疼痛,口干不欲饮,不思饮食,尿少短赤,甚者出现黄疸。

6.肝风内动　泛指患者出现眩晕欲仆、抽搐、震颤等内生之风的证候。多因创伤后外感风邪而引动肝风,表现为四肢拘急,项强抽搐,角弓反张,牙关紧闭,舌颤,脉弦数等。亦见于外感湿热,内传营血,邪热炽盛,劫灼肝阴,筋膜失养而拘急收引,导致热极生风。表现为高热,抽搐,两目上视,甚则角弓反张。如邪热闭塞心窍,则不省人事,以致痉厥并作,常为心肝两脏同时受累。

(四)肺与大肠病机

肺位于胸腔,是人体内位置最高的脏器,又称为"华盖"。其主要生理功能是主气、司呼吸、通调水道以及宣散卫气和朝百脉、主治节。此外,肺在体合皮,开窍于鼻,在志为悲,在液为涕。大肠位于腹中,与肺相为表里,其主要生理功能是传化糟粕。

骨伤科疾病常可发生肺与大肠的病理改变。其致病因素有外邪侵袭和内伤传变两个方面。各种原因导致气机升降失常和津液输布障碍,均可影响肺与大肠的生理功能,而引起病变。

1.肺气不足　又称肺气虚证,是指肺主气卫外的功能减弱所表现的证候。各种骨伤科疾病均可发生,尤以慢性劳损、皮肉筋骨病损多见。表现为周身乏力,气短懒言,动则气喘,痰白清稀,舌质淡嫩,苔薄白,脉虚。若表虚不固,可有畏风、自汗等。

2.肺阴亏虚　指由于肺阴不足,失于清肃,虚热内生所表现的证候。骨伤科临床多见于胸部损伤感染恢复期,邪热灼伤肺阴;或流痰、附骨疽等骨病的中后期,五脏失和,内火燔灼肺阴所致。表现为痰少而黏,甚者咳血,咽喉干痒,声音嘶哑,消瘦盗汗,午后潮热,舌红少津,脉细无力。

3.瘀阻气道　指胸部损伤导致气道气滞血瘀,引起呼吸功能障碍所表现的证候。常见于胸胁损伤、肋骨骨折或严重胸部挤压伤等。临床表现为频繁咳嗽,胸闷气闭,胸痛固定,不能平卧,舌边瘀点,脉弦涩,甚则咳血。若胸部受伤后复感外邪,积痰化热,风、痰、瘀三者壅滞化火,则可形成痰瘀化火证;表现为发热恶寒,胸痛咳喘,气促,痰黄黏稠,舌红苔黄,脉滑数等症。

4.瘀滞大肠　指腹部损伤导致气血瘀滞,传导功能失常所表现的证候。多因腹部外伤,下焦蓄瘀所致。临床表现腹部疼痛、拒按;浊气上逆则呕吐;大肠传化不利,腑气不通则大便秘结。重者肠破裂,病情危重。若糟粕由肠传化而出,蓄瘀亦可经泻下而解,或为燥屎,或为污浊黑便。

(五)心与小肠病机

心居于胸腔之中,两肺之间,膈膜之上,其外有心包护卫。其主要生理功能是主血脉和藏神。此外,心在体合脉,其华在面,在志为喜,在液为汗。心列各脏腑之首位,《素问·灵兰秘典论》称之为"君主之官"。小肠位于腹中,上与胃相连,下与大肠相连,为"受盛之官,化物出焉"。它的主要生理功能是受盛、化物以及泌别清浊,并且与脾胃系统有密切关系。但因心与小肠有经络相通,小肠须借心火温煦,才能分清泌浊,故心与小肠有脏腑相合的表里关系。

引起心脏病变的原因,主要有外感六淫、内伤七情以及痰饮、外伤、瘀血等。小肠病变多因饮食不节,损伤脾胃,或心经火热下移所致。前者多由寒湿内侵,后者多为小肠实热。

1.瘀血攻心　指暴力损伤影响及心,致心血瘀阻、功能失常所表现的证候。骨伤科临床中,心脏本身受损伤比较少见,可见于外损内伤的重症,损伤积瘀重着,瘀血攻心所致。如《血证论·跌打瘀血》所言:"跌打最危险者,则有血攻心肺之症。血攻心者,心痛欲死,或心烦乱,或昏迷不省人事。"患者表现为手足逆冷、心悸怔忡等症。并且心气虚弱和心阳不振亦可随之而发生。

2.浊扰心神　浊扰心神是指由于痰浊蒙蔽心神,表现以神志异常为主症的证候。若情志内伤,气郁湿阻,化为痰浊,蒙蔽心窍,致神明迷乱而机窍闭阻。心君难司其主,则行动越轨,常发生皮肉筋骨或脏腑气血的意外损伤,如暴力打击头部。神不守舍,心气外越,也可引发意外伤害。表现为精神抑郁,表情淡漠,神志痴呆,或意识模糊,甚则昏不知人,伴面色晦暗,胸闷呕恶,舌苔白腻,脉滑。

3.心血不足　又称心血虚证,是指心血亏虚,不能濡养心脏所表现的临床证候。多因皮肉筋骨病损日久,身体虚弱,血液生化不足,或损伤大失血后,或病后忧思过度,精血暗耗所致。临床上除可表现为面色苍白、眩晕、舌淡、脉细等血虚失荣的症状外,还可出现多梦易惊、失眠健忘等心神失养的表现。阴血不足,虚火内扰,则可导致心阴虚,症见心胸烦热,盗汗,口咽干燥,舌红少津等。

4.心阳虚脱　指心阳衰极,阳气暴脱所表现的危重证候。常因严重损伤失血过多,心阳大伤,阳随阴脱;或因阳暴脱于外,血行失常而神失所养,血不载气,气亦失去温煦所致。临床表现为面色苍白,心慌气促,四肢厥冷,汗出如珠,呼吸微弱,或心跳骤停,脉厥气绝等症。需立即抢救。

5.心火亢盛　指由于心火内炽所引起的临床证候。骨伤科中皮肉筋骨病损患者积瘀化热,或情志之火内发,六气郁而化火,均可产生心火亢盛的病理变化。心火热毒亢盛,扰乱心神,可见高热神昏,烦躁不眠,甚则躁动狂乱;创口染毒,可见红肿热痛,肉腐化脓。若心火循经上炎,则见面赤舌红,口舌生疮,糜烂;若心热下移至小肠,泌别清浊失司,则小便赤涩刺痛,伤及血络则可引起尿血。

（六）三焦

三焦的概念有二:一是指六腑之一;二是指单纯的部位概念,是上焦、中焦、下焦的总称。《难经·六十六难》说:"三焦者,原气之别使也。主通行三气,经历于五脏六腑。"《难经·三十一难》说:"三焦者,水谷之道路。"《素问·灵兰秘典论》则指出:"三焦者,决渎之官,水道出焉。"概括而言,三焦有主持诸气,总司人体的气化和运行水谷,使水谷得以消化吸收和输布排泄的功能。三焦作为六腑之一的主要功能是通行元气和运行水液,即作为气、血、津液运行的通道。

目前骨伤科临床提及三焦,主要用于人体部位的划分。横膈以上为上焦,包括心与肺;横膈以下至脐为中焦,包括脾与胃;脐以下为下焦,包括肝、肾、大小肠、膀胱等。《灵枢·营卫生会》分别将三焦各部位的功能形容为"上焦如雾","中焦如沤","下焦如渎"。三焦病机正如王好古言:"登高坠下撞打等伤,心腹胸中停积瘀血不散,则以上中下三焦分别部位,以施药饵。"后世骨伤科专著常加以引用。一旦上焦损伤则瘀血凝滞,留于胁肋,败血归肝;或损伤累及肺脏,胸痛咳嗽,甚者瘀中带血。一旦中焦损伤则脾胃升降功能紊乱,脘腹胀痛,暧气频作,纳呆腹鸣。一旦下焦损伤,则小腹胀痛拒按。大肠传化失司,故大便不通;膀胱气化功能失常,故小便不利。

【两脏同病病机】

凡是两脏以上同时或先后发病的病理变化,称为两脏同病病机。五脏在生理上互相联系,互相贯通,在病理上也常常互相传变。如《素问·玉机真脏论》指出:"五脏相通,移皆有次,五脏有病,则各传其所胜。"五脏之间的生克乘侮,就正说明了这种相互关系的理论。两脏同病的病机及证候均较复杂,一般以脏与脏的兼病为主,骨伤科临床常见肝肾阴虚、肝脾两虚、肝脾不调、肺脾气虚、肺胃阴虚、心肺阴虚、肺肾阴虚、脾肾阳虚、心肾不交、心脾两虚等。其中肝与肾、肝与脾的关系在骨伤科的临床应用中特别重要。因为肝主筋,肾主骨,筋骨密切相连,且又有"肝肾同源"、"精血同源"之说;肝脾则多见于木火侮土,而脾土为后天之本,故损伤后必须注意保护脾胃功能。

(鞠兴华)

第三节　辨证诊断

一、损伤的症状

人体遭受外界暴力损伤时,常因皮肉、筋骨、气血、经络、脏腑及营卫、精津等的病理变化,而产生局部及全身等一系列症状,不同类型的损伤常有不同的临床表现。诊查损伤症状,对伤病的诊断、伤情发展过程、治疗及其预后具有重要的临床意义。

【局部症状】

(一)一般症状

1.疼痛及压痛　疼痛是损伤最为常见的临床症状之一。骨折、脱位、筋伤、内伤后致患处脉络受损,气血凝滞,阻塞经络,不通则痛,故临床上可见程度不同的疼痛。骨折时可有局部疼痛、压痛及纵轴叩击痛。关节脱位时,往往伤及附近韧带、肌腱、肌肉而引起疼痛,尤其在活动时疼痛加剧,并有关节周围广泛压痛。急性软组织损伤,局部疼痛较为剧烈;慢性劳损多表现为胀痛、酸痛,或与活动牵扯、气候骤变有关。皮肤及皮下组织损伤疼痛较轻;肌肉及关节韧带的扭挫伤则疼痛明显;神经挫伤有麻木感或电灼样放射性剧痛。内伤因损伤的病因病机不同,疼痛的性质和部位也不同。气滞者以胀痛、痛无定处、范围较广、忽聚忽散、无明显压痛点为临床特征;瘀血者以刺痛、痛有定处、范围局限、有明显压痛点为临床特征。

2.肿胀、青紫　"气伤痛,形伤肿"。损伤致络脉受损,营血离经,阻塞络道,瘀滞于皮肤腠理,出现肿胀。若血行之道不得宣通,"离经之血"透过撕裂的肌膜与深筋膜,溢于皮下则成青紫瘀斑。伤血者肿痛部位固定,瘀血经久不愈,变为宿伤。骨折后,严重肿胀时还可出现张力性水疱。脱位后,由于关节周围受损,毛细血管破裂或组织液渗出,充满关节囊内外,故在短时间内可出现肿胀。筋伤局部肿胀程度多与暴力的大小、损伤的程度有关。外界暴力大,损伤程度重,局部肿胀较严重;外界暴力小,损伤程度轻,局部肿胀较轻。在瘀血的机化分解、吸收消散过程中,瘀血斑的颜色可由青紫→青黄→消失。

3.功能障碍　临床上出现肢体功能障碍的原因主要有二:一是损伤后气血阻滞引起剧烈疼痛,肌肉反射性痉挛所致;二是组织器官的损害,可引起肢体或躯干发生不同程度的功能障碍。如骨折后,肢体失去杠杆和支柱作用。脱位后,关节解剖对合关系失常,导致关节不能屈伸。伤在手臂则活动受限,伤在下肢则步履无力或行走困难,伤在腰背则俯仰阻抑,伤在关节则屈伸不利,伤在颅脑则神明失守,伤在胸胁则心悸气急,伤在肚腹则纳呆胀满。组织器官若无器质性损伤,则功能障碍较轻,可望逐渐恢复;若有形态上的破坏与器质性损伤,则功能障碍较严重,难以恢复。损伤后期发生功能障碍,多因严重创伤引起患部机化、粘连、变性、萎缩所致,可使关节的主动、被动运动均受限。

疼痛及压痛、肿胀青紫、功能障碍是损伤较为常见的一般症状。由于气、血在生理上互根互用,关系密切,故病理上亦常相互影响;临床多见气血两伤,表现为肿痛并见,但有先后、偏重之分。

(二)特殊症状

1.筋骨损伤的特征

(1)畸形:发生骨折或脱位时,由于暴力作用以及肌肉、韧带的牵拉,常使骨端移位,出现肢体形状的改变,而产生特殊畸形。如肢体骨折后常出现缩短、成角、旋转、隆起、凹陷等畸形。肩关节前脱位出现"方肩"畸形;肘关节后脱位出现"靴状"畸形;髋关节后脱位呈屈曲、缩短、内收、内旋畸形。筋伤畸形多由肌肉韧带断裂、收缩所造成,与骨折畸形有明显的区别。如肌肉韧带断裂后,可出现收缩性隆凸、断裂缺损处凹陷畸形。

(2)骨擦音:是骨折的特征表现之一。完全无嵌插性骨折,由于断端之间相互触碰或摩擦而产生,一般在检查骨折局部用手触摸时,可以感觉到或听到。

(3)异常活动:是骨折及严重伤筋的特有体征。一是指骨干部无嵌插的完全骨折,可出现类似关节一样的屈曲、旋转等不正常的活动,又称假关节活动,此是骨折的特征。二是指关节原来不能活动的方向出现了活动,多见于韧带断裂。

(4)关节盂空虚:关节完全脱位后,构成关节的骨端部分或完全脱出关节盂,致使关节盂空虚,关节头处于异常位置,这是脱位的特有体征。如颞颌关节前脱位,在耳屏前方可触及一凹陷;肩关节前下脱位,肩峰下关节盂空虚,可在喙突下、盂下或锁骨下触及肱骨头。

(5)弹性固定:是脱位的特有体征。脱位后,关节周围的肌肉痉挛收缩,将脱位后骨端固定在特殊的位置上,对该关节进行被动活动时,虽然有一定活动度,但有弹性阻力,被动活动停止后,脱位的骨端又回到原来的特殊位置。这种现象称为弹性固定。

综上所述,畸形、骨擦音、异常活动是骨折的三大特征;临床具备其中一种特征,在排除关节脱位、肌腱韧带断裂或其他病变引起肢体畸形时,即可初步诊断为骨折。但在检查时不应主动寻找骨擦音或异常活动,以免增加患者痛苦,加重局部损伤或导致严重的并发症。畸形、关节盂空虚、弹性固定是脱位的三大特征;对临床诊断关节脱位具有非常重要的意义。

2.脏腑损伤的症状　脏腑是维持人体生命活动的主要器官,不同的脏腑有不同的功能,因损伤部位的不同,常可出现一些特殊的症状。如颅底骨折,因骨折部位不同而出现不同的临床表现:颅前窝骨折可出现眼周围迟发性瘀斑、鼻孔出血或脑脊液鼻漏;颅中窝骨折可见咽后壁黏膜下瘀血;颅后窝骨折常见乳突后方瘀血及耳出血或脑脊液耳漏等。硬膜外血肿常出现中间清醒期。多根多处肋骨骨折可见反常呼吸。胸部损伤引起气胸、血胸时,则见气逆、喘促、咯血,甚至鼻翼扇动、发绀、休克。腹腔内脏破裂时,常见腹肌紧张、压痛、反跳痛等腹膜刺激征。肾脏损伤时可见血尿等症。脏腑损伤出现特殊症状,一般多属危急重症,应及时作出定位诊断,并积极采取抢救措施。

【全身表现】

轻微损伤一般无全身症状。一般损伤由于气滞血瘀,经络阻滞,脏腑不合,常表现神疲纳呆,夜寐不安,便秘,舌紫黯或瘀斑,脉浮弦等全身症状。妇女可见闭经或痛经,经色紫黯有块。如瘀血停积化热,常出现发热烦躁、口渴口苦、便秘尿赤、脉浮数或弦紧、舌红苔黄腻等症。严重损伤者,可出现面色苍白,肢体厥冷,大汗淋漓,口渴,尿量减少,血压下降,脉搏微细或消失,烦躁或神志淡漠等外伤性休克现象及内脏损伤的相应表现。

二、骨病的症状

骨病是指发生在骨骼、关节及其周围筋肉的疾病。骨病不仅产生局部病损与功能障碍,而且可能影响整个机体的形态与功能。所以,骨病可以出现一系列的局部与全身症状。

【局部症状】

(一)一般症状

1.*疼痛*　因风寒湿毒凝聚筋骨,致使骨关节气血瘀滞,经脉阻塞,发生骨病疼痛。疼痛的不同类型或病期,临床表现各异。行痹常为游走性关节疼痛;痛痹疼痛较剧,痛有定处,热轻寒重;着痹关节重痛、酸痛、痛有定处;热痹患部灼痛,痛不可触,得冷稍减。骨痈疽疼痛彻骨,痛如锥刺,溃脓后疼痛稍减。骨痨初起,仅觉患部酸痛、隐痛,继后疼痛逐渐加重,尤以夜间或活动时痛甚。骨质疏松症常在登楼、改变体位及震动时患部疼痛加重。脊柱退行性疾病常表现颈肩或腰腿放射性疼痛。恶性骨肿瘤后期呈持续性剧痛、抽痛或跳痛,夜间加重,应用止痛药不能缓解。

2.*肿胀*　骨痈疽、骨痨、痹证及骨肿瘤常出现患处骨关节肿胀。骨痈疽局部红肿热痛。骨痨局部肿而不红,疼痛较轻。痹证常有关节肿胀,风湿性关节炎多为四肢大关节肿胀;类风湿关节炎常见四肢小关节呈"梭形"肿胀。

3.*功能障碍*　人之骨骼,立身、运动;罹患骨病,常引起肢体功能障碍。若是骨关节本身的疾病,病变关节的主动、被动运动均出现障碍;如系神经疾病引起肌肉瘫痪者,则主动运动丧失,但被动运动一般良好。

(二)特殊症状

1.*畸形*　骨关节病常出现典型的畸形。如脊柱结核后期多引起后凸或侧弯畸形;强直性脊柱炎可引起圆背(驼背)畸形;特发性脊椎侧凸症在青春期可出现脊柱侧凸畸形。类风湿关节炎常见腕关节尺偏畸形、手指鹅颈畸形及扣眼畸形等;先天性肢体缺如、并指、多指、巨指、马蹄足等,均可出现明显的手足畸形。

2.肌萎缩　肌肉萎缩是痿证的主要临床表现。小儿麻痹后遗症多见受累肢体肌肉萎缩;多发性神经炎表现两侧手足下垂与肌肉萎缩;进行性肌萎缩症可见四肢对称性近端肌萎缩;肌萎缩性侧索硬化症表现双前臂广泛肌肉萎缩,并伴有肌束颤动等。

3.肿块　痛风性关节炎、骨肿瘤、骨突部骨软骨病等,局部可触及肿块。痛风性关节炎常可扪及较硬、较小的"痛风石"。良性骨肿瘤为质硬如石、表面光滑、固定不移的肿块;而恶性骨肿瘤为坚硬、凹凸不平的肿块。若是关节游离体,肿块较小,时隐时现。

4.筋肉挛缩　若人体某群筋肉持久性挛缩,可引起关节畸形与活动功能障碍。如掌腱膜挛缩症发生屈指挛缩畸形;前臂缺血性肌挛缩,常见爪状手;髂胫束挛缩症呈屈髋、外展、外旋挛缩畸形等。

5.疮口及窦道　骨痈疽脓成溃破后,疮口周围皮肤红肿,初流稠厚、黄色脓液,久则渐转稀薄,有时夹杂碎死骨块排出;慢性附骨疽反复发病者,可见几个窦道,疮口凹陷,皮色黯红,边缘常有少量肉芽形成。骨痨常在病灶附近形成寒性脓肿,破溃后,开始流出大量稀薄脓液和豆腐渣样腐败物,以后流稀薄脓水,或夹有碎小死骨,易形成窦道,日久不愈,疮口凹陷、苍白,周围皮色紫黯。

【全身表现】

良性骨肿瘤、筋挛、先天性骨关节畸形、骨关节退行性疾病等,因其病变对整个机体影响较少,通常无明显全身症状。骨痈疽初期,即表现寒战发热、周身不适等症;成脓期高热、出汗、烦躁不安、口渴、脉数、舌红、苔黄腻等全身症状明显;脓肿溃破后体温逐渐下降,全身症状减轻。骨痨发病时,常出现骨蒸潮热、盗汗、口咽干燥、舌红少苔、脉沉细数等阴虚火旺证候;后期呈面白神疲(慢性消耗性病容)、倦怠无力、舌淡苔白、脉濡细等气血两虚证候。痹证可兼有恶风、发热、口渴、烦闷不适等全身症状。痿证常出现面色无华、纳差、乏力、肉痿肢软、苔薄白或少苔、脉细等全身症状。恶性骨肿瘤晚期,多表现精神委靡、面容憔悴、唇甲色淡、食欲不振、消瘦、贫血等恶病质症状。

三、伤科六诊

中医骨伤科的辨证诊断同中医其他各科一样,是在中医诊断学的理论指导下通过望、闻、问、切、动、量六种诊法,结合影像学与实验室检查,依据所收集的临床资料,按病因、病位、病势等进行分类,并以脏腑、经络、气血、津液、皮肉、筋骨等理论为基础,根据它们的内在联系,加以综合分析,作出诊断。伤病的辨证方法很多,有根据不同的病程阶段的分期辨证,有根据不同证候的分型辨证等,其辨证方法有各自的特点和侧重,临床运用时常需相互结合,互为补充。

中医骨伤科的辨证诊断既应重视整体观念,做到全面检查,又应结合骨伤科的特点,进行细致的局部检查。检查时应充分暴露受检部位,做到仔细全面,避免漏诊、误诊,重点检查伤处,与健侧对比观察,特殊情况可绘图记录。

【问诊】

问诊是指通过询问患者或知情人,以了解疾病发生、发展、变化和现状的一种诊病方法。

它是疾病诊断过程中的一个首要环节,在伤科六诊中占有重要地位。《素问·徵四失论》曰:"诊病不问其始,忧患饮食之失节,起居之过度,或伤于毒,不先言此,卒持寸口,何病能中?"明·张景岳认为问诊是"诊治之要领,临证之首务"。由此可知,中医诊病历来十分重视问诊。

中医骨伤科问诊,除遵循中医诊断学的一般原则与注意事项外,需结合骨伤科的发病特点,抓住患者自诉的主要病痛,围绕骨伤科症状和体征详细询问,为判断病因、病位、病情及辨证论治获得可靠的临床资料。

(一)问一般情况

详细询问患者姓名、性别、年龄、职业、婚姻、民族、籍贯、住址、就诊日期、病史陈述者等,建立完整的病案记录,以便于查阅、联系和随访,其中与疾病有关的资料又可作为诊治时的参考。

(二)问外伤史

仔细询问受伤的时间、地点、原因,暴力的大小、方向、性质、作用部位,受伤姿势,病情变化的急缓,伤后诊治情况等。如重伤者有无昏厥、昏厥持续的时间及醒后有无再昏厥。生活损伤一般较轻,工业或农业性损伤、交通事故或战伤通常较严重,常为复合性损伤或严重的挤压伤等。一般损伤在2～3周之内为新鲜损伤,2～3周以上者属陈旧性损伤。扭伤、闪挫伤较轻,多为软组织损伤;坠跌、撞击、压砸伤势较重,常致骨折、脱位。头部损伤时仰跌者重,俯跌者轻;侧跌多致髋部损伤;坐跌常致尾骶部或腰部损伤;跪跌易引起髌骨骨折;足跟着地可能发生足跟、脊柱或颅底损伤。与人争吵斗殴致伤,可兼有七情内伤。

(三)问伤情

1.主诉　问患者就诊时感觉最痛苦的症状及发病时间。主诉常可提示病位、病性、病情轻重及就诊原因等。伤科患者的主诉主要有疼痛、肿胀、功能障碍、畸形及挛缩等。

2.疼痛　问清疼痛发生的时间、部位、范围、性质、程度、有无放射痛及疼痛与活动(干活、咳嗽等)、休息、气候变化及昼夜的关系等。问清疼痛的性质,一般痛伤情轻,持续痛伤情较重,剧痛伤情重。胀痛多为气滞;刺痛常是血瘀;酸痛多属伤筋或陈伤;跳痛多系损伤感染化脓;骨折、伤筋出现锐痛;骨肿瘤及软组织肿块有胀痛或钝痛。问清疼痛的部位,骶棘间韧带损伤、骶棘肌劳损在臀部周围有较广泛的放射痛;肩部疼痛可放射至上臂及肘部外侧;腰椎间盘突出症可逐渐出现向臀部、大腿、小腿后侧或外侧、足背的传导痛。

3.肿胀、畸形　询问肿胀出现的时间与变化情况。损伤性疾病多先痛后肿;感染性疾病多先肿后痛。如系肿物,应询问其增长速度与伴随症状。询问畸形发生的时间及变化的过程,伤后立即出现畸形多属外伤性畸形;如无外伤史可能是先天性或发育性畸形。

4.肢体功能　了解有无功能障碍,发生功能障碍的时间与程度。完全骨折或脱位,伤后立即产生功能障碍;伤筋常随肿胀加重而逐渐出现功能障碍。如病情许可,询问时可令患者活动伤肢以显示功能状况。

5.创口　若系新鲜创口,应了解创口形成的时间、出血、污染情况及治疗经过等,是否注射过破伤风抗毒血清等。若是感染破溃形成的创口,应了解创口形成的时间、分泌物情况以及诊治经过等。

(四)问全身情况

1.问寒热　询问寒热的程度与时间的关系。损伤初期多属血瘀化热(一般为低热);中后期发热多是邪毒感染或虚损发热;寒热并见多系感染性疾病;骨关节结核常出现午后潮热、盗汗;恶性骨肿瘤晚期可有持续发热;颅脑损伤可致高热抽搐。患处得温痛减者为寒,得寒痛减者为热,恶寒者属气虚血虚或阳气不足。

2.问汗   问出汗可了解脏腑气血津液的状况。自汗多见于损伤初期或手术后;盗汗常见于慢性骨关节疾病、阴疽等;肢厥冷汗见于严重损伤或严重感染;大热大汗多见于邪毒感染。

3.问饮食   了解饮食的时间、食欲、食量、味觉及饮水情况等。若腹部损伤,应问清楚是发生在饱食后或是空腹时,以便估计胃肠破裂后腹腔污染程度。食欲不振或食后饱胀,多因损伤致脾虚胃热或长期卧床体弱所致。口淡多属脾虚不运;口腻属湿阻中焦;口苦为肝胆湿热;口中酸腐系食滞不化。

4.问二便   对脊柱、骨盆、腹部损伤及老年患者,尤其应询问大小便的次数、量、质、颜色等。伤后便秘或大便燥结,多为瘀血蕴热或年老阴虚失润所致;大便溏薄为阳气不足,或伤后机体失调。

5.问睡眠   失眠、烦热多见于严重损伤;昏沉嗜睡多属气衰神疲;昏睡不醒或醒后再度昏睡,不省人事,见于颅脑损伤。

（五）问其他情况

包括询问过去史、个人史、家族史及女性患者的经带胎产史等。如骨与关节结核患者有无肺结核病史;先天性斜颈患者有无难产或产伤史;患者的职业、工作条件、生活环境、饮食习惯、嗜好等;家族人员中的健康状况、有无传染病或某种遗传病史,如已死亡者,应追询其死亡的原因、年龄、时间等,以推断是否有影响后代的疾病。

【望诊】

望诊是医生通过视觉来观察患者异常表现的一种临床检查方法。内容包括望全身(如望神色、形态、舌象及分泌物、排泄物)与望局部两方面。最好在自然光线下进行望诊,采取适当的体位,并充分暴露检查部位,让医生全面细致地观察,以了解判断病情。

（一）望全身

1.望神色   《素问·移精变气论》指出:"得神者昌,失神者亡。"说明望神可以判断正气的盛衰和损伤的病理转化情况。一般而言,神静自然,面色滋润者伤病较轻,正气未伤;精神不振,面容憔悴者伤势较重,正气已伤。如伤后神昏谵语,面色苍白,目暗睛迷,肢厥汗出,形羸色败则属危候,常见于严重或复杂的创伤、感染或大失血等。

损伤的五色主病(主要观察面色):青色为血瘀气闭;赤色属损伤发热;黄色主损伤脾虚湿重;黑色主肾虚或经脉失于温养;苍白并见额出冷汗,多为失血过多或痛剧。

2.望姿态   即观察患者站、坐、走等姿态,可初步了解损伤的部位和病情轻重。如下肢骨折多不能直立行走;下肢骨关节疾病常出现异常步态;肩、肘关节脱位,常以健侧手托持患臂;急性腰扭伤,身体多向患侧弯曲,且扶腰慢步。

3.望舌(舌诊)   舌诊是中医诊病的特色之一,亦是伤科辨证的重要内容。心开窍于舌,舌为心之苗,又为脾胃之外候,且与各脏腑均有密切联系。望舌包括望舌质与望舌苔。《辨舌指南》曰:"辨舌质,可辨五脏之虚实;视舌苔,可察六淫之深浅。"因此,舌象能反映人体气血的盛衰、津液的盈亏、病情的进退、病邪的性质、病位的深浅及伤后病理变化情况。

（1）舌质：舌质反映气血的变化。正常人舌质淡红色。若舌质淡白，为气血虚弱，或阳虚伴有寒象。舌质红属瘀血化热；红绛主热证及阴虚火旺，多见于里热实证、感染发热、创伤及大手术后。青紫舌主气血不畅，瘀血凝聚；舌局部青紫瘀血较轻，全舌青紫则瘀血较重；青紫润滑属阴寒血凝；绛紫而干为热邪深重，津伤血滞。损伤瘀点位于舌根属腰下损伤，位于舌两旁为胁肋受伤，位于舌尖提示头胸部损伤；瘀点稀疏、色紫、量少则伤轻，若致密、量多、色黑则伤重。

（2）舌苔：舌苔反映脾胃的变化，观察舌苔的变化，可鉴别疾病的表里、虚实。正常舌苔为薄白滋润苔。一般外伤苔薄白；白腻主湿浊；白厚而滑属寒湿或寒痰；白厚而腻为湿浊；薄白而干为津液不足；厚白而干为湿邪化燥；白如积粉属创伤感染、热毒蕴结之证。黄苔为创伤感染、瘀血化热之兆；薄黄而干是热邪伤津；黄腻属湿热；老黄为湿热积聚；淡黄薄润提示湿重热轻；黄白相间为寒邪入里化热。若白苔转黄苔，多是脾胃有热；由黄转为灰黑色则病重，常见于严重创伤感染伴有高热或津涸等。舌苔厚腻为湿浊内盛；由薄增厚为病进；由厚转薄为病退；舌红光剥无苔属胃气虚或阴液亏损，常见于老年人股骨颈骨折等。

4.望眼　正常眼神为眼珠灵活，神光充沛。若闭目不欲视，羞明畏光，多系脑髓震荡。白睛血筋暴露或呈紫色者，属瘀血停积。血灌瞳神（瞳孔），伴有渗出者，伤势严重。一侧眼球瘀斑（损伤点），表示同侧受伤。损伤点在瞳孔水平线上方，则伤在胸胁；在其下方为背部受伤；位于内侧系胸骨旁损伤；位于眼外侧，则伤在腋下。

5.望唇　甲、耳廓唇甲色淡属气血亏虚；口唇青紫为瘀血。某些骨质增生的患者，耳廓可出现点状凹陷、索条状或结节状隆起等变形。

（二）望局部

1.望畸形　可通过观察肢体标志线或标志点的异常改变，判断有无畸形。畸形往往是有骨折或脱位存在的标志，如凹陷畸形，多见于颅骨、鼻骨骨折等。凸起畸形，多见于肩锁关节脱位、脊柱骨折等。成角、旋转、缩短畸形，多见于四肢骨折。增长畸形，常见于四肢关节脱位。某些特征性畸形可帮助诊断，如腕手部"餐叉样"畸形为桡骨远端伸直型骨折；方肩畸形为肩关节前脱位；平肩畸形为斜方肌瘫痪；"靴状"畸形见于肘关节后脱位及肱骨髁上伸直型骨折。

2.望瘀斑（肤色）　瘀斑即是皮下瘀血，一般出现在损伤处或伤处附近。是由于软组织损伤、骨折或脱位后血溢皮下所致。瘀斑的位置、大小、范围能反映损伤的部位、轻重、出血量的多少。如肱骨外科颈骨折，常在同侧上臂内侧、胸廓外侧可见瘀斑；骨盆骨折常在会阴部出现瘀斑；跟骨骨折多见足底部瘀斑。新伤出血，肤色青紫，肿胀范围较局限；陈伤出血，肤色变黄，肿胀范围较广泛。伤处青紫范围逐渐增大，为内出血不止。青紫发红，可能继发感染。紫黑为肌肤坏死。

3.望肿胀与萎缩　肿胀即为病变所在之处，是由于损伤后气血运行不畅，气滞血瘀，瘀滞肌表而致。主要观察肿胀的程度、范围、色泽等判断损伤性质和轻重。一般而言，肿甚伤重，肿轻伤轻；有瘀斑者伤重，无瘀斑者伤轻。大面积肿胀，青紫色黑，见于严重挤压伤。严重肿胀，伴发水疱者伤轻，伴发血疱者伤重。早期损伤出现局部明显肿胀，可能有骨裂或撕脱性骨折的存在；肿胀较重，肤色紫红为新鲜损伤；肿胀较轻，青紫带黄属陈旧性损伤。轻微肿胀，需与健侧相对应处进行对比观察确定。关节损伤应检查有无关节积液。

肌肉萎缩多为损伤后期、固定时间过长或神经损伤所致。

4.望伤口　若局部有伤口,应注意观察伤口的形状、大小、创缘、色泽、出血、污染程度及分泌物情况等。一般切割伤创缘整齐;撕脱伤、碾压伤创缘不整齐。刺伤伤口较深;擦伤创口浅表。观察创口出血情况及出血量的多少,动脉出血呈喷射状,鲜红色;静脉出血如泉涌,黯红色;创面渗血,如涔涔汗出。观察创面污染程度,分析创面的污染性质,伤口一般分清洁伤口(局部清洁,伤口无细菌侵入)、污染伤口(伤口被脏物、细菌污染,易引起感染)、感染伤口(伤口内有脓液和坏死物)3 种。感染伤口脓液稠厚属阳证、热证;脓液稀薄为阴证、逆证。肉芽组织红活,表明脓腐已尽;苍白晦暗为脓毒未尽。如创口边缘紫黑,有特殊气味及气沫者,可能是气性坏疽。

5.望肢体功能　观察肢体功能活动,对诊断骨与关节损伤和疾病有重要意义。除前述的望姿态外,应进一步检查损伤肢体关节各方向的活动是否正常。如上肢外展小于 90°,提示外展动作受限;屈肘内收时,肘尖不能接近前正中线,为内收功能受限;不能完成抬臂梳发动作,为外旋功能受限;手背不能置于背部,表明内旋功能障碍。前臂损伤常有旋前、旋后功能障碍。望肢体功能,临床上常与动诊、量诊结合进行。并通过对比观察来测定患者主动运动和被动运动的活动度。

6.望窦道、瘢痕　骨与关节结核、慢性骨髓炎及开放性创口或手术后感染等常见有窦道。应注意观察窦道的方向和深浅,以便了解病灶所在;查看其分泌物的多少与性质,以判断病情的轻重。瘢痕多系软组织创伤或感染及手术后遗留所致。应注意观察瘢痕的部位、大小和形态,以便判断是否影响关节功能活动及有无治疗意义。小而浅,无感染的创口愈合后瘢痕较大,且明显隆起,见于瘢痕体质者。

【闻诊】

闻诊是通过听患者的语言、呻吟、咳嗽的声音和嗅呕吐物、伤口、二便或其他排泄物的气味来诊断疾病的方法。通过闻诊可获得一些临床资料,有助于了解疾病的寒热、虚实,损伤的轻重和有无合并伤等。

(一)一般闻诊

1.听声音　听辨患者的语言、呼吸、咳嗽的声音。正常语音柔和圆润,高亢洪亮。病中语音高亢洪亮为阳证、实证、热证;发音低弱为阴证、虚证、寒证。如呻吟表示伤处疼痛或有不适。大声呼叫,声短急促,多系剧痛。严重创伤或手术失血过多,则语音低微、断续。如呻吟气弱,神昏谵语属危候。头部损伤烦躁惊叫者,谨防颅内出血。呼吸气粗多属实证;呼吸微弱多属虚证。叹息多系情志抑郁,肝气不舒。咳嗽重浊,痰白鼻塞,多为外感风寒;咳嗽不爽,痰黄稠不易咳出,咽痛属肺热;喉中痰鸣,痰多易咯为湿痰、痰饮;干咳少痰多为燥热犯肺或阴虚肺热;咳嗽无力,气短为肺虚。

2.嗅气味　嗅呕吐物、伤口、二便或其他排泄物的气味。口气臭秽者多属胃热,或有口腔疾病、消化不良等。二便、痰涕、脓液等,凡气味恶臭、质地稠厚者,多属湿热或热毒,多由金黄色葡萄球菌或大肠杆菌感染所致。脓稀不臭或稍臭,多是气血两亏或寒性脓肿;脓液腥秽恶臭,有穿膜着骨之虞。

(二)局部闻诊

1.听骨擦音　骨擦音是指完全无嵌插骨折,当摆动或触摸骨折的肢体时,两断端相互碰撞、摩擦而产生的声响或摩擦感。临床上常在触诊时感觉到,是诊断骨折的主要体征之一。横形骨折,声音低沉重滞而短,如"咯咯"声;斜形骨折,音响较尖细,似"咯吱"声;粉碎性骨折,声音较杂乱,大小不等,如碾轧碎玻璃声。骨擦音经治疗后消失,表明骨折已接续。

注意不可强求或反复探试骨擦音(感),以免增加患者痛苦和损伤。

2.听骨传导音　主要用于检查某些不易发现的长骨骨折。如检查股骨颈骨折、股骨粗隆间骨折等,检查时可将听诊器置于伤肢近端恰当的部位,或置于耻骨联合上,或置于伤肢远端的骨突部,然后用手指或叩诊锤轻叩骨折远端骨突部,可听到骨传导音。正常人的骨传导音呈清脆的共鸣音。骨传导音的异常改变,不仅可以帮助诊断有无骨折,还可判断骨折端的对位及骨折愈合情况。若骨折端完全移位,则骨传导音消失;骨折端部分接触,则骨传导音减弱;断端骨皮质接触,骨传导音呈清脆实质感;骨皮质若未接触,骨传导音呈低沉浊音;骨折经治疗后期,骨传导音越好,骨折愈合越好。

检查骨传导音时应与健侧对比。应注意影响骨传导音的常见因素:如软组织嵌入、粉碎性骨折、双骨骨折、发音区肿胀、外固定物过长或过紧、金属内固定物等。

3.听人臼声　整复关节脱位时,常闻及"咯哒"一声,表示关节复位成功。因此,复位时听到入臼声,应立即停止增加拔伸的牵引力,以免牵引力过大而加重肌肉、韧带、关节囊等软组织的损伤。

4.听关节弹响声与摩擦音　检查方法:一手置于关节上,另一手活动远端肢体,有时可听到细小或粗糙的声音。其音柔和多是慢性或亚急性关节疾病;粗糙多系骨性关节炎;当关节运动到某一角度时,关节内产生尖细的弹响声,说明关节内有移位的软骨或游离体。当在屈伸旋转膝关节时,发出清脆的弹响声,表示膝关节半月板损伤或关节内游离体。

5.听肌腱摩擦音　屈指肌腱狭窄性腱鞘炎,在屈伸手指时可听到弹响声,又称"弹响指"。若触诊时闻及好似捻干燥的头发样的"捻发音",常是前臂伸肌群、股四头肌腱及跟腱部等肌腱周围炎症疾病。

6.听皮下气肿音　若创伤后皮下组织发现大片不相称的弥漫性肿胀时,应检查有无皮下气肿。方法是手指呈扇形分开,置于患处轻柔按摩,即可感觉到搓捻头发样的"捻发音"。可见于肋骨骨折刺破肺脏、开放骨折合并气性坏疽及手术缝合时创口内残留空气等。

7.听啼哭声　用于小儿患者,以辨别受伤的部位。检查患儿时,当触摸到伤肢某一部位,小儿啼哭或哭闹加剧,常提示该处可能即是损伤部位。

【切诊】

切诊是医生用手在患者躯体上的一定部位,或切或按,或触或叩,借以了解和发现疾病的内在变化及体表反应的一种诊查方法。伤科的切诊包括脉诊与摸诊。脉诊用以诊查内部气血、虚实、寒热等变化,摸诊检查外伤的轻重及损伤性质。

(一)切脉(脉诊)

《四诊抉微》载有六脉为纲的说法:"滑伯仁曰:提纲之要,不出浮沉迟数滑涩之六脉,夫所谓不出六者,亦为其足统表里阴阳虚实,冷热风寒湿燥,脏腑血气之病也。"损伤常见的脉象有:

1.浮脉　轻按应指即得,重按稍减不空。多见于新伤瘀肿、疼痛剧烈及兼有表证者。损伤大失血及慢性劳损患者,若出现脉浮无力属正气不足,虚象严重。

2.沉脉　轻按不应,重按始得。一般主病在里及肾虚。常见于内伤气血、腰脊损伤疼痛等。

3.迟脉　一息脉来不足四至。一般主寒、主阳虚。多见于筋伤挛缩、瘀积凝滞等证。若迟而无力,常为损伤后期气血不足,复感寒邪所致。

4.数脉　一息脉来超过五至。数而有力属实热,多见于损伤发热及邪毒感染;虚数无力为虚热。浮数热在表,沉数热在里。虚细而数为阴亏,常见于损伤津润;浮大虚数属气虚。

5.滑脉　脉往来流利,应指圆滑,"如盘走珠"。主痰饮、食滞。常见于胸部挫伤血实气壅之证。妇女妊娠期常有此脉象。

6.涩脉　脉往来艰涩,如轻刀刮竹,脉细而迟。主气滞、血瘀、精血不足。涩而有力属实证,涩而无力为虚证。多见于损伤血亏津少不能濡润经络之虚证及气滞血瘀之实证。

7.弦脉　脉形端直以长,如按琴弦。主诸痛、肝胆病、阴虚阳亢。多见于胸部损伤、各种损伤剧痛及伴有肝胆疾病、高血压、动脉硬化等病症的损伤患者。弦而有力者称为紧脉,常见于外感寒胜之腰痛。

8.洪脉　脉形浮大有力,如波涛汹涌,来盛去衰。主热证。多见于损伤邪热内壅、热邪炽盛或瘀血化热等证。

9.细脉　脉细如线。主诸虚证。常见于血虚、气虚的虚损患者、伤久卧床体虚者及虚脱或休克患者。

10.濡脉　浮而细软,脉气无力以动,与弦脉相对。常见于虚损劳伤、气血不足、久病虚弱等证。

11.芤脉　脉形浮大中空,如按葱管。为失血之脉,常见于损伤出血过多时。

12.结、代脉　间歇脉之统称。脉来缓慢,时而一止,止无定数为结脉;脉来动而中止,不能自还,良久复动,止有定数为代脉。多见于损伤疼痛剧烈,脉气不衔接时。

伤科切脉法的纲要为:①瘀血停积多属实证,脉应洪大坚强而实,不宜虚细迟涩;②亡血过多属虚证,脉应虚细而涩,不宜坚强而实;③脉大而数或浮紧,常伴外邪;④重伤者脉象乍疏乍数,时快时慢,脉律不齐,须防他变;⑤六脉模糊者,证虽轻而预后必恶;⑥外证虽重,而脉来缓和有神者,预后良好;⑦重伤痛极,脉多弦紧,偶有结代非恶候。

(二)摸诊(触诊)

摸诊是医生用手对损伤局部进行认真的触摸,从触摸所得的形态中判断损伤的部位、性质、程度,有无骨折或脱位,以及骨折或脱位的移位方向等。由于摸诊对多数损伤性疾病可获得较正确的诊断,因而是骨伤科的重要诊断方法之一。临床进行摸诊时,应注意"望、比、摸"的综合运用。

1.临床意义

(1)摸压痛:根据压痛的部位、范围、程度来鉴别损伤的性质与程度。直接压痛常提示局部有骨折或伤筋;间接压痛(纵轴叩击痛)常提示有骨折存在。伤血者压痛部位较固定;伤气者压痛部位较弥散,无明显压痛点。骨折者按压局部锐痛;长骨干完全骨折时,骨折局部有环状压痛;斜形骨折时,压痛范围较横形骨折广泛。腹内脏器破裂时,腹肌紧张,出现弥漫性压痛与反跳痛。

(2)摸畸形:触摸体表骨突变化,以判断骨折或脱位的部位、性质、移位方向,以及呈现重叠、成角或旋转畸形等变化。横形骨折有移位时,局部凹凸明显;凸出不在同一水平线上,多为斜形骨折;关节盂空虚多属脱位。

(3)摸肤温:触摸局部皮肤的冷热程度,可以辨识是热证或是寒证,了解患部血运情况。热肿多为新伤或局部积瘀化热;冷肿提示气血受阻,为寒性疾病。若伤肢远端疼痛、冰冷、麻木、动脉搏动消失、皮肤苍白或发绀为血运障碍。摸肤温时一般用手背测试最为适宜。

(4)摸异常活动:在肢体无关节处出现了类似关节的活动或关节原来不能活动的方向出现异常活动现象时,多见于骨折或韧带断裂。但在检查骨折患者时,不要主动寻找异常活动,以免增加患者的痛苦和加重局部损伤。

(5)摸弹性固定:脱位患者因关节周围肌肉的痉挛收缩,使脱位的关节保持在特殊位置。对该关节进行被动活动时,仍可轻微活动,但有弹性阻力感。这是诊断关节脱位的特征之一。

(6)摸肿块:如触及肿块,应记录其部位、大小、形态、硬度、活动度、边缘是否清楚及表面是否光滑等,是骨性的还是囊性的,在骨骼还是在肌腱、肌肉中,以判断肿块的性质及所在的组织层次与肿块大小。

2.常用手法

(1)触摸法:以拇指或拇、食、中指的指腹由远及近地仔细触摸伤处。一般轻摸皮,重摸骨,不轻不重摸肌筋。通过触摸了解损伤和病变的确切部位,病损处有无畸形、摩擦音、皮肤温度、软硬度有无改变、有无波动感等。此手法常在检查时最先使用,根据检查的情况再选择其他手法。

(2)挤压法:即用手掌或手指相对挤压患处上下、左右、前后,根据力的传导原理来诊断骨折。如胸廓挤压痛多有肋骨骨折;骨盆挤压痛表示骨盆有骨折;手指挤捏骨干引起疼痛表示四肢骨折。

(3)叩击法:即以掌根或拳头纵向叩击肢体远端,检查有无骨折的一种方法。如检查下肢骨折常叩击足跟;检查脊柱损伤多叩击头顶。采用纵向叩击法可检查四肢骨折愈合情况。

(4)旋转屈伸法:一手握持关节部,另一手握伤肢远端作缓慢的旋转、屈伸及收展活动,以观察伤处有无疼痛、活动障碍及特殊响声等。患者主动的屈伸与旋转活动常与被动活动进行对比,以此作为测量关节活动功能的依据。

(5)摇晃法:一手握住伤处,另一手握伤肢远端轻轻地摇摆晃动,结合问诊与望诊,根据患部疼痛的性质、异常活动、摩擦音等来推测骨与关节是否损伤。

【动诊】

动诊即运动检查,是指检查关节、肌肉的主动及被动活动功能状况。主要观察患者活动时的姿势、范围以及活动与疼痛的关系,临床常与望、切、量诊配合检查。

(一)步态

正常步态可分为两个阶段:第一阶段是从足跟接触地面开始,过渡到第5、第1跖骨头着地,最后到蹞趾离开地面,这一时段称为"触地相";第二阶段是从蹞趾离开地面直到足跟再次接触地面的时段,称为"跨步相"(图1-1)。在平常行走时,触地相与跨步相并不相等。当从慢步行走改为加速快走甚至奔跑时,双足的触地相就愈来愈短,甚至消失。

正常的跨步动作受足的推动,所以足离开地面时爽快利落,跨步的距离基本相等。跨步时,同侧骨盆向前摆动,使身体重心移至髋关节的前面。在跨步中两侧骨盆保持相平,腰椎及腰部肌肉亦参与运动。改变上述任何一个或几个环节的因素,均可导致异常步态。检查和观察步态对诊断下肢骨关节疾病具有重要意义。常见的异常步态有：

1.抗痛性步态　当患侧足刚着地,迅即转为健侧足起步,以减少患肢承重,步态急促不稳,甚至可呈跳跃式。特点是双足触地相相对延长,患肢触地负重时间缩短,跨步距离小于健肢,患侧骨盆前摆幅度小于健侧。此为保护性跛行步态,多见于骨折、关节扭挫和炎症等。

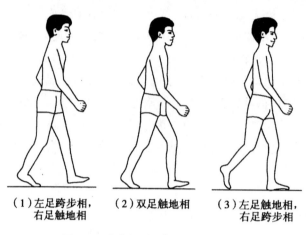

（1）左足跨步相,　　（2）双足触地相　　（3）左足触地相,
　　右足触地相　　　　　　　　　　　　　　　右足跨步相

图 1-1　跨步相、触地相、双足触地相

2.短肢性步态　成人一侧下肢短缩超过 3cm,骨盆倾斜不能代偿即会出现明显的跛行,常以患侧足尖着地或屈曲健侧膝关节行走。其特点是短肢侧骨盆上下颠簸,躯干左右摆动明显。

3.强直性步态　见于关节僵硬。如一侧髋关节在伸直位僵直时,患者需转动整个骨盆,使患侧下肢向前迈步;在屈曲位(<30°)僵直,可借助患肢马蹄足来弥补;双侧髋关节僵直时,除转动骨盆外,常依靠膝、踝关节迈小步。行走时腰椎前、后凸交叠,躯干前后摆动明显(图 1-2)。膝关节僵直于伸直位,行走时健侧足跟抬高或患侧骨盆升高,患肢向外绕一弧形前进;屈曲畸形>30°时,呈短肢性跛行步态。踝关节跖屈位僵直,跨步时常抬高小腿呈跨阶式步态;背伸位僵直,前足不能着地,跨步距离减少;马蹄足可引起以健肢为短肢的跛行。

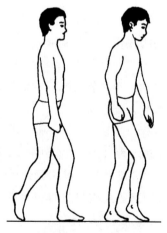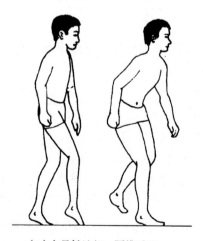

（1）右足跨步相:腰椎前凸,　　　　　　　（2）右足触地相:腰椎后凸
　　右膝屈曲和右足马蹄

图 1-2　右髋关节屈曲位强直时的步态

4.剪刀式步态 双下肢呈内收、内旋、屈曲畸形。步行时,两腿前后交叉,交替划圈前进。见于大脑痉挛性瘫痪。

5.摇摆步态 即行走时躯干向两侧倾斜。若向患侧倾斜,见于先天性单侧髋关节脱位或臀中肌麻痹;如左、右交替倾斜,又称为"鸭步"(图1-3),见于双侧臀中肌麻痹或髋关节脱位。

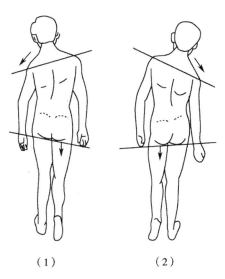

（1） （2）

图 1-3 鸭步

6.臀大肌麻痹步态 常以手扶持患侧臀部并挺腰,使身体后倾行走(图1-4)。

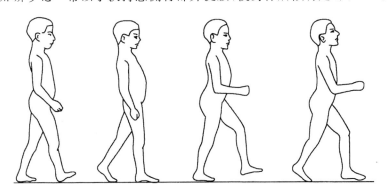

（1）右足触地相,注意躯干后仰 （2）左足跨步相

图 1-4 右臀大肌麻痹时的步态

7.股四头肌瘫痪步态 即用手压住患侧大腿前下方行走,以稳定膝关节(图1-5)。

8.跟足步态 以足跟着地行走,步态不稳。见于胫神经麻痹、小腿后侧肌群瘫痪、跟腱完全断裂等。

9.偏瘫步态 由于偏瘫患者患肢髋关节处于外旋位,膝痉挛伸直,足内翻下垂,故跨步时,需依靠躯干肌先抬高患侧骨盆,以提起下肢呈弧线侧回旋向前迈步,又称"回旋步"。

10.酩酊步态 步行时不自主地左右摇摆,蹒跚而行如醉酒。见于小脑共济失调。

11.前冲步态 步小而快,慌张难止,又称"慌张"步态。常见于帕金森病或其他基底节疾病。

12.平足步态　步行时足呈外翻位拖行。见于严重平足症、足弓塌陷。

（二）关节功能检查

包括关节主动运动和被动运动功能的检查。

1.主动运动　主要注意关节运动的方式与范围；并结合年龄、性别、体育锻炼及有无代偿运动等因素判定是否正常。如儿童的关节活动范围较大；运动员及杂技演员的某些运动范围亦可明显增大；相邻关节的运动范围也可互相补偿或影响。所以，临床检查某一病变关节时，应连同上、下关节一并进行检查和测量，并与健侧对比。

2.被动运动　可分为两类。一类是与主动运动方向一致的活动，范围通常比前者稍大。若关节活动范围过大，见于关节囊及支持韧带松弛、断裂或先天性疾病。如主动活动受限，而被动活动不受限，多系神经肌肉疾病；主、被动运动均受限，见于关节僵硬。另一类是沿躯干、四肢纵轴或侧方作牵拉、挤压，以观察有无疼痛及异常活动；根据骨与关节的解剖结构、力学原理来判断病变部位。骨伤科的大多数动诊都属于此类活动功能的检查。

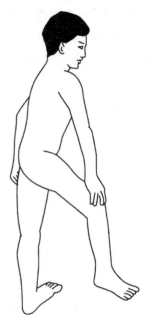

图 1-5　股四头肌瘫痪步态

3.活动与疼痛的关系　了解肢体活动与疼痛的关系，对诊断与鉴别诊断具有重要意义。劳损性疾病常在活动时疼痛加重，休息时减轻；增生性关节炎开始活动时疼痛，继续活动可减轻，休息后再活动则疼痛加剧；腰椎管狭窄症表现腰痛伴间歇性跛行。若关节各方向活动受限且伴疼痛，说明该关节内有粘连或病损；如表现某一方向某一范围内活动受限并伴疼痛，多见于肌肉、韧带、筋膜等软组织损伤或粘连。如肱骨外上髁炎，抗阻力伸腕或被动屈腕时，可引起肱骨外上髁处疼痛；冈上肌腱炎在肩外展 60°～120°范围内产生疼痛。中枢性神经疾病（痉挛性瘫痪）与精神异常（癔症性瘫痪）时，虽有肌肉痉挛，但活动时不痛。

（三）特殊试验

又称特殊检查，是针对损伤局部采取某些具有特征性的检查方法。

【量诊】

主要使用带尺、量角器测量肢体的长度、周径及角度的方法，称为量诊。临床常用的测量方法有目测比拟法、尺测法和 X 线测量法；常用测量工具有带尺、卷尺、直尺、卡尺、皮肤标志笔、关节量角器等。测量前注意有无畸形，与健肢放在对称的位置上，测量两侧肢体相对应的部位。测量肢体的长度或周径时，定点要准确，带尺要拉紧。

（一）测量角度

1.测量方法

（1）目测比拟法：即用眼睛观察患者的关节活动范围，估计其活动度数。此法简便、迅速，嘱咐患者做几项简单的动作，视其完成情况，大概估计关节的活动度。

上肢：患者直立，两上肢自然下垂，手掌朝前，观察对比肘关节伸直功能；两上肢上举，双手合拢置于颈后，观察对比肩肱关节外展、外旋及肘关节屈曲功能（图 1-6）；双手置于背后，手指触及对侧肩胛骨下角,观察对比肩肱关节内旋、后伸功能(图1-7);两肘贴胸屈曲,掌心向上、下翻转,观察对比桡尺关节的旋转功能;合掌法观察桡腕关节的屈伸功能(图1-8)。

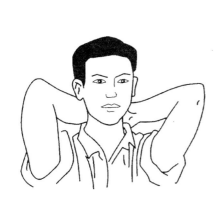

图 1-6　肩肱关节外展、外旋功能对比检查

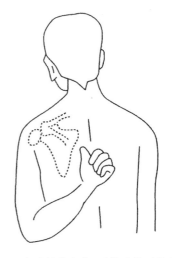

图 1-7　肩肱关节内旋、后伸功能对比检查

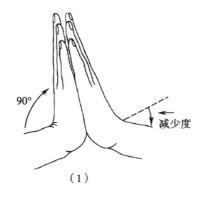

（1）

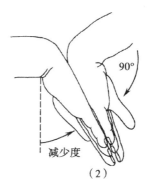

（2）

图 1-8　腕关节屈伸功能对比检查

下肢:站立位,提起双足跟,足尖着地,缓慢下蹲,至足跟能触及臀部再站起来,观察对比髋关节屈曲、外展,膝关节屈曲、伸直及踝关节背伸、跖屈活动情况。

颈部:颈前屈时颏部能触及胸骨柄,后伸时鼻尖与额部在同一水平,为屈伸活动正常;左右侧屈时,活动度为30°～40°,青年人耳垂可触及同侧肩部为正常;左右旋转下颌能触及同侧肩部为正常。

腰部:双足稍分开站立,腰前屈时中指指尖接触或接近足部,后伸时屈肘中指指尖应在腋窝上方,为屈伸活动正常;侧屈活动时,中指指尖达同侧膝关节外侧为正常;腰椎旋转活动,两肩连线与骨盆横径成30°交叉角时为正常。

(2)量角器测量法:通常将双臂量角器的两臂贴近肢体两端轴线,测量该关节的活动范围(亦可在X线片上测量)。此法简便,数据准确,临床最常用。量角器的选用:大关节的屈伸、内收、外展等活动,多选用双臂式量角器;罗盘式量角器适宜于测量前臂的旋转活动度;测量指关节活动使用指关节量角器更准确(图1-9)。

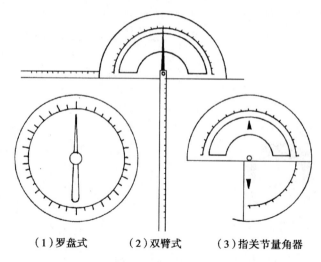

　　（1）罗盘式　　　（2）双臂式　　　（3）指关节量角器

图 1-9　关节量角器

　　量角器的用法:应先确定顶角和形成该角的两条边,即其上下肢体的轴线。可先在肢体两端找出定点,在此两点间定出轴线,将角度尺的轴心置于顶角,两臂放于与轴线一致的直线上,即可测出其角度。根据各关节的特点,确定所测的运动平面,按常规可选用额状、矢状水平进行测量。四肢关节测量角度时量角器的放置部位见表 1-1。

表 1-1　四肢关节测量角度时量角器放置部位表

关节活动	量角器中心位置	量角器一脚位置	量角器另一脚位置
肩关节屈伸、收展	肱骨头	肩峰至髂骨最高点	肩峰至肱骨外髁
肘关节屈伸	肱骨外髁	肱骨外髁至肩峰	肱骨外髁至桡骨茎突
腕关节屈伸	尺骨远端	沿尺骨外缘	沿第 5 掌骨(小指缘)
腕关节外展、内收	桡尺骨远端中点	桡尺骨中线	第 4、5 指间
髋关节屈伸、收展	股骨大转子	大转子至腋中线	大转子至股骨外髁
膝关节屈伸	股骨外髁	股骨外髁至大转子	股骨外髁至腓骨外踝
踝关节屈伸	内踝	内踝至股骨内髁	内踝至第 1 跖趾关节

　　2.记录方法

　　(1)中立位 0°法:先确定各关节的中立位为 0°,记录从中立位至关节活动最大范围的角度数。如肘关节完全伸直为 0°,完全屈曲为 140°,则记录肘关节活动范围为 0°～140°。临床常用此法,也是国际统一通用的计度方法。

　　(2)邻肢夹角法:即记录两个相邻肢段所构成的夹角。如肘关节伸直为 180°,屈曲为 40°,则关节活动范围为 180°－40°＝140°。

　　3.各关节功能活动范围

　　(1)颈部:中立位为面向前,眼平视。功能活动度:前屈、后伸各 35°～45°,左右侧屈各 45°,左右旋转各 60°～80°(图 1-10)。

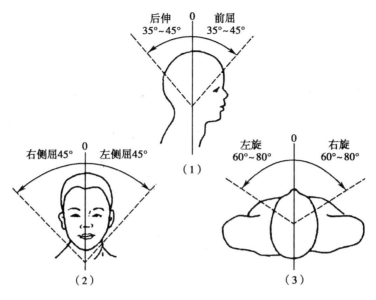

图 1-10　颈部活动范围

（2）腰部：中立位不易确定，一般站立、腰自然伸直位，医生最好从后面以双手固定骨盆。功能活动度：前屈 90°，后伸 30°，左右侧屈各 20°～30°，左右旋转各 20°～30°（图 1-11）。

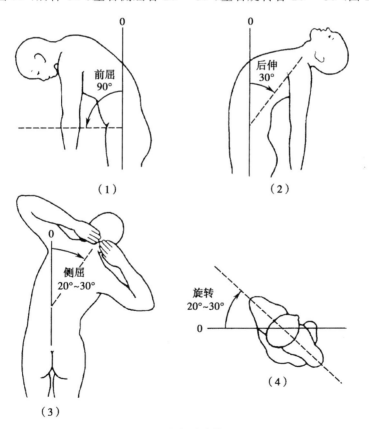

图 1-11　腰部活动范围

(3)肩关节:中立位为上臂下垂,前臂指向前方。功能活动度:前屈 70°~90°,后伸 40°,外展 80°~90°,内收 20°~40°,内旋 70°,外旋 40°~50°,上举 160°~180°(图 1-12)。

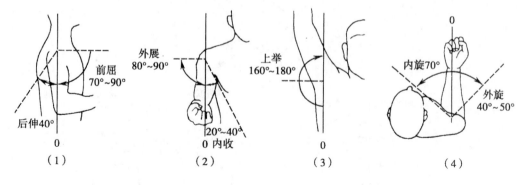

图 1-12   肩关节活动范围

(4)肘关节:中立位为前臂伸直,掌心向前。功能活动度:屈曲 135°~150°,过伸 0°~10°,旋前、旋后各 80°~90°(图 1-13)。

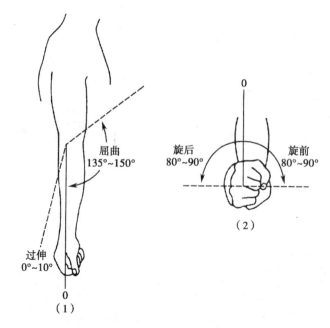

图 1-13   肘关节活动范围

(5)腕关节与手:中立位为腕与前臂成一直线,手掌向下。功能活动度:背伸 50°~60°,掌屈 50°~60°,桡偏 25°~30°,尺偏 30°~40°(图 1-14)。

掌指关节:中立位为手指伸直。功能活动度:掌指关节屈曲 80°~90°,近侧指间关节屈曲 90°~100°,远侧指间关节屈曲 70°~90°,伸直均为 0°。掌拇关节中立位为拇指靠食指伸直,其活动:外展 30°~40°;对掌不易测出度数,注意拇指越过手掌的程度;屈曲,掌拇关节 20°~50°,指间关节 90°;内收,伸直位与食指桡侧并拢(图 1-15)。

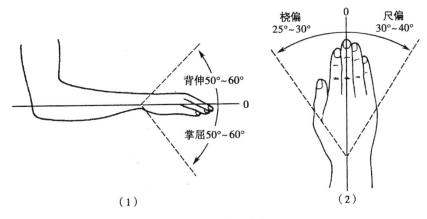

（1）　　　　　　　　　　　　　　　（2）

图 1-14　腕关节活动范围

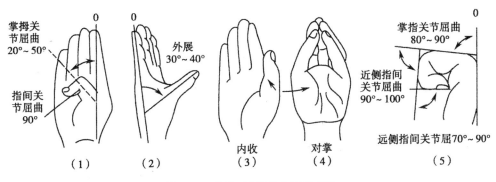

（1）　　　（2）　　内收　对掌　　　（5）
　　　　　　　　　　（3）　（4）

图 1-15　掌指、指间关节活动范围

（6）髋关节：中立位为髋关节伸直，髌骨向上。功能活动度：屈曲（卧位屈髋屈膝）130°～140°，后伸（俯卧位后伸）10°；固定骨盆，下肢伸直位时，外展 30°～45°，内收 20°～30°；屈膝 90°位时，内旋 30°～45°，外旋 40°～50°（图 1-16）。

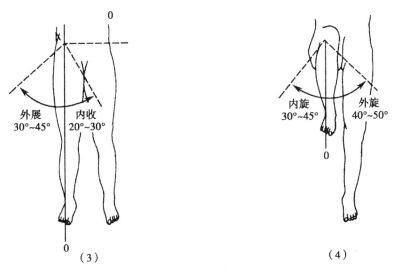

（3）　　　　　　　　　　　（4）

图 1-16　髋关节活动范围

(7)膝关节:中立位为膝关节伸直。功能活动度:屈曲 120°～150°,过伸 5°～10°,外旋 20°(图 1-17)。

(8)踝足部:踝关节中立位为足与小腿呈 90°,足无内、外翻转。足的中立位不易确定。功能活动度:踝关节背伸 20°～30°,跖屈 40°～50°;中跗关节内翻 30°,外翻 30°～35°;跖趾关节背伸 30°～40°,跖屈 30°～40°(图 1-17)。

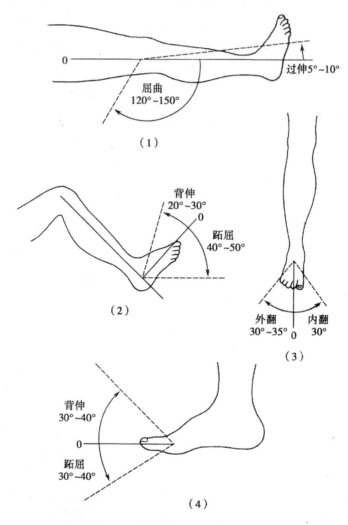

图 1-17　膝关节、踝足部活动范围

(二)测量长度

1.目测比拟法　选取肢体的对称点,比较其高低,以了解肢体有无长短的差别。本法尤其适用于 3 岁以下的儿童,因年幼不合作,难以用皮尺准确测量。

(1)上臂长短:两上臂紧贴侧胸壁,屈肘,从后面观察比较鹰嘴突的高低。

(2)前臂长短:屈肘支撑于桌上,两前臂靠拢,双手合掌,比较尺骨茎突与手指尖的高低。

(3)大腿长短:仰卧,屈髋屈膝相等,比较两膝盖的高低。

(4)小腿长短:仰卧,屈髋屈膝相等,足掌平放于检查桌上,比较两膝盖的高低。

2.皮尺测量法　测量时应将两侧肢体置于对称的位置,通常以健肢仿效患肢的姿势。先确定并标记出测量标志,然后使用皮尺测量两标志点间的距离。若遇肢体痉挛不能伸直时,可分段测量。测量中如发现患肢长于或短于健侧,均属异常(图 1-18)。

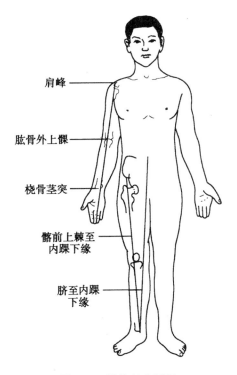

肩峰

肱骨外上髁

桡骨茎突

髂前上棘至
内踝下缘

脐至内踝
下缘

图 1-18　肢体长度测量

(1)上肢:上肢长度为从肩峰至桡骨茎突尖(或中指尖)。上臂长度为肩峰至肱骨外上髁。前臂长度为肱骨外上髁至桡骨茎突,或尺骨鹰嘴至尺骨茎突。

(2)下肢:下肢长度常测量髂前上棘或脐至内踝下缘,或股骨大粗隆顶点至外踝下缘。大腿长度为髂前上棘至膝关节内缘,或股骨大粗隆至膝关节外缘。小腿长度为膝关节内缘至内踝下缘,或腓骨头顶点至外踝下缘。

(3)躯干:颅顶至尾骨下端。

3.X 线测量法　此法测量结果比较精确。摄 X 线片后,在 X 线片上进行测量。如股骨干骨折牵引时判断有无过牵,应以 X 线测量为准。

4.判断真假长短　肢体的长短有实际性长短(真性)与形式上长短(假性)之别。

(1)实际性长短差别:主要因肢体正常骨骼结构的实质破坏所致。其常见原因:①真性延长:常见于创伤、慢性炎症刺激局部骨骺加速生长;②真性缩短:多见于关节脱位、骨病等引起的骨质破坏、骨折断端嵌插或重叠移位、小儿麻痹后遗症及骨骺损伤等。

(2)形式上长短差别:主要是肢体畸形所致,而无骨骺结构的实质性破坏。常见原因:①假性延长:主要见于髋关节疾病,如髋关节前脱位、半脱位、外展强直位及马蹄足等;②假性缩短:见于髋关节屈曲畸形、内收畸形及骨盆倾斜等。

（三）测量周径

取两侧肢体相应的同一水平测量,可进行患侧与健侧肢体的粗细对比。测量肿胀时取最肿处,测量骨折肿胀周径,可间接地估算出骨折后的出血量。连续测量肿胀速度可以观察气性坏疽或恶性肿瘤的发展速度。测量肌萎缩时取肌腹部,一般在外伤后或发病2周后测量肌萎缩有诊断意义。肌萎缩的程度,反映患肢使用量减少,表明患肢疼痛的程度,也表明疾病或损伤对神经功能和营养影响的程度。测量时两侧肢体应取同一水平,通常大腿周径选择髌上10～15cm处,或髌上一横掌处;测量小腿周径取小腿最粗处。上臂可选择腋皱褶平面、三角肌止点处测量;前臂取最粗处测量周径。通过测量肢体的周径,可以了解肿胀程度或肌萎缩程度。

（四）测量力线

力线的测量包括以下内容(图1-19):

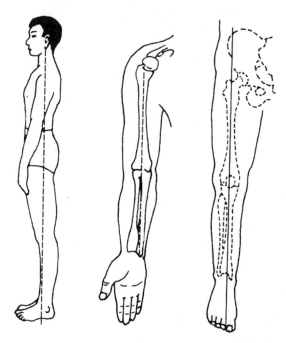

图 1-19　力线的测量

1.人体重力线　立正姿势,位于人体的正中,从侧面观,相当于乳突、下颈椎、肩关节、第12胸椎、第2腰椎、髋关节、膝关节、内踝的连线。

2.上肢力线　上肢伸直,手掌向前,肱骨头中心、桡骨头和尺骨头应呈一直线。正常肘关节有生理外翻角(携带角),女性为10°～20°,男性为5°～10°。

3.下肢力线　分下肢前负重线和下肢侧负重线。下肢前负重线:取下肢伸直位,髂前上棘、髌骨中点、第1,2趾蹼间三点在一条直线上。正常膝关节有10°左右的外翻角,若前负重线经过髌骨内侧缘或更远,为膝内翻畸形;反之为膝外翻畸形。下肢侧负重线:站立位,大粗隆顶点、腓骨小头、外踝3点在一条直线上。侧负重线通过腓骨小头前方,为膝关节过伸位膝反张;反之为膝关节屈曲畸形。在治疗近膝关节骨折或关节内骨折,或矫正膝关节畸形时,应注意下肢前负重线或下肢侧负重线的恢复。

四、八纲、卫气营血辨证

中医骨伤科诊断要求辨证与辨病相结合。如诊断一位胸部内伤的患者,可诊断:左侧第6、7肋骨骨折并发气胸(辨病);气血两伤,瘀热阻肺(辨证)。如此对指导治疗具有重要意义。辨证方法主要有八纲、气血、脏腑、经络以及卫气营血辨证,其中八纲辨证是总纲,气血辨证是关键,古人十分强调"损伤之证,专从血论"。

【八纲辨证】

八纲辨证,就是运用阴阳、表里、寒热、虚实八纲,对病证进行综合分析,归纳为八个具有普遍性的证候类型,以概括疾病的不同特点。阴阳说明疾病的属性,表里辨别病变的部位和病势的趋势,寒热是了解疾病的性质,虚实则掌握邪正的盛衰。八纲是辨证的基本法则,是骨伤科疾病常用的辨证方法之一。

(一)辨阴阳

阴阳是八纲中的总纲,它可以概括表、里、寒、热、虚、实。即表、实、热证,多属于阳;里、寒、虚证,多属于阴。在病变过程中,若邪气实的疾病,阳偏胜会出现阳证,阴偏胜则表现阴证;正气虚的疾病,真阴不足即出现阴虚,真阳不足则表现阳虚。损伤大出血可导致亡阴,大汗淋漓可致亡阳。所以,对骨伤科疾病进行辨证时,应注重整体观念,既要重视局部症状,又宜注意全身情况,分析正邪虚实,辨别阴阳属性,才能更好地指导治疗和判断预后。

1.阴证　常见于慢性损伤或骨结核、慢性骨髓炎等慢性消耗性疾病。一般起病慢,病程长,病位深,全身多有正虚的表现。初起局部症状、体征不明显,随着病情发展而渐趋明显或加重。如慢性骨髓炎,早期局部不红不热,肿形平塌散漫,溃后脓水稀薄,淋漓不尽,肉芽苍白晦暗,难以生肌收口。

2.阳证　多见于急性损伤、急性化脓性感染、水火烫伤、虫兽伤等。一般起病急,病程短,病位浅,全身多出现实证、热证的邪盛表现。初期局部症状、体征较明显,常随病情发展而更趋明显或更严重,伤患局部红肿热痛,疮形高凸,根脚收束,溃后脓黄稠厚,肉芽红活柔润,易于生肌收口。

《类经·阴阳类》指出:"人之疾病……必有所本,或本于阴,或本于阳,其本则一。"这说明疾病的根源总不离阴阳。既然形成疾病的根源是阴阳失调,那么在辨证时也应该找出伤患的症结所在,采取适当的治疗方法,使阴阳复归协调。如阴寒太盛而损伤阳气的,可用温热药物以逐阴寒;若阳热太过而耗伤阴液的,宜用寒凉药物敛阳益阴。

(二)辨表里

表里是辨别病位深浅和病情轻重、病势趋向。一般而言,疾病初起,邪在肌表,属表证,病较轻浅;患在筋骨,邪人脏腑,则属里,病较深重。邪在卫分、气分属于表,营分、血分属于里。

1.表证　外损皮肉属表证。损伤后兼夹外感,表现为发热恶寒,头痛不适、、鼻塞流涕,身痛肢酸者;急性化脓性感染初期,局部红肿热痛,伴恶寒发热,有汗或无汗,周身不适,苔薄脉浮等症者,均属于表证。

2.里证 内伤气血、经络、脏腑属于里证。损伤后火热邪毒深窜入里,出现大热、大汗、神昏烦躁、便秘尿赤、舌红苔黄厚、脉数或沉实,甚者项强抽搐、谵语躁扰、斑疹隐隐、下利或二便闭塞等均属于里证。

临床上辨表里须结合寒热、虚实辨证,才能分析疾病的性质与邪正的消长情况。一般而言,里证病邪重而病位深。从表证转为里证,表明病邪内传,病势发展;由里证转为表证,提示病邪由里出表,病势好转。

(三)辨寒热

辨寒热是辨别疾病属寒证或属热证,可反映阴阳的偏盛偏衰。阳盛则热,阴盛则寒。

1.寒证 常见于骨关节慢性劳损,外邪乘虚侵入,引发骨痨的患者。或素体虚衰,伤后阴寒入里,局部肢体不红不热,酸痛麻木,肿硬或肢体痿弱,创口脓水清稀;全身症见口淡不渴,肢冷喜温,面色苍白,大便溏薄,小便清长,舌苔白滑,脉沉迟等寒证。

2.热证 若损伤后积瘀化热,或开放性损伤后热毒蕴结,深窜入里,常引起热证。表现为高热面赤,烦躁不安,口渴喜冷饮,便秘尿赤,舌红苔黄,脉数或滑数;局部红肿热痛明显,或肉腐成脓,脓液稠厚等。

临床辨寒热时应注意鉴别寒热的真假。因寒证或热证发展时,经常会出现与病情相反的假象,如真热假寒证或真寒假热证,临证时需仔细辨认。

(四)辨虚实

虚实是指邪正的力量对比。辨虚实是辨别人体正气的强弱和病邪的盛衰。虚证是指人体正气虚弱或不足,抗病力减弱的证候;实证是指邪气亢盛,但人体的抗病力强,正气尚充沛,正邪相争剧烈,正如《素问·通评虚实论》所说:"邪气盛则实,精气夺则虚"。

1.虚证 表现形体瘦弱,病程迁延,神疲体倦,面色萎黄,声低气短,食少便溏,自汗或盗汗,舌淡苔薄白,脉细无力;局部不红不热,脓液清稀,疮口久不收敛。多见于损伤后期、慢性化脓性骨髓炎等疾病。

2.实证 表现体质壮实,发病急,发热烦渴,呼吸气粗,大便秘结,小便短赤,舌红苔黄,脉数有力;局部症见胸腹胀满,疼痛拒按等。多见于损伤初期,邪闭经络,或胸腹内伤蓄瘀的体实患者。

虚证或实证常因正邪的消长而转化,可形成虚中夹实或实中夹虚等虚实错杂的证候。

八纲是相互联系不可分割的,运用八纲辨证时,不能把某个证候孤立起来。因为损伤的病因病机较复杂,患者所表现的证候常不是单纯的里证或表证、寒证或热证、虚证或实证,而是诸证并见,有时还可相互转化,形成错综复杂的现象。例如体表的外伤感染,可因邪传入里而转变为急性骨感染的里、实、热的阳证,随着病情的迁延,又可转变为慢性骨感染的里、虚、寒的阴证。

【卫气营血辨证】

卫、气、营、血原是指人体的生理功能和维持机体各种功能活动的营养物质。"卫"代表人体防御病邪、捍卫肌肤的能力;"气"代表维持呼吸和各脏腑的功能活动;"营"代表体内的营养物质和消化吸收、代谢功能;"血"代表血液和血液循环功能。当人体患温热病后,卫、气、营、血及所属的脏腑均会先后发生相应的变化,且有一定的规律,因此人们就借用卫气营血的概念,来分析温热病发生和发展的规律,说明温热病在发展过程中的病位深浅,病情轻重,病势进退,为治疗提供依据，并使之逐渐成为一种辨证方法。在骨伤科临床实践中，骨关节的感染性疾病，与温热病的病理变化和发展规律基本上是相同的。因此，对于骨关节感染后出现的证候，可按温热病卫气营血的病变规律进行辨证。一般而言，病邪由卫→气→营→血传变。病在"卫分"比较轻浅，病在"气分"则较重，病在"营分"为病重，病在"血分"为最重。

1.卫分证　主表，病在肺与皮毛，包括皮肤、肌肉、上呼吸道部分。见于骨关节感染初期，表现发热恶寒，头身疼痛，无汗或少汗，或有咳嗽，口微渴，舌苔薄白，脉浮数等。病情尚轻，可用清热解毒佐以辛凉解表之剂，令邪从表解。

2.气分证　主里，病在胸膈、肺、胃肠、胆等脏腑。多见于骨关节感染中期，出现大热，大渴，大汗，脉洪大，心烦等。病情较重，治宜清热解毒，并配合辛寒、清气之品。如兼见腹胀满痛、拒按，烦躁谵语，便秘尿赤，或腹泻黄臭粪水，舌红，苔黄或灰黑起芒刺，脉沉数有力，属胃肠实热之气分证；常见于腰脊部损伤，如脊椎骨折并脱位初期，可用攻下逐瘀、急下存津之方，令邪毒从大便解。

3.营分证　是邪热入于心营，病在心与心包络。病常由气分传变而来，或伤后伏邪内发，病情较气分证有所加重，每致津液耗伤，且有神经系统受损。症见身热夜甚，烦躁不安，失眠口干，斑疹隐隐，舌绛无苔，脉细数。治宜清营泄热。

4.血分证　热已深入肝肾，病在动血耗血，全身症状严重。表现高热寒战，头身痛甚，呼吸困难，谵妄狂躁，甚至神志不清，伴有咯血、吐血、衄血、或尿血、便血，皮肤紫黑斑疹，舌绛紫，舌苔焦黄起芒刺，脉数而洪大，或数而沉细。常见于感染性疾病的极期和晚期，病邪炽盛而正气已衰，病情危重，治宜须凉血止血，并速用固脱或开闭之品。

邪在气、营、血阶段，如兼见两目上视，颈项强直，手足抽搐，甚或角弓反张，口歪舌颤，属邪热亢盛，引动肝风之象，多见于骨关节严重创伤感染中期并发脓毒血症，治宜在清气或清营或凉血止血方中配伍平肝息风药物。邪在营血阶段，如伴有表情淡漠，神志不清，躁扰谵语，循衣摸床等，为邪热内陷心包，治疗急宜配合清心开窍之药；如见四肢厥冷，面色苍白，体温骤降，大汗淋漓，脉微欲绝，属正气暴脱，见于骨关节严重感染后期并发败血症，病情垂危，治疗急宜益气固脱。

卫、气、营、血证候在临床上常难以截然区分，往往一证未罢，下一证又起，或几个阶段的证候并见，如卫营同病、气营（血）两燔等，临证时须仔细辨证，灵活施治。

（赵　龙）

第四节　筋骨关节检查方法

骨支撑身体，筋联络骨骼，构成关节而司全身运动；筋可以络骨束节，绊肉绷皮，为一身之关纽，而有利于全身运动。两者关系极为密切。当人体遭受外力伤害时，常同时受损，骨折必伤筋，伤筋常伴损骨；且骨折、脱位、扭挫伤均有筋骨及关节损伤。因此，筋骨、关节检查法是诊断骨伤科疾病最基本的手段和极为重要的内容，是发现临床客观体征的重要方法。通常运用伤科六诊，全面查体，分清主次，对筋骨、关节检查结果进行综合分析，可判断疾病的性质，确定病变的部位、程度及有无并发症。

一、各部位检查法

各部位的检查内容主要包括：①观察患部姿态、体位、颜色，注意有无畸形，并与健侧比较；有无创伤、窦道、瘢痕、瘀斑及炎症，有无感染、分泌物及其性状与量等；②测知局部温度、肌张力，注意有无压痛、叩击痛、肿胀、痉挛、包块、血肿、波动、关节积液及摩擦音等；③测定主、被动活动范围，有无活动痛、异常活动、肌痉挛、强直或挛缩、神经功能正常与否等；④度量及对比肢体长短、大小、轴线、关节活动度、骨盆倾斜度、脊柱弧度、足弓高度等；⑤听诊有无摩擦音、弹响声或滴嗒声，测定骨传导音等；⑥特殊体征及试验；⑦检查与患部症状有关的部位。

检查时注意：①患者应充分暴露受检部位，配合医生检查；但在寒冷季节应避免受凉感冒；②应遵循"对比"原则，即患侧与健侧对比，若两侧均有伤病时可与健康人对比；③检查动作应轻巧准确，一般先检查伤病以外的区域，后检查患处，避免不必要的检查，切忌粗暴检查而增加患者的痛苦或引起新的损伤。

【头颈部检查】

（一）望诊

1.头部　患者一般取坐位，颈部严重损伤者可取卧位。观察患者的神志是否正常，面部表情如何。轻伤神志清楚，语言如常；重伤则面色苍白，表情淡漠或昏迷。观察头颅形状、大小是否正常，有无强迫头位；头皮有无出血、皮下血肿、创口、瘢痕或撕脱伤等；颅骨有无凹陷或隆起畸形。观察两眼有无充血、瘀斑及肿胀，两侧瞳孔是否等大等圆，有无散大、缩小或变形，对光反射是否存在；眼睑裂变小多见于动眼神经麻痹、颈交感神经损害及面肌痉挛；眼睑裂增大见于面神经麻痹；双侧眼球外突见于颅内压增高；眼球震颤常见于脑部病变。观察鼻、耳有无出血，眼球有无瘀斑，咽后壁有无血肿，以判断有无颅内骨折。下颌关节脱位者，口呈半开合状，咬合困难。观察舌有无震颤、肌萎缩，以了解舌下神经是否损伤。

2.颈部　观察颈部皮肤是否正常，有无伤痕、疮疹、肿物、瘢痕、窦道等。从前面观察头颈部是否向侧方歪斜，胸锁乳突肌有无挛缩，两侧肩部是否等高，以判断有无斜颈畸形。若伤后头偏向一侧，头部不能转动，感觉沉重，且用手托下颌者，多为寰枢椎关节脱位。从侧面观察颈椎生理曲度是否正常，有无前凸加大、曲度消失或是后凸。强直性脊椎炎颈椎强直者，可见垂头驼背，头部旋转不灵，视侧方物品困难。从后面观察颈部有无侧弯、后仰，颈椎有无后突畸形。颈椎损伤严重者，常以双手固定头部，不敢活动头颈部。

（二）触诊

1.头部　应认真细致地触摸，重点摸清颅骨有无压痛、塌陷、皮下血肿等，尤其要注意皮下血肿的深层是否存在骨折。如触及质硬的骨性隆起，无活动，可能是骨瘤。鼻骨如有压痛、下陷畸形，多为鼻骨骨折。下颌关节脱位时，关节窝空虚，并可触及髁状突。

2.颈部　嘱患者头颈部略前屈30°左右，医生以左手扶住前额头部，用右手自枕骨粗隆向下逐个触诊棘突、棘突间隙及两侧肌肉，检查有无压痛点，棘突是否偏歪；并由轻及重地测定压痛点部位的深浅。正常时诸棘突基本成一直线，第7颈椎棘突较大；若创伤后一侧小关节脱位或棘突骨折,其直线排列会发生改变。棘突部浅压痛多系棘间韧带、棘上韧带或浅筋膜疾病;深压痛多为颈椎结核、骨折及脱位。颈椎横突部压痛,提示关节突关节可能有炎症或损伤(微小错位等)。下颈椎棘突旁及肩胛骨内上角处压痛,并向同侧上肢有放射痛,常是颈椎病。棘间韧带或项肌有压痛,可能是颈部扭伤或"落枕"。颈部屈曲损伤时,项韧带(枕外隆突至第7颈椎棘突)常有触痛。棘突连线上如触及硬结或筋索,多属项韧带钙化。项背肌筋膜炎的患者,常在锁骨上方、颈外侧三角区的肌肉或筋膜内有广泛压痛。如在锁骨上窝内侧触及明显突出的硬性物,可能是颈肋。对颈椎后凸畸形的患者不宜用力触诊,如疑为颈椎结核时,应嘱患者张口检查咽后壁有无脓肿形成。亦可用叩诊锤或中指自上而下依次叩打各颈椎棘突,病变部位可出现叩击痛;一般深部组织的病变,叩击痛较压痛明显。

检查颈部前面时,医生位于侧方,一手扶住患者颈部后面,另一手作触诊检查。如检查舌骨时,手指微屈,置于甲状软骨之上,以拇、食指夹住舌骨两侧进行触诊,并嘱患者做吞咽动作,舌骨呈马蹄形。甲状软骨顶部相当于第4颈椎水平,其下部相当于第5颈椎水平;甲状腺呈"H"形覆盖甲状软骨,正常时不易摸到,如有囊肿或结节时,可触及局限性增大,常有触痛。颈动脉结节可于第1环状软骨环侧方2.5cm处向内后方按压触及搏动,即第6颈椎横突前结节。逐侧检查,两侧对比;若两侧同时触诊,可影响双侧颈动脉血流,甚至引起颈动脉反射。颈淋巴结肿大、触痛,多见于头颈部损伤感染、上呼吸道感染。腮腺发炎、肿胀,则下颌角的骨轮廓摸不清,骨性感觉消失。

（三）动诊

检查颈部运动时,患者应坐正,头直立,固定双肩,然后嘱患者做头颈部前屈、后伸、左右侧屈、旋转、转环等动作。其中旋转活动范围为60°～80°,主要是第1、2颈椎之间的功能;屈伸运动约有50%是枕骨与第1颈椎的功能;侧弯是全部颈椎的运动,第5、6颈椎起主要作用。重点检查各方向运动是否自如,有无活动障碍;同时应排除代偿动作。对颈椎骨折脱位患者,勿作运动检查,以免损伤脊髓。

（四）特殊检查

1.挤压试验　嘱患者坐位,头偏向患侧并后伸,医生双手手指相扣,置于患者前额部,沿颈椎纵轴向下施加压力,如患者感觉疼痛并向上肢放射为阳性。见于颈椎病。

2.分离试验　患者端坐,医生一手托住患者下颌,另一手托住枕骨部向上牵拉,若患者感觉颈部和上肢疼痛减轻,即为阳性。见于颈椎病。

3.头顶叩击试验("铁砧"试验)　患者端坐,头直立,医生以一手掌平置于患者头顶部,另一手握拳轻叩手背,如患者感觉颈部不适、疼痛或放射痛为阳性。见于颈椎病。

4.臂丛神经牵拉试验　患者坐位,医生立于患侧,一手置于患侧头部,另一手握患侧上肢腕部作相对牵引,如患肢出现窜痛麻木为阳性。见于颈椎病。

5.头前屈旋转试验(Fenz试验)　嘱患者头部先前屈,继而向左右旋转,如颈椎出现疼痛为阳性。见于颈椎病。

6.吞咽试验　患者坐正,做吞咽动作,若表现吞咽困难或颈部疼痛为阳性;患者如能准确地说出平日吞咽食物时有疼痛,亦属阳性。常见于颈椎结核、咽后壁脓肿、颈椎骨折、脱位、肿瘤等。

7.转身看物试验　让患者观看自己肩部或身旁某物,如患者不能或不敢突然转头,或转动全身观看为阳性。表明颈椎或颈肌有疾病,如颈椎结核、颈椎强直、"落枕"等。

8.屏气收腹试验 嘱患者屏住呼吸,收缩腹部肌肉以增加腹压,如颈部出现疼痛为阳性。见于颈椎管内有占位性病变。

9.超外展试验 患者站或坐位,被动外展患肢高举过肩过头,如桡动脉搏动减弱或消失为阳性。见于超外展综合征所致的锁骨下动脉受压(被喙突及胸小肌压迫)。

10.深呼吸试验 患者端坐,双手置于膝上,先比较两侧桡动脉搏动力度;然后嘱患者尽力抬头深呼吸,同时将头部转向患侧,并下压肩部,再比较两侧脉搏或血压,常引起疼痛加重。反之,抬高肩部,头面转向前方,则疼痛缓解。主要检查有无颈肋与前斜角肌综合征。

【胸腹部检查】

(一)望诊

1.胸部 检查时患者脱去上衣,广泛显露胸廓。观察皮肤有无青紫瘀斑、肿胀,胸廓有无畸形、压痛,胸式呼吸是否存在等。正常胸廓横径长,前后径短,上部窄,下部宽,近似圆锥形。胸部严重创伤者,可见胸式呼吸减弱;多发性肋骨骨折患者,可出现反常呼吸。先天性胸廓侧弯畸形者,表现一侧胸廓隆起,另一侧变平,而无外伤史。肋软骨部局限性高凸,皮色如常,质硬无移动,常是肋软骨炎。胸壁浅层肿块,质软有波动,多为胸壁结核或局限性脓肿。胸椎棘突角状后凸畸形,多见于胸椎压缩性骨折、胸椎结核。脊柱胸椎段侧面观,胸曲正常应凸向后面,如向后弯曲加大或消失,提示胸椎有病变。

2.腹部 患者仰卧,暴露腹部。观察腹部外形,有无膨隆、局限性包块、肠型、蠕动波,腹式呼吸是否受限。腹部皮肤有无瘀斑、血肿、伤口、静脉曲张等。若有伤口,应注意伤口的部位、大小、污染情况及有无腹内脏器外露等,骨盆骨折时,下腹部常出现血肿和瘀斑。

(二)触诊

1.胸部 可先嘱患者用手指出疼痛或病变部位,然后进行有目标性的触诊。胸壁表浅压痛,范围较广,多为软组织损伤。肋软骨部高凸、压痛,多是肋软骨炎。检查肋骨骨折时,医生用食、中指置于肋骨上下两侧,或用拇指沿肋骨的走行方向,自后上向前下方滑动触诊,如有明显压痛点,提示有肋骨骨折。肋间神经痛患者,常在肋间隙有压痛点。胸背部软组织触诊还应了解有无肿物及胸椎棘突附近有无脓肿。检查胸椎有无畸形与病变时,中指置于棘突,食指、无名指置于棘突两侧,自第1胸椎至第12胸椎进行滑动触诊。胸椎压缩性骨折或结核时,在病变胸椎棘突有明显压痛与后凸。

2.腹部 重点检查脏器有无损伤。肝脾等实质性脏器损伤,如腹腔内出血,检查时腹部有压痛、移动性浊音、肝浊音界消失、肠鸣音减弱或消失。如肝、脾包膜下破裂或系膜、网膜内出血,可触及腹部包块。胃肠等空腔脏器破裂,肠内容物刺激腹膜而产生腹膜炎,可出现腹肌紧张、压痛、反跳。其他部位触痛应注意有无肾、膀胱、尿道、直肠等损伤。结合全身情况,尽早判断有无活动性出血。腹腔肿块除创伤血肿外,还应注意腰椎结核引发的腰大肌脓肿、椎体肿瘤。检查时应摸清肿块的大小、边界、质地、表面情况,有无波动、移动度,触痛是否敏感等,以判断损伤及病变的性质、程度。

(三)特殊检查

1.胸廓挤压试验 患者坐位,医生用双手相对挤压胸廓的前后侧和左右侧。如引起胸廓某处明显疼痛或骨擦音,即为阳性。提示痛处有肋骨骨折或胸肋关节脱位。

2.比弗尔(Beevor)脐征　患者仰卧,双下肢伸直,令其抬头坐起时,观察脐眼位置有无移动或偏向某一侧。正常人脐眼位置不变,如一侧腹肌瘫痪或无力,脐向健侧移位。如第10、11胸髓节段损伤或受压等,则下腹壁肌肉无力或瘫痪,可见脐眼向上移动。

【腰背部检查】

（一）望诊

患者站立,脱去上衣,下部应显露出两侧髂嵴。

1.对称性　正常人的躯干前、后、左、右对称。背侧观察两肩是否一高一低,两肩胛下角是否平齐,两侧髂嵴是否相平,腰骶菱形区是否正常。脊柱力线是否正常,脊柱正常力线是直立位自枕骨结节处向下画一条垂线,所有棘突顶点均应在此线上,此线通过肛门沟。侧面检查患者站立时姿势是否良好,胸、腰的生理曲度是否正常。

2.皮肉毛发　观察脊柱两侧软组织是否对称,局部有无肤色改变、肿胀、瘀血、充血、挫伤、肌痉挛、肌萎缩、色素斑、丛毛、包块、窦口等。若局部皮肤红肿,多因感染所致。腰背部如出现毛发斑,可能存在脊椎裂。散在咖啡色斑,可能是神经纤维瘤继发的皮肤改变。腰椎骨髓炎、结核,常在腰三角(腰背筋膜、腹外斜肌、髂嵴)处发生脓肿及窦口;若寒性脓肿或流脓窦道靠近胸椎,可能是胸椎结核。

3.脊柱弯曲　从侧面观察腰椎有生理前凸。一般青年人胸椎后凸较小,而腰椎前凸较大;老年人则相反;女性腰椎前凸较男性大。从后面观察,腰椎棘突连线位于后正中线,两肩胛骨下角与第7胸椎棘突在同一水平,两侧髂嵴连线与第4腰椎棘突在同一水平。胸椎角状后凸(即驼背)畸形,多由单个或2～3个椎体病变所致,如椎体压缩性骨折、脱位、椎体结核和肿瘤骨质破坏等。弧形后凸畸形(即圆背畸形),系多个椎体病变所致,如强直性脊柱炎、青年性椎软骨病、老年性骨质疏松症等。腰椎生理前凸增大,可因水平骶椎、下腰椎滑脱、小儿先天性双侧髋关节脱位所致。脊柱侧弯畸形有原发性与继发性之分,可由姿势性或结构性引起;姿势性者进行单杠试验、脊柱前屈试验,侧弯畸形可消失,结构性者依然如故。脊柱常见弯曲畸形见图1-20。

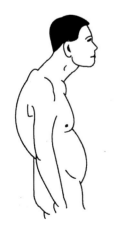
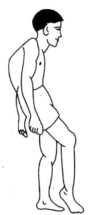
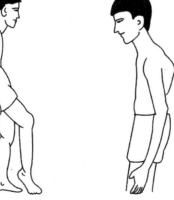
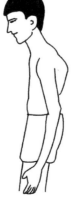
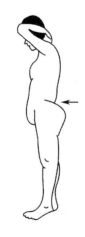

（1）老年性脊柱后凸　　（2）强直性脊柱炎圆背畸形　　（3）角状后凸畸形　　（4）脊柱前凸畸形

图 1-20　脊柱常见弯曲畸形

（二）触诊

一般坐位检查背部,俯卧位检查腰部。方法:常用食指、中指或食、中、环指沿脊柱棘突自上而下滑动触摸;亦可用手指或叩诊锤自第 7 颈椎至骶椎依次叩击各个棘突。主要检查棘突、压痛点、肿块、肌痉挛、脊椎排列及有无侧弯或棘突偏歪等。棘突部浅压痛,多为棘上韧带损伤;深压痛常是椎体损伤或病变。棘突间压痛,为棘间韧带损伤、退变等。第 3 腰椎横突综合征,在其横突尖部有明显的深压痛,并可沿臀上皮神经向臀部放散。第 4、5 腰椎间盘出现明显的深压痛,并向患侧下肢放射至足,多为腰 4、5 椎间盘突出症。如两个棘突间摸到阶梯状畸形,可能有腰椎滑脱。背部广泛压痛多是背肌筋膜炎。椎旁肌肉张力明显增高,提示局部软组织损伤或有骨折、脱位等。触诊骶棘肌时,嘱患者头颈后仰,使骶棘肌放松,触摸时注意肌肉的形状、大小,有无压痛、痉挛或萎缩,两侧肌肉是否对称。腰背部肿物多为结核性脓肿或肿瘤。寻找腰部压痛点应重点触诊的部位见图 1-21。

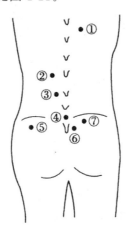

①脊肋角　②第 3 腰椎横突尖　③竖脊肌　④腰 5～骶 1 棘间　⑤臀上皮神经　⑥骶髂关节上部　⑦臀肌髂嵴起点

图 1-21　腰部常见压痛点

（三）动诊

腰椎因无肋骨的限制,小关节面近似左右纵向排列,故各方向的运动范围较胸椎大。检查时患者常取直立位,医生应从后面以双手固定患者骨盆,再令其做前屈、后伸、左右侧屈、旋转等各个方向的主动运动;然后检查被动运动。腰部平直发僵,见于腰椎或腰骶关节疾病。腰前屈受限,多为椎体压缩性骨折、脱位、结核、强直性脊柱炎、腰椎间盘突出症等。后伸障碍,多是腰椎椎管狭窄症、腰椎小关节紊乱症、椎体滑脱、棘突肥大等。旋转受限,常见于腰背部软组织损伤、腰椎后关节紊乱、横突骨折等。侧弯受限,多见于第 3 腰椎横突综合征、横突骨折、强直性脊柱炎等。

脊椎的运动个体差异很大,其运动范围一般随年龄的增长而减少。不同职业者,活动范围亦不相同,如杂技演员、体操运动员等活动范围就大一些。腰部病变活动受限时,可引起行走步态失去正常姿势,检查时应注意几种腰部疾病的常见步态:①腰椎间盘突出症:跛行,患肢不敢伸直,躯干多向健侧倾斜,重心集中于健肢;②脊柱结核:行走轻慢,惧怕震动,背部向后伸展;③脊柱外伤:行走时僵直不灵活,转身慢而困难;④进行性肌营养不良:呈"挺胸式"步态。

（四）特殊检查

1.拾物试验　患者站立,嘱其直腿弯腰拾取面前地上的物品。如患者屈髋屈膝拾物为阳性,表明脊柱有病变或损伤。主要用于检查小儿脊柱前屈功能有无障碍,因小儿不能与医生配合检查(图1-22)。

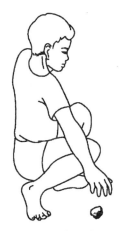

图1-22　拾物试验

2.俯卧背伸试验　患儿俯卧,双下肢并拢,医生用双手提起患儿双足,使腰部过伸。正常时脊柱呈弧形后伸状态,如出现脊柱强直状态即为阳性。见于婴幼儿脊柱强直或病变(图1-23)。

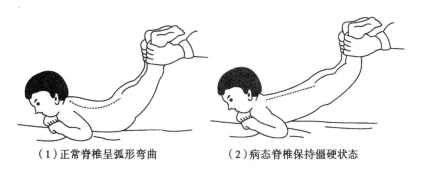

（1）正常脊椎呈弧形弯曲　　　　（2）病态脊椎保持僵硬状态

图1-23　俯卧背伸试验

3.俯卧伸腰试验　患者俯卧,双下肢伸直,医生左手扶住腰骶部,右手臂托住患者双膝上部,用力徐徐抬高双下肢,使腰部过伸,若引起腰部疼痛即为阳性。

4.髋膝屈曲试验　患者仰卧,两腿并拢,屈髋屈膝。医生双手扶住膝部,使髋、膝尽量屈曲,并轻力向腹部推压使大腿贴近腹壁,如引起腰骶部疼痛为阳性。多见于腰骶韧带损伤、腰骶关节疾病、腰椎结核等(图1-24)。

5.直腿抬高及加强试验　患者仰卧,伸直下肢,先抬高健侧下肢至最高限度(正常>80°);放下健肢再抬高患肢,如患肢在抬高80°内出现后侧放射性疼痛为阳性。若抬腿感觉疼痛时,稍降低高度至无放射痛,突然使踝足背伸,如又引起放射痛,为直腿抬高加强试验阳性。均表示坐骨神经受压。髂胫束、腘绳肌或膝关节后关节囊紧张所致者,直腿抬高受限,其加强试验多为阴性(图1-25)。

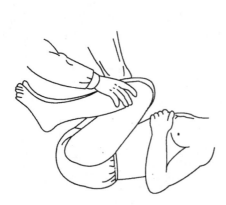

图 1-24　髋膝屈曲试验

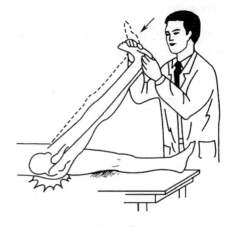

图 1-25　直腿抬高及加强试验

6.健肢抬高试验　又称法捷兹坦试验。患者仰卧,做健肢直腿抬高试验,若引起患侧腰痛或伴有下肢放射痛为阳性。见于较大的腰椎间盘突出症或中央型腰椎间盘突出症。

7.屈髋伸膝试验　患者仰卧,医生使其先屈髋屈膝,再逐渐伸直膝关节,如此可使坐骨神经被拉紧。若产生坐骨神经痛,即为阳性。

8.坐位压膝试验　嘱患者坐于床上,伸直双腿,坐骨神经受累之腿即自然屈膝。若将膝关节向下按压被动伸直时,坐骨神经痛加剧为阳性(图 1-26)。

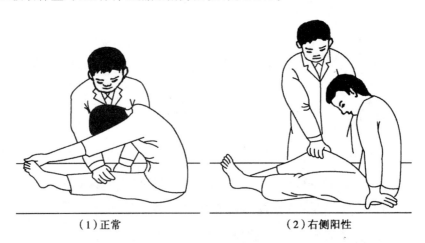

（1）正常　　　　　　　　　　　　　　　（2）右侧阳性

图 1-26　坐位压膝试验

9.坐位屈颈试验　患者坐位或半坐位,双腿伸直,使坐骨神经牵拉紧张,然后被动或自动向前屈颈。若引起患肢疼痛即为阳性。

10.腰部扭转试验　患者左侧卧位,左下肢伸直,右下肢屈曲。医生一手把住患者右肩向后拉,另一手把住右侧髂嵴部向前推,双手同时用力,方向相反。用同样的方法再行右侧卧位检查,使腰椎扭转,如有疼痛即为阳性(图 1-27)。多见于腰椎关节损伤或椎弓疾病。

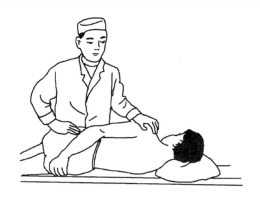

图 1-27　腰部扭转试验

11.麻醉试验(普鲁卡因封闭试验、氯乙烷致冷麻醉试验)　用 0.5%～1% 普鲁卡因 10～20ml 作痛点封闭,有助于对病变作粗略的定位。若注射于皮下疼痛消失者,常为筋膜、韧带疾病;注射于椎板,疼痛消失者,多属肌肉疾病;若注射后疼痛不减,常是椎管内疾病。

12.股神经紧张试验　患者俯卧,医生一手固定骨盆,另一手握患肢小腿下端,在膝关节伸直或屈曲位将大腿强力后伸。若引起大腿前侧放射痛,即为阳性。提示股神经根受压现象。

13.屈膝试验　患者俯卧,伸直下肢。医生一手按住骶髂部,另一手握患肢踝部抬起小腿,使膝关节屈曲足跟接近臀部。如引起腰部和大腿前侧放射痛,即为阳性。表示股神经损害,并可依据疼痛的起始部位以判断损伤的部位。

14.抱膝试验　患者仰卧,双手抱膝,使髋、膝关节尽量屈曲。若引起腰骶关节疼痛,即为阳性。

15.仰卧挺腹试验　患者仰卧,双手置于腹部或身侧,以枕部、两足支撑床面,将腹部及骨盆用力向上挺起。若患者立即感觉腰痛及患肢放射痛,即为阳性。如疼痛不明显,在保持挺腹姿势下,嘱患者深吸气后屏气,腹部用力鼓气约 30 秒钟,或用力咳嗽,或医生以双手加压两侧颈静脉,引起患肢放射性疼痛,亦为阳性。

【骨盆检查】

(一)望诊

一般采取立位检查,观察骨盆区有无肿胀、瘀斑、骨盆倾斜等;尤其注意坐骨部、会阴部、股骨大转子、腹股沟、大腿近端内侧等处有无损伤痕迹。骨盆环骨折可出现严重血肿和瘀斑。从前、后、侧面观察骨盆是否平衡,有无前倾、后倾或左右倾斜。若两侧髂前上棘、髂后上棘不在同一水平,为骨盆倾斜(左右倾斜),常见于骨盆环骨折、脱位及腰椎侧凸、臀肌麻痹等。如髂后上棘上移或后凸畸形,多为骶髂关节错位。可从侧面观察骨盆有无前倾畸形。疑有尿道、膀胱损伤者,应用导尿管导尿检查。

(二)触诊

多采取卧位检查,按顺序触诊髂嵴、髂前上下棘、耻骨支、耻骨联合、股生殖皱襞及坐骨结节等,检查有无明显的压痛点,是否有骨折或损伤征象。耻骨支压痛系该处骨折。耻骨联合压痛、有间隙,为耻骨联合分离;如无外伤史者,多是耻骨联合软骨炎。髂嵴外缘压痛,多为臀筋膜炎或臀上皮神经损伤。骶骨背面广泛压痛,为骶棘肌筋膜病变。骶髂关节部压痛,常为骶髂关节炎、结核及损伤或早期类风湿关节炎。尾骶部压痛,为骶尾部挫伤或骨折、脱位。髂窝深处压痛、有肿块,多是骶髂关节炎、髂窝脓肿。坐骨结节部压痛,多为坐骨结节滑囊炎或坐骨结节结核。骶髂关节处叩痛,见于骶髂关节疾病。骶尾部损伤与较严重的骨盆骨折,应常规进行直肠指诊,检查尾骨的位置及有无骨折、脱位,注意有无包块、压痛及出血等。

骶髂关节疾病时,常在该关节背侧面有明显的叩击痛。本法简单,准确性较高。

(三)动诊

可分别采取站立位、坐位及卧位进行检查。患者不能正常坐起与翻身,见于骨盆骨折、脱位及骶髂关节炎等。骶髂关节疾病,站立时常将身体支撑在健侧下肢上,患肢松弛呈屈曲状,腰旋转、前屈活动受限;坐位时常将患侧臀部抬起,身体向健侧倾斜;侧卧位屈伸髋关节时,引起骶髂关节疼痛,有时还可听到骶髂关节有响声。

(四)量诊

1.骨盆前后倾斜的测量　患者站立,用骨盆量角器测量骨盆入口与水平面的夹角,正常为60°。>60°表示骨盆前倾,<60°为骨盆后倾(图1-28)。

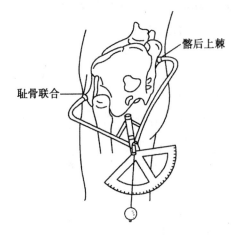

耻骨联合　　髂后上棘

图 1-28　骨盆倾角测量法

2.骨盆左右倾斜及一侧倾斜的测量　①测量两侧髂前上棘至剑突间的距离:正常时两侧相等,若不等,减少的一侧有骨盆上移;②画线法:在两侧髂嵴顶部作一连线,此连线应与躯干后正中线垂直;如一侧呈明显锐角,说明对侧骨盆上移。

(五)特殊检查

1.骨盆挤压试验　患者仰卧,伸直下肢,医生用双手掌扶住两侧髂前上棘相对挤压;或患者侧卧位,医生双手叠放于上侧髂骨部下按。如发生疼痛即为阳性。见于骨盆骨折和骶髂关节病变。

2.骨盆分离试验　患者仰卧,伸直下肢,医生双手分别置于患者两侧髂嵴内向外下方按压。如发生局部疼痛为阳性。见于骨盆骨折或骶髂关节病变(图1-29)。

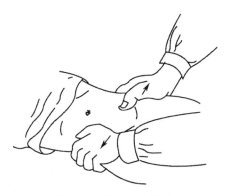

图 1-29　**骨盆分离试验**

3.斜扳试验　患者仰卧,健腿伸直,患腿髋膝屈曲 90°,医生一手扶住患腿膝部,一手按住同侧肩部,然后用力使大腿内收,并下按膝部。若引发骶髂关节疼痛为阳性。见于骶髂关节疾病(图 1-30)。

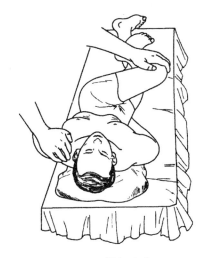

图 1-30　**斜扳试验**

4.床边试验　又称盖斯兰(Gaenslen)试验、分腿试验、骶髂关节扭转试验。患者仰卧,患侧臀部置于床边,健肢尽量屈曲,医生一手按住健腿膝部使之贴近腹壁,另一手下按患腿使之过伸。如发生骶髂关节疼痛为阳性。见于骶髂关节疾病。

5."4"字试验　又称帕切克(Patrick)试验、盘腿试验、骶髂关节分离试验。患者仰卧,患腿屈曲,将足架在健腿膝上。医生双手分别置于患腿膝上与对侧髂前上棘,然后双手向下按压。若引起骶髂关节疼痛为阳性。表明骶髂关节有病变。

6.单髋后伸试验　又称提腿试验、伸髋试验、吉里(Gillis)试验、姚曼(Yeoman)征。患者俯卧,下肢伸直,医生一手按住骶骨中央部,另一手肘部上抬患腿使之过伸。如引发骶髂关节疼痛为阳性。见于骶髂关节疾病。

7.骨盆旋转试验　患者坐于小椅子上,医生面对患者站立,以两大腿夹住患者双腿稳定骨盆,并用双手分别扶住患者两肩使躯干做左右旋转活动。如引起患侧骶髂关节疼痛为阳性。

见于骶髂关节疾病。

8.卧床翻身试验 患者仰卧,令其翻身。翻身时病侧骶髂关节部疼痛加重,常以手扶持臀部保护,或请旁人帮助才能翻身;或向患侧卧时引起病变处疼痛,即为阳性。见于骶髂关节疾病。

【肩部检查】

(一)望诊

1.肿胀 端坐对比两肩,是否对称、高低一致,局部有无擦伤、瘀斑、水疱、瘢痕、窦道及肤色改变等。从前、后、侧方观察肩部有无肿胀、畸形及肌萎缩等。一般扭挫伤肿胀较轻;骨折、脱位肿胀较重,多见青紫瘀斑;肩上部肿胀多为肩锁关节脱位。如肩部急性肿胀、灼热,常见于急性化脓性肩关节炎、肩峰下滑囊炎。肩部前内侧与后外侧肿胀明显,见于肩关节周围软组织炎性浸润性疾病。肩部后侧及上方肿胀、三角肌部饱满,多为三角肌下滑囊积液。肩关节慢性化脓性炎症可见皮肤紫黯、窦道。肩部肿瘤除局部肿胀外,常可见静脉怒张。

2.畸形 多采取两侧对比法。肩部丧失正常圆浑的外形,肩峰突出,肩峰下空虚呈方形,称"方肩畸形",见于肩关节脱位或三角肌瘫痪。患肩低于健侧称"垂肩",见于肩部脱位、骨折等。肩部平坦称"平肩",多为斜方肌瘫痪。锁骨骨折,可在肩前部出现高凸畸形,为缓解肌肉牵拉引起的疼痛,患者肩部常向患侧倾斜,两肩不对称。上肢向前平举时肩胛骨翘起离开胸壁,状如鸟翼称"翼状肩",属前锯肌瘫痪或进行性肌萎缩。肩胛骨短小上移,多见于先天性高肩胛症。

3.肌肉萎缩 仔细观察三角肌、冈上肌、冈下肌、胸大肌、斜方肌、背阔肌等。肩部肌肉萎缩,常见于肩关节结核、肩关节周围炎后期、腋神经损伤及肩部肿瘤等。小儿瘫可致肩部肌肉弛缓性瘫痪,创伤后常致失用性肌萎缩。

(二)触诊

1.骨折、脱位 骨折处多有压痛敏锐、骨擦感及异常活动。锁骨骨折时,伤处高低不平。肩胛骨颈部骨折,位置较深,多是嵌入骨折,但在腋下有明显的压痛。肩关节前脱位时,肩关节盂空虚,并在腋下、喙突下或锁骨下触及异位肱骨头。肩锁关节脱位时,锁骨外端隆起畸形,按压有弹跳感。

2.压痛点 患者坐位,仔细触摸肱骨结节间沟、肱骨大结节、喙突、肩峰下,肩胛骨、锁骨等处。肱骨结节间沟压痛,为肱二头肌长头肌腱腱鞘炎;肱骨大结节处压痛,多系肩袖、冈上肌、冈下肌、小圆肌肌腱损伤;喙突部压痛,多是肩关节周围炎或肱二头肌短头肌腱炎;肩峰下压痛,为肩峰下滑囊炎或肱骨大结节骨折;肩胛骨内下角压痛,多为颈椎病及项背肌劳损;三角肌下滑囊

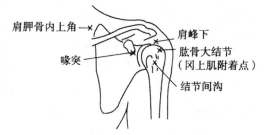

图 1-31 肩部常见压痛点部位

炎压痛广泛,但主要是三角肌区压痛;肱骨大结节尖顶部压痛,多是冈上肌腱炎或冈上肌腱断裂;肩背部筋膜炎,在背部肩胛骨周围可触及多个压痛点和结节。肩部常见压痛点部位见图1-31。

触诊锁骨时,医生位于患者后面,双手拇、食指捏住锁骨,由内向外触摸其外形、压痛点。检查肩胛骨时,医生先以一手拇、食指捏住肩胛骨,另一手捏住肩胛冈左右交互移动,注意有无疼痛及异常活动。腋窝是一个四边锥形结构,血管、神经、淋巴组织丰富,检查时宜将上肢外展,医生以食、中指轻柔触摸腋窝四边及顶部。

（三）动诊

1.功能活动　患者取站立位,医生立于被检查者的一侧。检查肩关节前屈、后伸、内收、外展、内旋、外旋及提肩、缩肩、伸肩(即肩胛骨向前运动)等运动的范围,有无疼痛,主、被动关系怎样。检查外展运动时应以一手固定同侧肩胛骨下角。检查肩锁关节时令患者耸肩即可。肩关节周围炎患者,各方向运动均受限,尤以旋转活动受限最明显。骨折、脱位、肩袖损伤者极少主动运动。

肩部各方向运动的主要参与肌肉:前屈是三角肌前部、喙肱肌;后伸是背阔肌、大圆肌;外展是三角肌、冈上肌;内收是胸大肌;外旋是冈下肌、小圆肌;内旋是肩胛下肌、背阔肌;提肩是肩胛提肌、斜方肌;缩肩是大、小菱形肌。

2.摩擦音与弹响声　活动肩部时产生磨砂样响声,多为肩峰下滑囊炎。肩关节运动至一定角度时发生响声,称"弹响肩",见于三角肌纤维增厚、陈旧性肩袖损伤及肱二头肌长头肌腱移位等;弹响声发自肩胸关节,为"弹响肩胛骨",常因肩胛骨与胸廓间接触异常、肩胸间肌肉损害、肩胛下滑囊病变、肩胛骨病变等所致。

（四）特殊检查

1.搭肩试验　又称杜加(Dugas)征。嘱患者上肢前伸屈肘,手掌搭在对侧肩上,肘部贴胸。以上动作不能全部完成,即为阳性。见于肩关节脱位(图 1-32)。

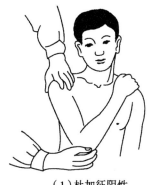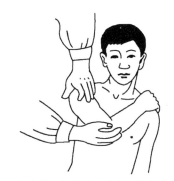

（1）杜加征阴性　　　　　（2）杜加征阳性,右肘不能贴住胸壁

图 1-32　搭肩试验(杜加征)

2.落臂试验　患者站立,患肢被动外展 90°,令其缓慢放下,若突然直落者为阳性。说明肩袖损伤。

3.肱二头肌抗阻力试验　又称叶加森试验。患者屈肘 90°,前臂旋后位,医生一手扶住肘部,另一手按于腕部给予阻力,令患者用力屈肘,并外展、外旋。如出现肱二头肌腱结节间沟处疼痛为阳性。见于肱二头肌肌腱炎或肱二头肌长头肌腱滑脱。

4.疼痛弧试验　患肩外展到 60°～120°时出现疼痛,小于或大于此角度反而不痛,称为疼痛弧试验阳性。多见于冈上肌腱损伤或炎症、肩峰下滑囊炎、肩袖破裂。

5.直尺试验　用一把直尺置于上臂外侧,下端贴近肱骨外髁,上端能与肩峰接近者为阳性。见于肩关节脱位。

6.冈上肌腱断裂试验　当肩外展30°～60°时可见三角肌收缩,但不能继续外展上举上肢,若被动外展超过60°,则又能主动上举上肢为阳性。见于冈上肌腱断裂。

7.耸肩试验　患者正坐,两臂下垂,医生双手按住两肩,令其耸肩,耸肩无力者为阳性。见于锁骨骨折、肩锁关节脱位及斜方肌麻痹等。

8.梳头试验　嘱患者做自我梳头动作,如肩部出现明显疼痛和运动受限或不能运动者,即为阳性。多属肩关节周围炎。

9.肩外展摆动试验　患者坐位,患肩外展,患肢抬高至90°位,医生扶持患肢做前后摆动,若引起肩部疼痛为阳性。见于肩峰下滑囊炎。

10.反弓抗阻试验　患者坐位,患肢上举过头顶,医生以手拉住患手,嘱其自后向前用力做投掷动作,若有疼痛为阳性。见于肩峰下滑囊炎。

11.肩周径测量　又称卡拉威试验。即用皮尺经患者肩峰绕过腋窝作肩周径测量,并与健侧对比。肩关节脱位(因肱骨头脱出)、肩关节炎症肿胀,其肩周径增大。

【肘部检查】

(一)望诊

两侧是否对称,有无肿胀、畸形、关节僵直、肌肉萎缩及瘢痕等。

1.肿胀　检查时须认真区别关节内肿胀、关节外肿胀与局部肿胀。肘关节内肿胀,早期可见鹰嘴两侧的正常凹陷消失或胀满,屈肘后更甚,见于肘关节腔内积液、滑膜增厚等;严重时肘关节呈梭形肿胀、半屈曲位,此时应进一步查明关节内积液的性质,是化脓性炎症,还是风湿、结核或肿瘤。弥漫性肿胀,多是关节外肿胀,多为肱骨髁上骨折、孟氏骨折等。局部肿胀见于撕脱性骨折或韧带损伤。肘内侧肿胀,常是肱骨内上髁撕脱性骨折;肘外侧肿胀,见于肱骨外上髁骨折及桡骨小头骨折;肘前方肿胀,为尺骨喙突骨折;肘后方肿胀,屈肘时鹰嘴处有凹陷,多为尺骨鹰嘴骨折。严重的软组织肿胀,提示有骨折与骨折移位。

2.畸形　正常的肘关节伸直时,有生理性外翻角(即携带角),男性为5°～10°,女性为10°～15°。携带角增大称肘外翻;多见于先天性发育异常、肱骨下端骨折对位不良,或外伤后损伤肱骨下端骨骺而致发育畸形。携带角减少称肘内翻;常见于尺偏型肱骨髁上骨折,复位不良造成的发育畸形。肘关节过伸超过10°,称为肘反张,又称"连枷肘";多因肱骨髁上骨折复位不良,忽视了保留前倾角所致。从侧面观察肘部如靴形,称"靴形肘";见于肘关节后脱位、肱骨髁上伸直型骨折。肘关节类风湿关节炎,可形成梭形畸形。肘关节结核,可形成竹节样畸形。大骨节病,骨突部明显高凸畸形。

3.瘢痕与窦道　肘部严重创伤引起皮肤缺损、溃烂,或肘部烧烫伤等,可产生皮肤瘢痕,使肘关节活动受限。肘后及两侧慢性窦道,多属结核性或化脓性骨髓炎,窦道愈合后常遗留瘢痕。

(二)触诊

1.肿块　应注意肿块的部位、硬度与活动度。鹰嘴突处乒乓球样囊肿,为鹰嘴滑囊炎,又称"矿工肘"或"学生肘"。若鹰嘴突两侧触及黄豆大的小硬性包块,并可在关节内移动,常是关节内游离体(或称关节鼠)。肘前肌肉内摸到大小不等的硬块,可能是骨化性肌炎。若肘前触及硬性圆滑的骨端,为桡骨小头前脱位。肱骨内、外髁撕脱性骨折时,可在肘关节内、外侧皮下触及小骨块。触摸桡骨头时,一手握前臂旋转,另一手触摸桡骨头处。

2.压痛点　一般而言,损伤所致的压痛较局限而固定,病变引起的压痛范围较广。肘部骨折时,局部压痛敏锐。肱骨外上髁压痛,为肱骨外上髁炎;内上髁压痛,为肱骨内上髁炎。肘关节内、外侧副韧带压痛,多为该韧带损伤。尺神经沟压痛,见于尺神经损伤、尺神经炎。小儿桡骨头半脱位,压痛点在桡骨小头前方;成人桡骨头骨折,压痛点在肘前外侧。

（三）动诊

一般先检查肘关节的主动活动功能,后检查被动活动。屈肘运动主要是肱二头肌、肱肌与肱桡肌;屈肘障碍,常见于损伤后遗症、风湿性或化脓性关节炎、关节滑膜结核、近关节的骨折脱位、骨化性肌炎等。伸肘运动主要是肱三头肌;伸肘障碍,常见于肱骨髁间骨折、尺骨鹰嘴骨折、长期屈肘固定,或肘前肌腱挛缩、骨性阻挡等。旋后运动为肱二头肌和旋后肌;旋前运动为旋前圆肌和旋前方肌。旋转活动受限,多是前臂双骨折、骨桥形成或桡骨头骨折及半脱位等。屈曲位僵直,多系关节炎症疾病。肘关节出现侧方活动,说明肘关节侧副韧带松弛或断裂。

（四）特殊检查

1.肘后三角　正常肘关节屈曲90°时,肱骨内、外上髁与尺骨鹰嘴突三点呈一等腰三角形;伸直时三点在一条直线上。肘关节脱位时三点关系发生改变;而肱骨髁上骨折时,则肘后三角正常(图1-33)。

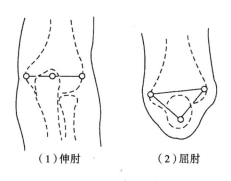

（1）伸肘　　　　　　（2）屈肘

图 1-33　肘后三角

2.腕伸肌紧张试验　患者屈肘90°,前臂旋前位,掌心向下,屈腕屈指,医生以手压于其手掌背部,嘱患者抗阻力伸腕,如引起肱骨外上髁疼痛为阳性。见于肱骨外上髁炎。

3.伸肌腱牵拉试验(Mills 征)　嘱患者伸肘、屈腕,前臂旋前,若能引起肱骨外上髁疼痛为阳性。见于肱骨外上髁炎。

4.前臂试验　又称肘关节侧副韧带稳定性试验。患者与医生对面相坐,上肢伸直。医生一手握肘部,另一手握腕部使前臂内收,同时拉肘部向外,如出现内收运动为阳性,表示外侧副韧带损伤;若握腕之手使前臂外展,同时推肘部向内,出现前臂外展运动为阳性,提示内侧副韧带损伤。

5.**伸肘试验** 将患肢手掌置于其头顶上,嘱患者伸直肘关节,如不能主动伸直为阳性。见于尺骨鹰嘴骨折、肘关节后脱位、桡骨头半脱位等。

6.**屈肌紧张试验** 让患者握住医生的手指,强力伸腕握拳,医生手指与患者握力作对抗,若引起内上髁部疼痛为阳性。常见于肱骨内上髁炎。

【腕、手部检查】

(一)望诊

1.**畸形** 常见的先天性畸形有多指、并指、缺指、短指、巨指、裂手等。损伤引起的畸形有:餐叉样畸形,见于桡骨远端伸直型骨折;爪形手,常由尺神经损伤、前臂缺血性肌痉挛及烧伤瘢痕挛缩所致;猿手(扁平手、铲形手),见于正中神经和尺神经损伤;腕下垂,见于桡神经损伤及前臂伸肌腱外伤性断裂;锤状指,见于手指末节伸肌腱断裂及末节指骨撕脱性骨折;尺骨小头变位,多见于下尺桡关节分离移位、三角软骨损伤、腕横韧带撕裂及桡骨远端骨折等(图1-34)。

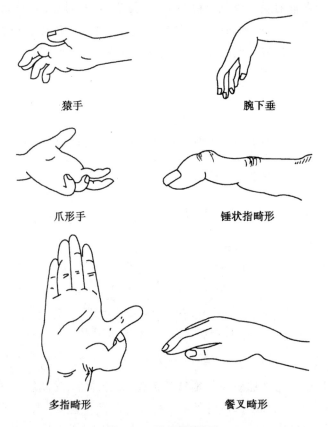

猿手　　　　　　　　　　　腕下垂

爪形手　　　　　　　　　　锤状指畸形

多指畸形　　　　　　　　　餐叉畸形

图1-34 腕、手部畸形

2.**肿胀** 腕关节肿胀,多见于腕部严重挫伤、骨折及关节炎。腕关节结核肿胀缓慢,梭形变,不红不热;风湿性关节炎肿胀迅速,时肿时消,多呈对称性。腕背侧肿胀,常是伸指肌腱腱鞘炎及腕骨骨折;腕背侧局限性囊状肿物,多为腱鞘囊肿。腕侧方肿胀,多是侧副韧带撕裂。鼻烟窝生理凹陷消失或肿胀,多为腕舟骨骨折。指间关节急性单发肿胀,常见于指关节扭挫伤、指骨骨折、指间侧副韧带损伤等；多发性梭形肿胀，为类风湿关节炎。局部红、肿、热、痛，见于掌间隙感染、甲沟炎、指腹炎、化脓性腱鞘炎等。软骨瘤多发生于近节指骨及掌骨，位于指骨中央部位者，称为内生软骨瘤。

3.肌萎缩 大鱼际肌萎缩，多为正中神经损伤、长期受压及该肌受损。小鱼际肌萎缩，常见于尺神经损伤、腕管综合征及尺神经炎。骨间肌萎缩，多因尺神经麻痹、损伤或受压所致。前臂肌群全部萎缩，轻者可能是失用性萎缩；重者为臂丛神经损伤。前臂屈肌群萎缩、发硬，多为前臂缺血性肌痉挛。如尺侧屈肌群萎缩，提示尺神经或正中神经有病变。

4.皮肤与姿势 注意有无伤痕、瘀斑、瘢痕、溃疡等。腕部掌、背侧均有横纹，以便于腕关节频繁活动。手掌部有大鱼际纹、掌中纹、远端掌横纹。指甲的形状与颜色亦有助于诊断。匙状甲很脆弱，呈凹形，常见于真菌严重感染。杵状甲呈半球形，较正常指甲宽大，多为呼吸系统疾病或先天性心脏病。手的休息位：腕背伸10°～15°，稍尺偏，掌指及指间关节半屈曲；功能位：腕背伸20°～30°，拇指充分外展，掌指及指间关节微屈，其余手指略分开(图1-35)。

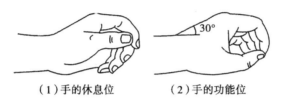

（1）手的休息位　（2）手的功能位

图1-35　手的姿势

（二）触诊

仔细触诊腕、手部骨突部、各关节、腕管、腕部尺神经管、伸肌腱、屈肌腱等。

1.肿胀、压痛局 肿胀、瘀斑、压痛，多系外伤。腕关节广泛压痛，为腕部严重挫伤及关节炎。鼻烟窝肿胀、压痛，为腕舟骨骨折。腕掌侧正中压痛，可能是月骨脱位或骨折。腕背侧正中压痛，多是伸指肌腱腱鞘炎。腕背侧触及形状大小不一、边界清楚的孤立性囊性肿物，常是腱鞘囊肿。腕尺侧压痛，见于腕三角软骨损伤、下尺桡关节脱位。大、小鱼际肌之间压痛，多是腕管综合征。桡骨茎突处压痛，为桡骨茎突狭窄性腱鞘炎。掌指关节掌面压痛，多为屈指肌腱腱鞘炎或腱鞘囊肿。指间关节压痛，见于指间关节损伤或关节炎。

2.纵轴叩痛 检查腕舟骨骨折时，腕伸直、桡偏、屈指，用叩诊锤或拳头叩击第1、2掌骨头，引起腕舟骨传导痛。月骨骨折时，伸腕、尺偏，叩击第3、4掌骨头，则可引起月骨传导痛。

（三）动诊

检查腕关节、掌指关节、指间关节的主、被动功能活动。一般令患者做以下动作：腕背伸、手指伸直；腕掌屈、手指握拳；手指尖按触远端掌横纹；手指内收、外展；拇指屈伸、收展及对掌等。如腕关节屈伸活动时，在背侧闻及捻发音，为桡侧伸腕肌腱周围炎。前臂旋转或按压尺骨小头时，在腕尺侧如听到或感觉到"咯嗒"声，可能有腕三角软骨损伤。手指屈伸时闻及弹响声，称为"弹响指"、"扳机指"，见于狭窄性腱鞘炎；若弹响声发生于3～4岁小儿的拇指中，为先天性狭窄性腱鞘炎。

（四）特殊检查

1.腕三角软骨挤压试验　医生一手握持前臂下端,另一手握住患手尺偏,然后屈伸腕关节或向尺骨方向不断顶撞,如引起腕尺侧疼痛为阳性。见于腕三角软骨损伤。

2.握拳试验　又称芬克斯坦(Finkel-Stein)试验。嘱患者前臂中立位握拳,并将拇指握于掌心,然后使腕尺偏,如引起桡骨茎突部锐痛为阳性。提示桡骨茎突狭窄性腱鞘炎（图1-36）。

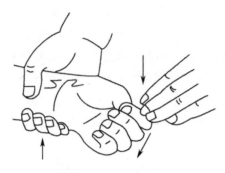

图 1-36　握拳试验

3.屈腕试验　患者腕掌屈,同时压迫正中神经1～2分钟,如手掌侧麻木感加重,疼痛加剧并放射至食、中指为阳性。见于腕管综合征。

4.叩触试验(Tinel 征)　即轻叩或压迫腕掌侧腕横韧带近侧缘中点,如出现和加剧患侧手指刺痛及麻木感为阳性。见于腕管综合征。

5.举手试验　患者仰卧,将患肢伸直高举,如出现上述两项表现为阳性。见于腕管综合征。

6.手镯试验　即医生用手握患者尺桡骨下端时,能引起疼痛为阳性。见于类风湿关节炎。

7.指浅屈肌试验　医生将患者手指固定于伸直位,然后嘱患者屈曲近端指间关节。如不能屈曲,表示该肌腱断裂或缺如。

8.指深屈肌腱试验　医生将患者掌指关节、近端指关节固定于伸直位,然后嘱患者屈曲远端指间关节。如不能屈曲,提示该肌腱有断裂或神经支配障碍。

9.压脉试验　又称爱伦(Allen)试验。主要检查手部桡、尺动脉的血供情况。先令患者快速握拳数次后握紧。医生一手挤压患者的拳头;另一手拇指置于桡动脉上,食、中指置于尺动脉上,将血管压瘪。稍后让患者张开手,手掌应是苍白色,然后松开腕部一条动脉,观察手掌转红情况。可以同样方法检查另一条动脉。

【髋部检查】

（一）望诊

1.皮肉、步态　应在光线充足的室内只穿三角短裤进行检查。观察髋部皮肤有无擦伤、色泽、瘀斑、窦道、瘢痕、肿胀、隆起、皮肤皱襞等。站立时有无髋关节畸形、臀部肌肉萎缩、腰前凸增加等。行走时患肢能否持重,步态是否均匀稳定;有无疼痛性跛行、短缩性跛行、鸭行步态、跳跃步态、呆步、麻痹步态等。从前面观,两侧的髂前上棘、股骨大粗隆是否在同一水平。腹股沟区是否对称,有无凹陷或肿物。后面观,两侧臀横纹是否对称,有无肌肉萎缩,臀沟有无改变。小儿麻痹症可引起臀部神经性肌萎缩。

2.肿胀、畸形 侧面观,出现寒性脓疡或窦道,多为粗隆结核。若一侧股骨大粗隆突出或上移,见于髋关节脱位、股骨颈骨折或髋内翻。大腿前屈畸形,多是髋关节有病变。后面观应注意臀横纹是否对称,髋关节后脱位时局部隆起。仰卧位观,髋关节呈半屈曲、外旋,常为髋关节炎。患髋呈屈曲、内收、内旋,见于髋关节结核晚期。外伤后患肢外展、外旋、伸长,多为髋关节前脱位;患肢呈短缩、内收、内旋,则是髋关节后脱位。股骨颈或股骨粗隆间骨折,患肢常呈短缩及外旋畸形。

（二）触诊

1.肿胀、压痛 仰卧位触诊,髂前上棘压痛明显,多系该处撕脱性骨折。腹股沟部肿胀、压痛,多是急性化脓性髋关节炎、髋关节结核、股骨颈骨折等;注意腹股沟淋巴结有无肿大、触痛。耻骨联合压痛,见于耻骨联合损伤或耻骨联合软骨炎及结核。股三角区是股动脉、股静脉、股神经通过的部位,严重外伤时应注意检查。检查股三角时最好取仰卧位,将被检下肢屈膝,足跟置于对侧膝关节上进行触诊较方便。

侧面触诊,大粗隆部向上移位,多见于股骨颈骨折、粗隆间骨折、髋关节后上方脱位、股骨头坏死、小儿股骨头骨骺滑脱等。大粗隆部囊性肿物,为股骨大粗隆滑囊炎。当髋关节屈伸活动时,用手在大粗隆部可感触有韧性索条在手下滑动并发出音响,称为"弹响髋";表明大转子处髂胫束增厚。髂嵴下方压痛,提示臀上皮神经炎。侧卧屈髋屈膝,坐骨结节处压痛,多为坐骨滑囊炎;如该处触及囊性肿物,为坐骨结节囊肿。

俯卧位触诊,臀部触及球形骨性隆起,为髋关节后脱位。梨状肌下缘压痛,常是坐骨神经病变。臀大肌区压痛,常是臀大肌筋膜炎。大转子上方臀中肌区压痛,多是臀中肌筋膜炎。

2.纵轴叩击痛 检查下肢损伤时,常将患肢伸直,用叩诊锤或拳头叩击患侧足跟或股骨大粗隆,如引起髋关节疼痛或疼痛加重为阳性。多为股骨颈骨折、粗隆间骨折及髋关节脱位或炎症等。

（三）动诊

检查髋关节前屈、后伸、内收、外展及旋转等各方向的主、被动功能活动。检查时应使对侧屈髋以固定骨盆;如有运动障碍,应予测量记录。一般仰卧位检查前屈、内收、外展等活动。俯卧位检查后伸运动,注意骨盆是否会离开床面;屈髋、屈膝各90°检查旋转功能活动,观察小腿内收、外展的角度,即是髋外旋、内旋的角度。前屈运动主要是髂腰肌的作用;后伸主要是臀大肌的作用;外展主要是臀中肌的作用;内收主要是大腿内收肌群的共同作用,对矮胖体质者大腿过粗,应考虑妨碍髋关节内收运动;外旋主要是梨状肌及髋部外旋小肌群的作用;内旋是臀中肌和臀小肌的作用。

（四）特殊检查

1.髋关节承重功能试验 又称全登兰堡征。患者背向医生站立,先以健肢独立,抬起患肢,患侧骨盆向上提起,该侧臀皱襞上升为阴性;再使患肢独立,抬起健肢,则健侧骨盆及臀皱襞下降为阳性。阳性者说明负重侧髋关节结构不稳或臀中、小肌麻痹(图1-37)。

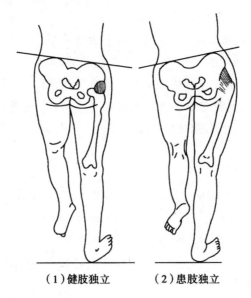

（1）健肢独立　　　（2）患肢独立

图 1-37　髋关节承重功能试验

2.髋关节屈曲挛缩试验（Thomas 征）　患者仰卧,腰部放平,屈曲健侧大腿贴近腹壁,再令伸直患肢,若患肢不能完全伸直或腰部出现前凸,即为阳性。多为髋关节炎症或结核、类风湿关节炎、髂腰肌炎等(图 1-38)。

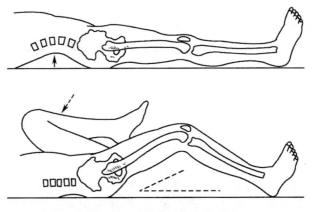

图 1-38　髋关节屈曲挛缩试验

3.下肢短缩试验（Allis 征）　患者仰卧,双下肢屈髋屈膝,两足跟并拢,正常人两膝顶点应等高,若不等高则为阳性,较低者为患肢。见于股骨颈骨折、髋关节后脱位、股骨或胫骨短缩等。

4.大腿滚动试验　又称高芬（Gauvain）征。患者仰卧,双下肢伸直,医生用手掌横向轻搓患者大腿使之向内外侧滚动,如出现髋部疼痛或运动受限为阳性。见于髋关节炎症、结核、骨折及股骨头坏死。

5.望远镜试验（套叠征）　患儿仰卧,医生一手固定骨盆,指端触及大粗隆部,另一手握住膝部抬高 30°,并上下推拉股骨干,如出现松动感或抽动感为阳性。见于婴幼儿先天性髋关节脱位。

6.髋关节过伸试验(腰大肌挛缩试验)　患者俯卧,患腿屈膝 90°,医生一手按住骶部,另一手握踝部提起患肢使髋关节过伸,如出现骨盆随之上抬为阳性。见于腰大肌脓肿、髋关节结核早期、髋关节强直等。

7.髂胫束挛缩试验　患者向健侧侧卧,医生立于背后,一手固定骨盆,另一手握患肢踝部屈膝 90°,使患髋先屈曲、外展,再后伸,最后松手让患肢自然下落。正常时落在健肢的后方,如落在健肢的前方或保持上举外展的姿势,即为阳性。表明髂胫束挛缩或阔筋膜张肌挛缩(图 1-39)。

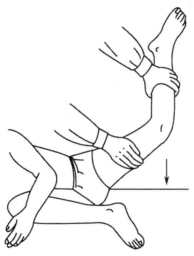

图 1-39　髂胫束挛缩试验

8.蛙式试验　多用于幼儿。患儿仰卧,双膝双髋屈曲 90°,医生使患儿双髋作外展、外旋至蛙式位。正常时两下肢平落在床面上,如一侧或两侧肢体不能平落于床面上,即为阳性。见于先天性髋关节脱位(图 1-40)。

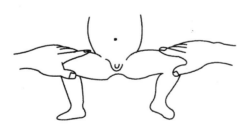

图 1-40　蛙式试验

9.梨状肌紧张试验　患髋外展、外旋位,抗阻力内收,内旋,若引起臀、腿痛为阳性。多见于梨状肌综合征。

10.黑尔(Hare)试验　患者仰卧,医生将患肢膝关节屈曲,踝部置于健肢大腿上,再将患肢膝部下压抵至床面;若是坐骨神经痛可放置自如,而髋关节疾病则不能抵至床面。主要用于鉴别坐骨神经痛与髋关节疾病。

11.股骨大粗隆位置测量法(图 1-41)

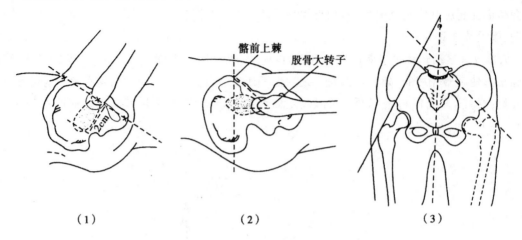

图 1-41　股骨大粗隆位置测量法

(1)髂坐连线(Nelaton 线):患者仰卧,稍屈髋,由髂前上棘至坐骨结节画一连线,正常时此线通过大粗隆顶点,如大粗隆超过此线为异常。见于髋关节后脱位及股骨颈骨折。

(2)布瑞安(Bryant)三角:患者仰卧,伸直下肢,在髂坐连线的基础上作一髂前上棘与床面的垂线,再作一大粗隆与躯干部平行的直线,即构成一直角三角形。将两侧对比,若患侧的底边线变短,表明该侧大粗隆上移。

(3)休梅克线:又称髂股连线。即将两侧股骨大粗隆与髂前上棘的连线向腹部延长,正常交叉点在脐上中线,若一侧大粗隆上移,则交叉点在脐下的对侧面。

【膝部检查】

(一)望诊

患者脱去长裤,以便两侧对比,观察步态、下蹲及有无异常步态。

1.畸形　正常膝关节有 5°～10°外翻角。如见两内踝并拢而两膝分开>5cm 者,为膝内翻畸形,又称"O"形腿;两膝并拢而两踝分开>5cm 者,为膝外翻畸形,又称"X"形腿;单侧膝外翻称"K"形腿。正常膝关节有 5°～10°的过伸,如膝关节过伸>15°,称为膝反张畸形。上述畸形可见于佝偻病、骨折畸形愈合、骨骺发育异常、小儿麻痹后遗症等(图 1-42)。

2.肿胀　膝关节肿胀,可见于较严重损伤(如膝部扭挫伤、髌骨骨折、胫骨上部骨折等);呈梭形肿大,为膝关节结核。红肿热痛,多是急性化脓性关节炎。髌骨前面肿胀,为髌前滑囊炎;髌骨周围肿胀,系膝关节腔积液。膝关节结核时呈梭形肿大。膝关节弥漫性肿胀,多见于膝关节滑膜炎、风湿性关节炎、胫骨上端或股骨下端骨髓炎及肿瘤等。膝关节后侧半圆形肿块,常见于腘窝囊肿。胫骨结节骨骺炎时,该处有明显的高凸畸形。骨软骨瘤好发于股骨下端或胫骨上端的内、外侧,局部可见隆突的骨性肿块。

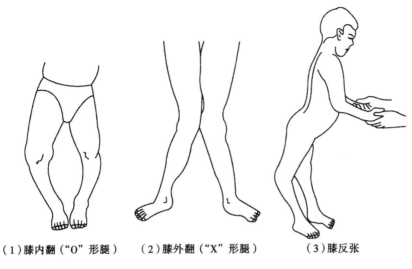

（1）膝内翻（"O"形腿） （2）膝外翻（"X"形腿） （3）膝反张

图 1-42 膝部畸形

3.皮肉 皮肤有无伤痕、窦道、瘢痕等。股四头肌萎缩,常因膝关节半月板损伤、腰椎间盘突出症、膝关节结核及下肢骨折长期固定所致。

（二）触诊

1.皮肉、肿块 患者仰卧伸膝或坐位屈膝90°,从前、内、外、后侧面触诊。应仔细触摸膝部皮肤温度,肌肉与关节囊韧度,肿块的大小、部位、质地及活动度等情况。皮温增高,多为新鲜关节出血或炎症。股四头肌萎缩时,其韧度与弹性均下降。慢性滑膜炎,关节囊韧性增加,并有肥厚感;膝关节结核,则关节囊硬如橡皮。囊肿触之质地中等。肿块坚硬,推之不移为骨肿瘤。胫骨结节部隆凸,按之较硬,多是胫骨结节骨骺炎。胫骨上端骨巨细胞瘤,触摸时似乒乓球感。骨肉瘤压痛明显,皮温高。髌韧带两侧触及饱满柔韧的硬性包块,多系髌下脂肪垫肥厚。腘窝部触诊应注意动脉瘤及腘窝囊肿。

2.压痛点 髌骨前面压痛敏感,并触及裂隙和沟状凹陷,为髌骨横形骨折。髌骨上、下缘压痛敏感,见于髌骨上、下缘骨折。按压髌骨并轻轻移动而产生疼痛者,为髌骨软化症。髌韧带两侧关节间隙深压痛,可能是半月板前角损伤。膝关节两侧间隙压痛,可能为半月板腰部或边缘损伤。股、胫骨内、外髁压痛,多是膝关节内、外侧副韧带损伤。髌腱下区压痛,见于髌腱下滑囊炎、胫骨结节皮下滑囊炎。查明压痛点,对诊断具有重要意义。膝部常见压痛点的部位见图1-43。

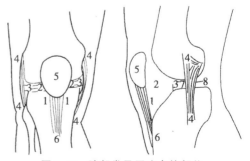

图 1-43 膝部常见压痛点的部位

1.膝脂肪垫 2.膝腱 3.半月板前角

4.侧副韧带 5.髌骨 6.胫骨粗隆

7.半月板侧角 8.半月板后角

（三）动诊

1.功能活动　检查膝关节屈、伸与旋转运动。伸膝运动主要是股四头肌的作用;屈膝运动主要是腘绳肌的作用;旋转运动主要是半膜肌、半腱肌、股二头肌的交替作用。正常膝关节伸直时无侧向移动及旋转活动。膝关节运动受限,多见于损伤和炎症。活动度增加,为韧带撕裂、关节松弛。

2.弹响与摩擦音　屈伸膝关节时,膝外侧弹响可见于盘状半月板。上下、左右推动髌骨时,其周围出现摩擦音和疼痛,为髌骨软化症。股骨侧方出现粗糙的摩擦音,多系滑膜炎。腘窝部搏动性肿块,听诊有血流杂音为动脉瘤。

（四）特殊检查

1.浮髌试验　患者仰卧,伸膝,医生一手置于髌上囊处向下挤压,另一手拇、中指固定髌骨内、外缘,食指垂直按压髌骨。如感觉髌骨撞击股骨或有漂浮感为阳性。见于膝关节腔积液（图 1-44）。

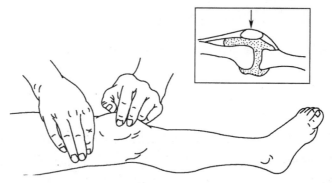

图 1-44　浮髌试验

2.侧副韧带损伤试验　患者仰卧,伸膝,医生一手扶膝侧面,另一手握踝部并使小腿外展或内收,同时推膝部向内或向外。若出现膝内侧疼痛和松动感,表示内侧副韧带损伤;如发生膝外侧疼痛和松动感,表示膝外侧副韧带损伤。

3.半月板重力试验　患侧卧位,垫高大腿,嘱患者屈伸膝关节,如有膝外侧疼痛或弹响为阳性,提示外侧半月板损伤。同法取健侧卧位,可检查内侧半月板损伤。

4.回旋挤压试验　又称麦克马瑞（McMur-ray）试验。患者仰卧,医生一手扶患膝,另一手握足踝部,尽量屈膝。如检查内侧半月板,双手协同使小腿内收、外旋、伸膝;检查外侧半月板,则使小腿外展、内旋、伸膝。若膝部产生疼痛为阳性。表示该侧半月板损伤（图 1-45）。

5.抽屉试验　患者仰卧,屈髋 45°,屈膝 90°;医生双肘压住患者足背固定,双手握住小腿上段向前、后推拉。

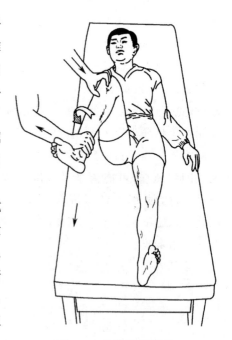

图 1-45　回旋挤压试验

若有过多的前后移动为阳性。见于交叉韧带断裂或松弛。

6.研磨提拉试验(Aplay 征)　患者俯卧矮床,屈膝 90°;医生双手握踝足部,在不同角度加压研磨膝关节,同时做外展外旋或内收内旋活动,若膝关节一侧疼痛和弹响,为研磨试验阳性;提示该侧半月板损伤。医生以膝部压住患者大腿下端,然后提起小腿,并做外展外旋或内收内旋运动,如出现膝一侧疼痛,为提拉试验阳性;表示该侧副韧带损伤(图 1-46)。

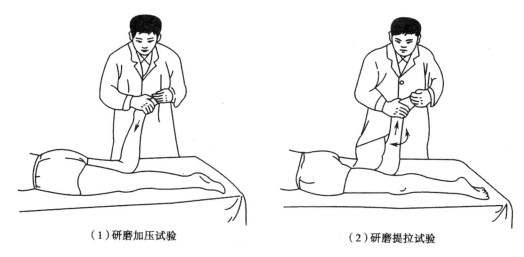

（1）研磨加压试验　　　　　　　　　　（2）研磨提拉试验

图 1-46　研磨提拉试验

7.交锁征　患者坐位或仰卧位,令其屈伸患膝数次,若突然膝关节不能屈伸,并感疼痛为阳性(或患者平时上、下楼或上、下坡时有膝关节交锁病史亦属阳性)。提示膝关节被破裂、移位的半月板交锁。此时,缓慢旋膝后可解锁,又能主动屈伸。

8.膝关节过伸试验(Jones 征)　患者仰卧,医生一手固定膝部,另一手上抬小腿下部,使膝关节过伸,若有膝部疼痛为阳性。见于半月板前角损伤或髌下脂肪垫肥厚。

9.下蹲试验(鸭式摇摆试验)　患者站立时下蹲,膝关节极度屈曲,并使患者前后左右摇摆,若引起膝部疼痛与不能完全屈膝,或膝关节后部尖响和不适为阳性。见于半月板后角损伤。

10.布雷格加德(Braggard)征　患者半屈膝时,关节间隙疼痛,旋转小腿时疼痛加重,即为阳性。表明膝关节有病变。

11.单腿半蹲试验　患肢单腿站立,逐渐屈膝下蹲时出现疼痛为阳性;如髌下有摩擦音亦为阳性。见于髌骨软化症。

【踝、足部检查】

(一)望诊

1.肿胀　对比两足,有无异常隆起或肿块,足底有无鸡眼、胼胝及窦道、溃疡等。整个踝关节肿胀,见于踝部损伤、炎症及类风湿关节炎等。足背局限性肿胀,多为腱鞘囊肿。内、外踝明显骨性隆起,见于踝部骨折、下胫腓关节分离。踝部肿胀缓慢,多是踝关节结核或骨性关节炎等。第 2、3 跖趾关节背侧肿胀,常是跖骨头软骨炎。第 5 跖骨头肿大,可能是滑囊炎。

2.畸形　站立时有无内"八"字或外"八"字脚,有无跛行,负重点是否正常,足弓有无塌陷、消失或升高。踝足部有无内、外翻畸形。观察鞋底一侧磨损过多,常有跛行;足跟磨损微少为马蹄足;鞋底内侧面磨损很少,且鞋面外侧凸出为内翻足。足部常见的畸形见图 1-47。

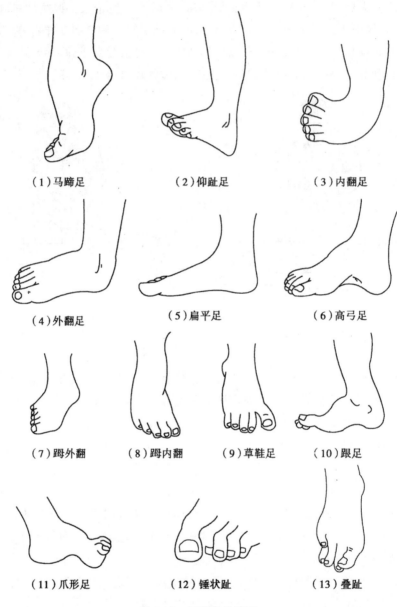

（1）马蹄足　　　　（2）仰趾足　　　　（3）内翻足

（4）外翻足　　　　（5）扁平足　　　　（6）高弓足

（7）跚外翻　　（8）跚内翻　　（9）草鞋足　　（10）跟足

（11）爪形足　　　　（12）锤状趾　　　　（13）叠趾

图 1-47　足部常见畸形

（二）触诊

触摸足背皮肤温度与动脉搏动,了解患肢血运。踝部全关节肿胀、压痛,多见于关节内严重骨折、脱位、结核及肿瘤。第 2、3 跖骨头压痛,见于跖痛症或跖骨头软骨炎。第 5 跖骨基底部压痛,多为该处撕脱骨折。跟骨跖面正中偏后压痛,多是跟骨刺或脂肪垫疾病;靠前部压痛是跖腱膜炎。内、外踝等处骨折时,局部明显压痛。青少年若有跟后部疼痛,常为跟骨骨骺炎。跟骨叩击痛,可见于踝关节损伤。跟腱止点压痛,为跟腱后滑囊炎。跚囊炎,常在第 1 跖骨头内侧压痛。足背长条状肿胀、触痛,为跚长伸肌腱鞘炎。

（三）动诊

检查踝关节背伸、跖屈、足内翻、外翻、旋转及跖、趾关节的屈伸功能是否受限。踝关节背伸主要是胫前肌和趾长伸肌的作用；跖屈主要是腓肠肌的作用；内翻运动主要是胫后肌的作用；外翻运动主要是腓骨长、短肌的作用。

（四）量诊

1.跟轴线测量　患者站立时，若小腿后正中线与跟骨纵轴线一致为正常；如跟骨轴线向内或外侧偏斜，表明有足内翻或外翻畸形。

2.足指数测定

$$正常指数＝\frac{足弓高度×100}{足长度}≈29～31$$

扁平足指数为 25～29 或＜25；高弓足指数＞31（注：足弓高度为足平放桌上，自足背面最高处至桌面的距离。足长度为足跟后缘至第 2 足趾尖的长度）。

（五）特殊检查

1.捏小腿三头肌试验　患者俯卧，足垂床缘下，医生用手捏挤患肢小腿三头肌腹，不能引起足踝跖屈者为阳性。见于跟腱断裂。

2.前足横挤试验　即医生用手握住患者前足部横向挤捏，如引起剧痛为阳性。多为跖骨骨折。

3.跟腱挛缩试验　患者坐位，小腿下垂，在屈膝位踝跖屈畸形，为比目鱼肌挛缩；如伸膝位踝跖屈不能背伸，属腓肠肌挛缩；若膝伸、屈位均出现踝跖屈，为双肌挛缩。

4.足内、外翻试验　即将足内翻或外翻，如引起疼痛为阳性。表示外侧或内侧韧带损伤。

二、神经功能检查法

脊柱和四肢的创伤与疾病常伴有神经系统的损伤。神经功能检查对诊断骨伤科疾病和创伤损害具有重要意义，且常需与神经系统疾病相鉴别。

【感觉检查】

（一）检查内容

1.浅感觉

（1）痛觉：即用针轻刺皮肤，确定痛觉减退、消失或过敏区域。注意针刺强度一致，自上而下，两侧对比。此为检查浅感觉的主要方法。

（2）温度觉：用盛有冷水（5～10℃）和热水（40～45℃）的 2 根试管，分别接触患者皮肤，询问其感觉。

（3）触觉：用棉花或棉签轻触患者的皮肤，询问其感觉。

2.深感觉

（1）位置觉：嘱患者闭目，医生用手指轻轻夹住患者的手指或足趾，并做屈伸运动，询问其被夹指（趾）的名称与被扳动的方向。此为检查深感觉的主要方法。

（2）震动觉：将音叉震动后，置于患者的骨突部，询问其有无震动及持续的时间。

3.综合感觉　在深、浅感觉检查正常的情况下,如有需要再检查综合感觉。综合感觉包括实体觉(即患者闭目,用手触摸分辨物体的大小、形状、硬度)、两点分辨觉(即测定患者分辨两点距离的能力)、皮肤定位觉、图形觉、重量觉等。

（二）记录方法

常有 4 种记录方法：一是分为正常、减退、消失、过敏；二是按表 6-1 分为 6 级；三是对脊髓横断性损伤、半侧损伤、周围神经根性损伤,可按"感觉记录图"(图 1-48)绘出感觉异常的性质及分布区；四是对神经干性损伤,可在病历上画一肢体的局部图,标明感觉障碍的性质与范围。

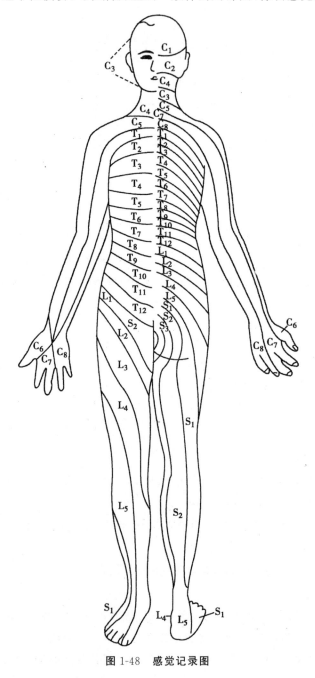

图 1-48　感觉记录图

（三）临床意义

1.神经干损害 浅、深感觉均受累,其范围与某一周围神经的感觉分布区相一致。

2.神经丛损害 该神经丛分布区的浅、深感觉均受累。

3.神经根损害 浅、深感觉均受累,其范围与脊髓神经节段分布区相一致,并伴有该部位的"根性疼痛"。如颈椎病、腰椎间盘突出症等。

4.脊髓横断性损害 损害节段以下的浅、深感觉均受累。

5.半侧脊髓损害 损害节段以下同侧深感觉和运动功能障碍,对侧痛、温觉障碍,两侧触觉多正常,临床称为"半侧脊髓损伤综合征"。

【肌力检查】

（一）检查内容

1.肌容量 主要观察体表肌肉形状,有无萎缩、肥大、挛缩、畸形等,并测量肢体周径,以判断肌容量是否正常。

2.肌张力 在静止状态下肌肉保持一定的紧张称为肌张力。可嘱患者肢体放松,做被动运动,或用手轻捏其肌肉的方式进行检查。如肌肉松软,被动运动时阻力减低或消失,关节活动范围大,称为肌张力减低;多见于脊髓反射弧损害、小脑疾病、低血钾、肌肉疾病、婴儿瘫及深度昏迷等。若肌肉坚硬,被动活动时阻力增大,关节活动幅度减少,称为肌张力增高;见于脑性瘫、颈椎病等;锥体外系损害,伸、屈肌张力均增高,称为肌强直。

3.肌力 指肌肉主动运动的力量、幅度和速度。肌力检查可以测定肌肉的发育情况和用于神经损伤时的定位,对神经肌肉疾病的治疗和预后亦有一定的价值。进行肌力检查时,应耐心指导患者,分别做各种能表达一定肌肉（或肌群）作用的动作,必要时医生可先做示范动作。对小儿及不能合作的患者尤应耐心反复地进行检查。

肌力检查方法:让患者主动用力做指定的动作,然后给予适当拮抗力以测试肌力大小,同时观察和触摸该肌收缩的情况,并注意有无其他肌肉代偿。握力计是测定手指屈曲力最简单的肌力测定器;亦可使用电学仪器,如电变性反应及肌电图等进行检查。肌力测定标准常分为6级,见表1-2。人体各部位肌肉肌力测定方法见表1-3。

表 1-2 肌力分级及感觉能力分级

级别	运动	感觉
V	能抵抗强大的阻力运动肢体（正常）	两触点感觉与体形感觉正常
Ⅳ	能抗地心引力、抗中度阻力运动肢体	能分辨触觉部位
Ⅲ	能抗地心引力移动关节,但不能抗阻力（轻瘫）	能分辨尖锐或突钝觉
Ⅱ	无地心引力下可带动关节水平运动（重瘫）	存在触觉或浅层痛觉
Ⅰ	肌肉有微弱收缩,但不能带动关节	深层痛觉存在
0	肌肉无收缩（完全瘫痪）	无知觉

表 1-3　人体各部位肌肉肌力测定方法

部位	肌名	测定方法
颈部	颈部屈肌群	坐位或仰卧,抗阻力屈颈
	颈部伸肌群	坐位或俯卧,抗阻力后伸颈部
	胸锁乳突肌	坐位,头部抗阻力向一侧倾斜、脸转向对侧
躯干	斜方肌	抗阻力耸起双肩,或俯卧位头颈抗阻力后伸
	菱形肌	双手叉腰,做肩胛骨向后合拢动作,并触摸该肌收缩
	前锯肌	向前伸直上肢,双手推墙,观察肩胛骨离开胸廓否
	背阔肌	上臂外展90°,抗阻力内收和背伸,触摸肩胛下角之收缩
	胸大肌、胸小肌	两上肢外展,稍屈肘,上臂抗阻力内收,触摸胸大肌收缩
	竖脊肌(骶棘肌)	俯卧,两臂置于体侧,躯干后伸,触摸该肌收缩
	腹直肌	仰卧,双下肢伸直,做抗阻力起坐动作,并触摸腹直肌
	腹外斜肌、腹内斜肌	仰卧,上身向一侧旋转并同时坐起,触摸同侧腹肌
	髂腰肌	坐位或仰卧,屈膝,抗阻力屈髋
上肢	肩胛提肌	抗阻力耸肩,触摸该肌收缩
	冈上肌	上臂抗阻力外展,并触摸该肌收缩
	冈下肌	屈肘位,肩抗阻力外旋
	三角肌	抗阻力肩外展15°～90°
	肱二头肌、肱肌	前臂旋后位,抗阻力屈肘,并触摸此二肌之收缩
	肱三头肌、肘后肌	肩外展,屈肘,抗阻力伸肘,触摸此二肌之收缩
	肱桡肌	前臂中立位,抗阻力屈肘旋前
	旋前圆肌、旋前方肌	伸肘,前臂旋后位抗阻力旋前
	旋后肌	伸肘,前臂旋前位抗阻力旋后
	桡侧腕伸、屈肌	抗阻力向桡侧伸腕或屈腕
	尺侧腕伸、屈肌	抗阻力向尺侧伸腕或屈腕
	掌长肌	握拳抗阻力屈腕
	指浅屈肌	固定邻指于全伸位,抗阻力屈曲近侧指间关节
	指深屈肌	固定近侧指间关节于伸直位,抗阻力屈曲末节指骨
	指总伸肌	抗阻力伸直掌指关节
	拇长伸肌、拇短伸肌	抗阻力伸直拇指关节
	拇长屈肌	固定近节拇指,抗阻力屈曲拇指末节
	拇长、短展肌	拇指抗阻力向桡侧外展
	拇指对掌肌	拇指抗阻力触碰小指端

部位	肌名	测定方法
	拇收肌	拇指抗阻力内收
	小指外展肌	手指伸直,小指抗阻力外展
	小指短屈肌	手指伸直,小指抗阻力屈曲掌指关节
	蚓状肌、骨间肌	手指伸直,抗阻力屈曲掌指关节
	骨间掌、背侧肌	手伸直,抗阻力外展手指或内收手指
下肢	股内收肌群	仰卧伸膝位,抗阻力内收髋关节(即作夹腿动作)
	缝匠肌	坐于椅上,患髋外旋,抗阻力屈膝,并触摸该肌收缩
	股四头肌	坐位或仰卧,屈膝,抗阻力伸直膝关节
	臀大肌	俯卧,屈膝,大腿抗阻力后伸
	臀中肌	侧卧,下肢伸直内旋,大腿抗阻力外展,触摸该肌收缩
	阔筋膜张肌	俯卧,屈膝,小腿抗阻力向外移动,并触摸该肌收缩
	股二头肌	仰卧,屈髋屈膝各90°,抗阻力屈膝,并触摸该肌收缩
	半腱肌、半膜肌	同上
	股薄肌	股内收,小腿屈曲并内旋,触摸该肌之收缩
	梨状肌、闭孔内肌等	仰卧,下肢抗阻力伸直、外旋
	腓肠肌	俯卧,伸膝,踝关节抗阻力跖屈,触摸该肌收缩
	比目鱼肌	俯卧,屈膝90°,踝关节抗阻力跖屈,触摸该肌收缩
	胫骨前肌	抗阻力踝背伸、足外翻,在胫骨前触及该肌收缩
	胫骨后肌	足跖屈并抗阻力内收、内旋
	腓骨长、短肌	足跖屈抗阻力外翻
	蚓状肌	跖趾关节屈曲,抗阻力伸直趾间关节
	骨间肌	足趾抗阻力分开与合拢
	趾长屈肌	固定近节趾关节于伸直位,抗阻力屈曲末节趾骨
	蹬长屈肌	固定蹬趾跖趾关节于伸直位,抗阻力屈曲蹬趾末节
	蹬长伸肌、趾长伸肌	抗阻力背伸蹬趾和其余4趾末节

（二）临床意义

1.**肌麻痹**　属运动神经元损害,可使肌力减退或丧失,出现部分或完全瘫痪。

2.**肌萎缩**　肌容积较正常人或健侧或伤病之前缩小为肌萎缩。多为下运动神经元损害;而上运动神经元损害,则无明显肌萎缩。若瘫痪过久,或肢体长期被固定而缺乏锻炼,可出现轻度的失用性肌萎缩。骨关节病久治不愈,亦可继发肌萎缩。

3.**肌张力**　肌张力减退见于下运动神经元损害;增高是上运动神经元损害。

【反射检查】

（一）生理反射

1.浅反射　指迅速轻划皮肤所引起的反射。一般记录方法：消失（－），迟钝（＋），活跃（＋＋），亢进（＋＋＋）。临床常检查的浅反射见表 1-4。

表 1-4　浅反射分析表

反射名称	划皮部位	反应	肌肉	神经	节段定位
上腹壁反射	上腹部	上腹壁收缩	腹横肌	肋间神经	$T_{7\sim9}$
中腹壁反射	中腹部	中腹壁收缩	腹斜肌	肋间神经	$T_{9\sim10}$
下腹壁反射	下腹部	下腹壁收缩	腹直肌	肋间神经	$T_{11\sim12}$
提睾反射	大腿内上侧	睾丸上提	提睾肌	生殖股神经	$L_{1\sim4}$
肛门反射	肛门旁	肛门收缩	肛门括约肌	肛门神经	$S_{4\sim5}$

2.深反射　指刺激肌腱、骨膜和关节内的本体感受器所引起的反射，包括腱反射和骨膜反射。一般采用叩诊锤叩击相应的肌腱或骨膜，用下列方法表示反射的程度：消失（－），减退（＋），正常（＋＋），增强（＋＋＋），亢进甚至出现阵挛（＋＋＋＋）。临床常检查的深反射见表 1-5。

表 1-5　深反射分析表

反射名称	叩击部位	反应	肌肉	神经	节段定位
肱二头肌反射	肱二头肌腱上的手指	肘关节屈曲	肱二头肌	肌皮神经	$C_{5\sim7}$
肱三头肌反射	鹰嘴上方肱三头肌腱	肘关节伸展	肱三头肌	桡神经	$C_{6\sim8}$
膝反射	髌骨下股四头肌腱	膝关节伸展	股四头肌	股神经	$L_{2\sim4}$
跟腱反射	跟腱	足部跖屈	腓肠肌	胫神经	$L_4\sim S_2$

（二）病理反射

病理反射是中枢神经系统损害时，出现一些正常情况所不能见到的反射。常检查的病理反射有以下几项：

1.弹手指征（Hoffmann 征）　医生一手握持患者腕部，另一手夹持并快速弹压患者的中指指甲，如引起其余 4 指的掌屈反应为阳性。

2.划跖试验（Babinski 征）　用镊子或棉签轻划足底外侧，引起踇趾背伸、余趾呈扇形分开的反应为阳性。

3.压擦胫骨试验（Oppenheim 征）　以拇指沿胫骨前嵴内侧面自上而下用力压擦，反应同划跖试验为阳性。

4.捏腓肠肌试验（Gordon 征）　用力捏挤腓肠肌，反应同划跖试验为阳性。

5.髌阵挛　患者仰卧伸膝，医生以一手拇、食指按住髌骨上极，用力向下急促抵住髌骨，然后放松，如髌骨出现连续的上下抽动为阳性。

6.踝阵挛　医生一手托住患者腘窝，另一手握前足，突然用力使踝关节背伸，然后放松，如引起踝关节连续的屈伸运动为阳性。

（三）临床意义

1.深反射或浅反射减弱或消失　均表示反射弧的抑制或中断。反射弧未中断时,如上运动神经元损害,深反射可因中枢的抑制释放而反射增强,亦可因超限制反射消失;浅反射可因皮质反射通路受损,亦表现为反射减弱或消失。

2.反射对比　检查反射时一定要两侧对比。两侧对称性的反射减弱或增强,不一定都是神经损害的表现;反之,不对称性的反射是神经损害的有力指征。

3.腹壁反射及提睾反射　腹壁反射可因腹壁松弛、肥胖或腹胀而消失。提睾反射可因年老、阴囊睾丸疾病而消失,正常时也可以两侧不对称。

4.病理反射　表示上运动神经元(锥体束)损害,但正常的 2 岁以下小儿亦可引出。

5.少数人正常时也可引出双侧弹手指征。

【自主神经检查】

（一）检查内容

周围神经损害有时可累及自主神经而出现相应的病理征象:①局部无汗;②皮脂腺不分泌,而致皮肤干燥、粗糙、脱屑;③毛发过多或脱落;④指甲增厚变脆,起嵴(横嵴居多),变形,甲沟出现上皮增生;⑤血管舒缩障碍,肢体苍白,或出现花斑;⑥皮肤变薄或水肿,严重者发生局部神经营养性溃疡;⑦神经不全损伤,或神经受刺激,会发生皮肤潮红、多汗、瘀血或灼痛。其检查内容如下:

1.神经损伤分布区　检查神经损伤分布区的皮肤色泽、粗糙程度、汗液分泌情况、有无脱屑、营养性溃疡、压疮等。

2.脊椎病变　脊椎有病变时,应检查有无颈交感神经麻痹综合征(Horner 综合征):患侧眼睑下垂,瞳孔缩小,眼球轻度下陷;面部无汗等。

3.脊椎及骨盆病变　应注意有无括约肌功能及性功能障碍等情况。有无尿潴留或尿失禁,有无便秘或大便失禁。是否已形成无张力性膀胱(尿潴留,排尿需导尿引出)、自主性膀胱(膀胱充盈时无感觉,压迫下腹始可排尿,但不能排空)、反射性膀胱(膀胱充盈时感觉下腹胀满,时有轻微头胀、出汗或其他不适,抓摸大腿上内侧、腹股沟或会阴等处,多能诱发排尿)、随意性膀胱(为正常情况,能随意控制排尿。若控制能力较差,但不需用其他方法引诱排尿,为近似随意性膀胱)。

4.皮肤划纹试验　指刺激皮肤引起的血管反射。可分为两种:一种是白色皮肤划纹:用钝针轻快地划过皮肤,数秒钟后出现白色条纹,持续数分钟。另一种是红色皮肤划纹:用钝针较重较慢地划过皮肤,数秒钟后出现红色条纹,持续数分钟。

（二）临床意义

1.周围神经损伤及脊髓损伤节段以下皮肤缺少光泽,出现粗糙、无汗、脱屑,甚至引起营养性溃疡与压疮。

2.颈交感神经节或 C_8、T_1 脊髓病变,可出现颈交感神经麻痹综合征。

3.骶神经损伤及急性脊髓损伤休克期(一般数日至 6 周内恢复),呈现无张力性膀胱;休克期已过,出现自主性膀胱;骶髓节段以上的脊髓损伤,可形成反射性膀胱;部分损伤病例可表现为近似随意性膀胱。

4.周围神经和脊髓损伤节段以下皮肤划纹反应减弱或消失,有助于病损定位。

【四肢主要神经损伤检查】

(一)上肢神经检查

1.桡神经　桡神经由臂丛神经后束延伸而来,主要为运动神经,支配肱三头肌与前臂伸肌群,其损伤多发生在上臂肱骨桡神经沟段。当桡神经损伤时,可见所支配的肌肉麻痹,前臂伸肌群萎缩和腕下垂,腕关节不能背伸,掌指关节不能伸直,拇指不能外展与背伸,肘关节无主动伸展功能,前臂常处于旋前位;前臂后侧、手背桡侧2指半感觉障碍。

桡神经损伤后肌力检查较容易,因为大多数肌肉可以通过触诊较准确地判断其功能。主要检查与伸腕功能有关的伸肌群肌力。检查方法:嘱患者屈肘90°,手掌向下,医生一手托住前臂,令患者做伸腕活动,并给予阻力,可依据肌力大小判断桡神经损伤程度。此外,还可检查指总伸肌、拇长伸肌、旋后肌等。

2.正中神经　正中神经来自于臂丛神经的前束,在上臂内无分支,伴随肱动脉而下行。正中神经支配前臂旋前、屈腕、屈指、屈拇及拇外展功能活动。正中神经损伤后,表现大鱼际肌萎缩,对掌肌麻痹,掌心凹陷变平,拇指向食指靠拢,手指微屈曲,类似于"猿手";手掌桡侧3指半与手背桡侧3指的末节感觉障碍。

正中神经损伤后,可检查前臂旋前功能和桡侧屈腕肌、掌长肌及屈拇长肌的功能。检查旋前圆肌时,嘱患者上臂贴胸,屈肘90°,前臂旋后位,令患者作旋前运动时,医生给予阻力,即可测出其肌力大小。若肘部以上高位损伤,可出现前臂旋前动作、桡侧屈腕活动、1～3指的屈指活动完全丧失。

3.尺神经　尺神经发自于臂丛神经的内侧束,在上臂内无分支,在前臂只支配尺侧屈腕肌及无名指、小指屈指深肌,支配手内在肌的绝大部分肌。尺神经损伤后,出现骨间肌萎缩,各掌骨明显隆起,掌骨间呈沟状凹陷,小鱼际肌萎缩,掌心变平,无名指与小指蚓状肌麻痹,屈曲不全,呈现"爪形手"畸形,第4、5指不能外展与内收,并夹不紧纸片;手尺侧1指半感觉障碍。

尺神经损伤主要检查尺侧腕屈肌和拇指内收肌肌力。检查尺侧腕屈肌时,嘱患者屈肘90°,前臂旋后位,掌心向上,半握拳,医生一手托住前臂,另一手握手部,在患者向尺侧屈腕时给予一定阻力。检查拇指内收肌时,在上述位置将手指伸直,拇指外展,然后嘱患者做拇指内收活动,观察拇指能否向食指并拢,以测知有无拇指内收肌麻痹。

(二)下肢神经检查

1.股神经　股神经发自腰神经丛,为腰丛的最大分支,在腰大肌和髂肌之间下行并向此二肌发出分支;再经腹股沟韧带下行支配股四头肌、缝匠肌、耻骨肌等的运动,同时发出支配小腿内侧皮肤的感觉支。股神经损伤后,主要表现为股四头肌萎缩、麻痹,以致不能伸膝,膝反射消失;大腿前内侧、小腿及足内侧皮肤感觉障碍。运动检查,主要检查髂腰肌、股四头肌肌力和膝反射。

髂腰肌检查法:患者坐于床边,两腿并拢,小腿自然下垂,医生一手扶住患肢膝部,另一手扶住肩部,嘱患者抬起大腿,做屈髋活动,如能抬腿,再行抗阻力检查,以判断肌力。

股四头肌检查法:患者仰卧,双腿伸直并拢,医生一手托住腘窝抬高膝部,并屈膝90°,然后嘱患者伸直小腿,若能伸膝,医生再以另一手按压踝部,进行抗阻力测定肌力。

膝腱反射检查法:患者坐于床边,双小腿自然下垂,医生一手扶住膝上部,另一手持叩诊锤叩击髌韧带;若无伸膝反应,为生理反射消失,表明运动神经损伤。

2.坐骨神经　坐骨神经为人体最大的神经干,发自骶丛神经,多在梨状肌下缘经坐骨大孔出骨盆,自臀部下行于下肢的后侧面,常在腘窝上方分为腓总神经与胫神经,支配臀大肌、下肢后侧肌群与跟腱反射。坐骨神经损伤,常是不完全损伤,多表现为腓总神经麻痹。若损伤发生在臀部,则出现胫神经和腓总神经麻痹的征象,即足趾的功能活动全部消失;小腿下 2/3 及足大部分皮肤感觉消失。运动检查,主要检查患肢股后侧肌肌力与跟腱反射。

股后侧肌检查法:患者俯卧,两下肢伸直并拢,嘱患者先主动抬高患肢小腿,再行抗阻力屈膝,以测定股后侧肌肌力。

跟腱反射检查法:患者体位同上,双膝屈曲 90°,医生一手扶持双足底前部,另一手持叩诊锤分别叩击双足跟腱,对比观察患肢跟腱反射有无减弱或消失,以判断坐骨神经损伤的程度。

3.腓总神经　腓总神经是坐骨神经在腘窝上方发出的分支,至腘窝部向外走行,绕过腓骨小头下行于小腿的外侧,并支配小腿的伸肌群。腓总神经麻痹时,表现足下垂,足不能主动背伸、外展、外翻及伸趾运动;小腿前外侧及足背皮肤感觉障碍或消失。运动检查,临床常检查胫前肌和拇长伸肌肌力。

胫前肌检查法:患者坐位,双腿伸直,嘱患者做足背伸活动,医生可用手按压足背进行抗阻力测试,以判断肌力。拇长伸肌检查法:体位同前,嘱患者先做拇趾背伸运动,再行抗阻力背伸拇趾,以判断肌力。

4.胫神经　胫神经为坐骨神经的直接延续,下行于腘窝内者又称腘神经,伴同胫动脉下行,并发出分支支配小腿屈肌及足底小肌肉,感觉支主要分布于足跟及足底。胫神经膝上损伤,见于坐骨神经损伤;膝下损伤多见于小腿骨折、小腿骨筋膜室综合征等。损伤后常出现小腿肌肉萎缩,屈膝功能障碍,足和趾不能跖屈,亦不能用足趾站立,踝反射消失;足跟及足底皮肤感觉消失。临床应检查腓肠肌与拇长屈肌肌力及跟腱反射。

腓肠肌检查法:患者直立位,单腿站立,然后抬起足,前足着地若不能抬起足跟,表明有腓肠肌麻痹或肌力不足。拇长屈肌检查法:患者坐位,双下肢伸直,嘱患者做拇趾跖屈活动,然后医生测其肌力大小。

跟腱反射检查法:同前。

【神经变性反应检查】

(一)方法及结果

神经变性反应检查,一般是用直流感应电治疗机刺激肌肉引起的反应来判断周围神经损害是否发生变性。其检查结果分析如下:

1.正常反应　感应电刺激引起肌肉强直性收缩;直流电阴极通电所引起的肌肉收缩(KCC)大于阳极通电所引起的肌肉收缩(ANCC)为正常。

2.部分变性反应　感应电刺激引起肌肉收缩反应微弱或无反应;直流电刺激肌肉收缩所引起的反应也减弱,可出现 KCC＞ANCC 或 KCC＝ANCC。

3.完全变性反应　对感应电及直流电刺激均无收缩反应,仅见肌肉对直流电刺激产生缓慢性蠕动收缩,且 KCC＜ANCC。

（二）临床意义

1.依据其检查结果，可判断周围神经损伤后是否发生变性及变性的程度。

2.神经损伤 5 周后检查，若不出现变性反应，一般恢复良好。

3.如出现部分变性反应，神经功能可望在 3～6 个月内恢复。

4.若出现完全变性反应，则需 1 年以上可能恢复或不恢复。

三、周围血管检查法

检查肢体血液循环是否良好，尤其是损伤肢体，主要检查动脉与静脉是否通畅，组织供血是否充足，有无缺血表现，有无组织坏死、水肿等不良现象。

周围血管检查法通常包括动脉检查、静脉检查和出血检查。

【动脉检查】

（一）动脉的搏动

常用手指触摸肢体局部动脉搏动的强弱或消失，以推测动脉损伤情况。若局部动脉搏动消失，表示其近心端有阻塞、压迫或破裂出血。动脉搏动消失，并在其近心端出现一搏动性肿物，有震颤，听诊有血管杂音，多是动脉瘤。闭合性损伤致动脉破裂者，常在局部迅速出现肿胀。若动脉搏动存在，但伤处肿胀迅速，可能是动脉的分支破裂、受压、阻塞或静脉干破裂出血。检查时应注意骨折部位、血肿、骨痂及外固定物压迫等影响因素。检查动脉搏动的常用部位见表 1-6；动脉搏动触诊法见图 1-49。

表 1-6　动脉体表搏动部位表

动脉名称	搏动部位	动脉名称	搏动部位
面动脉	咬肌前缘	颞浅动脉	耳屏前侧
颈总动脉	颈动脉三角内	肱动脉	肱骨内侧和肘窝内侧
桡动脉	桡骨茎突掌侧	尺动脉	前臂下段，尺侧屈腕肌外侧
指动脉	指根部两侧	腹主动脉	脐左侧旁
股动脉	腹股沟韧带中点下 2 横指	腘动脉	腘窝正中深处
胫后动脉	内踝后 1 横指	足背动脉	足背踇长伸肌腱外侧

（二）血液循环

一般采用手测法，大体上判断肢体动脉或静脉阻塞以及末梢循环状态。有条件的先将肢体暴露于室温中半小时，勿通风，然后进行检查较准确。检查时，医生的手要温暖，常用食、中、环 3 指背面触诊，在两侧肢体同等部位的皮肤来回触诊数次，以了解动、静脉血运情况。如患肢较冷，为动脉功能不全；肢端厥冷，是末梢循环障碍。患肢较暖，多属局部静脉阻塞所致。

前臂与小腿损伤，应检查其侧支循环是否良好。因为前臂与小腿皆有 2 条主要动脉，其远端都有吻合弓。例如，桡尺动脉，检查时按压两动脉，阻断血流，先放开桡动脉，如手部血运立即改善，表明桡动脉及手部侧支循环通畅；用同样方法，先放开尺动脉，观察手的血运情况。

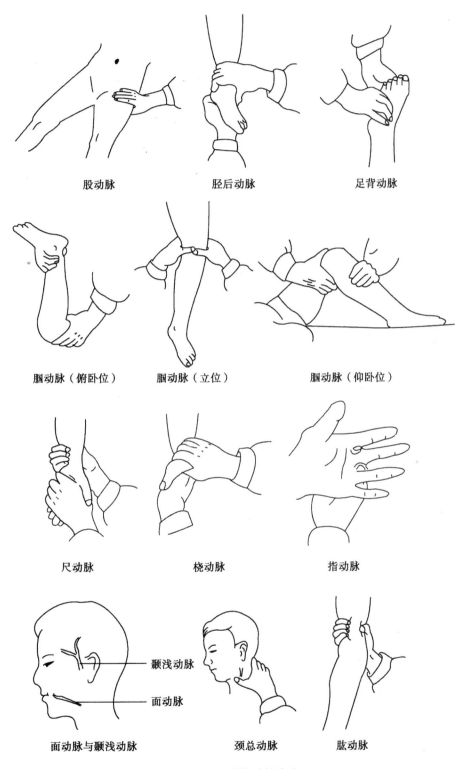

股动脉　　　　胫后动脉　　　　足背动脉

腘动脉（俯卧位）　　腘动脉（立位）　　　腘动脉（仰卧位）

尺动脉　　　　桡动脉　　　　指动脉

颞浅动脉

面动脉

面动脉与颞浅动脉　　　颈总动脉　　　肱动脉

图 1-49　动脉搏动触诊法

（三）微循环再充盈试验

一般选择额部、胸骨表面、指、趾等骨面较平坦的部位，用手指压迫片刻，使皮肤苍白，松手后微血管立即充盈转红（正常约需 2 秒钟），如转红时间显著延长，表明末梢循环障碍。见于休克、严重挤压伤及肢体局部动脉阻塞等。

（四）动脉阻塞与并发症

损伤引起动脉阻塞，可并发患肢功能和营养障碍，或形成动静脉瘘。如肢体动脉干阻塞、狭窄、动静脉瘘、动脉瘤等，可导致肢体远端缺血，常出现肢体缺血部位厥冷、苍白、麻木、运动障碍、肌肉萎缩等或痉挛，甚至发生溃疡或坏死。指甲变化与神经损伤者相似。疑有动静脉瘘者，可采用听诊器听诊，常闻及连续性隆隆样杂音，并与脉搏同步。如用手指压迫瘘管部位，杂音减小直至消失。

【静脉检查】

一般以望诊为主，主要观察患肢静脉有无萎陷、扩张、弯曲等异常病理现象，以判断静脉回流是否受阻。如创伤大失血，常见静脉萎陷。某些下肢劳损，可见小腿浅组静脉怒张、弯曲。有条件者可测量静脉压。

【出血检查】

（一）毛细血管破裂出血

表现为缓慢、少量、弥漫性渗血，鲜红色，擦去渗血，可见多个点状的毛细血管出血小点。常见于皮肤擦伤、挫伤等。

（二）静脉破裂出血

表现为缓慢、量多、持续、均匀地淌血，黯红色。多见于皮肤挫裂伤、体表创伤等。压迫静脉的远心端可止血。若系颈根大静脉破裂出血，除前述一般静脉出血的特点外，血中带有泡沫，或随呼吸时可闻及创口有吸吮的声音。此泡沫与声音是空气被吸入大静脉的危险征象，应立即抢救。

（三）动脉破裂出血

1.较大动脉破裂出血　出血如喷泉，或似涌泉，呈搏动性或持续性喷射，鲜红色。若创口较深，或伤口浅表有组织、异物阻挡其喷射的血液，则只见创口流血不止，却不见血从何来。多见于金属器皿损伤、开放性骨折等。另有少数严重发绀的患者，即使是较大动脉破裂出血，血色也可呈黯红色。

2.小动脉破裂出血　由于小动脉破裂后，其血管壁张力立即降低，所以开始为喷射状出血，继而则呈持续状涌血，类似于静脉出血，鲜红色，压迫动脉近心端可止血。此为一点出血，与毛细血管的多个小出血点不同。小动脉破裂出血常见于较严重的挫裂伤。

3.大动脉干破裂出血　少见。颈总动脉、腋动脉、股动脉等大动脉破裂出血，除表现较大动脉出血的特征外，常可闻及"嘶嘶"声。同时，该动脉营养范围内由于缺血变得苍白，远心端动脉搏动可能消失而不能触及。一般仅见于严重的交通事故、重大的意外损伤等。

（赵　龙）

第五节　辅助检查方法

一、实验室检查

【血常规】

血常规是骨伤科临床上最常用的实验室检查方法之一。通过血常规的检查，可帮助了解创伤引起出血的程度、有无感染情况，并可推测感染的预后等。

（一）参考值

1.红细胞（RBC）　男性：$(4\sim5.5)\times10^{12}/L$，女性：$(3.5\sim5)\times10^{12}/L$。

2.血红蛋白（Hb）　男性：$120\sim160g/L$，女性：$110\sim150g/L$。

3.白细胞（WBC）

（1）总数：成人：$(4\sim10)\times10^9/L$，儿童：$(5\sim12)\times10^9/L$，新生儿：$(15\sim20)\times10^9/L$。

（2）分类计数：如表 1-7 所示。

表 1-7　种白细胞正常百分数

细胞类别	成人（%）	儿童（%）
中性粒细胞（包括杆状核粒细胞）	50～70	40～60
嗜酸性粒细胞	0.5～5	0.5～5
嗜碱性粒细胞	0～1	0～1
淋巴细胞	20～40	30～56
单核细胞	3～8	3～8

（二）临床意义

1.大失血　红细胞及血红蛋白明显减少，白细胞可增高。

2.出血未止　两次化验结果显示血液成分有明显的降低。

3.急性感染　白细胞总数明显增高，中性粒细胞亦增高；尤其是化脓性感染，白细胞计数可达 $20\times10^9/L$ 以上。

4.组织损伤较严重及大量血细胞破坏　在较大的手术后 12～36 小时白细胞可升高。

5.慢性消耗　因骨折长期卧床或患骨关节结核、慢性骨髓炎，可使红细胞、血红蛋白量明显减少。

【尿常规】

（一）正常情况及参考值

1.尿量　随饮水量、出汗量、气温、食品含水量不同而有差异。一般健康人 1000～2000ml/24h，每日尿量＞3000ml 时称为多尿；＜400ml 者称为少尿；＜100ml 者为无尿。

2.透明度（混浊度）　透明。

3.尿色   大多为淡黄色。可受食物或药物的影响。

4.酸碱反应   正常尿液呈弱酸性(pH 为 6.0～6.5)。

5.比重 1.015～1.025;晨尿一般>1.020。新生儿:1.002～1.004。

(二)临床意义

1.尿少   多见于严重脱水、高热、休克、水肿等原因造成的急性肾衰竭以及结石、肿瘤压迫等造成的尿路梗阻。

2.血尿   可呈洗肉水样、淡棕色云雾状。常见于肾小球肾炎以及泌尿系结核、肿瘤、损伤等。

3.混浊   尿中含有大量白细胞、脓细胞及细菌、炎性渗出物。多为泌尿系感染。

【出血试验、凝血试验、血小板计数、血细胞沉降率】

(一)参考值

1.出血时间(BT)   出血时间测定器法:(6.9±2.1)分钟,>9 分钟为异常。

2.凝血时间(CT)   试管法:6～12 分钟(准确度高)。玻片法:5 分钟以内(准确度较差)。

3.血小板计数(BPC)   (100～300)×10^9/L。

4.血细胞沉降率(ESR)   男性:0～15mmlh,女性:0～20mm/h。

(二)临床意义

1.BT 延长   多为血小板显著减少、功能异常、血管功能异常、相关血浆因子缺乏等。

2.CT 延长   因凝血酶原减少所致。常见于严重的肝功能损害、阻塞性黄疸。

3.BPC 异常   BPC 减少:多为造血功能障碍,如骨髓被癌组织浸润;或血小板破坏与消耗亢进,如血栓性血小板减少性紫癜等。BPC 增多:常见于急性失血、出血性血小板增多症等。

4.ESR 增快   多见于风湿、结核病活动期及某些恶性骨肿瘤。

【生化检查】

生化检查即运用化学、物理的原理对血液等标本进行科学的、有目的的检查,以了解疾病的发生、发展情况,为诊断和治疗提供依据。尤其是钙与磷的检查,可以推测骨的生长发育、新陈代谢、骨折的修复等动态。

(一)钙

1.血钙   临床一般以检查血清钙的含量来了解细胞外液的含钙情况。

(1)参考值:邻甲酚酞络合酮(OCPC)直接比色法:成人 2.1～2.6mmol/L,儿童 2.25～2.8mmol/L。

(2)临床意义:增高:见于多发性骨髓瘤、恶性肿瘤骨转移、维生素 D 用量过多、自发性高钙血症、甲状旁腺功能亢进等。减低:见于软骨病、佝偻病、婴儿手足抽搐症、维生素 D 缺乏症、甲状旁腺功能减低、尿毒症、肾病等。

2.尿钙

(1)参考值:2.5～7.5mmol/L。低钙饮食:1.25～3.75mmol/24h;一般饮食:6.25mmol/24h;高钙饮食:10mmol/24h。

(2)临床意义:增高:见于甲状旁腺功能亢进、维生素 D 过量等。减低:见于软骨病、慢性腹泻、维生素 D 缺乏等。

（二）磷

1.血磷

（1）参考值:孔雀绿直接显色法:成人 1.0～1.6mmol/L,儿童 1.3～1.9mmol/L(硫酸亚铁磷钼蓝比色法:成人 0.96～1.62mmol/L,儿童 1.45～2.10mmol/L)。

（2）临床意义:增高、:为维生素 D 摄入过量、甲状旁腺功能减退、骨折愈合期、肾衰竭等。减低:见于磷摄入不足、甲状旁腺功能亢进、佝偻病及儿童垂体功能减退等。

2.尿磷

（1）参考值:平均从尿中排磷量为 32mmol/24h（相当于 1.0g 磷）,变动范围为 0.5～1.3g/24h。

（2）临床意义:增高:见于甲状旁腺功能亢进、截瘫或骨折后。减低:见于甲状旁腺功能减退、佝偻病及摄取高钙的维生素 D 缺乏症等。

（三）其他

1.血清碱性磷酸酶（AKP）　参考值:成人为 3～13 金氏单位,儿童为 5～28 金氏单位。当患骨细胞瘤、骨肉瘤、畸形性骨炎、成骨细胞瘤、佝偻病、骨软化、甲状腺及甲状旁腺功能亢进、肾小管性酸中毒、遗传性磷酸酶过多症等,儿童期骨骼生长发育时,血清碱性磷酸酶可升高。

2.抗溶血性链球菌"O"测定　参考值为 500U 以下。常用于急性风湿病的协助诊断。

3.类风湿因子　正常时为阴性。类风湿关节炎多呈阳性,但它不是类风湿关节炎所特有的,有 1%～4% 的正常人类风湿因子亦可呈阳性。

二、影像学检查

【X 线检查】

（一）X 线的特性

X 线是一种波长很短的电磁波。目前 X 线诊断常用的 X 线波长范围为 0.008～0.031nm。X 线具有以下几方面与 X 线成像相关的特性:

1.荧光效应　X 线作用于荧光物质,使波长短的 X 线转换成波长长的荧光,这种转换称为荧光效应。这是进行透视检查的基础。

2.穿透性　X 线穿透性是 X 线成像的基础。

3.摄影效应　摄影效应是 X 线成像的基础。

4.电离效应　是放射治疗学和防护学的基础。

（二）X 线常用检查方法

1.常规摄片　X 线摄片是对损伤部位的局部检查,必须根据患者的症状和体征选择正确的检查部位。通常采取正、侧位摄片,必要时加拍斜位、切线位或轴位片等。骶髂关节、髋、肩关节及锁骨先拍正位,再视情况是否加拍其他位。掌、跖骨和指、趾骨拍摄正、斜位。跟骨、髌骨先照侧位,必要时再加拍轴位等。对一侧病变可疑时,可同时拍摄对侧相同部位片作对照参考。四肢骨拍片,至少应包括肢体一端关节,必要时可包括两端关节,以便确定投照位置是否符合要求,有利于判断病变部位、范围,同时要注意避免漏诊与误诊。

2.常规透视　主要用于四肢骨骨折复位或软组织异物定位。因X线透视对患者和医生均有一定的辐射损害,故检查时间要短,使用较小的投照视野,同时要加强防护。

3.应力摄影　用于常规X线摄片不能显示的骨关节松弛(膝、踝部等)或软骨、韧带损伤等。一般采取强迫位检查,对患者有一定的痛苦,故应慎用。

4.放大摄影　需采用高性能X线诊断机。主要用于观察骨组织的较微细改变、骨小梁改变、骨皮质吸收及裂纹骨折。

5.关节造影　常用滤过空气和有机碘水溶液造影剂,现多采取双重对比造影。用于观察四肢大关节软骨、软骨板或韧带的损伤及关节结构状况。临床多用于膝、肩关节。

（三）X线检查的一般原则

1.骨折　平片诊断,首先要判断有无骨折,应熟悉各部位正常X线表现、先天性变异及骨骺闭合之前的X线表现;其次要判断骨折移位情况,还要观察断端的成角,长骨两断端成角的尖端所指向的方向即为成角的方向。骨折远侧段中轴线偏离近侧段中轴线延长线的角度,是应该矫正的角度。X线平片:正常骨骼的连续性中断和骨骼变形,可见骨折线,表现为线状低密度影,在骨皮质显示清楚,在骨松质则表现为骨小梁中断、扭曲、错位。骨折端的内外、前后和上下移位称为对位不良,而成角移位则称为对线不良。骨折对位、对线情况与预后关系密切,在骨折复位后复查时应注意观察。观察旋转移位时,摄片则需包括上、下两个关节。

2.关节脱位　对一般部位的关节脱位平片可作出诊断。完全脱位X线表现为关节组成诸骨的关节面对应关系完全脱离或分离。半脱位X线表现为关节间隙失去正常均匀的弧度,而分离移位,宽窄不均。关节脱位常伴有较严重的关节囊、韧带损伤与骨折,有时可出现肌腱、神经、血管的损伤。

3.骨病　X线检查作为一种对骨性结构进行直观观察的手段,为临床诊治骨病提供了进一步的诊断信息。骨关节疾病常侵犯骨干、骨端引起骨质破坏,骨破坏局限还是广泛,邻近有无骨质增生硬化,有无骨膜反应增生可为病变的鉴别提供重要参考。如软组织肿胀和关节间隙变窄,关节软骨破坏,骨质破坏,多为骨与关节结核的表现;若既有骨质破坏、骨质增生、骨膜反应,又有死骨脓腔形成,可见局部脱钙稍有骨质疏松并有斑点状骨质吸收,多为骨痈疽症;恶性骨肿瘤除骨质破坏以外,往往伴有骨皮质改变,病变骨组织密度高、结构紊乱,如局部呈均匀毛玻璃样变、斑片状硬化骨、针状瘤骨、骨膜改变和软组织阴影等。

4.严重伤筋　X线检查对筋伤疾病的诊断有一定的参考价值,因为它不但可以显示软组织的炎症、积气、积血、肿瘤以及各种组织钙化与骨化等病理改变;而且还可以用于与骨折、脱位和骨病的鉴别诊断。创伤后筋伤的X线表现主要有以下征象:①软组织厚度增加,局部膨隆;②局部软组织影像密度增高;③原有组织层次混乱不清晰;④因皮下组织内有间质水肿而呈网状结构;⑤由于关节内积液、积血致关节囊膨隆,并可造成关节囊外脂肪垫间脂肪线的推压移位或受压变窄。由于X线检查对伤筋有一定的局限性,必要时需结合其他检查如MRI等进行诊断。

（四）X线阅片基础

阅读X线照片,既要注意大体的改变,又宜注意局部微小的变化;既要重视骨与关节,又不能忽略软组织。为了防止读片时漏读,阅片时要养成按一定顺序进行读片的习惯。

1.软组织的 X 线表现　　正常为密度比软骨组织低,皮肤、脂肪、肌肉、肌间隔的正常 X 线征象可以形成自然对比;当软组织有病变时,正常的密度关系即发生改变。

2.骨外形的 X 线表现　　骨骼外形应与正常解剖相一致,其大小与发育和性别相适应。

3.骨结构的 X 线表现

(1)骨膜:其 X 线显影不明显。如骨皮质外见到骨膜骨化增生,即表示骨膜有病变。

(2)骨皮质:骨皮质外缘光滑,肌肉附着处有局限性凹陷或隆起。密度高,骨干中部骨皮质最厚,向两端则逐渐变薄。皮质内缘与海绵骨相连,无明显的交界线。

(3)骨松质:骨松质多集中于干骺端,能见到纵横交错排列呈海绵状的骨小梁。骨小梁的数量与年龄、性别及部位有关,骨小梁排列的方向与肌肉张力及特殊功能有关。

(4)其他骨结构:骨骺与骨干愈合后遗留骨骺瘢痕,为一密度增高的横行线条阴影。骨骺瘢痕下方干骺端偶见一条或数条密度增高的横行细线,又称障碍线。骨松质内偶见有密度增高、大小不一的圆形或卵圆形阴影,或偶见小囊性透明区,称为骨岛。

4.关节的 X 线表现

(1)关节腔:构成关节诸骨间的密度减低区,其宽度与年龄及部位有关。

(2)关节面:软骨下由骨皮质覆盖,外缘光滑平整。正常时关节软骨不显影。

(3)滑膜及关节囊:正常时不显影,关节内积液肿胀时,显示出致密的膨隆阴影。

(4)韧带:一般不显影,在大关节附近偶可见到。炎症及创伤后,影像模糊。

(5)关节附近:主要为位于关节囊外及软组织间的脂肪阴影,呈透明性密度减低区。

(五)骨与关节 X 线片的分析

骨与关节的伤病种类繁多,X 线表现较复杂,同一种病变可以具有不同的 X 线表现,而不同的病变又可以具有相似的 X 线表现。阅片时需结合生理、病理知识,全面分析临床资料,综合判断确诊。主要注意软组织、骨外形、骨大小、骨膜、骨质和关节的异常。

1.软组织疾病 X 线的基本表现

(1)软组织肿胀:炎症、出血及水肿者,表现为组织结构影像模糊,甚至消失。血肿、脓肿及肿瘤,软组织中可见边界清晰的肿物阴影,邻近组织有压迫和移位影像。

(2)软组织内气体:为密度减低的阴影,弥散或积聚于软组织中。可见于外伤引起的气胸、伤口厌氧菌感染或缝合口残存的气体。

(3)软组织钙化:为密度增高、形态不一的钙化影像。多见于骨化性肌炎、甲亢等。

(4)软组织内异物:为密度增高的异物阴影,多为金属等物品。

(5)软组织溃疡和瘘管:为密度减低的透亮区,多见于慢性感染性疾病。

2.骨骼疾病的 X 线表现

(1)外形异常:骨外形扭曲、膨大、纤细、缺损、边缘不规则均属异常范围。多见于外伤、慢性感染、肿瘤、先天性畸形、发育异常及骨萎缩变形等。

(2)大小异常:即骨骼的大小及长短与正常解剖不一致。多见于内分泌疾病(肢端肥大症、侏儒症等)、神经营养性疾病(巨肢症等)、外伤和骨病致骨血供失常等。

(3)骨膜异常:骨膜因骨化而显影则属异常。常见骨膜异常的 X 线征象有:与骨皮质平行的线样增生形,多见于炎症、骨折的骨痂及梅毒等;花边形多见于炎症、梅毒、肥大性关节病;三角形多见于恶性骨肿瘤；日光放射状多见于脑膜瘤、成骨肉瘤等恶性肿瘤晚期；纺锤形多见于骨折后骨痂形成期。

（4）骨质异常：临床上常见以下骨质异常：

1）骨质软化：为骨骼内骨样组织钙化不全，骨骼密度减低，骨结构模糊，甚至持重骨可见弯曲畸形及假骨折线等。多见于佝偻病及慢性肾功能不全、妇女怀孕期钙质消耗过多等。

2）骨质疏松：骨质疏松为在一定的单位体积内骨量减少；其特点为骨质密度减低，骨小梁稀少纤细，小梁间隙加大，骨皮质变薄，重者骨髓腔增宽。脊椎骨质疏松，其关节部可见稀疏而粗糙的骨小梁，重者在椎骨上下缘出现双凹畸形，椎间隙增宽。因为骨组织脱钙需达 $20\% \sim 40\%$ 时，才能在 X 线片上表现出来，故 X 线阴性不能否定骨质疏松的诊断。骨质疏松多因老年、妇女绝经期内分泌紊乱、营养不良、代谢性疾病、感染性骨病、失用性或缺血性骨萎缩等引起。

3）骨质增生或硬化：X 线表现的形式有两种：一是骨皮质增厚，骨松质内海绵状结构粗大或消失，骨质密度增高，骨髓腔狭窄；局限性病变见于慢性感染、骨外伤修复期及各种骨病等。二是骨质外缘由于机械力刺激，出现骨刺生长或骨赘形成；常见于跟骨、椎骨、关节面边缘。

4）骨质钙化：为较骨质增生或硬化密度更高的阴影。见于感染性疾病及骨肿瘤。

5）骨质破坏及缺损：呈现比较局限的骨质缺损。骨质破坏处出现 X 线透亮区，其形态、大小、边界因病变而异。多因感染、结核、肿瘤、骨病、血液病等所致。

6）骨质压缩：骨质压缩使单位体积内骨量增加，因而骨密度增高。骨体压缩变小或互相嵌入长骨变短。多见于椎体及跟骨压缩性骨折。

7）死骨形成：骨质破坏区内可见无骨结构的致密阴影。常见于骨髓炎、结核等骨病。

8）骨内矿物质沉积：若人体内大量吸收铅、磷、铋、锶等矿物质后，可在干骺端出现横带状密度增高阴影。

3.关节疾病的 X 线表现

（1）关节脱位：骨端关节面失去正常解剖关系。多见于外伤、先天畸形、骨关节病。

（2）关节破坏：早期为间隙变窄，继后关节面不光滑、模糊。常因炎症、结核所致。

（3）关节肿胀：软组织肿胀，层次不清，关节间隙增宽。多为关节外伤出血、感染、积液。

（4）关节萎缩：关节腔狭窄，骨骼变细，骨纹理粗大。多见于失用性关节疾病。

（5）关节僵直：关节间隙消失，骨小梁贯穿其间者，为骨性僵直；关节间隙狭窄，周围软组织增厚，伴有强直性畸形，为纤维性强直。见于慢性关节炎后期及血友病。

（6）关节腔增宽或狭窄：增宽常为关节积液、积血。狭窄多见于软骨退变或破坏。

（7）关节增生：关节面有唇样变、骨刺或骨化等。见于外伤性关节炎、骨关节病。

（8）关节游离体：关节腔内见有圆形或卵圆形密度增高的阴影，为骨性关节游离体；软骨性游离体则不显影。多见于骨软骨炎、创伤性关节炎、夏科关节等。

（9）关节退变：早期为边缘变锐利，呈唇状骨质增生，继后关节腔变窄、不规则，关节面硬化，并有脱钙或假性囊肿形成。可见于年老、外伤及其他因素引起的关节退变。

【其他影像学检查】

1.电子计算机 X 线横断体层扫描(CT)　　CT,即电子计算机 X 线横断体层扫描,是英文 Computed Tomography 的缩写。这是一种通过计算机处理 X 线扫描结果而获取人体断层影像的技术。人体组织能被电磁波成分 X 线穿透是 CT 应用的基本条件。其基本工作过程包括:①投影数据收集;②影像重建;③影像显示。投影数据的收集主要是通过扫描架来完成的。扫描架的一端放置 X 线球管,另一端放置探测器。探测器接收射线的强弱取决于人体截面内的组织密度。例如,骨组织的密度较高,其吸收的 X 线较多,检测器可测得一个比较弱的信号;脂肪组织密度低,其吸收的 X 线较少,检测器可测得一个比较强的信号。所测得的不同强度的信号经过模-数转换变成数字,经过计算机的处理得到可产生图像的数据,再经过数-模转换在荧光屏上直接显示出灰度不同的图像,并可用 X 线胶片拍摄下来。这就是 CT 检查的主要原理。

　　CT 不仅能够从躯干横断面观察脊柱、骨盆、四肢关节较复杂的解剖部位和病变,还可通过 CT 设备上图像重建程序的使用,重建冠状面、矢状面其他方向的平面图像或三维立体图像,从多角度查看骨折病变与正常解剖的关系。CT 除有一定分辨软组织的能力外,还不受骨骼重叠及内脏器官遮盖的影响,为骨伤科疾病的诊断、定位提供一种非侵入性辅助检查手段。被广泛用于检查脊柱的各种病变、软组织疾病、骨肿瘤、骨折、脏器疾病及先天性髋关节脱位等。如 CT 三维重建在寰枢椎病变诊疗中的应用:寰枢椎位于脊柱最顶端,由于乳突、下颌骨等结构的重叠,或寰枢椎发育畸形、齿状突骨折移位,常规轴位扫描往往不能全面观察,而矢状位、冠状位观察则能显示清楚。CT 矢状位重建能够清楚显示枕骨大孔前后缘、寰椎前后结节、齿状突位置、寰齿间隙等结构,对于枕骨大孔畸形、齿状突高位、寰齿分离、寰枕融合、寰椎前后弓发育不良等畸形均能观察清楚,明确诊断;而 CT 冠状位重建主要用于观察寰椎侧块关节与枕骨髁及枢椎侧块的关系。当寰枢椎外伤致齿状突骨折、寰椎侧块及椎弓骨折时,CT 矢状位及冠状位的重建图像则可清楚显示其有无骨折,若有损伤亦可鉴别是新鲜骨折还是发育畸形等。

　　2.磁共振成像(MRI)　　MRI 的原理:人体内广泛存在的氢原子核,其质子有自旋运动,带正电,产生磁矩,犹如一个小磁体。小磁体自旋轴的排列无一定规律,但若在均匀的强磁场中,则小磁体的自旋轴将按磁场磁力线的方向重新排列,在这种状态下,用特定频率的射频脉冲进行激发,作为小磁体的氢原子核吸收一定的能量而共振,即发生了磁共振现象。磁共振信号有 T_1、T_2 和质子密度(PD)等参数,并由这些参数构成 MRI 图像。因为 MRI 是利用水中的氢质子成像,所以不同的组织由于含水的多少不同而呈现不同的信号。游离水在 T_1 上为低信号,T_2 上为高信号;结合水则在 T_1 上的信号高于游离水,在 T_2 上也为高信号,比如脂肪就是由于含有大量的结合水,呈短 T_1、长 T_2 信号,即 T_1、T_2 都为高信号。去脂(压脂)像就是将脂肪的高信号压下去,便于更好地观察病变的情况,中、高磁场的 MRI 机一般都有这个功能。脊柱、椎间盘在 T_1 像上为等信号或低信号,尤其年龄较大者,以低信号多见,椎间盘 T_2 像常为高信号,如果有椎间盘的变性则信号降低,因为含水减少;脊髓在 T_1 像上为等信号,信号高于呈低信号的脑脊液,在 T_2 像上却明显低于高信号的脑脊液;椎体皮质骨为长 T_1、短 T_2 信号,松质骨由于含脂肪信号较高,特别是老年人出现黄骨髓时,T_1、T_2 上信号都高,呈斑片状。

MRI 的应用:一般的 T_1 加权像(T_1WI)是看正常的解剖结构,而要观察病变主要在 T_2 加权像(T_2WI,结合 T_1WI 成像)上看。MRI 检查具有能够早期发现病变、确切显示病变的大小和范围且定性诊断准确率高,可用于各个部位先天发育异常、炎性疾病、血管性疾病、良恶性肿瘤、血管性疾病、外伤以及退行性和变性性疾病等的诊断。在骨伤科主要用于:一是检查脊椎与脊髓病变:如枕大孔区综合征、脊髓空洞积水症、原发性椎骨及椎骨旁肿瘤、转移性肿瘤、脊椎与脊髓炎症性疾病、脊椎与脊髓外伤、颈椎病、腰椎间盘退变、脊椎管狭窄综合征、脊椎松弛与滑脱、脊髓血管畸形等;二是检查肌肉骨骼关节系统:MRI 的软组织对比度好,除轴面之外还能作矢状面、冠状面及斜位成像,能清晰地显示四肢及关节的解剖关系,用于检查关节软骨、韧带、滑膜及骨与软组织肿瘤等病变。

三、肌电图检查

肌电图(EMG)检查是指应用电子学仪器记录肌肉静止或收缩时的电活动与应用电刺激检查神经、肌肉兴奋及传导功能的方法。它属于有创检查,但对某些病变仍是必要的检查。

【原理】

神经肌肉受刺激兴奋时发生生物电位变化,用特制的皮肤电极或针电极,将肌肉的动作电位引出,经过肌电仪的放大、储存、计算机处理,对动作电位的时限、波幅、波形和频率等参数进行分析,结合被检查者主动放松、小力收缩及最大力收缩三个时相的表现进行观察,用以判断神经肌肉的功能状态;同时也可用其测量周围神经的传导速度,以利于临床诊断。EMG 是检查下运动神经元功能的重要方法,有助于对神经肌肉疾病和周围神经损伤的诊断及疗效判定,亦有助于对上神经元或下神经元病变的鉴别诊断。

【检查方法】

患者平卧位,受检部位体表常规消毒,将已消毒的电极针插入被检的肌肉,分别观察在插针时、肌松弛时和肌随意运动时的生物电活动。一般每块肌肉检测 20 个点,以取得运动单位电位波幅和时限的平均值。

(一)正常肌电图

1.插入电位 当插入或移动电极时,可见时限为 $1\sim3$ms,波幅为 100μV 左右的小电位爆发,这种插入电活动很快就消失(持续时间平均为 300ms),可能是由于电极机械性刺激肌肉纤维所引起。

2.电静息 当正常肌肉完全松弛后,因为没有电活动,不出现电位,称为电静息。

3.运动单位电位 当肌肉作轻微收缩时,可出现单相、双相或三相动作电位,时限为 $3\sim15$ms,波幅为 $500\sim3000\mu$V,频率 $5\sim30$Hz。在肌肉轻、中、重用力的 3 种状态下,电位变化分别呈单纯相、混合相、干扰相。干扰相时可有多数电位相继发生,频率高达 150Hz。

(二)异常肌电图

1.插入电位异常 针极插入时可出现持续一段时间的由各种电位成分组成的一系列电活动,而后频率及波幅逐渐自发地衰减,这种现象称为插入电位延长;多见于失神经支配的肌肉。另有一种肌强直现象的插入电位延长,可在肌电图仪扬声器中听到类似摩托车启动的声音,称为肌强直发放;常见于先天性肌强直、萎缩性肌强直、副肌强直等疾病,亦可见于多发性肌炎、进行性肌营养不良、少数周围神经损伤、运动神经元病。

2.自发性电位　有病变的肌肉安静时可出现各种自发电活动,常有 2 种:

(1)纤颤电位:表现于下运动神经元损伤。肌电图特点为短时限、低电压、单相或双相电位,开始常为正相,随后继以负相,频率为 1～30Hz,时限 0.2～2ms、波幅 5～100μV 之间。

(2)束颤电位:表现于脊髓前角细胞损害,各神经根受刺激时。肌肉松弛时,由一个运动单位自发产生的电位为束颤电位。频率极不规则,时限 5～15ms,波幅 100～600μV。

3.多相运动单位电位　表现于神经部分损伤。当肌肉收缩时,由于各肌纤维不能同步活动,因此出现 4～5 相以上的多相运动电位。频率 2～20Hz,时限 5～20ms,波幅 100～1000μV,又称巨大电位。

4.丛形电位　表现于神经部分损伤或神经损伤处于恢复期。当肌肉收缩时出现近似正常的动作电位,频率 1～50Hz,时限 5～15ms,波幅 100～2000μV。

5.肌萎缩电位　表现于各种原发性或继发性肌肉萎缩疾病(如失用性肌萎缩)。频率 10～40Hz,时限 5～20ms,波幅 50～300μV。

6.单纯相电位　表现于神经损伤后,肌肉收缩时所动员的肌肉有限而不能形成正常活动之故。常为多相孤立电位。

【伤科应用】

1.判断神经损伤与神经修复情况　神经损伤可分为部分神经元损伤和完全神经元损伤。部分神经元损伤,插入电位时限延长或无明显延长;肌肉完全松弛时,出现自发电位;轻微收缩时,出现动作电位时限延长;强力收缩时,出现干扰相至单纯相之间的不同运动相表现。当神经元完全损害时,出现自发电位,轻度及强力收缩时均无动作电位出现。部分神经修复再生,表现为肌肉松弛时的纤维电位及正向电位逐渐减少;完全修复后,异常电位消失,结合临床检查(肌力、感觉等)综合判定神经损伤与神经修复情况。

2.判断脊神经根受压部位　当某神经根受压可以通过测定该神经根支配的肌肉的肌电图,了解该肌肉失神经支配的电位变化情况,从而通过肌电图确定受损的神经根,再根据神经根与椎间孔、椎间盘的解剖关系推测出神经根受压的部位。如:腰 4、腰 5 椎间盘突出症的患者受压神经根常常是腰 5 神经根(支配小腿胫前肌等),但受压部位可以发生在腰 4、腰 5 椎间盘水平位置处或腰 5～骶 1 椎间孔位置处。

3.鉴别神经元病变类型　肌电图常用于鉴别失用性、神经源性及肌源性肌病,病理性与非病理性瘫痪(如癔症、痿病与肌萎缩)。有助于判断肌肉萎缩的病因,例如:是周围神经性(其波幅正常或减低,运动电位的同步性少见)还是中枢性(其波幅增高,常出现动作电位的同步性)神经病变。

4.判断骨折后神经受累情况　如肱骨髁上骨折合并正中神经损伤,则表现为外展拇短肌出现异常肌电图;胫骨平台骨折合并腓总神经受损出现足下垂,则表现胫前肌及腓骨肌的异常肌电图征,若仅胫前肌出现异常肌电图,则为腓深神经受损。

5.有助于判断是否为医源性神经损害　骨科某些手术后症状恶化,神经是否存在医源性损伤或血肿压迫等因素,也可通过肌电图波形加以鉴别。还可用于诈病、伪病的鉴别。

四、常用穿刺术及穿刺液检查

【关节穿刺术及关节液检查】

（一）关节穿刺术

关节穿刺术是用注射器刺入关节腔,吸出关节内容物,注入药物或造影剂的一种检查和治疗方法。

1.操作方法　事先准备无菌穿刺包和无菌橡皮手套,1%利多卡因 5～10ml;术者及助手戴口罩及帽子。方法:常规消毒皮肤后,在穿刺点先注入 1%利多卡因 5～10ml,后用备妥的注射器和 16～18 号针垂直穿入皮肤,并缓慢向内推进,当穿刺针头进入关节腔时,施术者可感觉阻力消失,并可见关节液体流入注射器。若关节内液体较少(如肘、腕、膝关节)而欲尽量抽出积液,可由助手按压关节周围,以便使积液集中于针头处;吸出积液后,应迅速拔出穿刺针。若要注入抗生素,在吸去积液后,可自该针头注入药物。

2.适应证

(1)诊断穿刺:穿刺抽出关节内液体,进行化验检查、细菌培养或动物接种试验等。

(2)治疗穿刺:穿刺抽出关节内液体或同时注入治疗药物。

(3)特殊检查穿刺:穿刺并注入造影剂或空气后拍摄 X 线片。

3.禁忌证　有出血倾向的患者,禁忌关节穿刺。

4.注意事项　①必须严格无菌操作;②选择距离关节腔最近处穿刺,勿损伤周围重要的血管、神经及器官;③最好在每个关节的常规部位进行穿刺术;④穿刺抽液后,关节外部应加压包扎;⑤穿刺所得材料,根据穿刺目的与需要应妥善保管处理。

5.穿刺途径

(1)肩关节:①前方途径:在喙突与肱骨小结节之间的连线上、喙突下 1 横指处垂直刺入;②侧方途径:肩峰下凹陷处。因积液(脓)的波动在前方较明显,容易触到,故常用穿刺途径为前方途径。

(2)肘关节:①后侧途径:肘后侧尺骨鹰嘴与肱骨外髁之间刺入;②桡侧途径:稍屈肘,在桡骨小头与肱骨小头间刺入。

(3)腕关节:①尺侧旁途径:腕微屈,于尺骨茎突尖端与尺侧腕伸肌腱之间刺入。②桡背侧途径:拇长伸肌腱与食指固有伸肌腱之间刺入。

(4)髋关节:①外侧方途径:由股骨大转子的最下方沿股骨颈方向向内上方刺入关节腔;②前方途径:自腹股沟韧带中点向下、向外侧各 2.5cm,即股动脉稍向外侧 2.5cm 垂直刺入,避免损伤股神经。

(5)膝关节:自髌骨的外上角或内上角向下方刺入,或自髌韧带两侧向内上或外上刺入。如积液不多,穿刺前可将髌骨尽量推向穿刺的一侧,以助于确定髌骨和股骨髁间的间隙。

(6)踝关节:①前内侧途径:胫前肌腱与内踝之间刺入;②前外侧途径:趾总伸肌腱与外踝之间刺入。

（二）关节液检查

1.肉眼观察　注意观察穿刺液的性质、黏度与外观。

(1)血性液:为关节严重损伤(软骨、韧带、滑膜囊),应拍 X 线片检查有无骨折。

(2)内含脂肪滴液:常提示有关节内骨折。

(3)淡黄色黏稠液:多见于慢性损伤性滑膜炎与滑囊炎。

(4)混浊黏稠脓性液:多为化脓性感染、急性化脓性关节炎。

(5)蛋花汤样液:多系骨结核形成的寒性脓疡。

2.细胞检查　按血液细胞计数方法检查滑膜炎的红、白细胞,除血液细胞成分外,还可见一些间质细胞。如出现大量中性粒细胞,为急性化脓性炎症或结核性感染初期;若出现大量淋巴细胞,则属慢性炎症或结核性病变。

【腰椎穿刺术及脑脊液检查】

（一）腰椎穿刺术(LP)

1.术前准备　向患者解释腰穿的目的,嘱患者用肥皂水洗净穿刺部位,术前大小便,并做普鲁卡因皮试。准备好腰穿器械:无菌腰椎穿刺包 1 个(洞巾,腰椎穿刺针,压力管 1 套,试管 4 个,纱布 2 块,5ml 注射器附 7 号针头 1 个),2%碘酒 1 瓶,75%酒精 1 瓶,2%普鲁卡因或利多卡因 2 支,无菌棉签,医用无菌胶手套,医用胶布及无菌小镊子 1 把。

2.穿刺方法　患者左侧卧位,脊柱靠近诊断床边,前屈弯腰,双手抱膝,头尽量接近膝部,使腰椎后凸,脊柱与检查床面平行,双髂前上棘连线与床面垂直。用碘酒、酒精常规消毒皮肤。打开腰穿包,戴好消毒胶手套,铺上洞巾。选择两侧髂嵴最高点的连线与脊柱交叉的腰椎间隙,相当于腰 3、4 间隙穿刺。局部注射麻醉药后,左手拇指摸清椎间隙,右手持腰穿针穿刺,成人一般进针 4～6cm,如感觉针头落空感,提示针已进入蛛网膜下腔,可取出针芯,获得脑脊液。术后去枕平卧休息 1 日,并注意测血压、脉搏、呼吸,观察瞳孔等情况。

3.适应证　中枢神经系统感染性疾病;中枢神经系统血管性疾病;疑有颅内占位性病变;某些原因不明的昏迷、抽搐等疾病;鉴别脑震荡、脑挫裂伤和颅内血肿;可疑椎管内病变;颅脑、脊髓腔造影;颅内出血或炎症性疾病。

4.禁忌证　颅内压明显增高;腰椎畸形或骨质破坏;严重感染有血小板减少和出血倾向;患者垂危或处于休克期及躁动不安者;有颅底骨折、脑脊液漏者。

5.并发症　常有头痛,恶心呕吐,眩晕,枕骨大孔脑疝,小脑幕脑疝,化脓性脑膜炎或脊椎骨髓炎,腰部疼痛及神经根痛,硬脊膜外出血,蛛网膜下腔出血,腰椎穿刺针在根部折断存留于穿刺部位等。

（二）脑脊液压力测定

1.操作步骤　腰穿成功后,穿刺针内有脑脊液滴出,接上测压管,嘱患者肌肉放松,张口呼吸,观察测压表内水柱上升情况,待水柱稳定后记下压力读数,然后取下测压管。

2.压颈试验　先用血压计气袋将患者颈部缠好,腰穿测量脑脊液初压后,由助手迅速将血压计充气至 20mmHg,每 5 秒钟记录脑脊液压力 1 次,至不再升高时为止,或持续 30 秒钟,再由助手迅速放出气袋内空气,仍继续每 5 秒钟记录脑脊液压力 1 次,直至压力不再下降为止。主要用于检查脊髓蛛网膜下腔有无梗阻及梗阻程度。正常人脑脊液压力为 80～180mmH$_2$O。

五、活体组织检查

【穿刺活体组织】

穿刺活体组织检查是一种简便、安全的检查方法。因为临床检查和 X 线检查一般难以确定骨病变的性质,特别是骨肿瘤,病理学检查极为重要。

1.器械准备　准备活检穿刺包:无菌手套,消毒孔巾,玻璃器皿,生理盐水,干净无脂玻璃片数张,碘酊,酒精,棉签,纱布和胶布,20～30ml 和 5ml 注射器各 1 副,20 号细腰穿针头(长 8～10cm),齿状或双刃穿刺针头(一般直径 2mm,长 6～10cm,表面最好标有刻度),1%～2% 普鲁卡因注射液(或利多卡因注射液),10% 甲醛溶液。

2.穿刺方法　常规消毒后,在局麻下用尖刀片刺破穿刺点皮肤,套入细穿刺针头进行穿刺,待触及骨质达病变处时,如无活动性出血,拔出细针,再推进粗针少许,穿过骨皮质时固定针头,接上 20ml 注射器,缓缓抽吸,并在不同深度与方向抽吸。将抽吸出的组织少许置于玻璃片上,作细胞涂片检查。其余抽吸物用盐水在玻璃器皿内反复冲洗,分开血液与小块组织,置于固定液中送检。

注意无菌操作,熟悉局部解剖,避免损伤重要神经、血管和其他器官。

3.结果分析　穿刺物呈血性者,多见于巨细胞瘤、溶骨性肉瘤、动脉瘤样骨囊肿及血肿;黄色液体,为单纯性骨囊肿;脓性物,为特异性或非特异性炎症;干酪样物质,常是结核性病变;白色软组织,多为肉瘤;胶体黏稠样物质,多是黏液癌、滤泡样甲状腺癌转移等。

【切取活体组织】

即从病变部位切取小块组织作病理检查,用于较大范围的病变,尤其是需要依据准确的病理分析诊断以决定治疗方案的病例。

(一)器械准备和手术方法

1.按照常规骨科手术,根据病变部位的不同和拟定采取的手术方法准备器械。

2.如属单纯采取病变活体组织,只需准备简单器械。

(二)切取活体组织的诊断方式及临床应用

1.冷冻切片　病理诊断报告时间短,20 分钟左右即可完成诊断。用于手术中,首先切取活体组织检查,以待病理报告决定下一步处理时常采用此法。

2.蜡埋切片　病理诊断报告时间长,适用于诊断确定后,再择期处理的患者。

(倪新丽)

第六节　治疗

对于骨伤科疾病的治疗,必须在继承中医学传统理论和经验的基础上,从整体观念出发,结合现代科学知识,坚持固定与功能锻炼的统一(动静结合)、骨与骨周围软组织并重(筋骨并重)、局部与整体兼顾(内外兼治)、医疗措施与患者的主观能动性密切配合(医患合作)的治疗原则。中医骨伤科的治疗方法包括内治法和外治法两大类。

一、内治法

骨伤科内治法是在中医理论的指导下,施行辨证与辨病相结合,以八纲及经络、脏腑、卫气营血、三焦等辨证为治疗依据,根据疾病的缓急、轻重、虚实、表里等情况选用攻下、消散或先攻后补,或攻补兼施,或消补并重的治疗原则进行辨证施治。现代骨伤科疾病的治疗,多根据损伤疾病不同阶段的气血变化过程分早、中、晚三期,采用三期分治法。一般而言,早期实证居多,用破法;中期虚实并见,用和法;后期多出现虚证,用补法。

(一)早期

早期一般是指在损伤后的 1~2 周内,由于损伤导致机体气滞血瘀,筋络受阻,正所谓"不通则痛",表现为患处局部肿胀疼痛或瘀血化热。骨伤早期的治疗必须以攻破之法为主,同时兼顾患者的年龄、体质、损伤部位、病情轻重等,辨证选用攻下逐瘀法、行气活血法、清热凉血法等。

1.攻下逐瘀法本法　具有破血逐瘀,攻下通便之功效,适用于早期蓄瘀、便秘、腹胀、苔黄、脉数的瘀血内阻的里实证。常用方剂有桃核承气汤、鸡鸣散、大成汤加减等。此法属于下法,是在活血化瘀类药中加用苦寒类药物,以加强攻逐瘀血的作用。由于药效峻猛,临床上对于年老体弱、气血虚衰、失血过多、妇女妊娠、产后及月经期间应当禁用或慎用。

2.行气活血法　又称行气消瘀法,是内治法中最常用的一种方法。本法具有行气止痛,化瘀消肿之功效,适用于气滞血瘀,局部肿痛,无里实热证者。常用方剂有以活血化瘀为主的桃红四物汤、复元活血汤、活血四物汤;以行气为主的柴胡疏肝散、复元活血散;行气活血并重的血府逐瘀汤、膈下逐瘀汤、顺气活血汤等。此法属于消法,其用药趋于平和,若瘀滞重者,可配以攻下药;对于年迈体虚、妊娠产后、月经期间、幼儿等体质虚弱不宜猛攻破散者,可遵"虚人不宜下者,宜四物汤加穿山甲"之法治疗。

3.清热凉血法　本法包括清热解毒法与凉血止血法,是运用寒凉类药物,达到凉血止血之目的,常配用活血化瘀类药物,具有清热解毒开窍、凉血止血化瘀之功效,适用于损伤引起的气血错经妄行,或创伤感染,火毒内攻,或热邪蕴结,壅聚成毒的患者。常用的清热解毒方剂有加味犀角地黄汤、五味消毒饮、普济消毒饮;凉血止血方剂有十灰散、四生丸、小蓟饮子等。本法属于清法,运用此法需量入虚实而用,对于身体壮实患实热证者可以予以清热凉血,对于身体虚弱者需慎用。用药上还需注意上部出血忌用升麻、桔梗等升提药;下部出血忌用厚朴、枳实等沉降药。对于出血过多,必须辅以补气摄血之法。

(二)中期

中期是指损伤 3~6 周。损伤诸症经过初期治疗,病情有所减轻,然而肿痛减而未尽,瘀血尚有残余,若继续使用攻破则恐伤正气,因此,中期的治法以"和"为主。通过和营止痛法、接骨续筋法、舒筋活络法来进一步调和气血,从而达到祛瘀生新、接骨续筋、通筋活络之目的。

1.和营止痛法　本法具有调和营血、理气止痛之功效,适用于损伤中期,患处肿痛较轻,瘀凝、气滞尚未尽除,而续用攻下之法又恐伤正气者。常用的方剂有和营止痛汤、七厘散、定痛活血汤、和营通气散等。

2.接骨续筋法 本法具有去瘀生新、接骨续筋之功效,适用于损伤中期骨位已正,筋已理顺,瘀肿已化,肿痛消减,筋骨已有连接但未坚实,因此,宜采用接骨续筋类药治疗为主,佐以去瘀、活血类药物,以达去瘀生新、接骨续筋之目的。常用方剂有新伤续断汤、续骨活血汤、接骨丹、接骨紫金丹等。本法对于年老体弱、脾胃虚弱的患者需慎用。

3.舒筋活络法 本法具有宣通气血、消除凝滞、舒筋通络之功效,适用于肿痛稳定后有瘀血凝滞、筋膜粘连的伤筋中期,或兼患有风湿,或筋膜发生挛缩、强直,关节屈伸不利,或气血不得通畅,肢节痹痛等。方药以活血药与祛风通络药为主,并佐以理气药宣通气血,消凝通滞,加强舒筋活血之功。常用方剂有舒筋活血汤、独活寄生汤、蠲痹汤等。此法对于骨折初期,血瘀生热及创伤感染者禁用。

(三)后期

后期一般是指损伤 6 周以后。由于气血耗损、病久多虚,虚则影响骨伤疾病的康复。加之后期虽然筋骨损伤已接续,但尚未坚强,功能尚未完全恢复,筋肉僵凝,关节活动不利。因此,后期的治疗以"补"为主,并辅以温经通络类药物。常用的方法包括补气养血法、补益肝肾法、补养脾胃法、温经通络法。

1.补气养血法 本法是使用补气养血类药物,使气血旺盛而濡养筋骨的治疗方法,具有补益气血之功效,适用于外伤筋骨、内伤气血及长期卧床体质虚弱之气血亏损的患者。临床上有气虚、血虚、气血双虚之别,补气、补血各有侧重,但不能截然分开。若中气不足、脾胃虚弱者以补气为主,常用四君子汤加减,脾胃实热者忌用。血虚为主者以补血为主,常用四物汤加减,脾胃虚寒者忌用。气血俱虚者,宜气血双补,常用八珍汤、归脾汤、十全大补汤等,有气滞血瘀之证者禁用。

2.补益肝肾法 又称强壮筋骨法。此法具有养肝益肾、强筋壮骨之功效,适用于损伤后期,年老体弱,骨折愈合迟缓,骨质疏松而肝肾亏虚者。常用方剂有壮筋养血汤、左归丸、金匮肾气丸、健步虎潜丸等。需要注意的是,肝肾同源,肾为肝之母,"虚则补其母",故肝虚者应注意补肾阴,滋水涵木。若此法配以补气养血药,可增强养肝益肾的功效,加速损伤筋骨的康复。

使用上述两法应注意,补益类药品性多滋腻,使用时需注意首先顾及脾胃,否则脾胃运化失司,则任何补剂也难以奏效。故应在补剂中佐以健脾和胃类药物,如白术、陈皮、砂仁等,以使滋而不腻。

3.补养脾胃法 本法具有健脾养胃、生化气血之功效,适用于损伤日久,耗伤正气,气血脏腑亏损而致脾胃虚弱,运化失职者。补养脾胃可以促进气血的生化,营养四肢百骸,通过增强生化之源而促进损伤筋骨的修复,是损伤后期常用的调理方法。常用方剂有补中益气汤、参苓白术散、健脾养胃汤、归脾丸等。

注意补法的运用不能滥用,若邪势正盛,而正气未虚时,都应以祛邪为主,否则反致误补而留邪。

4.温经通络法 此法属于温法,是使用温性或热性药物补益阳气,驱除寒邪,以治疗里寒证的一种治法,具有宣通气血、祛风除湿、温通筋络之功效,适用于病久体虚,腠理不固,风寒入侵,血脉痹阻不宣者。常用方剂有麻桂温经汤、大活络丹、小活络丹等。此类方药多辛燥,易损伤阴血,故阴虚者慎用,或配合养血滋阴药同用。

以上治法,在临床应用时都有一定的原则。例如,治疗骨折,在施行手法复位、固定及功能锻炼的同时,内服药物初期以消瘀活血,理气止痛为主,中期以接骨续筋为主,后期以补气养血,强壮筋骨为主。骨折各阶段并无明显的界限,各骨折愈合的时间也不相同,且有个体差异,治疗时必须审证求因,灵活变通,正确施治,不可拘泥规则或机械分期。

中医骨伤科除三期论治外,也可按损伤部位辨证论治。损伤虽同属瘀血,但由于损伤的部位不同,治疗的方药也有所不同。

1.按损伤部位辨证用药　张元素在《治法机要·坠损》中提出:"治登高坠下,重物撞打,箭镞刀伤,心腹胸中停积郁血不散,以上、中、下三焦分之,别其部位,上部犀角地黄汤,中部桃仁承气汤,下部抵当汤之类下之,亦可以小便与酒同煎治之。"临床应用,头部损伤后有瘀血阻窍者,选用通窍活血汤、七厘散之类;胸部蓄瘀者,选用血府逐瘀汤、复元活血汤之类;两胁及上腹部损伤者,选用膈下逐瘀汤之类;腹部及少腹部损伤者,选用少腹逐瘀汤、大成汤、桃核承气汤之类;四肢损伤者,选用桃红四物汤、新伤续断汤之类。

2.主方加部位引经药　根据损伤的性质、时间、年龄、体质选方用药时,可加入引经药,使药力作用于损伤部位,如上肢损伤加桑枝、桂枝、羌活、防风;头部损伤如伤在巅顶加藁本、细辛,侧头部伤加白芷,后枕部损伤加羌活;如肩部损伤加姜黄;胸部损伤加柴胡、郁金、制香附、苏子;两胁肋部损伤加青皮、陈皮、延胡索;腰部损伤加杜仲、补骨脂、川断、狗脊、枸杞、桑寄生、山茱萸等;腹部损伤加炒枳壳、槟榔、川朴、木香;小腹部损伤加小茴香、乌药;下肢损伤加牛膝、木瓜、独活、千年健、防己、泽泻等。

明代医家异远真人《跌损妙方·用药歌》曰:"归尾兼生地,槟榔赤芍宜。四味堪为主,加减任迁移。乳香并没药,骨碎以补之。头上加羌活,防风白芷随。胸中加枳壳,枳实又云皮。腕下用桔梗,菖蒲厚朴治。背上用乌药,灵仙妙可施。两手要续断,五加连桂枝。两胁柴胡进,胆草紫荆医。大茴与故纸,杜仲入腰支。小茴与木香,肚痛不须疑。大便若阻隔,大黄枳实推。小便如闭塞,车前木通提。假使实见肿,泽兰效最奇。倘然伤一腿,牛膝木瓜知。全身有丹方,饮酒贵满卮。苎麻烧存性,桃仁何累累。红花少不得,血竭也难离。"该歌诀介绍跌打损伤主方配合部位引经药和随证加减用药法,便于损伤辨证治疗。

二、外治法

外治法是对损伤局部进行治疗的方法,在中医骨伤科治疗中占有重要地位。包括了外用药物、理伤手法、固定、牵引治疗、手术疗法以及练功疗法等。

【外用药物】

外用药物是指应用于伤患局部的药物,为历代中医骨伤科学家所重视,大致分为敷贴药、搽擦药、熏洗湿敷药和热熨药四类。

(一)敷贴药

敷贴药主要包括药膏、膏药与药散三类。

1.药膏　又称敷药或软膏。

（1）药膏的配制：将药碾成末，加饴糖、蜜、油、水、酒或凡士林等调成糊状，敷于患处。

（2）药膏的种类：①消瘀退肿止痛类：消瘀止痛膏、定痛膏、双柏膏、消肿散、散瘀膏等；②舒筋活血类：三色敷药、舒筋活络膏、活血散等；③接骨续筋类：外敷接骨散、接骨续筋药膏、驳骨散等；④温经通络类：可用温经通络膏；⑤清热解毒类：金黄膏、四黄膏等；⑥生肌拔毒长肉类：橡皮膏、生肌玉红膏、红油膏等。

（3）药膏应用注意事项：①临床应用时，药膏摊在棉垫或纱布上，表面覆一张薄棉纸，然后敷于患处。棉纸极薄，药力可渗透，不影响药物疗效发挥，又可减少对皮肤的刺激，也便于换药。②药膏换药时间，一般2～4天换1次。凡用水、酒、鲜药汁调敷药时，需随调随用勤换，一般每天换药一次。生肌拔毒类药物应根据创面情况而勤换药，以免脓水浸淫皮肤。③凡用饴糖调敷的药膏，室温高容易发酵，梅雨季节易发霉，故一般主张随调随用。冬季气温低时可酌加开水稀释，以便于调制拌匀。④少数患者对药膏过敏而产生接触性皮炎，应及时停药，外用青黛膏或六一散，严重者给予抗过敏治疗。

2.膏药　又称薄贴。

（1）膏药的配制：将药物浸于植物油中，加热熬炼除去药渣，加入铅丹，其主要成分为四氧化三铅，经过"下丹收膏"，制成膏药，熬制膏药要求老嫩适宜，达到"贴之即粘，揭之易落"的标准。膏药熬成后浸入水中数天，再藏于地窖阴暗处以"去火毒"，可减少对皮肤的刺激，防止接触性皮炎；将已熬好经"去火毒"的膏药置于小锅中用文火加热烊化，然后摊在皮纸或布上备用，摊时注意四面留边。

为增加膏药疗效，将小部分具有挥发性又不耐高温的药物如乳香、没药、樟脑、冰片、丁香、肉桂等研成细末，在摊膏药时将膏药在小锅中烊化后加入，搅拌均匀，使之融合于膏药中；或是将贵重的芳香开窍药物，或特殊需要增加的药物，临贴时加在膏药上。

（2）膏药的种类：①治疗损伤与寒湿类：用于损伤者，有坚骨壮筋膏；用于风湿者，有狗皮膏、伤湿宝珍膏等；用于损伤与风湿兼证者，有万灵膏、损伤风湿膏等；用于陈伤气血凝滞、筋膜粘连者，有化坚膏等。②提腐拔毒生肌类：用于创面溃疡，有太乙膏、陀僧膏等。一般常在创面另加药散，如九一丹、生肌散等。

（3）膏药使用注意事项：①膏药一般用于筋伤、骨折后期；若新伤初期有明显肿胀者，不宜使用。②X线不能穿透含有丹类药物的膏药，所以作X线检查时应取下。

3.药散　又称药粉、掺药。将药物碾成极细粉末，收贮瓶内备用。使用时可将药散直接掺于伤口处，或置于膏药上，将膏药烘热后贴患处。按功用可分六类：①止血收口类：桃花散、花蕊石散、金枪铁扇散、如圣金刀散、云南白药等。②祛腐拔毒类：红升丹、白降丹等。③生肌长肉类：常用生肌八宝丹，也可与祛腐拔毒类散剂掺和在一起应用。④温经散寒类：丁桂散、桂麝散等。⑤活血止痛类：四生散、消毒定痛散等。

（二）搽擦药

搽擦药可直接涂于患处，或配合理筋手法使用。常见剂型如下。

1.酒剂　用药与白酒、醋浸制而成，也有单用酒浸者。近年来还有用乙醇溶液浸泡加工炼制的酒剂。常用的有活血酒、伤筋药水、正骨水等，具有活血止痛，舒筋活络，追风祛寒之效。

2.油膏与油剂　用香油把药物熬煎去渣后制成油剂，或加黄蜡或白蜡收膏炼制而成油膏，具有温经通络,消散瘀血之效。用于关节寒湿冷痛等证,也可配合手法及练功前后作局部搓擦,常用的有跌打万花油、活络油膏、伤油膏等。

(三)熏洗湿敷药

1.热敷熏洗　是将药物置于锅或盆中加水煮沸后熏洗患处的方法。先用热气熏蒸患处,水温稍减后用药水浸洗患处。常用于治疗新伤瘀血积聚或陈伤风湿冷痛者。

(1)新伤瘀血积聚者:散瘀和伤汤、海桐皮汤、舒筋活血洗方等。

(2)陈伤风湿冷痛、瘀血已初步消散者:八仙逍遥汤、上肢损伤洗方、下肢损伤洗方等。

2.湿敷洗涤　将药制成水溶液,供创伤伤口湿敷洗涤用。常用的有金银花煎水、野菊花煎水及公英鲜药煎汁等。

(四)热熨药

将药物加热后以布包裹,热熨患处,借助热力作用局部,发挥温经散寒、行气活血之效。主要剂型如下。

1.坎离砂　用铁砂加热后与醋水煎成药汁搅拌制成,临用时加醋少许拌匀置布袋中,数分钟内会自然发热,热熨患处,用于陈伤兼有风寒湿者。

2.熨药　药置于布袋中,放在蒸锅中蒸气加热后熨患处,用于各种风寒湿痛证。

(五)其他外用药

常用粗盐、黄砂、米糠、麸皮等炒热后装入布袋中热熨患处,治疗风湿痹痛,简单有效。

【理伤手法】

理伤手法是术者用手施行各种术式,直接作用于患者身体的特定部位,对骨伤科疾病进行诊断和治疗的一种诊疗技术。理伤手法主要用于骨折、脱位、筋伤及骨关节疾病等,通过手法的操作,能初步了解骨折的移位方向和程度,脱位的方向,肢体损伤的严重度,以进行整复、理筋,调节气血,促进肢体功能的恢复。

(一)理伤手法的作用

1.初步诊断,了解病情　外伤造成肢体损害可通过手法手摸心会,对损伤情况作出初步诊断,了解损伤的严重程度,判断是否需要即刻处理。如严重骨折需对伤肢作紧急固定,对于椎体骨折需注意搬运方式。

2.活血散瘀,消肿止痛　外伤所致脉络破裂,积蓄成瘀,或积于筋肉之间,或聚于关节骨缝之中,手法可改善局部血运,使离经之血得以消散,促使血肿吸收和代谢产物排除,发挥活血散瘀,消肿止痛之效。

3.舒筋活络,解除痉挛　外伤可致肌肉筋脉痉挛拘急,为肿为痛,肢体功能障碍,手法可起到舒展和放松肌肉筋络的作用,有效解除肌肉痉挛而恢复肢体功能。

4.正骨复位,理顺筋络　理伤手法可整复骨折、脱位以及筋出槽、骨错缝等,使骨折移位、关节脱位、骨错缝等得到理顺、整复与归位,并使因筋骨异位对周围神经、血管刺激或压迫引起的疼痛、酸胀、麻木等异常感觉消除,血液供应受阻的各种症状也得到缓解。

5.松解粘连,通利关节　筋骨肌肉损伤或病变日久,导致局部气血凝滞、组织粘连、关节活动不利。理伤手法能活血散瘀、松解粘连、滑利关节,改善组织紧张僵硬状态,恢复关节正常功能。

6.调整阴阳,祛风散寒　理筋手法可以温通经络,祛风散寒,调和气血,从而调整机体阴阳平衡,加快肢体、关节和内脏功能恢复,提高抵抗疾病能力,达到增强体质、提高疗效、缩短疗程、防止复发的目的。

(二)理伤手法实施原则

1.早　早期恰当地实施手法。尤其在手法治疗骨折、脱位时,受伤早期局部肿痛与肌肉痉挛不明显,手法治疗容易成功;反之,局部肿痛与肌肉痉挛加剧,则治疗难度加大,手法不易成功。

2.准　实施部位准确,要根据局部解剖情况,明确损伤的性质程度,移位方向等情况准确施法。同时,不断观察和询问患者的反应和感受,及时调整用力方向,以提高疗效。

3.稳　施法过程应平稳,注意使用恰当力度.合适体位。施法时力量应循序渐进、由小到大、由轻渐重,感觉由浅入深、由表透里,避免意外发生。

4.巧　施法过程要轻巧,切忌鲁莽粗暴,既达到治疗目的,又不增加患者新的损伤,要尽可能减轻患者痛苦,力求达到"法之所施,使患者不知其苦,方为手法也。"

(三)理伤手法注意事项

1.明确诊断,充分了解病情:手法进行之前,应当全面了解患者病情,如对于骨折患者,应了解其受伤机制、骨折移位情况以及患者全身状况等,根据患者具体状况确定手法治疗方案。

2.合理安排手法步骤:对手法操作的先后顺序必须合理安排,以利于患者更好适应手法过程,并使术者在手法过程中有条不紊,从容有序。

3.要求手法动作,轻重适当,熟练准确,尽量减少患者不必要的痛苦,避免副损伤发生。

4.严格掌握手法的适应证和禁忌证:手法适应证广泛,大部分骨折、脱位、急性软组织损伤、慢性劳损以及损伤后遗症等均可应用手法治疗;对于急性传染病、皮肤病、局部脓肿、骨关节结核、血友病、恶性肿瘤、孕期妇女、老年性骨质疏松以及脊椎滑脱等应禁用或慎用理伤手法。

5.手法操作中,思想集中,防止意外事故发生。

(四)理伤手法的分类

常用理伤手法包括骨折整复手法、脱位复位手法及筋伤理筋手法,应根据患者具体情况而有针对性地选用。

1.骨折整复手法　骨折整复手法又称为正骨手法、接骨手法,主要用于骨折复位。手法整复要求及时、稳妥、准确、轻巧而不增加局部组织的损伤,力争一次手法整复成功。手法应该经过详细的临床检查及必要的辅助检查,在明确诊断、全面而准确地掌握骨折移位情况的前提下施行。根据损伤程度、部位,患者的年龄、体质做到"因人而治、因部位而治"。唐代蔺道人《仙授理伤续断秘方》总结出相度、忖度、拔伸、搏捺、捺正五法,清代吴谦《医宗金鉴·正骨心法要旨》将其发展为"摸、接、端、提、按、摩、推、拿"八法,现经历代文献整理,结合现代医学和中国骨科发展,总结出以下整复骨折的正骨八法。

(1)手摸心会:是施行手法的首要步骤,且贯穿于整复过程的始终。此法目的在于"知其体相,识其部位,一旦临证,机触于外,巧生于内,手随心转,法从手出"。术者必须用手在肢体损伤部位仔细触摸,先轻后重,由浅入深,从远到近,结合患者的症状、体征及 X 线等辅助检查,在脑海中构成骨折移位的立体形象,选择合适的整复手法及操作步骤。对复位手法操作的过程及结果做到心中有数。

(2)拔伸牵引:是指术者和助手分别握住患肢的远端和近端,对抗用力牵引,用以矫正重叠移位和短缩移位的手法。按照"欲合先离,离而复合"的原则,先保持在原来的位置,沿肢体的纵轴,在远近骨折段作对抗牵引。然后,再按整复的步骤改变肢体的方向,持续牵引(图 1-50)。所施牵引力量的大小须以患者肌肉强度为依据,要轻重适宜,持续稳妥。一般而言,青壮年男性患者,肌肉发达,拔伸牵引力应较大;相反,老幼及女性患者,所需牵引力不宜太大。对肌群丰厚的患肢,如股骨干骨折应结合骨牵引;但肱骨干骨折,虽肌肉发达,若用力过大,常使断端分离,造成不愈合,操作时需注意。

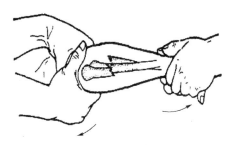

图 1-50　拔伸牵引

(3)旋转屈伸:包括了旋转手法和屈伸手法。旋转手法用于矫正骨折端的旋转移位;屈伸手法是利用关节运动来带动近关节端骨折的整复手法。

旋转手法是在拔伸牵引下根据骨折的移位情况做骨折远端的内旋或者外旋动作,使旋转移位的骨折端复位,恢复肢体的正常生理轴线(图 1-51)。屈伸手法多用于长骨干骺端骨折移位,包括屈、伸、收、展等手法纠正骨折端的移位(图 1-52)。如伸直型肱骨髁上骨折,整复时应首先纠正骨折的旋转移位,在牵引下屈曲肘关节,才能使骨折远端与近端会合。反之,屈曲型肱骨骨髁上骨折,应在拔伸牵引并纠正旋转的基础上逐步伸肘,才能使移位矫正。另外,外展型肱骨外科颈骨折,复位时需要肩部内收,内收型骨折则需外展。

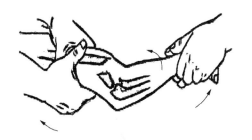

图 1-51　旋转手法

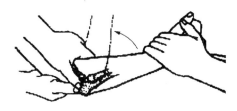

图 1-52　屈伸手法

(4)提按端挤:主要用于纠正骨折之侧方移位的一种复位手法。侧方移位可分为前后侧(即上下侧或掌背侧)移位和内外侧(左右侧)移位。此法是在拔伸牵引的基础上,术者以掌、指分别置于骨折断端的前后或左右,用力夹挤,迫使骨折复位。对于骨折端上下移位者用提按手法,以拇指下压突起的骨端,其余手指上提下陷的骨端,使骨折复位(图 1-53)。对骨折内外侧移位者用端挤手法,术者手指分别置于远近端,横向挤压,矫正骨折移位,此法也称捺正或横挤手法(图1-54)。实施手法时要求用力要适当,方向要正确,术者手指与患者皮肤紧密接触,避免在皮肤上来回摩擦而引起损伤。

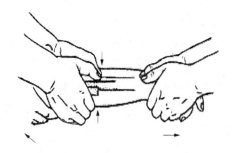

图1-53　提按手法

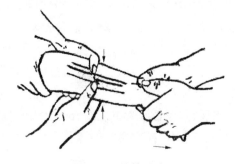

图1-54　端挤手法

(5)摇摆触碰:主要适用于横断或锯齿骨折。复位成功后,术者可用双手把持骨折部,由助手在维持牵引下做轻柔的上下、左右或前后的摇摆动作,使骨折端紧密接触,用以增加其稳定性(图1-55)。触碰手法一般用于干骺端的横行骨折,在骨折整复及夹板固定患肢后,术者可一手固定骨折部的夹板,另一手轻轻叩击骨折的远端,使骨折断端紧密嵌插,增加稳定性(图1-56)。

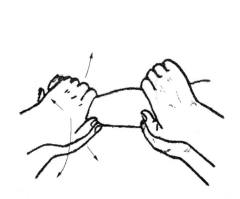

图1-55 摇摆手法

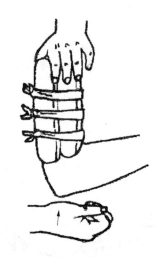

图1-56 触碰手法

(6)夹挤分骨:适用于矫正并列骨干双骨折骨折端并拢移位,如桡、尺骨干双骨折,胫、腓骨干骨折,掌骨干或跖骨干骨折等。由于并列骨干之间有骨间膜或骨间肌附着,发生骨折后,骨折断端受其影响发生侧方移位并相互靠拢。整复时,术者以双手拇指及食、中、无名三指分别由骨折部的掌背侧或前后侧对向夹挤两骨间隙,并配合柔和的摇摆手法在动态下使并拢的骨折端分开,双骨折

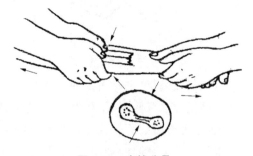

图1-57　夹挤分骨

的骨折端就像"单"骨折一样进行整复(图1-57)。操作时根据骨折部位和骨折移位方式的不同,有时需要综合应用其他手法。

(7)折顶回旋:折顶手法用于肌肉发达部位的横断或锯齿骨折,单纯牵引不能完全矫正其重叠移位时,可实施此法。操作时,术者双手拇指抵于突出的骨折一端,其他四指则重叠环抱于下陷的骨折另一端,在牵引下双手拇指用力向下挤压突出的骨折端,加大骨折成角畸形,依靠拇指的感觉,估计骨折的远近端骨皮质已经相抵时,骤然反折。反折时,环抱于骨折另一端的四指,将下陷的骨折端向上提起,而拇指则持续向下压迫突出的骨折端,这样较容易矫正重叠移位(图1-58)。注意用力大小,以原来重叠移位的多少而定,用力的方向可正可斜。单纯前后移位者,正位折顶;同时有侧方移位者,斜向折顶。折顶时,角顶方向应避开神经血管走向,以免造成损伤。此手法不适用于斜行、螺旋或粉碎骨折。

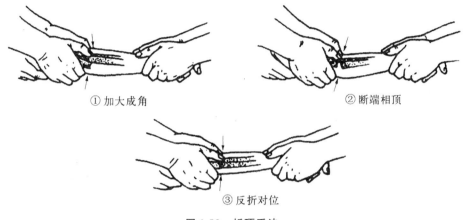

①加大成角　　②断端相顶

③反折对位

图1-58　折顶手法

回旋手法多用于矫正背向移位的斜行、螺旋骨折,或有软组织嵌入的骨折。使用回旋手法时,应根据受伤的力学原理,判断背向移位的途径,以骨折移位的相反方向回旋。有软组织嵌入的横行骨折,须加重牵引,促使嵌入的软组织解脱(图1-59)。操作时要十分谨慎,依靠双手分别把持两骨折段,使两折段骨皮质互相紧贴,以免增加软组织的损伤;当回旋受阻不能矫正背向移位时,则反向回旋。另外,实施此手法时,术者常需告诫助手在解脱嵌入骨折断端的软组织后,应适当放松牵引。

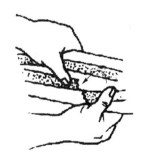

图1-59　回旋手法

(8)按摩推拿:本手法适用于骨折复位后,起到调理骨折周围软组织的作用,可使扭转曲折的肌肉、肌腱随着骨折复位而舒展通达,这对关节附近的骨折尤为重要。操作时,手法要轻柔,按照肌肉、肌腱的走行方向由上而下顺骨捋筋,达到散瘀舒筋的目的。

2.脱位复位手法　脱位也称为脱臼、脱骱、失骱、脱髎,用于整复脱位的手法谓之"上骱"、"上髎"。上骱手法属于正骨手法的一个组成部分。

(1)手摸心会:通过手法在关节脱位处仔细触摸,辨明脱位是全脱、半脱、前脱、后脱、侧方移位,等等,做到脑海有形,胸中有数。

(2)拔伸牵引:是整复脱位的基本手法,在四肢关节脱位时,脱出骨端被周围痉挛的肌肉所固定,按照"欲合先离"、"离而复合"的原则,通过拔伸牵引克服肌肉痉挛性收缩,可借助于手拉足蹬、术者自身体重等进行牵引,使脱出骨端复位。操作时力度须持续、平稳,防止或重或轻。

(3)屈伸收展与旋转回绕:是利用关节运动使脱位复位的方法。屈伸、收展、旋转、回绕(环转)都属于正常关节的运动方式。其中单轴关节的脱位可用屈伸、收展的方式进行复位,多轴关节的脱位可利用屈伸、旋转、回绕等多种方式进行复位。如肘关节后脱位,应在拔伸牵引的基础上屈曲肘关节,即可复位。当髋关节脱位后,股骨头常被关节周围的关节囊,肌腱、韧带等软组织卡住或绞锁,此时必须应用屈伸收展与旋转回绕等方法,使其解脱绞锁后复位。

(4)端提捺正:是利用杠杆原理(力点、支点、力臂)进行复位的方法。操作时,在拔伸牵引的基础上,用端、挤、提、按等手法对脱出骨端起到按压捺正的作用。如肩关节脱位的拔伸托入法,是在拔伸牵引的基础上,术者从腋下上托肱骨头使其复位。整复颞颌关节脱位时,常需端、提、捺正等方法相互配合进行复位。

3.理筋手法　理筋手法是治疗筋伤的手法,应用非常广泛,通过手法,可达到促进血液循环,活血散瘀,消肿止痛,减轻或解除肌肉痉挛,剥离粘连,整复小关节错缝等,并能起到预防关节强直、肌肉萎缩等作用。理筋手法治疗过程,一般分三个阶段,本着"轻—重—轻"的方式施法。开始用一些刺激小的手法,以改善局部循环,缓解组织痉挛,为进一步治疗打下基础,并使患者逐步适应治疗过程;中间阶段,多用重手法(深度手法)达到治疗目的;最后阶段,用一些轻手法结束治疗,使肢体充分放松。

(1)按摩法

1)轻度按摩法:术者用手掌或指腹放置患处轻轻地慢慢地做来回直线形或圆形的抚摩动作(图1-60)。本法一般在理筋手法开始或结束时使用,可用于全身各部,有祛瘀消肿、镇静止痛之功,能缓解肌肉疼痛及其紧张痉挛状态。手法操作时动作应缓慢、轻柔、协调。

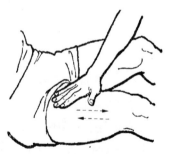

图 1-60　轻度按摩法

2)深度按摩法:术者用手指、掌根、全掌或双手重叠在一起进行推摩的手法,又称"推摩手法"(图1-61)。本手法力量较轻度按摩手法大,力的作用达于深部软组织。摩动频率根据患者病情、体质而定,手法操作时动作要协调,力量要均匀。

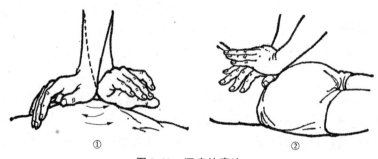

① ②

图 1-61　深度按摩法

用拇指单独进行的摆动性推法称为"一指禅推法",也属深度按摩法。施术时,术者要沉肩、垂肘、悬腕,通过腕部的摆动和拇指的屈伸活动,用拇指指腹或两侧着力,持续作用于患部或穴位上,推动局部之筋肉(图1-62)。本法常在理筋手法开始后由轻度按摩法转入,或结合点穴进行,并可运用在各个手法中,是治伤最基本手法之一;能舒筋活血、祛瘀生新,对消肿及减轻患部疼痛有效,并可解除痉挛,使粘连的肌腱、韧带分离,瘢痕组织软化。适用于治疗肢体各部的急性损伤、慢性劳损与风湿痹痛等。

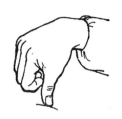

图1-62　指禅推法

(2)揉擦法

1)揉法:术者用手指或手掌在皮肤上揉动的一种手法。也可用拇指与四指成相对方向揉动,揉动的手指或手掌一般不移开接触的皮肤,仅使该处的皮下组织随手指或手掌的揉动而滑动(图1-63)。本法作用柔和,能活血消肿,散瘀止痛,解除痉挛。适用于四肢、颈项、躯干部伤筋,胸腹部外伤瘀血凝滞及胸腹胀满者。

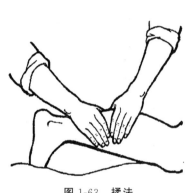

图1-63　揉法

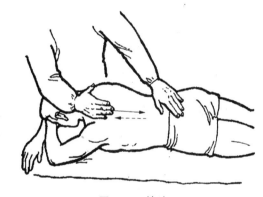

图1-64　擦法

2)擦法:术者用手掌、大小鱼际、掌根或手指在皮肤上摩擦的手法(图1-64)。施行手法时宜先用润滑剂,以防擦伤皮肤。施术时要用上臂带动手掌,力量大而均匀,动作灵巧而连续不断,使皮肤有红热舒适感。擦法有活血化瘀、消肿止痛、温经通络之效。适用于腰背部及肌肉丰厚部位的慢性劳损与风湿痹痛等证。

(3)拨络法:术者用拇指加大劲力与筋络循行方向横向揉动,或拇指不动,其他四指取与肌束、肌腱、韧带等垂直的方向,单向或往复揉拨,起到类似拨动琴弦一般的拨动筋络的作用,称为拨络法(图1-65)。本手法力量可轻可重,频率可快可慢,有止痛、缓解痉挛、松解粘连的作用。适用于急慢性伤筋而致肌肉痉挛或组织粘连者。

(4)攘法:术者用手背掌指关节突出部,或以小鱼际、小指掌指关节的上方接触在皮肤上滚动的手法(图1-66)。施行手法时须均匀用力按压,同时作旋后攘动,动作应协调而有节奏,像吸附在肢体上一样。攘法常与揉摩等手法结合应用,有调和营卫、疏通经络与

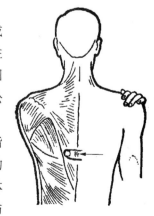

图1-65　拨络法

解痉止痛之效。适用于颈肩、腰背、四肢等肌肉丰厚部位的损伤或风湿痹痛。

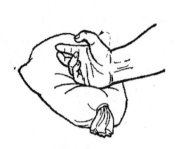

图1-66　擦法

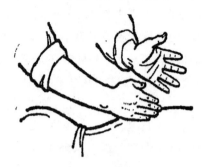

图1-67　击打法

（5）击打法：用拳捶击肢体的手法叫捶击法，用手掌拍打患处的手法叫拍打法，两法并用，称"击打法"（图1-67）。击打时要求动作有节奏，快慢适中，用力轻巧而有反弹感。击打法能疏通气血，祛风散寒，消除外伤后瘀积及疲劳酸胀感。适用于胸背部用力不当内部屏伤岔气，或腰背部、大腿以及臀部肌肉丰厚部位陈旧性损伤兼有风寒湿痹者。

（6）拿捏法：是用拇指与其他各指作相对钳形用力，将肌肉或韧带一紧一松拿捏的手法（图1-68）。施术时手法应协调，连续不断，用力轻重适宜，避免拙力。拿捏法有缓解肌肉痉挛、松解粘连、活血消肿、祛瘀止痛等作用。适用于急慢性伤筋而致肌肉痉挛或软组织粘连者。

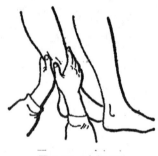

图1-68　拿捏法

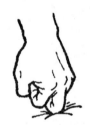

图1-69　点穴法

（7）点穴法：用手指在经穴上点穴、按摩（图1-69），又称"穴道按摩"或"指针疗法"。其取穴原则按照针灸学理论，可循经取穴或以痛为俞取穴。本法还可结合按摩揉捏及一指禅推法，拇指指力不足时，可用屈曲的中指指间关节背侧点按。点穴法可疏畅经络气血，使脏腑调和，阴阳平衡。多用于腰、背、臀、四肢伤筋及各种损伤疾患伴有内证者。

（8）屈伸法：是针对有关节伸展、屈曲功能活动障碍，使关节作被动屈伸活动的一种手法。术者一手握远端肢体，一手固定关节，然后缓慢、均匀、持续而有力地作适当的屈伸活动，力量与活动幅度逐步增加（图1-70）。本法对筋络挛缩、韧带或肌腱粘连、关节强直均有舒筋活络、松解粘连的作用。适用于肩、肘、膝、踝等关节伸屈活动障碍者。

（9）旋转摇晃法：是针对关节旋转功能障碍，使关节作被动旋转摇晃活动的一种手法，常与屈伸法配合应用。施

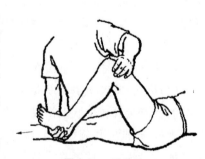

图1-70　屈伸法

术时术者一手握关节近端,另一手握肢体远端,做来回旋转及摇晃的动作。根据关节正常活动的范围、患者具体情况,掌握旋转及摇晃的幅度。

腰部旋转手法又称"斜扳手法",一般采用卧位,施术时术者一手推肩,另一手扳臀,相反方向用力使腰部旋转。斜扳手法还可采用坐位进行(图 1-71)。本法可松解关节周围软组织粘连,矫正骨错缝,恢复关节功能。适用于颈椎与腰椎关节僵硬、小关节错缝患者。

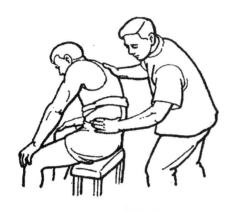 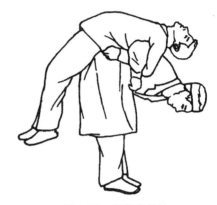

图 1-71　斜扳手法　　　　　　　　　图 1-72　腰部背伸法

(10)腰部背伸法:分为立位法与卧位法两种。立位法操作时术者背部紧贴患者背部,使其骶部抵住患者之腰部,双手反扣,将患者背起使双足离开地面(图 1-72)。卧位背伸法又名扳腿手法,俯卧或侧卧均可,施术时术者一手推按于患者腰部,一手托起患腿,迅速向后上抬拉而达到腰部过伸的目的,能使腰部背伸肌放松,胸腰椎扭错之小关节复位。适用于治疗急性腰扭伤或腰椎间盘突出症患者。

(11)按压与踩跻法:按压法是通过掌心或掌根,亦可双手重叠在一起向下按压,使力作用于患部。施术时,术者可身体前倾用体重加强按压力,或将患部两端垫枕,使患部悬空。对腰臀部肌肉比较丰厚的部位可用肘尖加压。如需更大的按压力,可用踩法,古称跻法。患者躯体下垫以软枕以防压伤,术者两足踏于患部进行踏跳,双手撑于床边特制之木架上以控制踏跳力之轻重,术中应嘱患者作深呼吸配合(图 1-73)。本法具有通络止痛、放松肌肉、松解粘连之功。适用于腰椎间盘突出及腰臀肌劳损所致的腰腿痛。

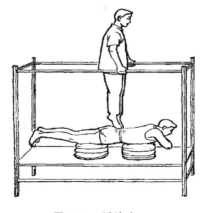

图 1-73　踩跻法

（12）搓抖法

1）搓法：术者两手掌分别放置患部的相对侧，用力做上下或前后搓动肢体的手法（图 1-74）。操作时宜自上而下、反复搓动多次，动作要轻快、协调，力量要平衡、连贯。本法为理筋结束前的手法，具有调和气血、舒筋活络、松弛肌肉之效，可消除肌肉疲劳，多用于四肢及肩、肘、膝等关节的伤筋。

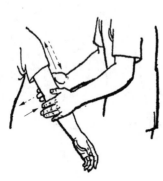
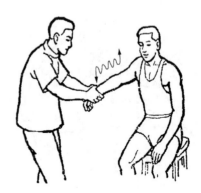

图 1-74　搓法　　　　　　　　　图 1-75　抖法

2）抖法：用手握住患者肢体远端轻轻抖动的一种手法（图 1-75），为理筋时的终末手法，可松弛肢体肌肉关节，改善关节功能，减轻重手法治疗后的反应，多用于四肢关节。

【固定】

固定是用合理的器具使损伤部位在某种状态下保持相对静止的方法，其主要是为了维持损伤整复后的位置，防止骨折、脱位再移位，保证损伤组织能够良好愈合。固定是骨伤科疾病一种重要的治疗方法，包括外固定与内固定两大类。常用的外固定有夹板、石膏绷带、骨外固定器及支具等；内固定有钢板、螺丝钉、髓内针、克氏针等。良好的固定应具备以下标准：①保证良好固定的同时，对肢体周围软组织无损伤，不影响损伤处正常血运和愈合。②能有效固定骨折，消除不利于骨折愈合的旋转、剪切和成角外力，使骨折端相对稳定，为骨折愈合创造有利条件。③对伤肢关节活动约束小，有利于早期功能锻炼。④对骨折整复后的残余移位有矫正作用。

（一）外固定

外固定是指损伤后用器具在体外对损伤部位进行固定的一种方法。目前常用的外固定方法有：夹板固定、石膏固定、骨外固定器固定及外固定支具等。

1.夹板固定　夹板固定是利用与肢体外形相适应的特制的木板或竹片等来固定骨折的一种方法，是目前治疗骨折常用的、有效的方法之一。夹板固定是从肢体的生理功能出发，通过扎带对夹板的约束力，配合使用固定垫，防止和矫正骨折端成角和侧方移位，并充分利用肌肉收缩所产生的内在动力，使肢体内部由骨折所致的不平衡重新恢复平衡。

（1）夹板固定的适应证：①四肢闭合性长管状骨骨折；②四肢开放性骨折创面较小或经处理创口已闭合者；③陈旧性四肢骨折适合手法复位者。

（2）夹板使用的禁忌证：①较严重的开放性骨折及伤口感染严重者；②肿胀严重伴有水疱者；③难以整复的关节内骨折；④夹板难以坚强固定的骨折。

(3)夹板固定选材及特性：①夹板：夹板的材料有木板、竹板、杉树皮、厚纸片、金属铝板及塑料板等。其长度视骨折部位不同而异，分超关节固定和不超关节固定两种。其厚度不能过厚或过薄，能根据肢体各部位的形态塑形。所用夹板应该具有可塑性、韧性、弹性、易透性的特性。②固定垫：又称压垫，一般放于夹板与皮肤之间，作用于骨折部以维持骨折断端在复位后的良好位置。固定垫要求质地柔软，有一定的弹性和支持力，能维持一定的形态，对皮肤无刺激。常用纸片、棉花等材料制作，其形态根据骨折固定要求而定。常用的固定垫有平垫、塔形垫、梯形垫、高低垫、抱骨垫、葫芦垫、横垫、合骨垫、分骨垫、大头垫等。③扎带：扎带的约束力是夹板外固定力的来源。临床常用宽 $1\sim2cm$ 布带，依次捆扎夹板中间、远端、近端。捆扎松紧要恰当，要求捆扎后能提起扎带在夹板上下移动 1cm 为宣。

(4)夹板固定操作步骤：①外敷药膏：闭合性骨折复位后外敷接骨续筋药膏，对于开放性骨折，伤口愈合前不宜使用，以避免感染；②放置压垫；③安放夹板；④捆扎布带。

(5)固定垫的使用方法：使用固定垫时，应根据骨折的类型、移位情况，在适当的位置放置固定垫。常用方法有一垫固定法、二垫固定法及三垫固定法。一垫固定法主要压迫骨折部位，多用于肱骨内上髁骨折、外髁骨折，桡骨头骨折及脱位。二垫固定法是将两垫分别置于两骨端原有移位的一侧，以骨折线为界，两垫不能超过骨折端，以防止骨折在发生侧方移位，主要用于有侧方移位的骨折。三垫固定法是在骨折复位后，一垫置于骨折成角突出部位，另两垫分别置于靠近骨干两端的对侧，三点形成杠杆力，防止骨折在发生成角移位。

(6)夹板固定后的注意事项：①抬高患肢，以利肿胀消退。②密切观察伤肢的血运情况，特别是固定后 $3\sim4$ 天内更应注意观察肢端皮肤颜色、温度、感觉及肿胀程度。若发现伤肢肢端肿胀、疼痛、温度下降、颜色紫暗、麻木、活动障碍伴剧痛者，应及时处理，否则有发生缺血坏死的危险。③注意询问骨骼突出处有无灼热感，若患者感到持续疼痛，应解除夹板进行检查，以防止发生压迫性溃疡。④注意及时调整夹板的松紧度，一般在 4 日内，因复位继发损伤，局部损伤性炎症反应，夹板固定后静脉回流受阻，组织间隙内压有上升趋势，可适当放松扎带。以后组织间隙内压下降，血循环改善，扎带松弛时应及时调整扎带的松紧度，保持 1cm 的正常移动度。⑤定期进行 X 线检查，了解骨折是否发生再移位，特别是在 2 周以内要经常检查，如有移位要及时处理。⑥夹板固定期间，应指导患者进行合理的功能锻炼。

(7)解除夹板日期：夹板固定时间的长短，应根据骨折临床愈合的具体情况而定。达到骨折临床愈合标准，即可解除夹板固定。

2.石膏固定　医用石膏系脱水硫酸钙（$CaSO_4 \cdot H_2O$），是由天然结晶石膏（$CaSO_4 \cdot 2H_2O$）煅制而成。将天然石膏捣碎，碾成细末，加热至 $100\sim200℃$，使其失去水分，即成白色粉状，变为熟石膏。使用时石膏粉吸水后变成结晶石膏而凝固，一般在 $40\sim42℃$ 温水中，$10\sim20$ 分钟即凝固。石膏凝固后体积膨胀 $1/500$，故使用石膏不宜过紧。石膏干燥一般需要 $24\sim72$ 小时。石膏绷带固定是我国和国外广泛应用的一种固定方法。它具有可塑性强、透气性好、对皮肤较少刺激等优点。但也存在固定超过上、下关节，不利于活动及肢体肿胀消退后易松动等缺点。

(1)石膏绷带固定的适应证：①需临时固定，便于搬运的骨折；②开放性骨折不能用夹板压迫者；③某些关节部位骨折不宜夹板固定者；④骨感染需制动开窗换药者；⑤矫形术及关节加压融合术后,需固定于相应的位置者;⑥软组织损伤或术后的支具作用。

(2)石膏固定的禁忌证:①全身情况差;②心、肺、肾功能不全者;③进行性腹水;④年龄过大或年龄过小;⑤孕妇忌作腹部石膏固定。

(3)石膏固定的操作

1)准备工作:需要的材料包括石膏绷带卷、用盆或桶盛水、石膏刀、衬垫、绷带、纱布等;用肥皂水清洗石膏固定部位的皮肤,有伤口者需要更换敷料,套上纱套,摆好肢体功能体位或特殊位置,并由专人维持或置于石膏牵引架上,明确操作人员的分工。

2)石膏固定的操作步骤

①先将石膏绷带按肢体宽度和长度往返折叠6~8层,平放在30~40℃的温水桶或盆内,待气泡消失后取出,以手握其两端,挤出多余水分,然后将石膏绷带展开,让助手将其抹平,使每层绷带紧密接触形成一体即可使用。这是石膏托的制作方法。石膏管型是将石膏绷带直接放入水中,取出后作缠绕固定。切不可将所用石膏一次全部投入水中,以免长时间浸泡,石膏凝固变硬不能使用。

②放置衬垫,保护好骨突部位避免石膏压伤。常用的衬垫有棉纸、棉垫、棉花等,衬垫不宜过厚,以免影响固定效果。石膏托必须用衬垫,而石膏管型则可有衬垫或无衬垫,有衬垫石膏是将整个肢体用棉垫包好,然后包石膏绷带。临床上绝大多数情况下使用有垫石膏。无衬垫石膏也必须在骨突部位加垫,以免造成局部血运不良和皮肤压疮。

③由肢体的远端向近端,以滚动或交叠方式用绷带缠绕包扎石膏。注意不可拉紧绷带缠绕,以免造成血液循环障碍。交叠的面积应在上一周绷带的下1/3,这样才可使整个绷带形成一体。在缠绕过程中,保持石膏绷带的平整,切勿形成皱褶,助手必须以手掌扶持肢体,避免用手指扶持,以防造成石膏压凹,使局部皮肤受压。绷带的松紧度以第1、2层最为重要,必须掌握适当。关节及骨折部位要多包绕2~3层,以免力量薄弱而折断。当右手缠绕时,左手随即将其抹平。石膏的厚度以硬固后不致折断为原则,一般为8~12层。石膏包好后,最后还需进行修整,剪去多余部分,充分露出不需固定的部位及手、足末梢,以便观察血运。

(4)石膏固定后注意事项:①石膏固定完成后,维持体位直至完全干涸,以防止折断;②抬高患肢,减轻和避免肢体肿胀;③防止局部皮肤尤其是骨突部位受压,注意暴露肢端,以利于观察皮肤颜色、温度、感觉和运动,如有血运障碍表现,应立即拆除石膏;④保持石膏的清洁干燥,寒冷冬季还需注意外露肢体的保温;⑤若发现石膏有变形、松动或断裂,应及时更换,以免影响疗效。

3.骨外固定器固定　外固定器是在骨折外固定法和内固定法两种固定方法启示下形成的一种治疗骨折的固定形式,是将骨圆针或螺纹钉经皮钻入骨折远、近端,再用一定类型的骨外固定器把暴露在皮外的针或钉连接起来,以达到使骨折断端牵开、调节复位、加压固定、延长肢体或矫正畸形的目的,又被称为经皮穿针外固定支架固定法。

(1)骨外固定器的适应证:①四肢开放性与感染性骨折,有利于创口换药,观察病情,是应用骨外固定器最重要的适应证,尤其是有广泛软组织损伤和严重感染的小腿骨折。②伴有广泛软组织挤压损伤,肢体肿胀严重的闭合性骨折。③各种不稳定的新鲜骨折、多段骨折固定十分困难者。④关节融合术、畸形矫正术等术后均可使用骨外固定器加压固定。

（2）骨外固定器的操作步骤

1）摆放体位：一般上肢采用外展位，肱骨骨折在肩峰至肱骨外髁的连线上定位穿针；闭合性股骨骨折、转子间骨折，患者仰卧位，患肢外展 20°～30°，呈中立位。

2）画线、定点与穿针：胫骨骨折于小腿前内侧沿胫骨板中心画一条线；股骨及转子间骨折自大转子至股骨外髁画一条线；肱骨骨折于大节结至肱骨外髁画线；前臂骨折于尺桡侧沿骨干画线。根据骨折的位置、骨折情况，均位于这些线上确定进针点，然后无菌操作穿针固定。

3）术后处理：注意观察固定针有无松动，并抬高患者以利肢体肿胀消退；保持针孔的无菌干燥，根据病情适当选用抗生素，以预防感染；注意患肢的功能锻炼和定期 X 线检查，以了解骨折愈合情况。

4.外固定支具　支具又称矫形器，是一种以减轻四肢、脊柱、骨骼肌系统的功能障碍为目的的体外支撑装置。近年来由于新材料、新工艺的发展应用，外固定支具技术也有了长足的发展，外固定支具作为一种体外支撑装置，主要应用于运动创伤外科、关节外科疾病的预防、治疗以及康复。其功能包括稳定与支撑、固定功能、保护功能、助动（行）功能、预防矫正畸形等。与传统的治疗方式相比较，外固定支具使用方便，治疗效果更佳，能帮助患者恢复锻炼，提早回到工作岗位。此法具有石膏固定的服帖性、稳定性，也可避免石膏（包括其他高分子材料）引起的肌肉萎缩、皮肤瘙痒等副作用，符合"动静结合、筋骨并重、内外兼治、医患配合"的治疗原则。目前常用的支具包括 DROP-LOCK 调节式膝支具、ACUPCL 专用支具、可调式颈椎固定牵引支具、可调式肘支具、足踝固定支具等。

（二）内固定

内固定是指采用金属或非金属材料、自体或异体骨块等置入体内，用以直接固定骨折、脱位等创伤或疾病的一种治疗方法。临床上内固定物置入常用两种方法：一是手术切开后置入固定物；二是闭合复位，在 X 线透视下将钢针插入固定骨折或脱位。

1.内固定的适应证

（1）有移位的关节内骨折，手法不能达到满意复位，以后对关节功能有较大影响者。如胫骨髁间嵴骨折、肱骨外髁翻转骨折等。

（2）手法难以复位或外固定不能维持复位后的位置，对肢体功能活动影响较大者。

（3）经非手术治疗失败的不稳定骨折。

（4）合并重要的血管、神经损伤者，如肱骨髁上骨折合并肱动脉损伤。

（5）具有阻碍骨骼生长倾向的移位的骨骺损伤。

（6）多发骨折和多段骨折。为了预防严重并发症以及让患者尽早活动，应选择内固定。

（7）非手术治疗或手术治疗失败的骨折不愈合，或者属于畸形愈合而严重影响肢体的功能活动者。

（8）开放性骨折，在 6～8 小时内，如伤口污染较轻，经彻底清创后，可直接采用内固定。

（9）骨折伴有关节脱位，经闭合复位未能成功者。

（10）肌腱和韧带完全断裂者。

2.内固定的缺点

（1）手术切开复位内固定会进一步增加创伤，剥离骨膜，影响骨折部的血液供应，导致骨折延迟愈合或者不愈合。

（2）术中有损伤血管、神经、肌腱的可能，术后引起上述组织的粘连。

（3）术后有发生感染可能。由于骨折损伤和手术操作，会使机体抵抗力下降，易发生感染，影响骨折的愈合。

（4）内固定可能发生松动或者断裂，这时常常需要再次手术处理，造成骨折延迟愈合甚至不愈合。

（5）骨折愈合后，很多内固定物需要手术取出，造成患者二次创伤和痛苦。

【牵引疗法】

牵引既是整复的方法，也是固定的重要方法。牵引疗法是通过牵引装置，利用悬垂重量为牵引力，身体重量为反牵引力，持续作用于肢体，以缓解肌肉紧张，整复骨折、脱位，预防和解除软组织挛缩，或用于某些疾病术前组织松解和术后制动的治疗方法。多用于四肢和脊柱损伤。牵引疗法有皮牵引、骨牵引与布托牵引等。

1.皮牵引   是指牵引力通过对皮肤的牵拉使作用力最终达到患处，并使其复位、固定的技术。皮牵引简单易行，安全无痛苦，但因牵引重量有限，故牵引力较小。

（1）适应证：小儿下肢骨折；老年人肌肉萎缩的不稳定下肢骨折；要求牵引力不大的短期牵引；防止或矫正髋、膝关节屈曲、挛缩畸形。

（2）牵引步骤：①准备胶布或皮套、扩张版、重锤、绷带、棉垫、牵引绳、支架等工具。②局部皮肤剃毛、清洁。③适当长度的胶布贴于伤肢皮肤上，远侧放置扩张版。胶布外缠绷带，或用牵引皮套套在肢体上。④牵引绳通过扩张板，连接滑轮装置并加上适当的牵引重量。

（3）注意事项：患者皮肤必须完好，对胶布过敏者不宜使用；骨突部位应加棉垫保护；经常检查牵引装置，注意胶布和绷带有无松动脱落；患肢长度要经常测量以便及时调整牵引重量；下肢牵引要防止足下垂，并注意观察足趾血液循环，上身应经常活动。

2.骨牵引   是在患肢远端的特定部位，在无菌条件下，利用骨圆针或牵引钳穿过骨质，系上牵引装置进行牵引，以达到复位、固定作用的方法。骨牵引为直接牵引，牵引力直接作用于骨骼，能承受较大的牵引重量。其特点是牵引力大，阻力较小，可以有效克服肌肉紧张，纠正骨折重叠或关节脱位造成的畸形，是持续牵引最常用的方法。常用的骨牵引部位有尺骨鹰嘴牵引、股骨髁上牵引、胫骨结节牵引、跟骨牵引及颅骨牵引。

（1）尺骨鹰嘴牵引：在尺骨鹰嘴尖端下2cm，尺骨嵴旁开约1cm，由内向外进针，注意避开尺神经，牵引重量一般为2～5kg。适用于难以复位或肿胀较重的肱骨髁上骨折和髁间骨折，粉碎型肱骨下端骨折及移位严重的肱骨开放性骨折。

（2）股骨髁上牵引：自股骨下端内收肌结节以上2cm处，由内向外进针，注意不可过于向前方，以免损伤髌上滑囊。或通过髌骨上缘在皮肤上向外侧画一横线，自腓骨头前缘向上述横线引一垂线，两线交点即钢针穿出部位，与此点相应的股骨下端内侧一点即进针部位。牵引重量一般为自身体重的1/8～1/6。适用于股骨干骨折、转子间骨折、髋关节脱位及骨盆骨折，患肢短缩者。

（3）胫骨结节牵引：自胫骨结节最高点向后2cm和向下2cm，相当于胫骨结节与腓骨小头连线中点处，由外向内侧进针，以免伤及腓总神经。牵引重量为7～8kg，维持量为3～5kg。适用于股骨干骨折、伸直型股骨髁上骨折等。

（4）跟骨牵引：维持踝关节中立位，自内踝尖端和后跟下缘相连线的中点处，由内侧向外侧进针牵引重量一般为3～5kg。适用于胫骨髁部骨折，胫、腓骨不稳定骨折，踝部粉碎骨折，跟骨骨折向后上移位等。

（5）颅骨牵引：以两乳突连线与颅骨正中线在头顶部的交点为中心，向两侧旁开3.5cm，针尖内斜45°进针，牵引重量3～4kg。适用于颈椎骨折脱位。

3.布托牵引　是利用牵引带系于患者肢体某一部位，再用牵引绳通过滑轮连接牵引带和重锤对患部进行的牵引。常用的有以下三种。

（1）枕颌带牵引：是用枕颌带套在颌下和枕后，在重锤的牵引下，间接牵引颈椎的方法。牵引重量为3～5kg。适用于颈椎病、颈椎间盘突出症和颈椎骨折与脱位等。

（2）骨盆悬吊兜牵引：是利用骨盆悬吊兜将臀部抬离床面，靠自身体重使吊兜侧壁拉近向中间挤压对分离的骨盆骨折和耻骨联合分离进行整复、固定的方法。牵引重量以能使臀部稍离开床面即可，一侧牵引重量为3～5kg。适用于耻骨联合分离、骨盆环骨折分离、髂骨翼骨折向外移位以及严重的骶髂关节分离等。

（3）骨盆带牵引：是用两条牵引带，一条固定胸部，一条固定骨盆，根据患者体重和耐受程度施加一定力量的牵引方法。牵引重量一般一侧为5～15kg。适用于腰椎间盘突出症、腰椎小关节紊乱以及腰肌劳损等。

4.持续牵引的注意事项　临床上应根据患者的年龄、体质、骨折的部位和类型、软组织损伤情况，予以合理选用牵引方法；牵引重量以骨折短缩移位程度和患者体质而定，注意随时调整；牵引的方向一般应与所牵引的骨干纵轴一致，而多向牵引需使其合力方向作用于所要求的牵引力线上；注意肢体有无压迫性溃疡；牵引的同时应鼓励患者练习肌肉运动和正确的指（趾）功能锻炼。

【手术疗法】

手术疗法是使用外科手术方式治疗疾患的外治方法。当骨关节损伤或疾患非手术治疗效果不佳时，可以手术治疗。如开放性损伤的清创，难以手法复位的骨折采用切开复位内固定术，血管、神经断裂的修补缝合术，化脓病灶的切开引流术，肿瘤病灶的切除等。

（一）手术疗法的适应证

1.急性开放性损伤　采用清创术对开放性损伤的创口进行处理，以使其转变为接近无菌的清洁创口，以利于损伤的修复。

2.骨折及脱位　绝大多数骨折和脱位都能通过非手术疗法取得满意的效果，而对于特殊部位的骨折，复杂的脱位，非手术治疗失败者，或合并血管、神经损伤者，多采用手术治疗。

3.化脓性关节炎和化脓性骨髓炎　采用穿刺吸引术或引流术处理，对于化脓性骨髓炎还可以采用病灶清除术。手术治疗能明显改善临床症状，缓解患者痛苦，防止炎症扩散，是一种重要的治疗方法。

4.骨肿瘤　手术切除肿瘤骨仍是目前对骨肿瘤的主要治疗方法，如良性巨细胞瘤、动脉瘤样骨囊肿、软骨瘤等可采用肿瘤刮除术、肿瘤切除术或肿瘤骨段截除术治疗。对于恶性骨肿瘤采用手术配合放化疗等综合治疗。

以上列举了临床常用的手术疗法适应证,对于是否采用手术治疗需根据具体疾病而确定,选择合适的手术治疗方式。例如椎间盘突出症选择何种治疗方式需根据突出的程度、患者具体临床表现等情况而定,但无论是手术或非手术治疗,其最终目的都是一致的,尽可能治愈疾病,促使患者康复。

(二)手术疗法的基本技术操作

1.显露　显露手术视野的重要步骤是选择合适的切口。脊背部及四肢的手术切口,其大小和部位的选择要结合局部解剖,并须从有利于手术伤口愈合快、功能恢复早等方面考虑,即要避开主要血管神经,使损伤减少到最低。

2.解剖分离　显露深部组织和病变部位时,解剖分离是关键,包括钝性分离和锐性分离。操作时需按正常解剖组织层次进行,这样既容易简便,对组织损伤小,出血少,又不会误伤正常的组织和器官。

3.止血　是手术中自始至终随时都会遇到又需立即处理的操作。手术中止血的方式方法较多,常用的有止血钳、电凝、纱布垫压迫等。完善的止血能保证手术视野显露清楚,便于操作,不会误伤器官,而且能减少失血量,保证患者安全,切口愈合良好,预防感染等。

4.结扎　取得有效的结扎止血,必须正确掌握打结技术,使结扣牢固,不易松动、滑脱。常见的结扣包括方结、外科结、三重结、顺结和滑结。其打结方法有单手打结法、双手打结法以及血管钳打结法。

5.缝合与断线　完善的缝合是保证良好愈合的基本操作技术之一,基本的缝合方法有单纯对合缝合、内翻缝合和外翻缝合。断线包括分剪线和拆线,剪线是将缝合或结扎后的缝线剪断,剪短后的丝线留 $1\sim2mm$;拆线是皮肤缝合口愈合后将缝线拆除。

6.引流　是用引流条的一端插置于伤口内,另一端留在伤口外,以促使伤口内分泌物流出的一种局部性治疗方法。正确的引流能防止感染的发生和扩散,保证缝合伤口的良好愈合,减少并发症,但不必要的引流也会增加感染机会。因此,选择引流时需严格掌握其适应证。

(三)手术疗法注意事项

1.明确诊断,严格掌握手术适应证　对于骨伤科疾病应首先考虑非手术治疗,必须采用手术治疗的,需严格掌握手术指征,并深度了解患者有无手术禁忌证。

2.充分做好术前准备工作　术前准备工作是整个手术治疗过程中的重要组成部分,包括术前拟定手术方案、术前备皮、术前备血、术前用药、术前与患者及家属的沟通,等等。

3.选择最合适的麻醉　麻醉的目的是消除手术疼痛,保障患者安全,并为手术创造条件。选择最合适的麻醉方式和正确进行手术操作是手术取得成功的基本条件。

4.手术过程的无菌操作　严格的无菌操作技术对每个患者都非常重要,而对于骨科患者则更为重要。因为骨组织的血液供应较肌肉和其他组织差,抗感染能力较其他组织弱且反应慢。所以对于每个参加手术的医师、护士、手术室工作人员都必须严格无菌操作,重视每个细节和步骤。

5.重视微创操作　微创观念现在已越来越受到重视,手术过程中减少对正常组织的损伤对患者疾病的康复至关重要。术者应注意微创操作,尽可能减少手术出血和对周围正常组织的损伤,即无创操作技术。

6.术后细心治疗和护理　做好患者及家属的思想工作,配合治疗,防止术后并发症的发生,正确指导术后功能锻炼,促使尽早康复。

【练功疗法】

练功疗法,即功能锻炼,古称导引,是通过肢体运动的方法来防治疾病,增进健康,促进功能恢复的一种方法。伤科疾病治疗的最终目的是恢复肢体功能,练功疗法体现中医骨伤科学"动静结合,内外兼治"思想,对骨与关节损伤或疾病的功能康复有很好的促进作用。

(一)练功疗法的分类

练功疗法包括局部功能锻炼与全身功能锻炼两种形式。

1.全身功能锻炼　指导患者进行全身功能锻炼,可促使气血运行通畅与脏腑功能恢复,并弥补方药之不及,使患者尽快恢复肢体功能。全身功能锻炼可徒手进行,如进行太极拳、五禽戏等锻炼,或者通过器械进行,如蹬车运动等。

2.局部功能锻炼　局部功能锻炼应以主动锻炼为主,被动锻炼为辅。如肩关节受伤患者,医生可指导其进行耸肩、上肢前后摆动、握拳等练习;下肢损伤,则练习踝关节背伸、跖屈、股四头肌舒缩活动、膝关节屈伸等动作;对于肌肉无力、不能主动活动的患者,医护人员应协助其进行被动锻炼,如被动关节屈伸等,以促进功能恢复,防止组织粘连、关节僵硬、肌肉萎缩。局部功能锻炼尚可通过器械进行,如肩关节的功能锻炼可拉滑车,手指关节锻炼可搓转胡桃或小铁球等。

(二)练功疗法的作用

练功疗法用于骨关节或软组织损伤的康复治疗,对于改善肢体功能、减少后遗症有重要意义。其具体作用如下。

1.活血化瘀,消肿止痛　损伤后瘀血凝滞,脉络阻塞不通而致疼痛肿胀。局部或全身练功能推动气血流通,促进局部血液循环,而达到活血化瘀、消肿止痛目的。

2.扶正祛邪,改善全身状况　损伤可致全身气血虚损、脏腑不和而致风寒湿外邪易乘虚侵袭。练功能扶正祛邪,调节全身功能,促使气血充盈,肝血肾精旺盛,筋骨强健,提高机体抵抗力。

3.濡养患肢关节筋络　损伤后期或慢性劳损,可致局部气血不充,筋失所养,疼痛麻木。全身或局部功能锻炼,使血行通畅,化瘀生新,舒筋活络,筋络得到濡养而关节滑利,伸屈自如。

4.促进骨折愈合　功能锻炼能活血化瘀,改善局部血运,增进局部代谢,促进骨折修复;在夹板固定下进行练功,可令残余移位逐渐得到矫正,并促进断端产生纵向挤压作用,利于骨折愈合。

5.防治筋肉萎缩与骨质疏松　骨折脱位或严重伤筋,患肢长期固定和缺乏活动锻炼,因肢体废用可导致肌肉萎缩或骨质疏松,积极练功可防止肌肉萎缩,改善肢体功能,避免或减轻骨质疏松。

6.防治关节粘连,促进关节功能恢复　功能锻炼能改善局部循环,促使紧张拳缩组织恢复正常,松解关节粘连而促进关节功能恢复。

(三)练功疗法的注意事项

1.明确病情,估计预后,发挥患者主观能动性　开始练功之前,应充分了解患者病情,预先估计治疗效果,向患者说明功能锻炼的重要意义,帮助患者树立战胜疾病的信心,充分发挥其主观能动性。

2.选用正确的练功方法　因人而异、因病而异,根据患者具体情况,制定详细可靠的锻炼计划,确定练功内容和运动强度。

3.循序渐进的原则　练功时应坚持循序渐进原则,锻炼次数由少到多,动作幅度由小到大,锻炼时间由短到长,以练功时不加剧疼痛,或稍有轻微反应而尚能忍受为标准。一般每日锻炼2～3次,后期可以适当增加。具体的时间应持续练多久,运动量增加多少以及运动方式的变换,都应随着损伤的修复、治疗效果的变化及患者自我感觉而不断调整。

4.配合热敷、熏洗、理疗等方法促进功能恢复　练功与热敷、理疗等疗法相结合,局部与整体锻炼相结合,徒手与器械锻炼相结合,可提高治疗效果,促进功能恢复。

5.思想集中,防止发生意外　练功过程中应全神贯注,思想集中,动作速度要缓慢,避免发生意外。

6.练功过程中要适应四时气候　注意保暖或避暑等,保证锻炼效果。

(崔西泉)

第二章 创伤急救

创伤急救是对受到意外伤害的创伤病人,尽早地进行诊断与治疗的过程。其主要内容包括合理运用骨伤科的基本技术,创造各种条件,以抢救伤员生命,避免继发损伤,防止创口污染,减少痛苦,尽而达到使伤员保全生命,保存肢体功能,早日康复的目的。

第一节 闭合性骨折的急救处理

骨折病人常伴有其他损伤,伤势复杂时,应迅速全面检查,发现致命损伤时,首先给予处理,但不能只注意损伤明显的部位而忽略其他部位的检查,检查时要轻柔细致,不可粗暴地翻身和搬动,以免加重休克及损伤程度,检查要全面。

一、判断生命体征

(一)有无呼吸道阻塞

有无呼吸困难,紫绀,异常呼吸等现象。

(二)注意病人有无休克

检查时,要首先测呼吸、脉搏、血压。病人脸色苍白,四肢发凉,出汗,肢端发绀,脉搏细弱,收缩压在 12kPa 以下者,提示有休克发生,应予以抢救。

(三)有无胸、腹、盆腔及颅脑等损伤

凡有神志不清,瞳孔改变,耳鼻道流血,眼结膜瘀血,以及神经系统症状者,应疑有颅脑损伤。如有肋骨骨折伴有气胸,骨盆骨折伴有尿道、膀胱、直肠及血管等内脏损伤时,应全面处理。

二、急救处理

(一)保持呼吸道通畅

昏迷病人,常因分泌物或舌后缩,堵塞气道。应采取俯卧位,吸出分泌物。必要时将舌牵出口外,或放入通气管,需要时可作气管切开。

（二）防治休克

严重骨折或多处骨折时,易引起休克,要早期发现,及时处理,除抗休克外,应同时处理引起或加重休克的原因。治疗休克的方法一般有止痛,补充血容量,给氧等。

（三）骨折肢体的临时固定

四肢骨折时,骨折端活动可引起疼痛,损害周围软组织,增加出血,加重休克。因此,经初步检查,凡疑有骨折的肢体,应立即予以固定。固定用具可就地取材,如树枝、竹片、木板、木棍、纸板、报纸、枕头、雨伞,甚至枪支都可作固定器材。固定时应防止皮肤受压损伤,四肢固定要露出指、趾尖,便于观察血液循环,固定完成后,如出现指、趾苍白、青紫,肢体发凉,疼痛或麻木,肢体远端动脉搏动消失时,表明血液循环不良,应立即检查原因,及时解决。

（四）迅速运送

经上述处理后,根据实际情况,可酌情转送病人,运送时以俯卧为宜,如疑有脊柱损伤时,应尽量避免骨折处有移动,禁止病人坐位或站位,以免引起或加重脊髓损伤。

（赵　龙）

第二节　开放性骨折的急救处理

凡皮肤、粘膜的完整性受到破坏而使骨折断端与外界相通时称为开放性骨折,开放性骨折与闭合性骨折在治疗原则上有很大不同,预防感染是早期治疗的主要目的。早期治疗的正确与否与预后有及为密切的关系。处理不当会造成肢体严重残废,甚至危及生命。因此,必须重视和掌握开放性骨折的处理方法。

一、新鲜开放性骨折

（一）急救处理

现场急救或转运时,对开放性骨折应做以下处理:

1.止血　一般开放性创口可用无菌棉垫或干洁的布单加压包扎。既可止血又可防止伤口再被污染。如大血管活动性出血时。可用止血带止血,但必须严格按照要求,定时松开止血带,以免造成肢体坏死。

2.包扎　伤口用无菌棉垫包扎。外露的骨端不要复位,更不宜进行伤口的缝合,以免被污染的骨端再污染深部组织,增加感染的机会。

3.固定　为减轻病人痛苦,防止骨端活动而增加血管神经损伤及诱发休克的发生,患肢需以木板或夹板固定,固定范围需超过骨折部位上下各一个关节。

4.转运　转运力求迅速,舒适,安全。转运中应注意病人全身情况,有条件可进行静脉输液,不常规使用止痛剂,以免影响内脏损伤的诊断。可适当应用抗生素。

（二）治疗

在医院内开放性骨折的治疗原则包括以下几个方面:

1.尽早彻底清创　在全身情况允许的条件下,开放性骨折应争取时间,尽早处理,延误时间不仅增加病人痛苦和失血量,而且也会增加伤口感染的机会。一般应争取在伤后 6 小时内进行清创。

清创前首先应判明皮肤及软组织损伤的性质、范围及伤口的污染程度,以便确定清创的范围。清创时不能有姑息和侥幸心理,不能惧怕彻底清创伤口扩大,必须彻底切除污染严重,无生命力的肌肉及其他失去活力的组织。否则因软组织坏死、伤口感染,会造成更大的麻烦和严重的后果。

2.内固定　在彻底清创的基础上,在伤情及条件可能时,可对骨折施行复位及牢固的内固定。

内固定后使骨端稳定,便于软组织及伤口的处理,为闭合伤口提供了条件,也可避免骨端不稳定再损伤软组织。对开放性骨折使用正确内固定,不但不会增加感染的机会,反而更有利于防止感染的发生。同时可简化或避免外固定,可早期开始肌肉及关节功能锻炼,早期离床活动,加速肢体功能的恢复。

3.一期闭合伤口　开放性骨折多取一期缝合创口,将开放性骨折变为闭合性骨折十分重要。闭合伤口的时限不应超过 6 小时或 8 小时,可根据伤情及处理情况而定。伤口污染不重,清创彻底,在有经验的医师指导下,可适当放宽闭合伤口的时限。缝合创口的方法有直接缝合、植皮、肌肉瓣转移以及其他皮瓣移植等。

4.术后处理

(1)抗生素的应用对预防伤口的感染有一定作用,但不能把防止伤口感染完全寄托于大量使用抗生素,而应把主要力量用于创面及骨折的处理上。

(2)密切观察病人全身及伤口局部情况,如伤口已感染时,应及时拆除伤口缝线或另做切口进行引流,清除伤口内异物及感染灶。内固定如仍有固定效果,则不轻易取出,患肢的牵引或石膏外固定要妥善保护。全身应用敏感抗生素。

二、火器性开放骨折

火器伤是指火药弹动力发射的投射物所致的损伤,是战争中常见的创伤。火器伤的严重程度,主要以杀伤物具有的高温、高速、高压和高能所决定。在有效射程内,高速子弹前面的空气被压缩上千倍至数千倍,达到每平方米 100kg 的冲击力,以百万分之几秒的高速穿入组织内,迫使周围组织呈辐射状猛烈撕开,造成比原弹道大几十倍的不规则伤腔,由于短时间内伤腔扩大,在入口处形成强大的吸力,使伤口附近的尘土、泥沙、碎布等污物被吸入伤道深处,造成污染。因骨组织坚硬,密度大,缺乏弹性,在投射物冲击下,易造成粉碎性骨折,其粉碎的程度和骨干的大小相应,股骨约 12～14cm,胫骨约 10～12cm,肱骨约 8～10cm,尺桡骨约 6～8cm,颅骨、骶骨多为洞状骨折,骨折线向四周发射。其中,四肢骨与关节火器伤的伤情较为复杂,除骨折外,多合并关节、血管、神经、肌肉损伤。疼痛剧烈,失血量大,如处理不当或不及时,早期可发生严重休克和感染,特别是气性坏疽,可严重威胁伤员生命。而且其合并症或后遗症严重,如慢性骨髓炎、骨迟延愈合、骨不连、畸形、关节强直等,残废率较高。因此,要十分重视急救和早期处理。四肢骨关节火器伤的早期处理原则基本与开放性骨折相同,如有休克者,应在休克控制后处理骨折、关节伤。如有出血者,可在止血带下进行手术。对于长骨粉碎性骨折,除游离小骨片可摘除外,与骨膜相连的较大骨片应尽量保留。骨折一般不做内固定,伤口也不作一期缝合,以防止感染。初期外科处理后,全身要应用抗生素治疗,术后伤肢应作石膏固定。

三、感染性开放骨折

骨折后,细菌由伤口随异物等直接侵入体内,致使伤口早期即出现感染症状。这是开放性骨折最常见的感染形式。而感染的发生,除与局部创口的污染有关外,尚与病人全身情况有关。感染一旦形成,应早期进行处理,否则将可能导致骨感染而造成严重后果。

对感染性开放骨折的处理,包括全身处理和局部处理两种。对于严重的感染,除应用有效的抗生素外,尚需给予支持疗法,补充血容量,纠正水电解质紊乱。对于感染局部,应尽早清除原发灶,如切开引流,伤口内坏死组织或异物去除等。

(赵　龙)

第三节　合并血管、神经损伤的处理

一、血管损伤

由于骨折原因造成肢体主要血管受伤后,常可引起不同程度的肢体缺血、坏死。处理不当可危及生命。因此,对血管损伤应强调早期诊断、及时处理。

(一)损伤类型

1.动脉受压　可因骨折断端移位压迫血管,使循环受阻,也可因深部组织出血,血肿压迫静脉,使回流受阻,进而影响动脉侧支循环,使神经和肌肉发生缺血坏死。

2.动脉痉挛　因动脉周围组织损伤,或血管受牵拉、压迫而引起平滑肌持久收缩即动脉痉挛。痉挛的动脉管径缩小至原来的1/3时,血流完全中断,动脉呈白色条索状,影响肢体的血液供应。

3.动脉损伤　由于骨折等原因挫伤动脉壁,使内膜层和肌层发生断裂而外膜完整,断裂的内膜和肌层卷缩,阻塞血管腔,或形成血栓,导致血循环中断。创伤处动脉肉眼所见呈现肿胀,失去正常色泽,触之较硬,搏动极微弱或无搏动,由于血栓闭塞管腔,而造成远端肢体缺血甚至坏死,晚期还可形成动脉瘤。

4.动脉断裂　动脉断裂可分为完全断裂和部分断裂。动脉完全断裂后,断端即刻发生痉挛和卷缩,同时伴有休克,血压下降,促使血栓形成而血管腔闭塞。动脉完全断裂的后果取决于肢体伤后的供血状态。动脉部分破裂是一种严重的创伤,由于血管壁的收缩使裂口更为扩大,造成大出血,导致严重的出血性休克或死亡。有的可因血压降低和周围组织肿胀或血肿压迫而暂停出血,但血压回升后,可再度出血。

（二）诊断

血管损伤主要依靠临床症状和体征做出诊断,但不应忽视病史采集和体格检查。

1.体格检查

（1）血压:当静脉发生痉挛、阻塞时,其远端动脉的血压可降低或不能测出。检查时应与健侧对比。

（2）周围血管循环功能检查:主要观察肢体颜色有无改变,有无肿胀、萎缩、增粗、增大等畸形,有无搏动性肿块、末梢毛细血管充盈时间长短等。

2.临床表现　骨折合并血管损伤的临床表现,除骨折的表现外,主要是出血和急性动脉供血不足。

（1）出血:动脉部分或完全破裂后,血液一部分自伤口流出,一部分流入组织间隙,主要表现为外出血及肢体肿胀,其出血可呈喷射状（动脉断裂）或涌泉状（静脉断裂）,而组织内张力增加可出现肢体麻木疼痛。

（2）急性动脉供血不足:动脉受压、动脉挫伤和动脉痉挛均没有出血症状,而以肢体缺血为主。表现为:①伤肢疼痛;②伤肢远侧脉搏减弱或消失;③伤肢远侧皮肤苍白、青紫或紫斑,皮温下降;④伤肢肢端麻木。上肢从手指开始,下肢从足趾开始,逐渐向近端发展。先是感觉迟钝,数小时后完全麻木;⑤伤肢功能障碍。肌肉缺血数小时即可瘫痪。

根据上述体格检查及临床表现,对血管损伤作出正确诊断并不十分困难。

（三）治疗

1.凡肢体外伤后有血液循环障碍,经解除外固定或包扎后,血液循环仍无改善,或考虑血管已受损伤时,应及时准备行血管探查术。

2.如为血管痉挛,经麻醉后,血管痉挛可缓解。如为动脉压迫,在骨折复位或切开深筋膜减压后,血循会得到改善。

3.如解除压迫后,血管仍有痉挛,可用25%罂粟碱溶液或杜冷丁溶液纱布包绕痉挛的血管。如仍无效果,可用生理盐水在痉挛段行逐段加压注射,使其扩张。或切除痉挛段血管行直接吻合或血管移植。

4.如为血管挫伤或断裂,应行血管修复术,其中包括直接缝合、血管移植等。在局部处理的同时,应积极应用抗凝药物、血管扩张药物及抗感染药物等。注意观察末梢血循情况,即皮肤温度、颜色及毛细血管充盈情况,纠正贫血,补充血容量。亦可根据中医辨证选用升脉注射液、丹参注射液等。

二、神经损伤

（一）损伤类型

1.神经传导功能障碍　神经轴索及鞘膜均无明显损伤,有时发现有局限性失髓鞘改变。常见于轻微的损害,如神经轻度牵拉,短时间中等程度压迫等,临床表现为运动功能障碍显著,感觉丧失不完全,肌肉麻痹,但并不萎缩,电刺激反应和正常相似,有麻木感,但无明确的感觉消失范围,植物神经影响不大。可持续数小时至数月,以后逐渐恢复功能。

2.神经轴索断裂　神经轴索断裂而神经鞘膜仍完整。常见于牵拉、局部长时间压迫等损伤。临床表现为运动和感觉功能障碍。这类损伤一般不需要手术治疗,可因断裂的轴索再生,并延原路长入末梢而自行恢复功能。但有时需要做神经松解术。

3.神经断裂　神经完全断裂或两断端间有瘢痕组织相连,自行恢复可能性小,需手术治疗。

(二)诊断

临床检查是诊断神经损伤的主要手段,根据不同神经损伤后特有的症状、体征,结合外伤史,解剖关系和特殊检查,一般可判明受伤的神经和大致平面。肌电图检查也有助于诊断。

1.肢体姿态　不同的神经损伤,可造成肢体不同的典型畸形。有时根据肢体的畸形就可提示为某种神经的损伤。例如尺神经损伤,可引起"爪状指"畸形,而桡神经和腓总神经损伤,可分别引起垂腕或垂足畸形。

2.运动功能障碍　神经损伤后,其支配的肌肉即麻痹,可根据肌肉麻痹的程度和范围,判断神经损伤的范围、程度及水平。在检查某一肌肉功能时,应注意其他肌肉的补偿功能作用或假象,以免混淆诊断。

3.感觉功能障碍　神经损伤后,它所支配区域的皮肤感觉发生障碍。由于感觉神经在皮肤上的分布区有一定的重叠,因此,检查时应特别注意各神经的单一分布区的感觉变化。如正中神经的单一分布区为食、中指远端一节半手指,而尺神经的单一分布区在小指远端一节半手指。

4.植物神经功能障碍　分布到皮肤的植物神经纤维,主要控制汗腺的分泌和皮肤血管的舒缩。神经损伤后,神经支配区皮肤干燥、发热、发红,持续2周左右,皮肤逐渐变凉,皮肤皱纹变平,光滑发亮,有时脱屑,指甲变弯曲。

5.反射的变化　神经损伤后,该神经所支配的肌肉腱反射消失。

6.神经本身的变化　神经损伤后,触诊时可有触痛,常暗示神经为部分损伤。晚期神经断端可触及肿块并有压痛,常是假性神经瘤。

7.肌电图检查　可帮助与脊髓前角细胞病变、肌病、癔病等的鉴别诊断,并可帮助确定周围神经损伤范围、程度,观察神经修复的情况及功能恢复情况。

(三)治疗

1.闭合性神经损伤的处理　大多数为牵拉伤引起的神经传导功能障碍或轴索断裂。因此,一般不需要早期手术探查。观察神经功能有无恢复,以神经纤维的生长速度,平均每天1～2mm来计算。伤后的时间已超过神经损伤部位至其最近支配肌肉的距离所需要的时间,而该肌肉仍无神经功能恢复时,则应尽早进行神经探查术。观察期间,肢体应积极进行主动与被动关节功能锻炼。麻痹的肢体应用外固定或支架维持在功能位,以防发生关节畸形。

2.开放性神经损伤的处理　①神经锐器伤或锋利骨片所伤时,断端多较整齐,可行早期修复;②神经撕裂时,如伤口污染不严重,清创彻底,骨折内固定后,可将神经一期修复。污染严重者,可行二期修复;③火器伤所致骨折合并神经损伤时,不宜行早期神经手术。

3.功能重建　对一些不能恢复的神经损伤,可在骨折愈合后行肌腱移位或关节手术来改进功能。如桡神经损伤时,可将旋前圆肌、桡侧腕屈肌或掌长肌及尺侧腕屈肌转移,以恢复伸腕、伸拇及伸指功能。

另外,神经损伤后还应积极给予神经营养类药治疗,以加速神经功能恢复。

（赵　龙）

第四节　抢救技术

一、心脏按压术

心脏按压术,指有节律而有效地按压心脏,是用人工的方法来代替心脏的自主收缩,从而达到维持血液循环的目的。

(一)胸外心脏按压

1.患者仰卧在硬板床上,若为弹性软床应加垫木板。

2.术者站于患者一侧,以手掌根部放在患者胸骨体下段,另一手重叠压在该手的手背部,两臂伸直,依靠术者身体的重量,向脊柱方向有节律地按压(图 2-1)。

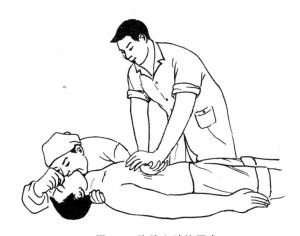

图 2-1　胸外心脏按压术

3.按压时用力适度,并略带冲击性。一般按压在胸骨下陷 3~4cm 时,心脏即被挤压在胸骨与脊柱之间而将血液排出,随即两手放开,使胸骨自行复原,以利心脏舒张时静脉回流而充盈心脏。

4.按压频率为每分钟 60~70 次,同时应与口对口人工呼吸配合进行。

5.密切观察按压效果,如经按压 3~5 分钟后,心脏仍未见复跳,应及时进行胸内心脏按压。

(二)胸内(开胸)心脏按压术

1.患者仰卧位,在消毒操作(紧急时也可不消毒)及胸部切开的同时,应作气管内插管,否则仍用口对口人工呼吸法以保证氧气的供给。

2.沿左侧第四肋间隙,前起胸骨旁1cm,后达腋中线作一弧形切口,不需止血,经肋间进入胸腔。

3.切开上下两根肋软骨,牵开肋间,以右手伸入胸腔,推开肺脏,显露心包后将心脏握于手中,以每分钟60~70次的频率作有节律的挤压与放松活动,亦可将右手放于左心室后方,将心脏向胸骨挤压按摩(图2-2)。为了促进心脏复跳,还可向心脏内注射药物。

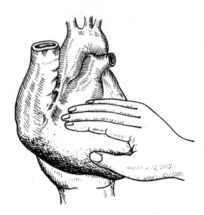

图 2-2　胸内心脏按压术

4.心跳恢复后,要完全止血,并使肺脏膨胀,然后关闭胸腔,作胸腔闭式引流,48小时后,如肺脏膨胀良好,可拔出胸腔引流管。

二、人工呼吸

人工呼吸是利用人工或机械的方法进行的一种被动呼吸,用以急救任何原因引起的突然呼吸停止的病人,使之供给足够的氧气,充分排出二氧化碳,直至自主呼吸重新开始恢复。

人工呼吸的方法很多,实际应用中应因地制宜,选择最有效而简便易行的方法。

(一)口对口人工呼吸法

病人仰卧位,在清除口腔分泌物后,术者一手托起患者下颌,并使其头部后仰,另一手捏住病人鼻孔,术者先深吸气,对着病人口部用力吹入,之后术者头稍侧转,并立即放开捏鼻孔的手,让其自行呼气,如此反复施行。成人每分钟12~16次,婴儿每分钟20~30次(图2-3)。

(二)口对鼻人工呼吸法

其体位及方法与口对口法基本相同,只是吹气时将病人口闭紧,改用鼻孔进行吹气。

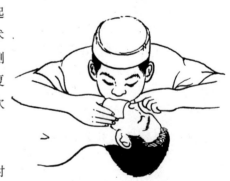

图 2-3　口对口人工呼吸法

（三）仰卧举臂压胸人工呼吸法

病人仰卧位,术者骑跪于其头部,双手握住患者腕部,先尽力使患者双臂外展、触地,使病人胸廓及肺膨胀,形成吸气,然后依相反方向将病人两臂放回胸部并加以压迫,形成呼气,反复进行,每分钟按压18～24次(图2-4)。

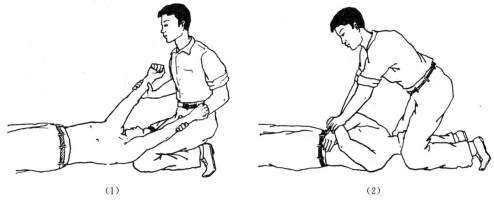

(1)　　　　　　　　　　　(2)

图 2-4　仰卧举臂压胸人工呼吸法

（四）仰卧压胸人工呼吸法

病人仰卧位,术者跪骑于其大腿两侧,以两手掌横放于病人两侧胸部肋弓上方,手指自然分布于胁部肋骨上,拇指向内,先以两手支撑体重,使身体前倾,逐渐加压于胸部,向内上方推压胸廓,将气压出肺脏。形成呼气,然后放开双手,胸廓自然弹回,形成吸气,如此有节奏地进行,每分钟按压18～24次(图2-5)。

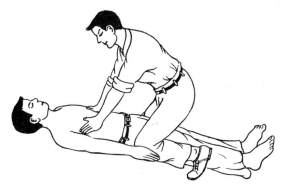

图 2-5　仰卧压胸人工呼吸法

（五）俯卧压背人工呼吸法

病人俯卧位,头向下略低,面部转向一侧,两前臂伸过头,术者骑跪于其臀部,以两手横放于病人第9～12肋骨上,拇指向内,先以两手支撑体重,使身体前倾,逐渐加压于其背部,推压胸部,形成呼气,然后放开,使胸廓自然扩张,形成吸气,每分钟推压18～24次(图2-6)。

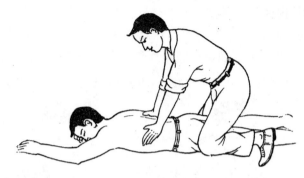

图 2-6　俯卧压背人工呼吸法

（六）加压人工呼吸法

1.口罩气囊法　由口罩、呼吸气囊、呼吸活瓣、衔接管等组成，使用时将口罩扣于病人口鼻之上，接呼吸活瓣或与气导管相接，然后间歇而有节律地挤压呼吸气囊，即形成被动吸气与呼气。每分钟挤压呼吸气囊 12～16 次(图 2-7)。

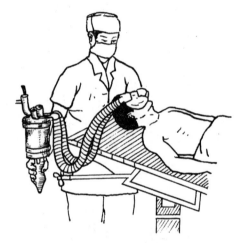

图 2-7　口罩气囊法

2.气管内插管法　使用时需先行气管插管，然后连接上呼吸器，进行人工呼吸，吸气和呼气的时间比为 1∶2，每分钟 12～16 次。气管导管留罩时间不宜超过 48～72 小时，如需长期进行人工呼吸者，以气管切开为宜。

三、气管切开术

气管切开术是在颈部前正中线上将气管切开，放入金属套管，其目的是解除或预防咽喉部梗阻所导致的窒息和呼吸困难。

（一）适应症

1.颅脑或面颌部损伤，昏迷患者伴有上呼吸道梗阻。

2.颈椎骨折脱位合并高位截瘫，病人不能咳嗽排除分泌物者。

3.胸部创伤，多发肋骨骨折合并血、气胸者。

4.因呼吸衰竭,须长期使用机械辅助呼吸者。

(二)麻醉

用1%的普鲁卡因溶液局部浸润麻醉。在紧急情况下,可以不予麻醉。

(三)手术步骤

1.体位　患者仰卧,头过伸位,肩背部垫高(图2-8)。

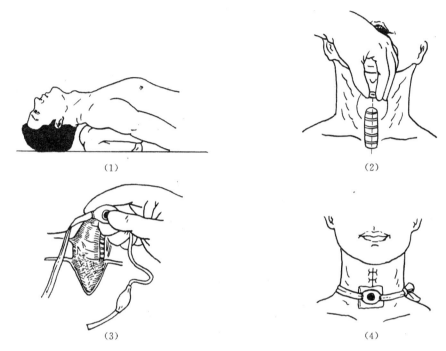

(1)　　　　　　　　　　　(2)

(3)　　　　　　　　　　　(4)

图 2-8　气管切开术

2.切口与显露气管　在颈前正中线,甲状软骨下缘至胸骨上切迹作切口,分离颈前软组织,显露气管和甲状腺峡部。

3.气管切开,安装气管套管　分离3~4气管环前面筋膜,但不可分离过多,以免引起纵隔气肿,然后用尖刀由下向上挑开软骨环,用小血管钳夹住切口两侧组织向两侧提起,吸出血液及分泌物后,放入大小适当的气管套管,将管芯立即拔出。

4.缝合切口,固定气管套管　彻底止血后,皮肤切口作适当缝合,将气管套管系带缚于颈部固定。

(四)术后处理

1.通气管要固定牢固,以防滑出而导致窒息或引起皮下气肿。

2.内管要经保保持通畅,一般每2~4小时拔出,清洗消毒后再行插入。

3.为保持呼吸道内一定的湿度,可于通气管口上加用1~2层湿纱布,轻轻覆盖。

4.每日可自气管切开处滴入适量的抗生素溶液(每4小时1次),以防气管粘膜炎症。

5.拔管引起呼吸困难的原因解除,病情已缓解后,可试行堵管,患者呼吸仍平稳,并经24~48小时的观察,呼吸道无阻塞者,可拔管。而拔出管后的创面可不用缝合而用胶布拉合,一般2~3天后可自愈。

四、胸腔闭式引流术

胸腔闭式引流术可以持续而有效地引流胸腔内的气体、液体，从而使肺膨胀，有利于心肺功能的恢复。

（一）适应症

1.气胸或血胸影响呼吸，而经胸腔穿刺不能改善者。

2.早期脓胸，经穿刺抽吸排脓不能排尽者。

3.穿入性胸部外伤清创术后。

4.胸腔手术后。

（二）麻醉与体位

用 1‰普鲁卡因溶液作局部浸润麻醉，气胸患者引流取半卧位，患侧上肢外展。脓胸、血胸或胸腔积液患者引流取卧位或半卧位，身体转向患侧 40～90°。

（三）操作方法

1.常规皮肤消毒，铺手术巾。

2.引流部位选择

（1）气胸或以气胸为主的液气胸引流部位选择在锁骨中线第二肋间，如 X 线检查显示肺与前壁间有粘连者，应选在其他气体较多处。

（2）胸腔积液、积脓引流部位应选在腋后线第八或第九肋间隙，如 X 线显示积液范围局限者，可选择积液最低部位。

3.切口　于相应肋间隙作平行肋骨的切口约 1.5～2.0cm，切开皮肤及皮下组织，分离肌层（胸壁肌），直达肋间肌。

4.置入引流管

（1）用刀切开胸膜（壁层），随即将备好的引流管插入胸腔，深度约 2～3cm。然后缝合切口，并固定橡皮引流管，引流管远端接水封瓶。

（2）采用套管穿刺在插管部，将"Y"形套管经切口刺入胸腔后，退出套管芯，迅速将远端夹闭的橡皮引流管经"Y"形套管的侧孔插入胸腔，随后缓缓退出套管，缝合切口并固定引流管，远端接水封瓶。

（四）术后处理

1.保证引流通畅，经常挤压近端。

2.每日记录引流量，清除引流液时，先夹闭引流管，以免气体进入胸腔。

3.胸腔引流后，肺膨胀良好，水封闭瓶内 24～48 小时无气泡或一天引流量在 50ml 以下，听诊肺部呼吸音已恢复正常，X 线透视肺部完全扩张，且无液平面时，可试行夹闭引流管 12～24 小时，如无异常改变则可拔出引流管。拔管时嘱病人深吸气后屏住呼吸，随即迅速拔管并立即用凡士林纱布及棉垫将引流口封闭，压紧并用胶布固定。

五、胸腔穿刺术

（一）适应症

1.高压性气胸用作紧急抢救,使胸腔内气体放出,减轻对肺、纵隔的压迫。

2.大量血胸或气胸产生呼吸和循环系统压迫症状而危及生命叶。

3.诊断性穿刺,以明确胸腔有否积液、气、血和脓等。

4.早期急性化脓性脓胸,可穿刺抽脓。生理盐水冲洗,注入抗生素。

（二）麻醉与体位

用1％普鲁卡因溶液局麻。取端坐位最为理想,但如病情较重者,可采用侧卧位,仰卧或半坐位。

（三）操作方法

1.穿刺部位

（1）胸腔积液、积血或积脓时,可于腋后线第七、八肋间,沿肋骨上缘穿刺。

（2）气胸时,应在锁骨中线上第二或三肋间上缘进行穿刺。

（3）局限性包裹性积液,应在 X 线引导下定位。

2.皮肤常规消毒,铺无菌巾,在选定穿刺部位行局麻后,用左手食指与中指固定其穿刺部位的皮肤,右手持穿刺针于肋骨上缘缓缓刺入,感觉阻力消失时即表示已进入胸腔。

3.将"Y"形橡皮管连接穿刺针和注射器,用血管钳夹住橡皮管以防止漏气。由助手持血管钳,即可抽吸。注射器抽满后,由助手用血管钳夹住橡皮管,防止空气进入胸腔。术者将注射器内的液体经"Y"形管另一通路注入弯盘或试管内,以备检验。如此反复抽吸。

4.抽吸完毕后,夹闭橡皮管,拔出穿刺针,局部盖以无菌纱布或棉球并用胶布固定。

（四）注意事项

1.穿刺针进入胸腔后未抽得积液时,可嘱病人变换体位或改变穿刺方向。

2.穿刺过程中,嘱病人避免咳嗽或深吸气,防止伤及肺脏。

3.胸腔内大量积液时,一次抽吸量不可超过 800～1000ml,以免纵隔移位过速而产生休克。

六、腹腔穿刺术

腹腔穿刺是腹部外科的重要诊断手段之一。腹腔内出血,腹腔内脏器损伤穿孔,腹腔内感染等,在诊断处理发生困难时,腹腔穿刺常能使诊断得到进一步明确。

（一）穿刺部位

一般多在下腹部两侧进行穿刺,但有时候上腹部也可穿刺,选择穿刺部位的原则是:

1.距离病变较近处。

2.叩诊呈浊音处。

3.在腹腔较低处(可调整病人卧位,使穿刺点近腹腔最低位)。

（二）穿刺方法

1.选用 18～20 号长度适当的针头，连接于 5～10ml 注射器，在局麻下进行穿刺。

2.当估计或感觉针已进入腹腔后，即开始边吸引，边缓缓推进，如已进入到一定深度，尚无所获时，可将针部分退出，改变方向，再行抽吸，并缓慢进入。经二、三次吸引，仍无液体吸出，即将针拔出。必要时可另选部位穿刺。

另一种方法是，在局麻下用 14 或 15 号带有针芯的粗针穿入腹壁，进入腹腔后，抽出针芯。将一细塑料管（或细硅胶管）通过穿刺针插入腹腔，深度约 10cm。将针拔出，而将塑料管端留于腹腔内，经塑料管进行吸引，如无液体时，可注入 10～20ml 生理盐水，再试行吸出，以供检查。必要时可将塑料管暂时留于腹腔中，以便在观察病情过程中重复使用。这种穿刺方法较安全，而且阳性率也较高。

（三）注意事项

1.严格无菌操作。

2.如腹腔施行过手术时，应避免在切口附近进行穿刺。

3.穿刺结果呈阳性时，有肯定的诊断意义。如为阴性时，则尚不能除外腹腔内病变的可能。

七、静脉切开术

（一）适应症

1.休克或失水等所致周围循环衰竭以及静脉已塌陷不易穿刺时。

2.需较长时间补液或输血而静脉穿刺困难。

3.昏迷，谵妄，烦躁以及不合作的患者，为保证输血、补液顺利得以进行而静脉切开。

4.为休克病人施行手术或术中可能发生休克者，可行静脉切开术，以策安全。

（二）麻醉

以 0.5％～1％的普鲁卡因溶液作局麻。

（三）手术步骤

1.足内踝前大隐静脉切开术

（1）病人仰卧，患侧下肢外旋，术区常规皮肤消毒，铺无菌巾，局部麻醉。

（2）在内踝前上方，与大隐静脉垂直方向做 2～3cm 的横切口，切开皮肤，皮下组织，游离大隐静脉，长约 1.5cm。

（3）在静脉下穿入二根结扎线（分远近二根），先结扎远端结扎线，并利用该线将静脉提起，以小剪刀在该线近侧上方将静脉剪开一"V"形小口。

（4）于切口处迅速将已充液的与输液瓶相连的塑料管插入，深度约 5～6cm。检查静脉输液通畅后，结扎近端结扎线，将塑料管固定于静脉内。

（5）剪除结扎线，缝合皮肤切口，并将塑料管再固定于皮肤上。

2.腹股沟下缘高位大隐静脉切开术

（1）仰卧位，局麻。

（2）于腹股沟韧带中点下缘二横指处作横行切口,切开皮肤,皮下组织,在股动脉内侧的浅筋膜中找到大隐静脉,并按上述方法切开并插入输液管,但插管深度是 10～12cm。

（四）注意事项

1.插入塑料管时要轻柔,管端应修钝,以免损伤静脉内膜造成血栓形成或静脉破裂。

2.如插管留置时间较长,防止静脉栓塞,可用肝素冲洗管腔和管壁。

3.大隐静脉(高位)插管可直到下腔静脉,插入深度为病人腹股沟韧带至脐环的长度(约15cm)。

临床中,静脉切开术除上述两种较常用外,有时还可施外踝后小隐静脉、上肢的头静脉、肘正中静脉和腕部的浅静脉等切开术。

（赵　龙）

第五节　心跳、呼吸骤停

心跳、呼吸骤停是临床上最为紧急的情况,其确切的定义是心脏突然衰竭而不能排出足量的血液以保证机体的存活,同时呼吸衰竭而停止。它可发生在严重创伤大出血后;手术与麻醉意外;挤压综合征所致的电解质紊乱;窒息或呼吸功能衰竭;创伤刺激中枢神经,特别是迷走神经;胸部、心脏和纵隔等直接外伤后以及心脏疾患发作时。

一、诊断要点

一般认为意识丧失和大动脉搏动消失,即可诊断,而临床中心跳、呼吸骤停往往突然发生,但在严密的监护条件下,可能观察到一些先兆征象,予以提前处理。

（一）先兆征象

1.意识障碍、紫绀、心跳突然变慢,伴血压明显下降,为心功能明显减弱近衰竭的供血不足征象。

2.呼吸变浅,呼吸节律失常。

3.心电图显示有频繁、多源或成对出现的室性期前收缩,特别是发生在其 T 波上的室性期前收缩。以及频繁的极快的室性心动过速,显著的房室传导阻滞。

（二）主要诊断指标

1.突然神志丧失或抽搐。

2.大动脉搏动消失,颈动脉和股动脉搏动消失更有意义。

3.心音消失。

4.呼吸停止,多在心跳停止前出现,停止前呈喘息状。

（三）次要诊断指标

1.双侧瞳孔散大,对光反射消失。有时眼球偏斜,但瞳孔的变化应注意排除药物的影响。

2.面呈灰色或紫绀,显著乏氧状态。

3.创口出血停止。

(四)辅助诊断指标

1.心电图示室颤,慢而无效的自律或呈一直线。

2.脑电图呈一直线。

二、治疗原则与方法

(一)心跳骤停的处理

1.心前区拳击　用拳击心前区,拳击力量中等,主要利用拳击的震动,使机械能变为微弱的电流(约为5瓦秒),使心脏复跳,如拳击3～4次无效,则不宜再用。

2.电击除颤　电击除颤是心室纤维性颤动时较有效的治疗措施。其原理是用电击机瞬间释放高压电流,通过心脏使整个心肌包括所有自律细胞同时除极,从而消除折返激动中止异位心律,恢复正常的窦性心率。

电击除颤根据电源分为交流和直流除颤。根据除颤方法分为胸外除颤和胸内除颤两种,胸外除颤较为常用,其方法是:将除颤机电极板的一极置于心尖部,另一极置于右胸背部。电极板用纱布包好,并用生理盐水充分湿润,以利导电。电极板紧贴皮肤,以免局部灼伤。直流电,成人为300～400瓦秒。交流电,成人为440～600伏,5安培0.2～0.5秒为宜。胸内除颤时,将电极分别紧贴于左右心室面,电极板与心脏间用生理盐水浸润,增强传导,直流电可用40～60瓦秒,交流电可用150伏,1.5安培、0.1～0.2秒。一般认为直流除颤较交流除颤的效果好。

3.药物的应用

(1)升压药:能提高心肌张力,兴奋心肌传导系统及心室起搏点,提升血压,有效地纠正心肌缺氧。常用肾上腺素0.5～1g(稀释至5～10ml)静脉注射。

(2)钙剂:可增加心肌的应激性,提高心肌张力,多用于肾上腺素类药物无效时,常用量为10%氯化钙5～10ml,静脉或心内注射。

(3)抗酸剂:纠正酸中毒,增加心肌应激性和收缩力,乳酸可作为心肌的能量来源,可降低血钾。常用11.2%乳酸钠溶液20～40ml,静脉或心内注射,5%碳酸氢钠50～100ml,静脉注射。

(4)纠正心律失常的药物:由于心肌兴奋性过高,表现为室颤不易消除。此时用降低心肌兴奋性的药物。如1%利多卡因溶液50～100ml,心内或静脉注射。普鲁卡因酰胺100mg或1%普鲁卡因溶液5～10ml,静脉点滴。

(5)心肌营养药:是心肌代谢所必需的物质,常用三磷酸腺苷20mg,辅酶A 50U,细胞色素C 15mg混合后稀释成5～10ml溶液,注射于心室内。

(二)呼吸骤停的处理

1.人工呼吸。

2.呼吸兴奋剂的应用:有助于自主呼吸的早期恢复,或使已恢复而尚不健全的自主呼吸得以加强与完善。常可选用山梗菜碱(洛贝林)、尼可刹米(可拉明)、咖啡因、回苏灵,利他灵等。

心跳呼吸骤停复苏后,不能视为抢救已结束,尚有大量的工作要做,如有效循环的维持,有效呼吸的维持,纠正酸中毒,水电解质紊乱的治疗,脑组织缺氧的治疗,防治继发感染等。任何一环节处理不当,同样可危害患者的生命。

（赵　龙）

第六节　创伤性休克

由于创伤严重,使有效血循环量锐减,心排出量急剧下降,不足以维持动脉系统对组织器官的良好灌注,因而导致全身缺氧和体内脏器损害,临床表现以微循环血流障碍为特征的急性循环功能不全的综合征,称为创伤性休克。

绝对或相对血容量减少是创伤性休克的重要原因,急性大量失血,失血浆,失液可造成血容量的绝对减少,而因创伤、细菌毒素、射线伤及过敏反应等刺激导致周围血管扩张造成相对血容量减少。因组织、器官的缺氧而产生一系列的病理变化,如不及时处理,病人随时有生命危险。

一、诊断要点

（一）病史

有比较严重的外伤史,如高速撞击,高处坠落,机器绞伤,重物打击,火器伤等。应注意外伤后出血(内出血、外出血),血浆渗出,组织破坏,感染以及伤时病人有否恐惧、疲劳、饥饿等不利因素,并考虑到病人年龄及平时健康状况。

（二）临床表现

1.意识与表情　休克早期,脑缺氧较轻,神经细胞的反应为兴奋,主要表现为烦躁、焦虑或激动,当休克加重,脑组织供血进一步减少,神经细胞功能转为抑制,而表现为表情淡漠,或意识模糊,甚至昏迷。

2.皮肤　面色苍白、发绀,皮肤湿冷,斑状阴影。

3.血流动力学的改变

(1)颈静脉及周围静脉不充盈,甚至萎缩。

(2)脉搏:在休克早期,血压下降之前,脉细而快。休克晚期,心力衰竭时,脉搏变慢而细。

(3)血压:血压的高低一般可反应出休克的程度,正常时收缩压为 16.75 ± 1.5 kPa,血压下降到 $11.7\sim12$ kPa 时,应认为已进入轻度休克状态,其失血量大约 500ml 左右。血压下降到 8kPa 以下时,为重度休克,此时失血量估计有 $1600\sim2500$ ml。

(4)中心静脉压:中心静脉压是了解血容量多少的最理想方法。正常值是 $6\sim12$ cmH_2O。血容量不足时,中心静脉压降低。反之则中心静脉压升高,对指导输血、补液有重要意义。

(5)休克指数:脉率与收缩压之比为休克指数,正常值为 0.5。表明血容量正常。若指数为 1 则表示失血量为正常血量的 $20\%\sim30\%$,若指数大于 1 则表示失血量达正常血量的

30%～50%。

4.呼吸　休克发生时,患者常有呼吸困难和发绀。代偿性代谢性酸中毒时,呼吸深而快。严重的代谢性酸中毒时,呼吸深而慢,发生呼吸衰竭或心力衰竭时更加重呼吸困难。

5.尿量　尿量是表现内脏血液灌流量的一个重要指标。如每小时尿量少于 25ml,说明肾脏血液灌流量不足。

(三)化验检查

1.血常规及血细胞压积测定　动态地观察这几项指标的变化,可了解血液有无浓缩或稀释,是指导补充液体种类和数量的标志。

2.有关脏器功能的化验检查

(1)血气分析:动脉氧分压降低,动脉二氧化碳分压一般亦下降。静脉血气和 pH 的测定与动脉血相对照,可表明组织的氧利用情况。由于二氧化碳排出过多,虽有乳酸蓄积,动脉 pH 值呈高值,当休克程度加重或时间迁延较长时,才随着无氧代谢产物乳酸的增加而下降。

(2)尿常规、比重,酸碱度测定表明肾功能情况,进一步可作二氧化碳结合力及非蛋白氮的测定。

(3)电解质测定,可发现钠及其他电解质丢失,此外,由于细胞损害累及细胞膜,钠和水进入细胞而钾排出细胞外,造成高钾低钠血症。

3.血小板计数,凝血酶原时间和纤维蛋白原含量测定　如三次全部正常,说明休克已进入弥散性血管内凝血阶段。

(四)心电图

休克时常因缺氧而有心律失常,心肌缺氧还可造成局灶性心肌梗塞,ST 段降低和 T 波倒置有时可见。

二、治疗原则与方法

创伤性休克的治疗原则为消除创伤的不利影响,弥补由于创伤而造成的机体代谢紊乱,调整机体的反应,动员机体的潜在功能以对抗休克。在治疗时要将危及生命的创伤置于首位,如头、胸、腹腔脏器损伤等。一些骨折和软组织撕裂都可暂时包扎固定,待休克基本恢复后再行处理。

(一)及时有效地控制活动性出血

快捷有效的止血是治疗创伤性休克的重要措施,在紧急情况下,可用手压迫出血部位或出血的血管,也可加压包扎或应用止血带等。对于内脏破裂或大血管破裂出血很多时,不应等休克纠正后再进行手术。应边抢救边手术。终止造成休克的主要原因,是救治休克的重要步骤。

(二)补充血容量

创伤性休克早期为单纯性失血性休克。因此,及时快速地补足血容量是治疗这类休克的主要措施。一般应在中心静脉压的监测下进行,应尽早使组织供血得到恢复,补充液体的种类有以下几种可供选择。

1.全血　是治疗创伤性休克最为理想的胶体溶液,但在急性出血时尚需一定的配血时间,往往不能应急,而且大量输血,血源也存在一定困难,因此,临床上输血以前先用其他液体,然后再输血。

若大量输血,也会产生一些并发症,如全血内均加入枸橼酸以防止凝血,可增加酸中毒,增加血钾而加重高钾血症,增加血液粘稠度可影响微循环灌流,并与弥散性血管内凝血有一定关系。因此,在大量输血时,必须掌握以下原则:

(1)输血量在2500ml以内可应用血库全血,但必须在输完1000ml后,静脉注射10%葡萄糖酸钙10ml,以中和枸橼酸。

(2)输血超过2500ml时,最好用新鲜肝素血,以防血栓形成更加影响微循环,并按1:1比例用鱼精蛋白中和之。

(3)加强对输血不良反应的预防工作。

2.血浆及白蛋白　这类液体有以下优点。

(1)在无血库的条件下或来不及输血时,可随时供应,以维持最低限度的血容量,尤其适用于中等量以下失血者。

(2)无传染病毒性肝炎及其他疾病的潜在危险。但血浆及白蛋白内无红细胞,其功能不能完全代替全血。

3.血浆增量剂　临床常用右旋糖酐及"706"代血浆。

(1)右旋糖酐:是一种葡萄糖聚合体,与血浆等渗,临床中有使用价值的为中分子量(分子量在6万~10万)和低分子量(分子量在2万~4万)右旋糖酐。输入后可使胶体渗透压增高,将含钠的水吸入血管内以增加血容量,降低血粘稠度,防止血管内红细胞发生凝集(使红细胞表面负电荷增加,相互排斥,不易凝集),从而增加毛细血管的血流量及减少血管内血栓的形成,但大量使用可抑制网状内皮系统的吞噬作用,且易发生出血倾向,故一般用量为600~1000ml为宜(每日每kg体重20ml)。

(2)"706"代血浆:是化学合成的胶体物质,分子量在25000~45000之间,其主要特点为:①扩充血容量作用显著;②副作用少;③反复大量使用时肝肾无损害,不引起过敏与溶血。是一种安全有效的血浆代用品,可用于防止各种原因引起的低血容量休克。一般用量为500~1000ml,一次最大量可用3000ml,无不良反应。用于抢救低血容量休克时,除应用本品外须按一定的比例加用少量全血,以免血液过分稀释而影响治疗效果。

4.平衡盐溶液(乳酸钠林格液)　为一种等渗电解质溶液,其电解质浓度与体内的细胞外液相近,故输入后,能引起体内细胞内外液平衡的作用,因此,认为是目前比较优良的体液补充剂。

5.葡萄糖溶液和氯化钠注射液　为常用的体液补充剂,方便易得,可随时使用。

液体输入时根据休克程度、时间、病情变化及个体情况而定,对老年、少儿、心肾功能不全的患者,输液的掌握必须十分谨慎。最好在中心静脉压指导下并结合临床表现进行。

(三)维持电解质和酸碱平衡

在补充血容量的同时,应及时了解血液中电解质以及酸碱平衡情况,一旦发现紊乱应及时纠正,否则,尽管血容量已补充,而休克状态仍不能改善。

常见的代谢性酸中毒及高钾血症等,根据化验室检查结果,适量应用碱性缓冲液及保钠排钾药物予以纠正。

(四)血管收缩剂与舒张剂的应用

在没有大血管出血,血容量的补充已经开始进行或已准备进行的情况下,为了使重要脏器的低血流量状态不要拖延过久,可暂时使用升压剂来提高血压,如甲氧胺、间羟胺等,但不应反复使用。

若休克合并严重的血管痉挛,经积极输血输液治疗血压仍不见改善,此种情况禁止使用血管收缩剂,否则使组织缺血情况更为恶化,应采用血管舒张剂,改善微循环,如异丙肾上腺素,3-羟酪胺(多巴胺)等。

(五)心脏功能的维护

1.改善心率,增强心肌收缩力　在足够补液和应用血管扩张剂后,中心静脉压高而动脉压低时,可考虑使用洋地黄制剂,如西地兰等。

2.纠正心律失常　由于心肌缺氧,酸中毒或高、低钾血症等导致心律失常,应根据心电图作出诊断,消除病因,保证充分通气给氧,给予不同的处理。

(六)肺功能的维护

在休克治疗过程中,注意保持呼吸道通畅,及时清除分泌物,吸氧。如呼吸急促,紫绀,意识障碍等进行性低氧血症出现,则应及早采用辅助呼吸。

(七)肾功能的维护

休克病人皆应置入导尿管,记录每小时尿量,不断改善肾血流,若心输出量及血压正常后,尿量仍少,应考虑使用利尿剂,若再不能使尿量增加,则表明有肾功能衰竭发生,应及时处理。

(八)补充高能量

如三磷酸腺苷(ATP),辅酶 A,细胞色素 C,葡萄糖加胰岛素,可纠正细胞代谢障碍,改善组织缺氧。

(赵　龙)

第七节　挤压综合征

挤压综合征通常指四肢或躯干肌肉丰富的部位,受外部重物长时间挤压作用(或长时间固定肢体被固定部位的自压)而造成肌肉组织的缺血性坏死,出现以肢体肿胀、肌红蛋白尿、高钾血症为特点的急性肾功能衰竭。该综合征早期不易被认识,常延误诊断和治疗,死亡率较高。

该综合征的主要病理变化围绕着创伤后肌肉的缺血性坏死和肾缺血两个中心环节展开。只是伤势足以使两个病理过程在一定程度上向前发展,最终导致肌红蛋白尿为特征的急性肾功能衰竭。

一、诊断要点

（一）病史

详细询问受伤的原因、方式和时间，伤肢肿胀的时间，伤后有无"红色"、"深褐色"或"茶色"尿的历史，伤后尿量变化情况等。

（二）临床表现

1.局部表现　伤部压力解除后，局部可能暂时正常或仅有少许压痕，但不久则麻木或瘫痪，伤部边缘出现红斑，邻近健康皮肤出现水泡，这是挤压伤的最早表现。此后，伤部迅速肿胀，不断加剧，皮肤变硬，皮下瘀血。若肢体肿胀影响循环，则肢体远端变凉，甚至坏死，该区的神经及肌肉功能障碍。

2.全身反应　挤压综合征的全身表现与肾功能衰竭相似。

（1）休克：有些伤员早期可不出现休克，或休克期短而未被发现，还有些伤员因挤压强烈的神经刺激，广泛的组织破坏，大量的血容量丢失，可迅速产生休克，而且不断加重。

（2）肌红蛋白尿：这是诊断挤压综合征的一个重要条件。挤压综合征肾衰与单纯创伤后的急性肾衰比较，两者的区别就在于前者尿肌红蛋白试验阳性。表现为肢体压力解除后，24小时内出现"红综色"或"褐色"尿，应考虑肌红蛋白尿，肌红蛋白在血中和尿中的浓度，在伤肢减压后12小时达到高峰，其后逐渐下降，1～2天后尿色转清。因此要掌握出现肌红蛋白尿"一过性"的特点，检查结果可根据时间不同而异。检查时可先进行尿镜检及潜血试验，若尿中红细胞少而潜血试验阳性时，应高度怀疑肌红蛋血尿，再进行尿肌红蛋白定性检查。

（3）高钾血症：因肌肉坏死，大量的细胞内钾进入血循环，加之肾功能衰竭，排钾困难，在少尿期，血钾可以每2mg当量/L的速度上升，24小时甚至可升至致命水平（钾在2.9mg当量/L时，心电图T波发生改变，钾升到10mg当量/L时即死亡）。高血钾的同时伴有高血磷、高血镁及低血钙，可加重血钾对心肌的抑制和毒性作用。

（4）酸中毒及氮质血症：肌肉缺血坏死以后，使大量的磷酸根、硫酸根等酸性物质释出，使液体pH值降低，导致代谢性酸中毒。严重创伤后，组织分解代谢旺盛，大量中间代谢产物积聚体内，非蛋白氮、尿素氮迅速升高，出现急性肾功能不全。临床上可出现神志不清，呼吸深大，烦躁烦渴，恶心等酸中毒、尿毒症等一系列表现。应每日记液体出入量，经常测尿比重，若尿比重低于1.018以下者，是诊断该病的重要指标。

此外，还应经常测定血红素、红细胞压积以估计失血、失血浆、贫血和少尿期水潴留的程度。测定血小板、出凝血时间可提示机体凝血、溶纤机理的异常。测定谷草转氨酶（SGOT）、肌酸磷酸激酶（CPK）等肌肉缺血坏死所释放出的酶，可了解肌肉坏死程度和消长规律。再如血气分析、血镁测定等有助动态观察病情变化情况。

二、治疗原则与方法

(一)治疗原则

1.迅速进入现场,抓紧一切时间,积极抢救伤员,力争尽早解除肢体受压因素,减少本病发生。

2.凡肢体受重压1小时以上,虽外表伤势不重,也应按挤压综合征处理,密切观察病情变化,及时预防。

3.掌握本病规律,对具体情况作具体分析。初期注意局部处理,积极预防休克;少尿期严格控制液体入量,注意高钾血症;多尿期注意电解质的丢失。

(二)治疗方法

1.现场急救处理　对促进组织分豁代谢产物吸收的因素都应排除。

(1)伤肢制动:尤其对尚能行动的伤员,要说明危险性,尽量减少伤肢活动。

(2)伤肢应暴露在凉爽的空气中,或用冰水降低伤肢温度。

(3)伤肢不应抬高,不应按摩,不应热敷。

(4)开放性伤的活动性出血应尽快止血,但禁止加压包扎,更不能用止血带(大血管断裂时除外)。

2.早期防治措施

(1)对凡疑有挤压综合征的伤员,均可给予碱性饮料(8g碳酸氢钠溶于1000～1200ml水中,加适量糖),以利碱化尿液,预防肌红蛋白在肾小管中沉积。不能进食者,可静脉滴注5%碳酸氢钠150ml。

(2)伤肢早期切开减张:可避免肌肉发生缺血坏死,或缓解其缺血受压的过程,通过引流可防止和减轻坏死肌肉释出的有害物质进入血流而减轻中毒症状,有利伤肢的功能恢复。在下列情况下可考虑作切开减张术:①尿潜血或肌红蛋白尿试验阳性;③肢体明显肿胀,张力增高,影响了肢体血循环,局部或全身症状进行性恶化者。在切开减张术的操作中应注意:①应切开每一个受累的筋膜间区,从上到下充分暴露肌肉,使皮肤切口与深筋膜切口一致。②小腿部减张,必要时可将腓骨上2/3切除或切断,以便将小腿的四个筋膜间区打开,充分减压。③通常沿肢体纵轴方向作切口。④必须彻底切除已坏死的肌肉组织,否则易造成继发感染。⑤切口一般不作一期缝合,而用敷料包扎,但不可加压。⑥手术操作、换药、护理等必须严格无菌。⑦伤口渗液量多者,极易造成低蛋白血症,应注意全身营养供给。

3.截肢　由于肢体受到严重的长时间挤压后,患肢无血运或血运严重障碍,估计保留伤肢也确无功能者,或经减张处理不能缓解症状,并逐渐加重者。毒素吸收致全身中毒症状明显危害生命时,或伤肢合并有特殊感染(如气性坏疽)者。均可考虑截肢。

4.注意急性肾功能衰竭的处理。

5.纠正水、电解质及酸碱平衡失调。

(赵　龙)

第八节　脂肪栓塞综合征

脂肪栓塞综合征通常是以肺部有脂栓、出血、水肿等三种病变为基础,以呼吸困难为中心的一组症候群,但有时是伤后突然暴发脑部症候,迅速昏迷导致死亡的一种严重创伤并发症。其主要原因是骨折与软组织损伤,脂肪滴进入血流所致,从病理上讲,尽管有机械说和化学说两种学说,但最终是因为血流中形成了足够体积的脂肪滴,致使重要脏器血管栓塞。

一、诊断要点

(一)临床表现

主要发生在严重创伤、多发性骨折后,临床上可没有症状或症状轻微,或可表现暴死而无其他脂肪栓塞症状。根据其表现可分为三型:

1.暴发型　其特点是损伤后早期出现脑部症状,迅速发生昏迷,有时出现痉挛,手足抽搐等,1～3 日内死亡,由于无出血点和肺部症候出现,诊断十分困难。

2.临床型　即典型的脂肪栓塞综合征的表现。一般在伤后 1～2 天内无症状,以后便出现严重的脑部症状,如谵妄、昏睡或昏迷等神经系统症状。呼吸症状为低氧血症:呼吸困难,咳嗽等。体温迅速升高。心动过速以及腋部、上胸部或粘膜下出血点出现。

3.亚临床型　仅表现出部分脂肪栓塞的症状,且症状轻微,临床上最为常见:

(1)无呼吸症状者,脑部症状亦较轻微。主要有发烧,心动过速及皮肤出血点。

(2)有呼吸症状而无脑部症状。表现为呼吸困难,低氧血症,发烧,心动过速及皮肤出血点。

(3)无脑部症状及呼吸症状,无皮肤出血点,仅为发烧,心动过速。

(二)辅助检查

1.肺部 X 线拍片　一般所见为双侧密度增加,表现为分布广泛的粟粒状、绒毛状、斑点状或所谓"暴风雪"状阴影。这些改变有时局限在肺的下叶或肺门附近。上述征象出现在脂肪栓塞病程的高潮期,数月后阴影消失。

2.低氧血症　为一重要的临床指标,若动脉分压低于 6.5kPa 或更低时,则提示有发生本病的可能。但由于临床出现的时间不一致,所以应进行多次检查。

3.活检　诊断脂肪栓塞最可靠的方法是经皮穿刺肾组织活检,可发现肾小球脂肪栓子。对在创伤后昏迷原因不明的病人,该法最有价值。

4.血小板急速减少,甘油三酯和 β-脂蛋白水平降低,对本病的诊断有一定的辅助作用。

脂肪栓塞的临床表现十分不稳定,最有诊断价值的当属出血点,而肺 X 线片的改变及低氧血症的出现比较多见,对诊断本病有着重要的意义。

二、治疗原则与方法

脂肪栓塞综合征轻者有自然痊愈倾向，而肺部病变明显的病例经适当呼吸支持，绝大多数可治愈。

（一）支持呼吸、纠正低氧血症

本法是脂肪栓塞最基本的治疗措施。经过给氧和机械辅助通气，使动脉氧分压保持在$9.4\sim10.4$kPa水平，纠正或预防低氧血症发生。

（二）维持有效血容量，预防肺水肿

创伤后，补充血容量、纠正休克的同时，有条件者可补充血液和白蛋白，有利于提高血氧能力和保持血液的胶体渗透压，以预防和减轻肺水肿。

（三）药物治疗

1.肾上腺皮质激素   有降低毛细血管通透性，减轻肺水肿，稳定肺泡表面活性物质的作用。常用氢化考的松（$100\sim300$mg/日），地塞米松（$20\sim40$mg/日）。一般可连用$3\sim5$天，而不宜长时间使用，以防不良反应。

2.抑肽酶   是一种蛋白酶抑制剂，影响脂肪代谢，可降低骨折创伤后一过性高脂血症。防止脂栓对毛细血管的毒性作用，稳定血压。首剂可用20万U，以后8万$\sim$12万U，静注$3\sim6$天。

3.肝素   可起到抗凝及澄清血脂的作用。常规用量为125mg/次，静脉注入，$4\sim6$小时1次。用药期间应检查出凝血时间。

4.高渗葡萄糖   对降低儿茶酚胺的分泌，减少体脂动员，缓解游离脂酸毒性作用有一定效果。

（四）低温疗法

可降低脑代谢，对于高烧者有一定的使用价值。

（赵 龙）

第九节   创伤后血管内弥漫性出血

弥散性血管内凝血是指在某些致病因素的作用下，引起毛细血管、小静脉和小动脉内广泛的纤维蛋白沉积和血小板凝集，形成弥散的微血栓，并由此可引起循环功能及其他内脏功能障碍，出血及组织坏死等综合征。严重创伤和休克是弥散性血管内凝血常见病因之一。由于休克严重，血流滞缓，损伤局部的凝血活素释放到血循环中，激发凝血机制。微循环血管的断裂，造成血小板凝集，裂解并释放出血小板凝血活素因子，能激发一系列血管内凝血过程。

一、诊断要点

（一）临床表现

1.休克   由于毛细血管灌流锐减，栓塞及其通透性增加，微循环功能极度紊乱，休克更趋

恶化。

2.出血　广泛的出血倾向是本病的突出特点,如创面渗血,皮下或粘膜出血点,咳血、呕血、便血或尿血等。

3.溶血　继发于血管内凝血,表现为发烧,黄疸,腰背痛,血色素尿等。

4.栓塞症状　初期表现为受累内脏功能减退,可累及一个或数个器官。

(二)实验室检查

本病尚无特征性实验室检查。

1.血小板测定≤15万/mm³;凝血酶原时间≥15秒;纤维蛋白原≤160mg/dl。

2.纤维蛋白溶解确定试验　Fi试验≥1∶16;凝血酶时间≥25秒;优球蛋白溶解时间≤120分钟。

3.病理学检查　典型的病理改变是毛细血管血栓,局灶性出血与坏死。最常受累的部位是:肾,肺,其次是胃肠道、肝、肾上腺、脑、胰腺、心内膜等。

二、治疗原则与方法

(一)去除病因

原发病的治疗是中止弥散性血管内凝血进程的最重要方面。以尽快处理创伤,去除坏死组织和防止感染为原则。

(二)改善微循环

补充足够血容量,解除血管痉挛(应用α受体阻断剂及β受体兴奋剂),降低血液粘稠度,纠正酸中毒,提高氧分压。

(三)抗凝

旨在防止血小板和凝血因子的继续消耗,恢复其正常含量,为恢复正常的凝血功能创造条件。高凝状态为主要临床表现时,可以慎重考虑应用肝素。

(四)溶血

主要目的是使血栓在血管内溶解,对新鲜血栓效果良好,常用药物是链激酶(50万～60万U),加入生理盐水或5%葡萄糖或低分子右旋糖酐中,给予静脉滴注),直到血栓溶解。

(五)抗纤溶

凝血过程已停止,而纤维蛋白溶解活动性过分增强时,可使用6-氨基己酸以抑制纤维蛋白溶酶的作用。

(六)替代疗法

输入新鲜全血,冷冻血浆,纤维蛋白原等,用以补偿已耗竭的凝血因子与血小板。此法应在凝血停止后才能进行,否则加重凝血。

此外,应用维生素K保肝,大剂量的肾上腺皮质激素、能量合剂等也有治疗作用。

（赵　龙）

第三章　骨折

第一节　概论

　　骨的完整性或连续性遭到破坏称为骨折(影像学角度认为骨小梁的断裂也称为骨折)。古代医家对骨折早有认识,甲骨文中有"疾骨"、"疾胫"、"疾手"等病名,《周礼·天官》记载有"折疡";马王堆出土的汉代医籍中有"折骨"记载。骨折病名出自唐代王焘《外台秘要》。骨折在伤科中占有重要的地位,中医学在治疗骨折方面积累了丰富的临床经验。在复位、固定、功能锻炼和药物治疗方面有其独特的优点。

一、骨折的病因

　　骨折的病因包括外因与内因两方面。

　　1.外因

　　(1)直接暴力:指外来暴力直接作用于骨骼局部并造成受力部位骨折的一种力。如打击伤、压榨伤、冲撞伤、枪伤、爆炸伤等。直接暴力导致骨折的特点为:骨折多为横行或粉碎型;并列骨干双骨折时两骨骨折线在同一水平;软组织损伤比较重,若发生开放,系打击物由外向内造成,创口污染重,感染率较高。

　　(2)间接暴力:指外力作用于某一部位,通过传达、扭转暴力或杠杆作用导致远离受力部位发生骨折的一种力。间接暴力导致骨折的特点为:骨折多为斜行或螺旋行;并列骨干双骨折时两骨骨折线不在同一水平;软组织损伤较轻,若发生开放,系移位骨折端由内向外穿破皮肤造成,创口污染轻,感染率较低。

　　(3)肌肉牵拉:指肌肉急剧强烈收缩引起的肌肉附着点骨质受到牵拉而发生骨折的一种力。此类骨折又称为撕脱性骨折。其特点为:骨折发生在肌肉支点处;撕脱骨块发生分离移位,其移位方向与肌肉牵拉方向一致。好发于肱骨大结节、肱骨内上髁、尺骨鹰嘴、髌骨、跟骨等部位。

　　(4)累积外力:指骨骼局部因长期反复遭受外力作用,外力累积引起局部骨质疲劳而发生骨折的一种力。其造成的骨折又称为疲劳骨折。如行军途中或长途跋涉,以第2、3跖骨或腓骨下端疲劳骨折多见。此类骨折多无移位,但愈合较慢。

2.内因

(1)年龄与体质状况:不同年龄其骨折的好发部位与骨折的发生率不同。老年人气血虚弱,肝肾不足,骨质疏松,协调能力差易发生骨折;儿童为幼阳之体,骨质柔软,自制能力差,易发生青枝骨折或骨骺损伤;青壮年气血旺盛、筋骨强健,在同等外力下不易发生骨折。

(2)骨的解剖结构因素:骨折的发生与局部解剖结构有密切关系,一般发生在解剖结构薄弱处,包括松质骨和密质骨交界处,生理曲线交界处;骨形态改变部位;儿童的骨骺;运动幅度大小差异的部位等。

(3)骨的病理因素:骨折的发生与全身疾病或局部病变等病理因素有关。如内分泌代谢障碍可引起骨的代谢障碍,导致骨质疏松。局部骨疾病破坏了骨的正常结构,在轻微外力作用下,容易导致骨折。如骨髓炎、骨结核、骨肿瘤、骨质疏松等疾病所引起的骨折;先天性脆骨病、先天性骨关节畸形可造成骨组织脱钙,易形成病理性骨折。这类骨折在治疗上应按疾病的性质选择不同的方法,或找出疾病原因后采取相应措施。

外力作用于机体后,骨折的发生还与患者的健康状况、解剖部位、受伤姿势等因素有关。如第 12 胸椎与第 1 腰椎是脊椎伸屈活动的枢纽,也是骨折的好发部位。不同的致伤暴力亦可有相同的受伤机理。如屈曲型脊椎压缩骨折可因高处坠下,足跟着地时身体前屈而造成,亦可因重物高处坠落击中背部而发生,两者都具备同一内在因素,即脊柱处于屈曲位。因此,外来暴力是致伤的外因,而受伤机理则是外因和内因的综合作用。

二、骨折移位

1.造成移位的因素　骨折移位的方向和程度,一方面与暴力的大小、方向、作用点,以及搬运情况等外在因素有关,另一方面又与远侧肢段重力、肌肉牵拉等内在因素相关。骨折移位方式常有五种,临床上多合并存在(图 3-1)。

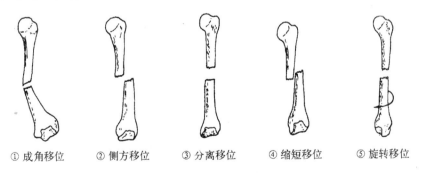

①成角移位　　②侧方移位　　③分离移位　　④缩短移位　　⑤旋转移位

图 3-1　骨折的移位

2.常见移位方式

(1)成角移位:两骨折段的轴线交叉成角,根据角顶的方向称为向外、向内、向前或向后成角。

(2)侧方移位:两骨折断端相对移向侧方。四肢骨折按骨折远段、脊柱骨折则以上位椎体的移位方向称为向前、向后、向内或向外等侧方移位。

（3）分离移位：骨折两断端互相分离，骨折间隙增宽，骨的长度增加。

（4）缩短移位：骨折两断端互相重叠或嵌插，骨的长度缩短。

（5）旋转移位：骨折远段围绕骨的纵轴而发生了旋转。

三、骨折的分类

（一）根据骨折发生到就诊时间分类

1.新鲜骨折　损伤后，2～3 周以内就诊者，骨折断端血肿尚未完全吸收，未形成纤维连接。

2.陈旧骨折　损伤后，3 周以后就诊者，骨折断端间已有纤维组织或骨痂包裹。这类骨折复位较难，若时间过久，骨折可形成畸形愈合、延迟愈合或不愈合。

（二）根据伤前骨质是否正常分类

1.外伤骨折　伤前骨质结构正常，纯属外来暴力作用而造成的骨折。

2.病理骨折　伤前在全身疾病或局部病变已造成骨质结构破坏（如骨髓炎、骨结核、骨肿瘤等疾病），可因较小外力作用而发生骨折。

（三）根据骨折局部皮肤黏膜的完整性分类

1.闭合性骨折　骨折后，局部皮肤或黏膜完整，骨折断端与外界不相通者。

2.开放性骨折　骨折后，局部皮肤或黏膜破裂，骨折断端与外界相通者。如骶尾骨骨折合并直肠损伤、耻骨骨折合并尿道损伤等。

（四）根据骨折是否伴有神经、血管或脏器等损伤分类

1.单纯骨折　指骨折后无并发神经、重要血管、肌腱或脏器损伤者。

2.复杂骨折　指骨折后并发有附近神经、重要血管、肌腱或脏器损伤者。

（五）根据骨折线的形态分类（图 3-2）

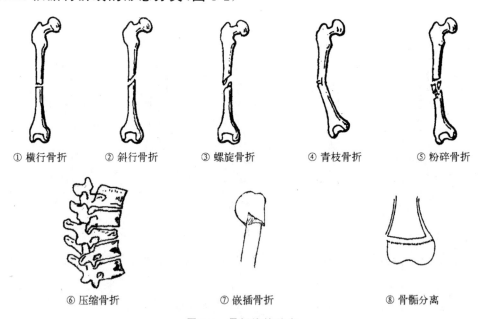

① 横行骨折　　② 斜行骨折　　③ 螺旋骨折　　④ 青枝骨折　　⑤ 粉碎骨折

⑥ 压缩骨折　　　　　　⑦ 嵌插骨折　　　　　　⑧ 骨骺分离

图 3-2　骨折线的种类

1.横行骨折　骨折线与骨干纵轴线接近垂直的骨折。

2.斜行骨折　骨折线与骨干纵轴线斜相交成锐角的骨折。

3.螺旋骨折　骨折线呈螺旋走向的骨折。

4.青枝骨折　骨折后,仅有部分骨质或骨膜被拉长、皱褶、破裂,骨折处有成角、弯曲畸形,如青嫩树枝被折断时的形状。常见于儿童骨折。

5.粉碎骨折　骨折后,骨碎裂成三块以上者。若骨折线呈"Y"形或"T"形时,又称"Y"形或"T"形骨折;骨折线向四周放射,则称为"星状骨折"。

6.压缩骨折　发生在松质骨部位的骨折,骨质因挤压而压缩变形。多见于椎体或跟骨骨折。

7.裂纹骨折　骨折呈裂纹或线状。常见于颅骨、肩胛骨或掌骨等骨折,又称为骨裂。

8.嵌插骨折　发生在干骺端松质骨与密质骨的交接处。骨折后,密质骨嵌入松质骨内。多见于股骨颈、肱骨外科颈等处的骨折。

9.骨骺分离　骨折发生在骨骺板部位,造成骨骺与骨干分离。多见于儿童和青少年。

10.塌陷性骨折　骨折后,骨折断端因挤压发生塌陷变形者。多见于胫骨平台骨折。

11.撕脱骨折　由于肌肉强烈收缩造成肌肉支点的骨突部位受到牵拉发生的骨折。多见于肱骨内、外髁或肱骨大结节等部位。

(六)根据骨折复位后断端的稳定程度分类

1.稳定骨折　骨折复位后,经适当固定后不易发生再移位者。如青枝骨折、裂纹骨折、嵌插骨折、一般骨干的横行骨折等。

2.不稳定骨折　骨折复位后,经适当固定后容易发生再移位者。如粉碎骨折、斜行骨折、螺旋骨折等。股骨干的任何类型骨折由于附着肌肉丰富,远侧肢段重力大,也属于不稳定骨折。

四、骨折的诊断

骨折的诊断是骨折治疗的前提,确切的诊断对制订治疗方案非常重要。在辨证诊断过程中,应在了解患者的全身状况下,从无损伤或损伤较轻部位逐步向损伤较重的部位进行检查,防止只注意局部,不顾全身情况,只顾检查,不顾患者的痛苦而增加损伤,要通过详细体格检查,必要时作X线或CT、MRI等检查,以及实验室检查,并对相关检查资料进行综合分析,从而作出正确诊断,以防误诊或漏诊。

(一)受伤史

通过问诊,详细了解患者的损伤病史。注意了解暴力的大小、方向、性质、作用形式(如打击、冲撞、坠落等)和作用部位;了解受伤的时间,受伤时的姿态,伤后的全身状况诊治过程及症状演变情况;了解受伤现场情况、搬运情况等,以充分评估伤情,从而指导进一步的检查。

(二)临床表现

1.全身情况　轻微骨折或单纯性骨折,可无全身症状或全身症状不甚明显。部分骨折,可

因局部瘀血停聚，积瘀化热，可有发热（体温约 38.5℃），1 周后，体温可降至正常，无恶寒或寒战，可兼有口渴、口苦、心烦、尿赤便秘、脉浮数或弦紧、舌质红、苔黄厚腻等。严重的创伤和骨折合并外伤性休克或内脏损伤时，可出现相应的临床症状。

2.局部情况

（1）一般症状

1）疼痛：骨折后，因骨断筋伤，脉络受损，气滞血凝，阻塞经络，不通则痛，故骨折局部常出现不同程度的疼痛。

2）局部肿胀、瘀斑：骨折后，骨损筋伤，脉络受伤，血离经脉，阻塞脉道，瘀滞于局部肌肤腠理，则可出现肿胀。若离经之血溢于皮下，可出现局部瘀斑，严重者可出现血疱或水疱（张力性水疱）。

3）功能障碍：骨折后，因肢体的支架遭到破坏，故失去其支柱与杠杆作用。可因局部疼痛引起肌肉反射性痉挛，

以及神经、血管、肌肉等组织的破坏，可引起肢体出现不同程度的功能障碍。青枝骨折、不完全骨折、嵌插骨折的功能障

碍程度较轻，完全骨折和移位较大的骨折功能障碍程度较重。

（2）骨折的特有体征

1）畸形：骨折后，可因暴力作用、肌肉牵拉、肢体重量或搬运不当等，导致骨折端发生不同程度和方向的移位，造成损伤肢体形态改变而出现畸形，如短缩、成角、旋转、隆起等畸形。如桡骨远端骨折可出现餐叉样畸形。

2）骨擦音：无嵌插的完全性骨折，骨折两断端相互摩擦、碰撞所发出的声音，又称为骨擦感。一般在搬动患者或作局部检查时可触摸到。

3）异常活动：骨干部无嵌插的完全性骨折，可出现类似关节一样能屈伸、旋转等不正常的活动，又称为假关节活动。

畸形、骨擦音和异常活动是骨折的三大特征，对骨折的诊断有重要价值。在作临床检查时，这三种特征，若出现其中一种，即可在临床上初步诊断为骨折。不可有意寻找骨擦音或异常活动，以免增加患者痛苦，加重病情或导致严重的并发症发生。骨折断端若移位明显而无骨擦音，则骨折断端间可有软组织嵌入。

（三）影像学检查

1.X 线检查　对骨折的诊断具有重要参考价值。X 线片能较好地显示骨折的类型、移位方向、骨折断端的形状等局部变化，也能显示临床上难以发现的损伤与骨折，如体内深部骨折、不完全性骨折或撕脱性小骨折块等。

X 线检查应常规摄正、侧位片。对特殊部位的骨折，如脊椎小关节骨折、颈椎齿状突骨折等，还应摄斜位或其他特殊角度的照片。对骨干骨折摄片，应至少包括临近骨折上下的一个关节。X 线检查应与临床检查相结合，相互补充、不能单纯依赖 X 线检查，若 X 线片与临床其他诊断有矛盾时，尤其是临床特征明确，而骨 X 线征显示为阴性时，应以临床表现为主，或作进一步检查，以使诊断更为正确可靠。部分骨折，如腕舟骨骨折、股骨颈无移位骨折等，若 X 线片显示不出骨折线，可在 2 周后再行摄片检查，以明确诊断。

2.CT 与 MRI　CT 能从躯干横断面图像上观察脊柱、骨盆和四肢关节较复杂的解剖部位和病变；对普通平片不能显示满意的脊柱、骨盆等部位的骨折，可较清晰地观察到骨折的情况，可发现平片难以辨认的小骨碎片。目前，CT 三维成像技术可以三维立体显示髋臼骨折和骨盆骨折等。MRI 层次分明，对比明显，对脊柱骨折合并脊髓损伤、膝关节半月板与韧带损伤等具有优势。

五、骨折的并发症

暴力作用于机体后，除发生骨折外，还可以合并各种全身或局部的并发症，有些并发症可在骨折的早期发生，短时间内可危及生命，必须及时处理；部分并发症可在骨折晚期发生，需要与骨折同时治疗或在骨折愈合后再处理。因此，在诊治骨折过程中，必须全面检查，明确有无并发症后，然后决定治疗方案。

1.外伤性休克　多见于严重骨折或组织损害，导致局部出血与体液渗出，引起组织器官血流灌注不足，微循环障碍和内脏损害为特征的全身反应性综合征。本病应以预防为主，一旦出现，应立即采取各种有效措施抢救。

2.感染　多见于开放性骨折，伤口污染严重，若不及时清创或清创不彻底，容易发生感染，严重者可导致骨髓炎、败血症的发生或肢体坏死。

3.内脏损伤　多因强大暴力所致或骨折断端刺伤脏器。

（1）肺损伤：肋骨骨折可引起肺实质、胸膜或肋间血管破裂，造成气胸、血胸或气血胸。

（2）肝、脾破裂：暴力撞击或打击于胸壁下部时，在发生肋骨骨折的同时，亦可造成肝或脾脏的破裂，若脾大则更易破裂，形成严重的内出血或休克等。

（3）膀胱、尿道、直肠损伤：严重骨盆骨折时，易引起后尿道损伤，若膀胱处于充盈状态，可被移位的骨折断端所刺破，发生腹膜外损伤。骶、尾骨骨折若移位较大可并发直肠损伤。

（4）脑损伤：颅骨骨折时，易合并脑损伤，形成脑挫裂伤、颅内血肿等，严重者可危及生命。

4.周围血管损伤　多见于移位较大的闭合性骨折或严重的开放性骨折，可因暴力挤压或骨折端刺破血管所致。如肱骨髁上骨折可损伤肱动脉，股骨髁上骨折可引起腘动脉损伤等。重要动脉损伤后，肢体远端冷痛、麻木、苍白、脉搏减弱或消失，严重者可导致肢体远端缺血坏死，甚至失血性休克或死亡。故临床诊治过程中必须及时抢救（图3-3）。

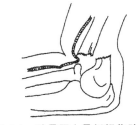

图 3-3　肱骨髁上骨折损伤肱动脉

5.周围神经损伤　骨折后，早期可因骨折移位牵拉、挫伤、压迫而损伤神经；后期可因外固定压迫或局部畸形愈合牵拉而造成神经损伤。如肱骨干中下段骨折易合并桡神经损伤，腓骨小头骨折可合并腓总神经损伤。神经损伤后，其所支配的肢体可发生部分感觉和运动障碍（图3-4～3-7）。

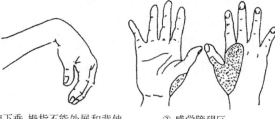

① 腕下垂,拇指不能外展和背伸　　　② 感觉障碍区

图 3-4　桡神经损伤

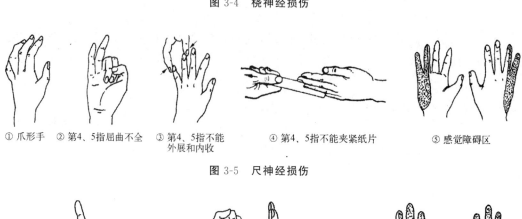

① 爪形手　　② 第4、5指屈曲不全　　③ 第4、5指不能　　④ 第4、5指不能夹紧纸片　　⑤ 感觉障碍区
外展和内收

图 3-5　尺神经损伤

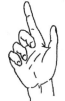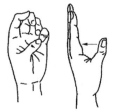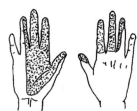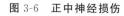

① 第1、2指不能屈曲,第3指屈曲不全　　② 拇指不能对掌,不能向掌侧运动　　③ 感觉障碍区

图 3-6　正中神经损伤

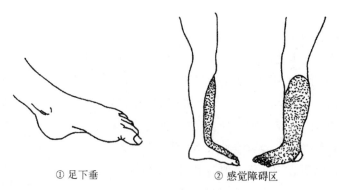

① 足下垂　　　② 感觉障碍区

图 3-7　腓总神经损伤

6.脊髓损伤　颈椎、胸椎或腰椎骨折脱位时,若移位较大,可造成脊髓或马尾神经损伤,出现损伤平面以下的截瘫,多发生于胸腰段骨折(图 3-8)。

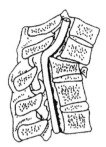

图 3-8　脊柱骨折脱位时损伤脊髓

7.筋膜间隔区综合征　在肢体骨和筋膜形成的间隔区内,因各种原因造成组织压上升,致血管受压,血液循环障碍,肌肉、神经组织严重供血不足,甚则发生缺血坏死,最终导致这些组织功能损害,由此而产生的一系列症候群。临床上,多见于肱骨髁上骨折、前臂双骨折、胫骨上端骨折等,常由创伤骨折的血肿和组织水肿使其间室内内容物体积增加或外包扎过紧、局部压迫使骨筋膜室容积减小而导致骨筋膜室内压力增高所致。当压力达到一定程度可使供应肌肉的小动脉关闭(图 3-9),形成缺血-水肿-缺血的恶性循环。

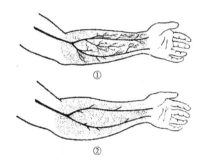

图 3-9　前臂筋膜间隔区综合征

8.缺血性肌挛缩　多为筋膜间隔区综合征产生的严重后果。骨折后导致其附近重要血管损伤,血供不足或因长时间包扎过紧,肌群发生缺血坏死,神经麻痹,局部机化后形成瘢痕组织,逐渐挛缩而形成特有的畸形,如爪形手、爪形足等,严重者可导致手足功能丧失(图3-10)。

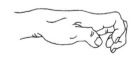

图 3-10　缺血性肌挛缩手部畸形

9.脂肪栓塞　临床少见,多为严重骨折的并发症。因骨折后,髓腔内血肿张力过大,骨髓被破坏,脂肪滴从破裂静脉口入血,形成脂肪栓塞,阻塞血管,严重者可引起肺、脑等重要脏器或组织缺血,危及生命。常见于股骨干骨折或骨盆骨折等。

10.挤压综合征　多发生于房屋倒塌、交通事故或地震等自然灾害所致的骨折。骨折后,肢体或躯干肌肉丰厚部位遭受重物长时间挤压,解除压迫后,出现肢体肿胀、肌红蛋白尿、肌红蛋白血症、高血钾、低血容量性休克和急性肾功能衰竭为特征的综合征。临床诊治,应以预防为主,若出现,必须及时抢救。

11.坠积性肺炎　骨折后,患者若因长期卧床,导致肺功能减弱,咳痰困难,痰涎聚积,阻塞肺段或支气管,诱发感染而发生坠积性肺炎。年老体弱患者多因此而危及生命,故对长期卧床患者,应鼓励其多作深呼吸或鼓励其咳嗽咳痰,注意功能锻炼。

12.褥疮　脊柱骨折合并截瘫或严重损伤昏迷者,长期卧床,某些骨隆突部(如骶骨、股骨大转子和跟骨等处)长时间遭受挤压,局部血循环障碍,组织坏死,而发生溃疡,经久不愈。故在对此类患者的诊治过程中,应加强护理,提前预防。对褥疮好发部位应保持清洁、干燥,定时翻身,按摩,或在局部骨突部位放置棉垫、气圈等,以减少压迫。

13.尿路感染　骨折后,患者长期卧床或合并截瘫者,由于长期留置导尿管,若处理不当,易引起逆行性尿路感染,发生膀胱炎或肾盂肾炎等。因此,临床上,对此类患者应在无菌条件下定期更换导尿管,冲洗膀胱,鼓励患者多饮水,保持小便通畅。

14.损伤性骨化(骨化性肌炎)　关节或关节附近骨折后,因损伤严重、反复施以粗暴手法、粗暴的手术剥离以及后期的反复多次被动手法活动,导致血肿扩散或局部反复出血,肌肉内血肿和被撕裂的骨膜下血肿彼此沟通,渗入肌纤维之间,血肿机化后,通过骨膜化骨的诱导,成骨细胞的异位骨化逐渐变为软骨,然后钙化和骨化,影响关节活动。肘关节是损伤性骨化最常见的部位。

15.创伤性关节炎　关节内骨折复位不良或骨折成角、旋转畸形愈合,导致关节面不平整或关节面受力不均,可引起关节软骨面损伤而发生创伤性关节炎。

16.关节僵直　严重的关节内骨折或肢体长时间固定,关节周围软组织粘连和肌肉、肌腱挛缩,造成关节功能障碍,严重者可致关节骨性僵硬。故对此类骨折,若关节内积血较多者,应及时抽净,固定时间应恰到好处,及时鼓励患者作关节功能锻炼。

17.缺血性骨坏死　骨折破坏了骨折段的血液供应,断端可因缺血而发生骨坏死。多见于股骨颈骨折并发股骨头坏死,腕舟骨骨折并发近端骨坏死。

18.迟发型畸形　常见于儿童或青少年骨折。若骨骺损伤后,则骨关节生长发育受到影响,并逐渐形成畸形。如儿童肱骨髁上骨折易并发肘内翻畸形。青少年肱骨外髁骨折易并发肘外翻畸形,尺神经受到牵拉而形成爪形手。

在诊治骨折过程中,对其并发症应以预防为主,若已出现则须及时诊断与妥善治疗,大多数并发症可以避免或治愈。

六、骨折的愈合

(一)骨折的愈合形式

1.Ⅰ期愈合　骨折后,其断端接触紧密,无骨质吸收,血运较少损害时,骨折一端的毛细血管和哈佛系统跨过骨折线进入另一骨折端,新骨沿哈佛系统在长轴方向上沉积并进行修复的过程称为Ⅰ期愈合。Ⅰ期愈合约6周时间形成。

2.Ⅱ期愈合　指骨折后内外骨痂的形成并改建后使骨折愈合者称为Ⅱ期愈合。Ⅱ期愈合与骨的应力关系密切,骨痂沿应力方向生长和塑形。

（二）骨折的愈合过程

骨折愈合是一个"瘀去，新生，骨合"的过程。骨折愈合根据其组织学和生理学的变化可分为血肿机化期、原始骨痂形成期和骨痂改造塑形期，是一个渐进的过程，各期之间无明显界限。

1.血肿机化期　又称为炎症期，重点阐述了骨折发生后血肿的形成和机化过程。骨折后，由于骨折本身及附近软组织的血管断裂出血，在骨折局部形成血肿，血肿于伤后6～8小时开始凝结成血块。骨折断端因血运被阻断，逐渐发生坏死吸收，骨折间隙增宽，局部坏死组织可引起创伤性炎症反应。首先是广泛的血管扩张和血液渗出，导致骨折局部急性水肿，出现大量炎性细胞浸润，包括中性粒细胞、单核细胞、巨噬细胞等能吞噬坏死细胞和残渣，也出现破骨细胞，对骨折断端坏死部位进行吸收，为骨折修复创造了条件。随着毛细血管的增生、纤维蛋白的渗出，成纤维细胞与吞噬细胞的侵入，血肿逐渐机化并形成肉芽组织，逐渐演变成纤维结缔组织。同时骨外膜、骨内膜细胞的活跃增生，包绕在骨折断端形成纤维骨痂，初步将骨断端连接在一起。此过程在骨折后2～3周内完成。血肿机化期属于骨折初期，又称为活血化瘀期。"血不活则瘀不能去，瘀不去则骨不能接"，故治疗时应内服、外敷活血化瘀的中药，加强骨折处的血循环，并清除凝血块和代谢产物（图3-11）。

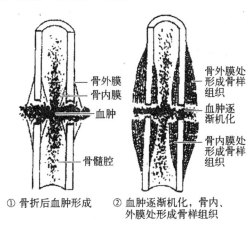

图 3-11　骨折愈合过程的血肿机化期

2.原始骨痂形成期　又称为软骨痂期，重点阐述了中间骨痂和内、外骨痂的形成和汇合过程。骨折后，骨折断端的骨内膜和骨外膜的成骨细胞增生，形成骨组织并逐渐骨化，形成新骨，称为膜内骨化。新生骨的不断增多，骨皮质内、外面逐渐向骨折端生长，彼此会合形成骨痂，称为内骨痂和外骨痂。髓腔内和骨折处的纤维组织也逐渐转化为软骨组织，随着软骨细胞的增生、钙化和骨化，称为软骨内骨化，形成髓腔内骨痂和骨折处的环状骨痂。膜内骨化和软骨内骨化过程所形成的骨痂会合后，骨痂得到不断钙化并逐渐加强，形成桥梁骨痂，说明原始骨痂已形成。此过程需4～8周完成。

原始骨痂形成期属于骨折中期。膜内化骨和软骨内化骨所形成的新骨不断钙化、骨化形成骨性骨痂，但以膜内化骨（骨外膜）为主，故在治疗过程中，应防止骨折处形成较大血肿，减少软骨内骨化的范围，消除对骨外膜损伤的不利因素以免影响骨折的愈合。中药治疗则应以接骨续筋为主，活血化瘀为辅，以促进骨痂生长，加速骨折愈合（图3-12）。

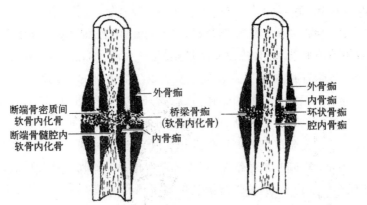

① 膜内化骨及软骨内化骨过程逐渐完成　② 膜内化骨及软骨内化骨过程基本完成

图 3-12　骨折愈合过程的原始骨痂形成期

3.骨痂改造塑形期　又称为硬骨痂期。此期是成骨细胞与破骨细胞在骨折处应力作用下成骨和破骨的过程。原始骨痂中新生骨不断增多,密度加大,骨小梁逐渐排列规则和致密。骨髓腔亦被骨痂充满已达到骨性愈合,并按照"结构与其力学需要相适应"的定律,进行塑形改造。根据功能需要,在应力轴线上的骨痂,不断地得到成骨细胞的加强;在应力轴线以外的骨痂,逐渐被破骨细胞清除,原始骨痂逐渐被改造成永久骨痂,骨折断端死骨清除和新生骨的爬行替代,骨髓腔重新沟通,恢复骨的正常结构,骨折处形成骨性连接,骨折痕迹从组织学和放射学上完全消失。骨痂改造期属于骨折后期,又名强筋壮骨期,中药治疗应以补气血,壮筋骨,养肝肾为主,以促进骨折愈合坚固(图 3-13)。

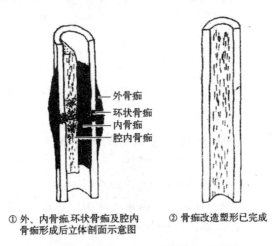

① 外、内骨痂,环状骨痂及腔内　② 骨痂改造塑形已完成
骨痂形成后立体剖面示意图

图 3-13　骨折愈合过程的骨痂改造塑形期

近年来研究表明,骨折愈合过程在细胞水平上可分为三个阶段。①募集:骨折后需要大量成骨细胞参与其修复,其来源有定向性骨祖细胞和诱导性骨祖细胞两种。骨祖细胞为成骨细胞的前体,经局部力学和生化等因素刺激而转化为活性成骨细胞,大量聚积于骨折部位。②调整:成纤维细胞或原始多向间充质细胞必须通过包括机械因子、生物化学因子等因素的刺激,才能转化为成骨细胞而具有成骨能力;骨内、外膜细胞也只有通过某些因素刺激才能被激活,

发挥成骨作用。③骨传导:骨祖细胞被激活后,在局部形成模板,通过骨传导作用而在三维空间产生和沉积新骨,增加骨断端的桥接能力。

(三)骨折的愈合标准

1.临床愈合标准

(1)局部无压痛,无纵向叩击痛,无异常活动。

(2)X线片显示骨折线模糊,有连续性骨痂通过骨折线。

(3)功能标准:在解除外固定情况下伤肢能满足以下要求:①上肢能向前平举 1kg 重物达1分钟;②下肢不扶拐能平地连续步行 3 分钟,并不少于 30 步。

(4)连续观察 2 周骨折处不变形,观察的第一天即为临床愈合日期。

功能标准的测定必须慎重,以不损伤骨痂发生再骨折为原则。

2.骨性愈合标准

(1)具备骨折临床愈合的标准条件。

(2)X线片显示骨折线消失,骨小梁通过骨折线。

(四)骨折畸形愈合、迟缓愈合和不愈合

1.骨折畸形愈合 指骨折愈合后未能达到功能复位要求,骨折断端仍有重叠、成角或旋转畸形者,多因骨折复位不良、固定不当或去除固定过早等所致。

2.骨折迟缓愈合 指骨折在治疗过程中,愈合速度缓慢,超过同类骨折正常愈合的最长期限,骨折处仍有疼痛、纵向叩击痛,异常活动,X线片显示骨痂较少,骨折线尚未消失,骨折断端无硬化现象,骨髓腔相通者,称为骨折迟缓愈合。常因骨折过度牵引、反复手法、骨折复位不良或骨折段血供较差等引起。

3.骨折不愈合 骨折超过正常愈合时间较长,骨折断端仍有异常活动,X线片显示骨折断端分离,骨痂稀少,骨折端吸收、硬化,髓腔封闭者,称为骨折不愈合或骨不连。多因骨折合并严重软组织剥离,骨折处血供较差,或局部长期感染等所致。

(五)影响骨折愈合的因素

1.全身因素

(1)年龄:骨折愈合速度与年龄关系密切。儿童气血旺盛,骨折愈合速度快;青少年则组织再生和塑形力强,骨折愈合速度较快;老年人气血虚弱,骨质疏松,代谢水平低,骨折愈合速度慢。

(2)健康状况:骨折后,机体会调动体内各种力量来促进骨折愈合。身体健康,体质强壮,气血旺盛者,骨折愈合较快;慢性消耗性疾病,气血虚弱者,如重度营养不良、钙代谢障碍、骨软化症、糖尿病、恶性肿瘤或骨折后有严重并发症者,则可导致骨折迟缓愈合或不愈合。

2.局部因素

(1)损伤的程度:骨折合并严重软组织损伤或有大块骨缺损的骨折,骨折断端形成巨大血肿者,骨折愈合速度则较慢。骨折的愈合与膜内骨化有密切关系,若骨折后,外骨膜损伤严重者,骨折愈合也较困难。

(2)断端的血供:骨的再生,需要有足够的血液供给。骨折端血运丰富,则骨折愈合快。松质骨骨折或干骺端骨折,因其血供良好,骨折愈合较快。血供不良部位的骨折愈合速度缓慢,

甚至发生迟缓愈合、不愈合或缺血性骨坏死。如股骨颈骨折、胫骨干中下段骨折、腕舟骨骨折等(图 3-14)。

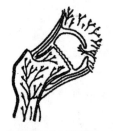
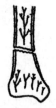
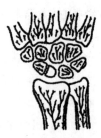

① 股骨颈头下部骨折　　　　② 胫骨干下1/3骨折　　　　③ 腕舟骨骨折

图 3-14　血液供应较差而影响骨折愈合的常见部位

(3)端面的接触:骨折断面接触小则愈合较慢,断面接触大则愈合较快,故骨折复位后,若对位良好者,骨折愈合则快。若复位不当,使骨折断端仍残留移位、分离或成角,易造成骨折的迟缓愈合或不愈合。骨折断端内若嵌入软组织,妨碍了骨折断面的接触,骨折愈合较困难。

(4)感染的影响:骨折处感染可导致骨折端的坏死,感染可引起局部长期炎性充血,组织坏死和代谢产物积聚(细菌的内外毒素刺激等因素)。使血管再生和重建血运的爬行替代过程被延长,骨痂的形成和转化过程受到影响,则骨折迟缓愈合或不愈合概率增大。

(5)固定与运动:骨折后,有效固定可以维持骨折断端整复后的位置,防止局部组织再受损伤和血肿再扩大,能保证骨折修复作用的顺利进行。若固定太过可引起局部血运较差,骨代谢障碍并影响骨折愈合;若固定力度不够,易发生再移位,断面接触不良,剪力较大,则影响骨折愈合。选用不适当的内固定器材或未能有效地固定两骨折端,也易造成骨折的迟缓愈合或不愈合。若骨折在良好的固定条件下,进行适宜的功能锻炼,促进肌肉舒缩,可使局部血循环通畅从而加快骨折愈合的速度。

成人常见骨折愈合时间须根据临床愈合的标准而定,表 3-1 供夹缚固定时间参考。

表 3-1　成人常见骨折临床愈合时间参考表

骨折部位	愈合时间(周)
指骨(掌骨)	4～8
腕舟骨	＞10
桡骨远端	3～6
桡、尺骨干	8～12
肱骨髁上	3～4
肱骨干	5～8
肱骨外科颈	4～6
锁骨	4～6
脊柱	10～12
骨盆	6～10

续表

骨折部位	愈合时间（周）
股骨颈	12～24
股骨粗隆间	6～10
股骨干	8～12
胫骨上端	6～8
跟骨	6
趾骨（跖骨）	6～8

七、骨折的治疗

治疗骨折的目的在于恢复肢体正常的结构和功能，必须始终坚持动静结合、筋骨并重、内外兼治和医患合作的原则。复位、固定、药物治疗、功能锻炼是处理骨折最基本的措施。治疗骨折时，必须坚持伤肢固定与功能锻炼的统一（动静结合）、骨折与骨周围软组织损伤治疗并重（筋骨并重）、局部与整体的兼顾（内外兼治）、医疗措施与患者主观能动性的配合（医患合作）的治疗原则。结合现代放射学、解剖学、生物力学等知识，最大限度地将骨折恢复到正常或接近正常的解剖关系，并维持复位后的平衡和稳定，坚持积极地功能锻炼，尽早促使骨折愈合，恢复肢体功能。

（一）复位

复位是将移位的骨折端恢复到解剖关系或接近解剖关系，重建骨骼的支架作用。复位是治疗骨折的首要步骤，在全身及局部情况允许下，应越早越好，并且要尽可能做到不增加局部组织损伤。常用方法如下。

1.手法复位　是指通过手法使移位骨折复位的方法。其具有简便安全、痛苦少和骨折愈合快等优点，应为首选。复位要求尽早、稳妥、准确、轻巧且不增加损伤为原则，切忌使用暴力。手法复位以术者两手操作为主，根据不同情况辅以身体其他部位，尽可能做到一次复位成功。

（1）复位前的准备：①麻醉：根据患者具体情况，选用恰当的麻醉方式，以便在整复时减少患者的痛苦，保证肌肉松弛便于复位。若骨折相对简单，整复容易，可在短时间内获得满意复位者，也可不用麻醉。②人员准备：确定术者和助手，明确各自的职责。充分了解患者的全身和局部情况，结合病史、受伤机理、临床检查及 X 线片等确定骨折的部位、类型、移位方向。③固定材料的准备：准备好固定所需的夹板、压垫、扎带、石膏绷带、牵引装置等，还需根据患者具体情况考虑准备急救用品，以免发生意外。

（2）复位的基本手法：四肢各部位都有彼此拮抗的肌肉和肌群。在复位时，应先将患肢所有关节放在肌肉松弛的位置，以利于复位。骨折复位必须掌握"以子求母"，即以远端对近端的复位原则。于复位时移动远断端（子骨）去凑合近断端（母骨）为顺，反之为逆，逆则难以达到复位的目的。目前常用的复位手法为正骨八法：手摸心会、拔伸牵引、旋转屈伸、端提挤按、摇摆触碰、夹挤分骨、折顶回旋、按摩推拿。

临床上除了运用手法整复外,对一些特殊骨折还可使用针拨复位法,它是采用钢针直接穿过皮肤,对手法不易整复的关节内骨折、关节邻近骨折和脱位,进行复位或配合固定的方法,称为针拨复位。多适用于骨折位置较深、塌陷骨折、骨折块旋转或翻转以及骨折端之间软组织嵌入等手法难以整复的骨折;局部皮肤条件差或全身情况差不宜手术、手法复位或夹板固定;关节脱位因关节囊或肌腱绞锁,不易整复者。

(3)整复手法的注意事项:手法整复动作必须轻柔,切忌使用暴力,以免增加骨膜和周围软组织的损伤。复位过程中不宜过多使用X线透视,以免放射性损害。小儿骨折应特别注意手法的轻重,避免多次重复使用手法造成医源性损害(如骨化性肌炎)。

(4)复位时机:原则上复位应越早越好。损伤1~6小时内,肢体肿胀较轻,手法操作容易,复位效果较佳。若延迟1~2天,软组织肿胀不严重,又无其他并发症,仍可用手法复位。若伤肢肿胀严重,或局部皮肤有水疱、血疱时,可暂时不整复,先作临时固定或牵引,抬高患肢,处理水疱、血疱,待肢体肿胀消退,皮肤条件好转后,再行手法复位或切开复位。

2.切开复位　是手术切开骨折部位软组织,暴露骨折段,在直视下复位骨折。其具有复位精确,同时施行坚强的内固定,使肢体早期活动,尽快恢复正常功能等优点。但同时也有损害局部血液循环影响骨折愈合,并发感染的可能,以及因瘢痕组织的形成而影响肌肉功能和限制近关节活动的不足。另外,金属固定物属于异物,可引起身体的排异反应。切开复位主要适用于以下情况:①闭合复位失败或不能用手法整复的骨折。②有移位的关节内骨折。③多发骨折,如同一肢体多发骨折或同一骨的多段骨折。④大块的撕脱骨折伴有重要的肌肉或韧带断裂,如髌骨骨折。⑤骨折合并重要血管、神经损伤。⑥骨折不愈合、畸形愈合以及陈旧性骨折。

3.复位标准　临床上分为解剖复位和功能复位,一般情况下应力求使骨折达到或接近解剖复位,尤其是关节内的骨折更应做到解剖复位,恢复关节面的平整光滑。当不能达到解剖复位时,则必须达到功能复位的要求,以利于骨折的愈合和伤肢功能的恢复。

(1)解剖复位:骨折的畸形和移位完全纠正,恢复了骨的正常解剖关系,对位(指两骨折端的接触面)和对线(指两骨折段在纵轴上的关系)良好,称为解剖复位。解剖复位可使骨折端稳定,便于早期练功,加快骨折的愈合及肢体功能的恢复。对所有的骨折都应争取达到解剖复位。

(2)功能复位:骨折复位虽尽了最大努力,仍有某种移位未能完全纠正,但骨折在该位置愈合后,对肢体功能无明显影响者,称为功能复位。即允许有一定的残留移位存在,应根据患者的年龄、职业和骨折的部位、类型的不同而要求不同。①对线标准:骨折部位的旋转和分离移位必须完全纠正;与关节活动方向一致的成角移位,成人不宜超过 $10°$,儿童不宜超过 $15°$,可在骨痂改造塑形期有一定的矫正和适应;与关节活动方向垂直的成角,必须完全纠正;前臂双骨折不允许有成角畸形。②对位标准:长骨干骨折对位至少达到 $1/3$ 以上,干骺端骨折至少达到 $3/4$ 以上;肱、股骨不允许有前后的侧方移位,胫骨尽可能不出现侧方移位。③长度标准:分离移位必须完全纠正;下肢的短缩移位成人不超过 $1cm$,儿童不超过 $2cm$。

（二）固定

固定包括外固定与内固定两类。常用外固定方法有夹板、石膏与支架等。夹板固定是中医骨伤科传统的外固定方法，骨折手法复位后行夹板固定，通过扎带、夹板与压垫的外部作用力，以及肌肉收缩活动的内在动力，克服骨折再移位因素，保持断端稳定。夹板固定通常不包括肢体上下关节，利于进行功能锻炼，体现中医骨伤科学"动静结合"思想。手法复位与夹板固定是中医骨伤科特色之一，对于促进骨折愈合、改善肢体功能，有着重要作用。石膏固定是以石膏绷带浸水后，缠绕在肢体上，使成石膏管型或石膏托，凝固成坚固的硬壳，对骨折能发挥有效的固定作用。其优点是能够根据肢体的形状而塑型，缺点是石膏无弹性，固定后容易发生过紧或过松现象；石膏固定范围一般超过上下关节，不利于早期功能锻炼。对于骨折的固定还可以使用各种形状的托板和支架，以保持患肢在特定位置上。常用的有铁丝托板、木托板、钢背心等。对于部分骨折行手法复位、外固定治疗效果不佳者，应采用内固定治疗，内固定包括接骨板、髓内钉及钢丝等。

（三）药物治疗

骨折的药物治疗包括内服药和外用药两个基本方法。古代骨伤科学家已积累了不少秘方、验方，都各有所长，但均以"跌打损伤，皆瘀血在内而不得散也，血不活则瘀不能去，瘀不去则折不能续"和"瘀去、新生、骨合"为理论指导。内服药和外用药，对纠正因损伤而引起的脏腑经络、气血功能紊乱，促进骨折愈合均有良好的作用。

1.外用药

（1）初期：以活血化瘀、消肿止痛类的药膏为主，如双柏散、消瘀止痛膏、定痛膏、消炎散等。局部红肿热痛时可外敷清营退肿膏、金黄散等。

（2）中期：以接骨续筋类药膏为主，如接骨续筋膏、外敷接骨散、驳骨散、碎骨丹等。

（3）后期：因骨已连接，可用舒筋活络类膏药外贴，如万应膏、跌打膏、伤科膏、坚骨壮筋膏、温痛散等。骨折后期，若损伤在关节附近，为防止关节强直、筋脉挛缩，可外用熏洗、熨药及伤药水揉擦，配合功能锻炼，达到活血散瘀、舒筋活络、迅速恢复功能的目的。临床常用的熏洗及熨药有海桐皮汤、骨科外洗一方、骨科外洗二方、舒筋活血洗方等，常用的伤药水有伤筋药水、活血酒等。

2.内服药

（1）初期：由于筋骨脉络损伤，血离经脉，瘀积不散，气血凝滞，经络受阻，故宜活血化瘀，消肿止痛为主，可选用桃核承气汤、活血止痛汤、新伤续断汤、复元活血汤、夺命丹、八厘散等，如有伤口者可服玉真散。

应该注意的是，由于外伤骨折后，血脉受损，卫阳虚弱，外邪易于侵袭，即所谓"伤后易感寒"而出现畏寒怕冷、发热脉浮等症，故治疗应"治伤先发散"，先服散寒解表之药如人参败毒散更佳。初期对于老人、儿童等体质虚弱者或气血亏虚严重者，注意辨证施治，可考虑使用补法。

（2）中期：肿胀逐渐消退，疼痛明显减轻，但瘀肿未尽，骨折尚未连接，故治宜接骨续筋为主，可选用新伤续断汤、续骨活血汤、桃红四物汤、接骨丹、接骨紫金丹等。

此期尤须辨证用药，如老年人下肢骨折患者，由于长时间卧床，加之骨折后郁郁寡欢，思虑伤脾，以致脾不健运，湿邪停滞而出现不思饮食、脘腹胀满、胸闷不饥、午后生热、舌苔薄黄等，此时应清热利湿,健脾和中,可选用三仁汤合平胃散之类。

(3)后期:骨折处已有骨痂形成,治宜壮筋骨,养气血,补肝肾为主,可选用壮筋养血汤、生血补髓汤、六味地黄丸、八珍汤、健步虎潜丸等。

在骨折后期,更应注意补益脾胃。肾主骨、生髓,为先天之本,但需要后天之脾胃运化水谷精微来濡养、补充才得以完善。只有营养充足,才能使骨痂生长迅速,故而李东垣有"补肾不若补脾"之说。可选用参苓白术散、补中益气汤、归脾丸等加减。

(四)功能锻炼

功能锻炼是治疗骨折的一项重要内容,骨折固定后必须尽早进行功能锻炼,使伤肢及全身在解除疼痛的前提下,作全面的主动活动,以促进骨折愈合,防止发生筋肉萎缩、骨质疏松、关节僵硬以及坠积性肺炎等并发症。功能锻炼必须根据骨折的部位、类型、稳定程度,选择适当的姿势,在医护人员的指导下进行。动作要协调,循序渐进,本着对骨折端无影响及影响极小的方式开始,逐步加大活动量,从复位、固定后即开始锻炼,并贯穿于整个治疗过程。

1.骨折早期　伤后1~2周内,患肢局部肿胀、疼痛,容易发生再移位,筋骨正处于修复阶段。此期练功的目的是消瘀散肿,加强气血循环,方法是使患肢肌肉作舒缩活动,但骨折部上下关节暂不活动或轻微活动。例如前臂骨折时,可作抓空握拳及手指屈伸活动,上臂仅作肌肉舒缩活动,而腕、肘关节不活动。下肢骨折时可作股四头肌舒缩及踝部伸屈活动等。健肢及身体其他各部关节都应进行功能活动,卧床者还需加强深呼吸练习并结合自我按摩等。练功时以健肢带动患肢,次数由少到多,活动时间由短到长,活动幅度由小到大,以患者不痛为原则,切忌任何粗暴的被动活动。

2.骨折中期　2周以后患肢肿胀基本消退,局部疼痛逐渐消失,瘀未尽去,新骨始生,骨折部日趋稳定。此期功能锻炼的目的是加强去瘀生新、和营续骨能力,防止局部筋肉萎缩、关节僵硬及全身的并发症。功能锻炼的形式除继续进行患肢肌肉的舒缩活动外,并在医务人员的帮助下逐步活动骨折部上下关节。动作应缓慢,范围由小到大,至接近临床愈合时应增加活动次数,加大运动幅度和力量。例如,股骨干骨折,在夹板固定及持续牵引的情况下,可进行撑臂抬臀,举屈蹬腿,伸屈髋、膝等活动;胸腰椎骨折进行飞燕点水、五点支撑等活动。

3.骨折后期　骨折已临床愈合,夹缚固定已解除,但筋骨未坚,肢体功能未完全恢复。此期功能锻炼的目的是尽快恢复患肢关节功能和肌力,达到筋骨强劲、关节滑利。练功的方法可取坐位、立位,以加强伤肢各关节活动为重点,如上肢着重各种动作的练习,下肢着重于行走负重训练。在练功期间还可同时进行热熨、熏洗等。部分患者功能恢复有困难时,或已有关节僵硬者可配合按摩推拿手法,以协助达到舒筋活血之目的,最终恢复患肢的正常生理功能。

（赵　龙）

第二节　骨折内固定病人围手术期的处理

一、创伤的处理

【严重创伤时的处理】

在选择多发损伤的治疗方法和时机时,因为骨折很容易在 X 片中识别,医生会不自觉地将骨折孤立地进行考虑。应切记骨折是发生在患者的某一部位,必须有一个全面的、标准化的及易于使用的诊断方案,便于医生对具体病人做出全面、正确诊断和处理。

创伤病人的死亡率呈三峰分布,即即刻死亡、早期死亡和晚期死亡。即刻死亡常见于大脑、高位脊髓或脑干、大血管或心脏损伤等。因为这些损伤预后极差,因此有效的预防是减少此类死亡的最好方法。晚期死亡的病人发生于入院的几天到几周,部分是由于脑外伤、多器官衰竭或严重感染所致。而早期死亡发生于受伤和有效治疗之间。这个间期对于挽救病人的生命非常重要。据美国外科医师学院创伤委员会报道,所有的院内死亡患者中,有 62% 在入院后的前 4 小时,而这段时间最需要有效和决定性的治疗。因此,设计一套系统的治疗创伤的方法,将会减少多发创伤病人的死亡率。

多发性损伤的病人必须作为一个整体来治疗,有关挽救生命的措施应处于最优先地位,如呼吸、循环的维持,控制或终止出血以及对骨盆、股骨等骨折进行有效的固定等。第二位的是保存肢体,包括重建血液供应,对开放骨折进行外科处理及重建软组织覆盖。第三是保存关节,包括清创、探察、复位固定及韧带重建。最后是如何恢复最佳肢体功能,包括通过外科治疗纠正畸形促进骨及软组织愈合。

【重伤的急救】

若伤后迅速出现呼吸、循环功能障碍,应当立即实行急救,急救分为一级程序、二级程序、三级程序。一级程序包括“A(airway)、B(breath)、C(circulation)”、伤残、暴露。二级程序包括创伤病人的全身评估和恰当治疗的实施。三级程序包括住院病人状况及诊断和治疗的再评价。

（一）一级程序

1.气道　仔细检查气道异物,在维持生命的基本操作中,首要的治疗是使下颌向上、向前,这个动作可使舌从咽喉部移开,重建通畅的气道。在窒息、面罩给氧不能维持氧分压、其他通气失败时应进行气管插管或鼻内插管。对一些不能通过以上方法建立气道的特殊病人,应进行气管切开插管。

2.呼吸　当气道稳定后,可使用呼吸机维持呼吸,但一定要检查病人的胸部、颈部、呼吸形式及呼吸频率、呼吸深度、是否存在腹式呼吸、是否发绀等。要立即确诊和治疗那些危及生命的损伤,如张力性气胸、开放性气胸、连枷胸及大量血胸。

3.循环　常见原因是失血性休克,可从意识、血压、尿量、脉率、皮肤颜色 5 个方面进行失血性休克的诊断。在循环障碍病人的救治过程中,维持充足的血容量和控制出血非常重要,首要处理要在双侧肘窝静脉建立两条静脉通道。不稳定的病人可于股静脉和锁骨下静脉置静脉导管,首先用 2L 乳酸林格液或生理盐水,然后再根据需要输血。

4.伤残　在一级程序的最后应进行一次简要的神经病学评估,以明确意识状态水平和中枢及四肢是否存在大的神经功能障碍。如有进行性神经功能障碍,应进行 GCS 评分并立即采取治疗性手法或手术治疗。

5.暴露或环境控制　应充分暴露,进行从头到脚的全身检查,检查后盖好毯子,注意保温。暴露在高温或低温环境下的病人应立即进行干预,使其恢复正常体温。转移速度越快越好。病人如与危害物尤其是放射性或化学物质有接触,应立即去除有害物并迅速让病人脱离有害环境。

(二)二级程序

1.颅脑损伤　闭合性颅脑损伤是多发损伤病人致死、致残的一个重要原因。眼眶周围血肿或熊猫眼提示前颅窝骨折,脑脊液耳漏提示中颅窝骨折,乳突血肿提示后颅窝骨折。神经系统的检查,主要是意识水平、瞳孔变化、一侧肢体运动障碍及生命指征。意识障碍的程度代表脑损伤的严重程度。瞳孔的变化是诊断脑损伤后颅内压增高和脑疝形成的简单、快速而可靠的指标。生命体征紊乱为脑干受损征象。在伤员情况允许时,应及时做 CT 检查,以进一步明确诊断。

2.颈部损伤　颈椎的钝性损伤如果产生神经症状,应给予大剂量类固醇激素使其稳定。应迅速进行神经外科和骨科治疗。对一些存在声嘶、咯血、捻发音、发音困难或气道梗阻,并怀疑有气道损伤的病人,可通过喉镜确诊。血管损伤可一期修复,若血管壁损害严重,也可行血管移植。通常用气管内插管或建立外科气道,来保护气道,对气管损伤进行治疗。颈部食管损伤应争取一期修复,辅以充分的闭合引流。

3.胸部损伤　严重的胸部损伤可导致大量的发病率和死亡率。胸部穿刺性损伤或钝性伤一定要排除呼吸系统、脉管系统和消化系统损伤。张力性气胸、开放性气胸、连枷胸、大量血胸、心包填塞等需要立即实行挽救生命的处理。张力性气胸应行切开引流。开放性气胸应先闭合伤口再行胸腔闭式引流。连枷胸的治疗包括气管插管和正压通气。严重血胸是胸腔内出血量在 1500mL 以上,要置管引流并输血。若出血量大于 200mL/小时,就要行胸廓切开术。

4.腹部损伤　对于累及躯干的高速汽车撞伤、高处坠落伤、穿刺性损伤的患者,应怀疑其腹腔内损伤。需要行剖腹探查的指征为:躯干穿刺性损伤,尤其是枪弹穿刺伤,伴有明显腹膜刺激征的病人,腹部异物,血流动力学紊乱等。对于钝性损伤存在穿刺性伤口的稳定病人,可借助腹部超声、CT 扫描、诊断性腹腔灌洗、诊断性腹腔镜检查来确定诊断。

5.腹膜后损伤　十二指肠、胰腺、部分结肠、大血管和泌尿生殖系统这些腹膜后器官的损伤,用一般的检查容易漏诊,可通过腹部和盆腔 CT 来诊断。考虑腹膜后血肿的治疗方案时,一定要首先区分是钝性损伤还是穿刺性损伤。如果 CT 显示有巨大的或迅速膨大的血肿,应考虑做骨盆血管造影和血管栓塞治疗。确定要剖腹探查的病人,应根据具体情况选择正确的切口和方案。对于钝性损伤的病人,如果血流动力状态稳定,保守治疗即可。

6.泌尿生殖系统损伤　重症腹部钝性损伤、穿刺性损伤或骨盆骨折中出现肉眼血尿,常提示泌尿生殖系统严重损伤。尿道口、阴囊或阴唇血肿,常提示骨盆骨折或(和)尿道损伤。在创伤病人的救治过程中,放置导尿管非常重要,放置之前,应进行直肠指诊和快速的尿道口、阴囊或阴唇视诊。大多数泌尿生殖系统的钝性损伤不必手术治疗。若明确有肾实质、输尿管、膀胱或尿道的严重损伤,应根据损伤的轻重,在充分闭式引流下,从简单的一期吻合到损伤部位的切除、修复均可。

7.肌肉骨骼系统损伤　病人中轴骨折时,常需要首先处理神经、血管和内脏损伤。骨盆和长管状骨骨折可合并血管损伤,甚至造成失血性休克。早期的复位固定对稳定病人的血流动力状态很有帮助。可改善病人的肺功能,减轻疼痛,防止再出血和骨折断端移动造成的神经血管等损伤。

(三)三级程序

三级程序包括再次全身体格检查、重新评估实验室数据和放射学资料。病人病情的任何变化都应及时诊治。任何新发现的体征表现都应进一步检查。早期常漏诊的损伤包括微小骨折、小破口、创伤性脑损伤等。应把重点放在再次体检、评估新发现的实验室数据和放射学材料上,这对病人的预后非常重要。

【骨折的处理】

长管状骨和骨盆骨折早期坚强固定及早期病人的活动,可降低死亡率、ARDS及肺炎的发生。但不是所有的骨折都要早期坚强固定,也不是所有手术都要 24 小时完成,创伤骨科医生首先要做的是,明确治疗原则并尽早恢复病人的生理稳定。除非要立即手术挽救病人的生命,否则,不应过分强求骨科手术及最终的肢体功能。对位对线不良、骨不连、肢体长度差异、关节挛缩、慢性感染等都可以术后重建。不伴有其他损伤的骨折病人,可根据具体情况进行治疗。骨科医生治疗时,一定要进行"分级优先思维",以病人的生理稳定和康复为目的,分级确定手术时间及方案。

二、创伤后疼痛的处理

国际疼痛研究协会把疼痛定义为:"是一种与组织损伤有关的或用组织损害或损伤描述的感觉或情绪体验。"通常情况下,剧烈的疼痛会刺激肌体做出即刻的反应,如疼痛部位的制动。这种应激反应能防止进一步的损害发生。但是,疼痛同样能够对机体造成不良的影响,特别是在伤后的恢复阶段。持续的疼痛会导致下地时间的延缓和肢体制动时间延长,引起血栓形成、肌肉萎缩、活动范围减小、肺部感染,甚至死亡。

疼痛还可以导致病人显著的心理损害。如果不能有效地控制疼痛就会使患者的心理痛苦与焦虑情绪更加严重,并可能会引起患者的情绪失控。因此,及时地给予镇痛药物不仅可以帮助诊断,还可以改善患者与家属心理感受。

(一)非甾体类药物(NSAID)

1.一般原则　在骨科用药中,NSAID 在止痛治疗方面非常重要。在外周的受伤部位,NSAID 类药物通过抑制环氧化酶合成酶而产生镇痛效果,亦可通过作用于中枢神经系统而发挥作用。组织损伤后,受损的细胞膜释放出磷脂,在膦酸酯酶的作用下从磷脂转变为花生四烯酸。然后,环氧化酶把花生四烯酸转变为前列腺素前体,该物质会引起局部疼痛、水肿和血管扩张。动物试验与临床资料均发现,NSAID 类药物在硬膜内给药时具有潜在的中枢镇痛效果。

应根据药物作用的持续时间和病人对不良反应的耐受性来选择采用何种 NSAID 类药物。抗炎作用最强的 NSAID 类药物是吲哚美辛,但由于其不良反应而使得该药物在临床上的应用已经减少。对于短期治疗而言,布洛芬仍是最廉价和耐受性最好的 NSAID 类药物之一。布洛芬缺点之一是药物持续时间太短,每天必须持续给药。有些病人用药后疼痛能够减轻,但往往存在疼痛控制不佳和疗效不满意的问题。一些药效长久的药物,如萘普生和吡罗昔康,有胃肠出血与溃疡的风险。

2.选择性环氧化酶抑制剂　环氧化酶存在两种同工酶:COX-1 是一种合成酶,在很多织织中表达。COX-2 是一种诱导酶,常与炎症和组织愈合有关。选择性抑制 COX-2 的药物,可大大减少药物对血小板功能的影响及降低对胃肠道黏膜的不良反应。对罗啡昔布和塞来昔布的初步研究表明,胃黏膜糜烂和溃疡的发生率远较非选择性 COX 抑制剂为低。也没有发现他们对血小板功能有影响。选择性 COX-2 抑制剂在围手术期镇痛中具有明显的优势,因为无须中断用药,可以在手术当天应用并达到围手术期的镇痛效果。

虽然 COX-2 抑制剂比非选择性 COX 抑制剂要安全,但它们并没有更好的抗炎和止痛效果。因此,对那些短期治疗的患者,如果能耐受非选择性 COX 抑制剂,从经济角度非选择性 COX 抑制剂仍然是最好的选择。对于患有消化性溃疡的患者,由于 COX-2 抑制剂干扰溃疡的修复愈合过程,并可能造成进一步的损伤,因此,应该避免使用 COX-2 抑制剂。另外 COX-2 抑制剂有损害肾功能的可能性,对高危患者,在用药过程中可能发生外周性水肿和肾功能衰竭,因此需要严密监测。

对于围手术期的病人,若将 NSAID 药物和阿片类药物联合应用可以减少阿片类药物用量的 30%～40%。NSAID 类药物单一用药时很难提供足够的镇痛效果,但作为联合镇痛的成分,其不仅能增强镇痛效果,并能减少阿片类药物的不良反应。由于 COX-2 抑制剂对血小板没有抑制作用,因此可以在骨科创伤的早期即开始应用。

3.不良反应

(1)胃肠道反应:NSAID 类药物与消化不良和没有任何先兆的内脏穿孔有关。绝大多数病人随着用药时间的延长和机体的适应,消化不良的症状会逐渐消失。已有消化道溃疡的病人不应给予此类药物治疗。曾有消化道溃疡病史,但没有活动性溃疡出血的病人也应慎用此类药物。

(2)肾毒性:NSAID 药物具有肾灌注减少、继发于肾小球滤过率下降的钠潴留、外周组织水肿、充血性心力衰竭、高盎钾症、间质性肾炎和肾病综合征等不良反应。治疗既往有高血压、充血性心力衰竭和肾损害的病人必须谨慎用药。

(3)肝毒性:NSAID 类药物能引起肝脏损害,有引起肝毒性的危险性,因此,有肝脏病史的病人在使用此类药物时,要进行定期肝脏检查和周期性评估。

(4)支气管痉挛:NSAID 类药物,可能会使哮喘加重。对阿司匹林诱发性支气管痉挛的敏感者和有鼻息肉的病人要尽量避免使用此类药物。

(5)血液毒性：NSAID 类药物与阿司匹林合用，有干扰血小板聚集的作用。在接受华法林抗凝时 COX-2 选择性抑制剂可使凝血酶原时间延长。

(二)阿片类药物

阿片类药物，包括从罂粟中提炼的自然麻醉化合物和人工合成的化合物，是靠激动 1 个或多个阿片受体来发挥其止痛效果的。有 3 种阿片受体具有重要的临床意义，即 u、K 和 δ，它们能与内源性肽选择性结合。并且在一定程度上也可与外源性化合物结合。从而介导镇痛并导致阿片的呼吸抑制作用。多数情况下，通过适当的给药途径和有效的剂量，任何一种阿片类药物均会在处理急性疼痛时发挥镇痛效果。

1.阿片类药物的选择　对大多数术后疼痛的病人，选择一种阿片类药物来镇痛并不复杂。所有阿片类药物都有一个共同的作用机制。对一个特定的患者，其病史可能决定了他对某一种阿片类药物有更好的耐受性，该药对患者而言可能也是最好的选择。同一种阿片类药物，由于药物分布、代谢与清除的个体化差异会导致不同患者之间的满意度不同。

吗啡在阿片类药物中仍然被视为金标准。它的优势在于剂量应用范围大，可采取多种途径给药。然而，吗啡的脂溶性很差，这使得它运转到中枢神经系统达到平衡的过程非常慢。要克服这一缺陷，在用于术后病人镇痛时，可以将一种阿片类药物仅作为整个镇痛计划的一部分，并按固定的时间间隔给药。吗啡的另一缺点是作用时间相对较短，在胃肠外给药一般仅能维持 2～4 小时。如果重复给药，则吗啡的活性代谢产物累积，可能会延长镇痛时间，但另一代谢物吗啡-3-葡萄醛基，可能会在肾衰的病人体内蓄积。这一代谢物会促进中枢神经系统的兴奋，产生肌阵挛和癫痫发作。大剂量给药、口服给药以及肾衰的患者，都可能会出现代谢物的积累增多。

尽管有一些缺点，哌替啶作为一种胃肠外给药的剂型仍被广泛应用。哌替啶是一种合成的化合物——苯基哌啶，它的优点是脂溶性好，可以快速转运通过血脑屏障。这一快速起效的特点扩大了它的临床作用，尤其对于那些患有慢性疼痛的患者。哌替啶是一种非常有效的止痛药，但其给药剂量和时间间隔却很少被正确应用。胃肠外途径应用 75～100mg 的哌替啶对许多患者是不够的。而且，哌替啶的作用时间短，有效镇痛作用只有 3 小时，然后便被代谢成去甲哌替啶。去甲哌替啶具有神经兴奋性，在肾衰患者或大剂量治疗时会在体内迅速蓄积。哌替啶用量超过 1000mg/24 小时，即使没有肾损害的患者也能导致癫痫发作。口服的哌替啶镇痛效果较弱，疗效不确切。

与吗啡相比较，盐酸氢吗啡酮不仅起效时间快，疗效亦是吗啡的 5 倍，而且可以通过口服、胃肠外、直肠和硬膜外给药。它很少发生活性代谢产物的蓄积，神经兴奋的不良反应也低很多。

芬太尼是围手术期常用的镇痛药，其镇痛效果是吗啡的 50～100 倍。在静脉给药时，仅需微克剂量的芬太尼就能迅速起效。但芬太尼由于快速的再分布使其作用时间较短，芬太尼通过皮肤黏膜的给药方式已应用于术后镇痛和突发疼痛患者的治疗。

2.经静脉给药的病人自控性镇痛　疼痛是一种主观体验，只能由病人自己做出精确的评估，医护人员通过客观指标如心率、血压、姿势和通气模式做出的判断经常是不准确的，而且往往低估了病人的疼痛。因此,调节镇痛治疗的最佳人选应是患者本人。自控性镇痛(PCA)使病人能自己调节镇痛药的剂量来控制疼痛。通过这种反复给予小剂量镇痛药,可使病人血中阿片浓度接近其自身最小而有效的止痛浓度。这种方法不仅可使血中阿片浓度的波动最小化,而且可以减少不必要的药物不良反应。

在使用 PCA 的患者中,持续性给药并不能很好地控制术后患者的疼痛,间隔快速注射型的 PCA 疗效最好。阿片的需要量和药代动力学因患者的不同而有很大的差异,这与患者的年龄、性别、体重、既往疾病以及阿片的应用史有关。如果开始设定不当,患者就有可能要忍受疼痛,因此,允许护理人员增加 PCA 每次给药的剂量。为了防止恶心呕吐的发生,可以按需给予止吐药。

3.阿片类药物耐药病人的镇痛　既往用过阿片类药物或有阿片滥用史的病人,可能对阿片类药物产生耐药性,表现为对阿片的需要量增加。治疗这一人群的基本原则是阿片类的用量要比术前的服用量多 50%～100%。可以通过以下的方式来实现:将患者术前的阿片类用量换算成吗啡或氧可酮,另外再额外给予 50%换算成的吗啡或者氧可酮的量,通过持续静脉或口服长效制剂给药。需要注意的是,在换算时应该把不同给药途径之间的差别考虑在内。额外增加术前每天用药量的 50%,应该在突发疼痛时按需以小量的方式即刻给药。

对阿片类药物耐药的病人,最困难的事情是决定如何和何时停止治疗。在阿片耐药的病人中撤除阿片类药物可能比较慢,而对真正阿片依赖的病人几乎是不可能的。治疗首次阿片使用人群的经验,可以用于制定耐药病人停用阿片的治疗方案,即延长其恢复时间至初用者的2 倍。阿片耐受者可能需要延长镇痛药的使用时间。阿片减量的原则是逐渐进行。关键一点是避免使阿片耐受者产生明显的挫折感。通过制订明确的治疗计划并坚持逐渐减量的原则往往都能达到既定目标。

(三)辅助镇痛药

对骨及软组织损害后疼痛有效的镇痛药。往往对外伤引起的神经性疼痛效果不佳。神经性疼痛包括幻觉痛、神经炎-神经痛、复杂区域疼痛综合征 Ⅰ 型(反射性交感性营养不良)和 Ⅱ 型(烧灼痛)和脊髓损伤痛。阿片类的常规剂量往往对神经性疼痛无效。非阿片类镇痛药,包括抗惊厥药、三环抗抑郁药对神经痛多有效。

1.抗惊厥药　由于卡马西平、苯妥英钠及丙戊酸钠等抗惊厥薪药的不良反应较小,它们越来越多地被用于神经痛的治疗。卡马西平仍然是治疗神经痛的金标准。但有较多的不良反应,必须监测血细胞计数和肝功能,并且胃肠道及皮肤的不良反应也很常见,此外尚有发生再生障碍性贫血的可能。卡马西平、苯妥英钠及丙戊酸钠都有骨髓抑制和肝功能损害的作用。加巴喷丁是一种新的抗惊厥药,由于不被代谢避免了严重并发症的发生,约对 20%的神经痛的患者有明显疗效。但由于其半衰期较短,应每隔 6～8 小时给药 1 次。

2.三环类抗抑郁药　三环类抗抑郁药阿米替林、去甲替林和脱甲丙咪唑可通过促进脑啡肽的释放而产生镇痛效果。尤其是阿米替林已广泛应用于神经性疼痛的治疗。使用该类药物治疗疼痛时,只需在睡前一次给药。这样能减少药物在白天的镇静效用,有利于睡眠并提高患者的用药依从性。重要的一点是,开始用药时,如需增加剂量则应缓慢进行,应隔 1～2 周增加一次药量。不良反应包括体重增加、口干、低血压、尿潴留和心律不齐。

3.神经阻滞剂 局部麻醉是治疗损伤后疼痛的一种有效方法,可采用区域阻滞或联合应用全身麻醉。具有疼痛完全阻滞、防止中枢神经系统致敏等优势。长效局部麻醉药,如布比卡因、丁卡因及哌罗卡因均可在围手术期应用,镇痛时间可达6～10小时。典型的长效阻滞包括臂丛神经阻滞、股神经阻滞和踝管阻滞。但应用神经阻滞时应注意防止尺神经和腓总神经的压迫性损伤。

术后也可以采用局部直接麻醉的方法获得镇痛效果,将管留置于靠近浅神经或切口的皮下组织内。手术局部的持续性或间隔性给药,能很好地控制术后疼痛。

(四)硬脊膜外镇痛

硬脊膜外镇痛常用的部位是下腰段。对腹部和下肢有很好的镇痛效果,但应注意麻醉引起的感觉减退或缺失会引起神经压迫性损伤、足跟溃疡和褥疮。

总之,对围手术期疼痛的处理,要通过多种药物、不同途径和技术进行镇痛。联合应用多种方法,不仅可增强镇痛效果,同时还可以降低药物的不良反应。

三、骨折并发症的诊断与处理

并发症是指一种在基础疾病过程中产生的额外的疾病过程。在骨科创伤的定义中,并发症用来描述在一种特定疾病治疗过程中出现的意外情况变化,可分为全身和局部性并发症,由生理因素、治疗中的决策失误、意外及其他一些原因产生。

【全身性并发症】

(一)脂肪栓塞综合征

脂肪栓塞综合征为长骨骨折数日后出现的以缺氧、精神混乱、淤斑为表现的疾病。是创伤后特别是多发骨折后的一个严重并发症。严重的脂肪栓塞发病急骤,死亡率较高。脂肪栓塞主要有机械学说和化学毒素学说。机械学说:伤处血管破裂,脂肪小滴进入血液循环引起脂肪栓塞。化学毒素学说:外伤后,机体在应激状态下血管内出现高凝状态,血中脂肪乳糜颗粒聚集成大的脂肪球,形成栓子。传统上认为,脂肪栓子来源于受伤部位骨髓的活性物质和脂肪,但最近的研究显示,软组织损伤是发生脂肪栓塞综合征的首要原因。

脂肪栓塞多发生于年轻的健康患者,通常在上肢骨折中少见,下肢骨折病人多见,尤其是闭合性骨折。在各种骨折的病人中脂肪栓塞综合征的发生率为8.75%,死亡率为2.5%。在多处骨折的病人中发生率上升至35%。

1.诊断标准 脂肪栓塞的诊断标准分为主要标准、次要标准和参考标准。具有主要标准2项以上,或主要标准1项、次要标准或参考标准4项以上可以确诊。如无主要标准,有次要标准1项及参考标准4项以上也可确诊。

(1)主要诊断标准:①皮下出血。②呼吸系统症状、肺水肿及肺部X线片改变。③无颅脑外伤的中枢神经系统抑制。

(2)次要诊断标准:①低血氧症 $PO_2 < 8.0kPa$。②血红蛋白低于10g。③眼底镜见视网膜脂肪栓塞。

(3)参考诊断标准:①心动过速(>120次/min)。②发热(体温>38.3℃)。③血小板突然下降。④尿中脂肪滴及少尿。⑤血沉快（＞70mm/h）；血清脂肪酶上升。⑥血中游离脂肪滴。

2.预防和治疗　适当的夹板固定和迅速的转运,伤后的氧疗,以及下肢长管状骨折的早期手术固定,是3种可降低脂肪栓塞综合征发生率的重要措施。

脂肪栓塞综合征以对症治疗为主,保护肺、脑等重要器官,防止并发症。

(1)呼吸支持疗法:脂肪栓塞综合征死亡原因多由于呼吸障碍引起的低血氧,因此,目前认为治疗呼吸功能障碍、纠正低血氧是最基本的治疗措施。

轻型:PO_2 小于 8.0kPa,PCO_2 大于 6.67kPa,但无神志改变,X线无肺水肿。治疗:鼻饲管或面罩给氧,使动脉血氧分压维持在 9.33kPa 以上。

重型:主要指标为神志变化和 PO_2 小于 6.67kPa。治疗:呼吸末正压呼吸。

(2)保护脑部:包括头部降温、脱水治疗和镇静药物的应用。

(3)药物治疗

低分子右旋糖酐:对伴有心功能衰竭和肺水肿的患者慎用。

肾上腺皮质激素:可抑制应激反应,保护血小板。降低毛细血管通透性,减少肺间质水肿,稳定肺表面活性物质的作用,减轻脑水肿。用量:氢化可的松第一天 1000mg,第二天 500mg,第三天 200mg,用 3～5 天后停药。

抑肽酶:最初 2 天每天 100 万 U,分次静滴,以后每天可应用 500 万 U。

白蛋白:能够和游离脂肪酸结合,大大降低其毒性。

(二)血栓形成和栓塞

深静脉血栓(DVT)和肺栓塞(PE)是术后常见的并发症,同时也是术后早期的主要致死原因。在创伤病人中深静脉血栓的出现将加大治疗的复杂性。如果深静脉血栓和肺栓塞出现在骨折的治疗之前,因为抗凝剂的影响,骨折的治疗方案将不得不进行调整。但围手术期的预防性抗凝,并不影响手术计划。

创伤增加了机体发生高凝状态的倾向。血管壁及内皮的损伤使血液暴露于组织因子、胶原、基底膜和 von Willebrand 因子中,这些物质可以通过血小板聚集、启动内源及外源性凝血途径造成血栓形成。

1.诊断　早期多无自觉症状,体检时可发现小腿、踝部肿胀、表浅静脉充盈、皮肤颜色改变、皮温升高。但当严重肺栓塞和深静脉阻塞时,就会表现出相应的临床症状。静脉怒张、水肿和小腿触痛对诊断深静脉血栓很有帮助。Homan 征(足背伸时小腿出现疼痛)并非特异性体征。

早期诊断主要采用静脉造影、[131]I 纤维蛋白原扫描、多普勒超声检查、静脉血流图、核磁共振成像等。静脉造影依然是相对其他 DVT 检查方法的"金标准"。静脉造影诊断深静脉血栓的标准为:在至少 2 张片子上出现的边界清楚的缺损,腘窝静脉、股浅表静脉或股总静脉不可见,在近端和远端静脉清晰可见,而且存在双侧支通道。

[131]I 纤维蛋白原扫描用于下肢远端静脉栓塞的诊断。将 [131]I 纤维蛋白原注入病人体内,随后对双下肢连续扫描,通过每天比较下肢静脉与心脏的同位素闪烁计数,计算两者比例。如果数值上升,说明下肢局部有 [131]I 纤维蛋白原浓集,提示可能有血栓形成。多普勒超声检查可清楚地显示静脉管腔及血液流动情况,其敏感性、特异性和准确性分别为 85.7%、94.5% 和

93.5％。缺点是对髂静脉显示效果欠佳。彩色双重超声是超声诊断下肢深静脉血栓的最新进展,由于超声结果增加了颜色,使医生对血管结构的判断更加准确。这项技术对有症状的患者具有很高的敏感性和特异性。核磁共振成像最近被用于检测深静脉血栓。它具有非创伤性检查、对盆腔和股部血管有更好的评价、双腿可同时成像、可提供周围软组织影像的优点。

2.预防与治疗　创伤病人预防方面主要是针对非手术患者或常规手术和骨科择期手术患者的。预防措施主要有:

(1)物理方法:包括弹力长袜、足底静脉泵、下肢持续被动活动、术后早期活动等。

(2)药物方法:服用小剂量华法林、阿司匹林,或使用低分子肝素。这些预防措施较有效。骨科手术使用多长时间的预防性抗凝剂目前尚有争论。预防性用药的时间长短需要个体化,并要考虑年龄、创伤或手术种类及制动时间等。

目前尚无一种药物,既能有效地预防 DVT 又能避免术后易于出血问题。使用华法林抗凝时,可于术后当晚口服小剂量(10mg),随后依据每日出血时间和 APTT 检查结果,使剂量个体化,直至病人可以下床活动。服用华法林期间,避免同时服用其他抗血小板药物如阿司匹林、消炎痛等非甾体类药物。低分子右旋糖酐有预防血栓、减少致死性肺栓塞的作用。低分子肝素预防术后 DVT 的优点是在抑制血栓形成的同时,很少影响凝血功能,因此使用过程中,无须经常检测出血时间。

一旦怀疑存在深静脉血栓或肺栓塞,需进行诊断性试验来明确诊断。如无禁忌证,应立即使用肝素。禁忌证包括神经系统损伤、脊髓损伤或可被出血加重的眼睛损伤。首先应静脉使用肝素,以快速达到治疗效果,防止血栓扩散并降低肺栓塞的风险。

溶栓是肝素之外的另一个选择,但创伤者或手术后病人至少在 2 周内不宜使用,因为在手术部位会有凝块溶解。溶栓的优点是静脉血栓溶解后静脉系统即可恢复正常。尿激酶肺栓塞试验发现,使用纤溶药物的病人比使用抗凝剂的病人有统计学上明显的低死亡率。使用手术取栓的指征是巨大栓塞者,以及溶栓治疗的绝对禁忌证或溶栓治疗无效者。

(三)多器官衰竭

创伤后远离创伤部位的 2 个或 2 个以上器官相继衰竭称为多器官衰竭(MSOF)。是创伤后从正常新陈代谢状态到持续高代谢、器官永久衰竭这个过程的最终结果。创伤和感染是诱发 MSOF 的 2 个重要原因。以原发性创伤诱发的 MSOF 在伤后 3～4 天内发生,称为"早发性MSOF";在感染发生后发生的 MSOF 在创伤 1 周左右发生的,称为"迟发性 MSOF"。在所有MSOF 中,迟发性 MSOF 占 90％。

1.发生机制　MSOF 的发病机制有 3 种假说,即:巨噬细胞假说、微循环假说和内脏假说。MSOF 中器官的损伤大部分是因机体自身产生的介质所致,而较少是因为外源性因素所致。治疗措施是,必须使用既能减少炎性反应又能保持免疫系统完整性和抗微生物防御机制的多种形式组合的治疗方案。

2.诊断器官功能不全和衰竭的判断标准

(1)肺衰竭:发生急性呼吸窘迫综合征(ARDS)。患者有明显呼吸困难,动脉血氧分压(PaO_2)低于 6.65kPa(50mmHg),或需要吸入 50％以上氧气才能维持 PaO_2 在 6.65kPa 以上,为纠正低氧血症必须借助呼吸机维持通气 5 天以上。

(2)肝衰竭:出现黄疸或肝功能不全。血清总胆红素大于 34.2mmo/L(2mg/100mL),血清丙氨酸氨基转移酶、天门冬氨酸氨基转移酶、乳酸脱氢酶或碱性磷酸酶在正常值上限的 2 倍以上、有或无肝性脑病。

(3)肾衰竭:血清肌酐浓度大于 177mmol/L(2mg/100mL),需透析。

(4)胃肠道衰竭:发生胃肠黏膜应激性溃疡。内镜证实胃黏膜有浅表溃疡或出血,患者可突然呕吐,溃疡出血 24 小时内需输血 1000mL 以上才能维持心肺功能。

(5)凝血系统:血小板计数小于 $50×10^9/L$,凝血时间和部分凝血活酶时间延长达对照的 2 倍以上。纤维蛋白原小于 200mg/100mL,有纤维蛋白降解产物存在。临床上有或无出血。

(6)心功能衰竭:突然发生低血压。心指数小于 $1.5L/(min·m^2)$。对正性肌力药物不起反应。

3.治疗　多发骨折病人的联合治疗对预防 MSOF 的发生非常重要,避免肺功能衰竭,防止脓毒血症和营养支持是治疗的关键。

(1)机械通气加防止感染:应用机械通气,密切观察各种指标,防止肺部感染,开放伤口应用全身及局部抗生素。

(2)静脉高营养:测量营养情况,早期应用静脉高营养,营养对改善一般情况,防止细菌转移和毒素从肠道进入门脉循环有重要作用。

(3)稳定骨折:对明显的骨盆、脊髓和股骨骨折患者进行早期制动,是避免发生导致肺衰竭、脓毒血症和死亡的十分有效的措施。早期骨折制动可改善内脏血流,从而防止器官功能不全的发生。在防止 MSOF 中,要树立"直立肺"的观点,多发创伤的立即固定可以使病人坐起;外固定虽然不是永久固定,但由于创伤小也是一种好的固定方法;下肢长骨牵引存在 2 个有害的方面:仰卧位引起肺动静脉短路和骨折片的运动促使坏死组织碎屑进入血循环。

在对明显的 MSOF 病人的治疗中,必须注意到常规措施对肺炎、肾衰、胃肠出血等特殊并发症是无效的。必须将病人作为一个整体来评估,并需要采取有效的干预措施来逆转这种情况。在这种情况下,迟延实行手术是致死性的,特别是明显的长骨、骨盆和脊髓的不稳定骨折必须加以固定;任何积液都必须清除。病人需要给予血液、热量和有效的抗生素,可能还需要控制通气和透析。所以这些病人都必须在 ICU 里进行密切监视。

【骨折的局部并发症】

(一)筋膜间室综合征

筋膜间室综合征是发生在特定的筋膜间室内,由于各种原因引起的筋膜间室内压升高导致筋膜间室内血运障碍,从而出现的一系列综合征。此综合征表现为肌肉和神经坏死等。

1.病因　造成骨筋膜室内压高的原因为室腔的缩小和内容物骤增。

(1)骨筋膜室容积骤减:如绷带、石膏及小夹板捆扎太紧,昏迷、塌方对肢体产生的长时间挤压,都可造成室腔缩小。

(2)骨筋膜室内容骤增:因挤压、缺血造成的渗出、水肿;骨折、肌肉撕裂造成的出血;静脉回流障碍造成的淤血、渗出;剧烈运动产生的组织充血等都可能造成室内容骤增。

2.诊断　骨筋膜间室综合征的早期表现为局部疼痛,感觉异常;当肌肉发生缺血坏死时,则出现体温升高、脉率增快等全身症状。

(1)疼痛:创伤后肢体疼痛持续加重,被动牵伸患肢指(趾),可出现剧痛;但当神经功能丧失时则疼痛减轻,甚至无痛。

(2)感觉异常:患指(趾)有蚁走感,久则麻木无痛。

(3)皮肤苍白:患肢表面皮肤初现微红,继而苍白、发绀,同时感到内压增高。

(4)无力:患肢肌肉因肿胀及神经功能障碍而无力,重者肌肉瘫痪。

(5)无脉:桡动脉或足背动脉触摸不到。

上述现象归结为 SP 征,但各症状并非同时出现,应结合具体病情进行分析。必要时应使用测压装置,有高压表现时,患者间室内压与舒张压差为 1.33～3.99kPa(10～30mmHg),或以持续灌注的方法测量组织压,当间室内压超过 5.985kPa(45mmHg)时即可诊断,就应行筋膜切开术。

3.治疗　骨筋膜间室综合征一经确诊应立即手术切开减压,切开减张一定要彻底,所有可能受累的筋膜间室都要切开。皮肤、脂肪、筋膜层要广泛切开且保持开放。切开的筋膜及皮肤不应缝合,全身应用支持治疗、脱水、给氧及用抗生素预防感染。注意纠正水、电解质紊乱,防止毒素进入全身引起中毒性休克和肾功能衰竭。

手术方法:常规麻醉,术中禁用止血带。

(1)手部筋膜间室综合征:常发生于挤压伤和腕部骨折,需行背侧沿长轴切开术。

(2)前臂的筋膜间室综合征:通常见于直接暴力或挤压伤引起的前臂骨折患者。前臂屈肌间室筋膜切开术可通过掌尺侧入路或掌侧入路(Henry 入路)完成。背侧间室常以 Thompson 入路暴露。无论采用哪种入路暴露,都要彻底切开前臂掌侧深、浅两个筋膜室。

(3)小腿筋膜间室综合征:治疗小腿筋膜间室综合征要彻底切开小腿的 4 个筋膜室。可通过经小腿周围途径,自腓骨小头至踝关节平行腓骨切开。先显露前侧肌群和外侧肌群的间隔,分别切开前室和外室,向后分离切开浅筋膜覆盖的后室,将腓侧间室拉向前方,侧浅间室拉向后方,暴露并切开后侧深室。也可采用内外侧切口减压,但内外侧切口必须相间 8cm,切口长度自膝至踝。在前外侧间室与外侧间室之间做第一个切口;第二个切口在胫骨内侧后缘 2cm。

(4)大腿筋膜间室综合征:大腿的间室由股四头肌间室、腘绳肌间室及内收肌间室组成。可行大腿前外侧切口,切开髂胫束后将筋膜间隔彻底切开减压,亦可切开肌间隔对腘绳肌间室减压。必要时还要对内收肌间室减压。

(5)足的筋膜间室综合征:常发生在跟骨骨折和足较重的钝性伤中。足的筋膜室包括内室、外室、中间室和骨间室。背侧切口暴露骨间室,内侧切口暴露深屈肌。

(二)软组织和血管损伤

高能量损伤后的几小时、几天或 2 周内,通常会出现皮肤坏死、皮肤蜕皮、青紫及血肿形成。严重的血肿不会被吸收,而会持续增长并引起皮肤破溃和感染。应在麻醉下探查伤口,去除血肿并对此区域进行引流。

接近血管的骨折与脱位,可伤及血管造成损伤或断裂;导致骨折脱位的外来暴力,亦可同时损伤血管。挤压伤、骨筋膜室高压,也可造成供血障碍。血管损伤的急性表现为出血和缺血。可进行多普勒、核磁共振及血管造影检查,最准确的诊断措施是血管造影检查。一些特殊损伤,如膝关节脱位,特别是后脱位,30％会伴有腘部血管损伤。对这些损伤,应立即进行血管造影。

对明确诊断的血管损伤、开放性损伤应立即包扎止血并准备清创和做血管结扎或修复;闭合性损伤,如远端有缺血表现,应及时切开止血或行血管修复。对重要血管损伤诊断和治疗的延迟,均有导致截肢的可能。

（三）周围神经损伤

造成骨折的暴力和骨折断端的余力,都可能使附近的神经遭受不同程度的损伤。导致不同程度的肢体功能障碍。妥善处理周围神经损伤,对肢体功能的恢复至关重要。

1.周围神经损伤的分类及分度　Seddon 将神经损伤分为 3 类,即神经断裂、神经轴索断裂和神经失用。Sunderland 根据神经损伤的不同程度将其分为 5 度:一度为仅神经传导功能丧失,无解剖学损伤;二度为轴索断裂但神经鞘无断裂;三度为轴索和神经鞘均断裂;四度为神经束断裂;五度为神经横断伤。

2.诊断　神经损伤后,因损伤程度不同,而在受损神经支配的远端出现不同形式的运动和感觉障碍、畸形及营养改变,临床检查损伤远侧的运动及感觉,可反映受伤情况。

（1）肌力检查:必须检查受伤神经支配的固有肌肉的肌力,单看关节活动可为其他肌肉的活动所掩盖。常将肌力分为 6 级:

M0:无肌肉纤维收缩。

M1:肌肉稍有收缩。

M2:在不对抗地心引力水平方向,可运动关节达正常幅度。

M3:能对抗地心引力运动关节达正常幅度,但不能对抗阻力。

M4:能对抗一定阻力运动关节,但肌力较健侧差。

M5:正常。

（2）感觉障碍:检查感觉减退或消失的范围,可判断是何种神经损伤。一般只检查痛觉和触觉即可。感觉功能障碍可用 6 级法区分其程度:

S0:完全无感觉。

S1:深痛觉存在。

S2:有痛觉及部分触觉。

S3:痛觉和触觉完全。

S4:痛觉、触觉完全,有两点区别觉,但距离较大。

S5:感觉完全正常。

（3）神经干叩击试验（Tinel 征）:当神经损伤后或损伤神经修复后,在损伤平面或神经生长所达到的部位,轻叩神经,即发生该神经分布区放射性麻痛,称 Tinel 征阳性。

（4）肌电图检查:肌电图可表示肌肉的失神经电位和神经再生情况。神经断裂后无肌电电位,或仅有纤颤电位、正锐波。神经传导速度可反映神经干有无损害,神经部分损伤时,其远端的传导速度减慢,完全断裂则丧失传导,但损伤以近无改变。

3.治疗　确定神经损伤情况后,即可制定治疗计划。强调早期处理。一般的处理原则为:用修复的方法治疗神经断裂;用减压的方法解除骨折端压迫;用松解的方法解除瘢痕粘连绞窄;用锻炼的方法恢复肢体功能。

一般情况下闭合损伤多为牵拉伤,可先保守观察,视恢复情况再定;因骨折脱位需手术探查者,可一并探查处理。开放性创伤神经多为撕裂或断裂伤,如临床检查有神经损伤,应手术探查,并一期缝合。伤口清洁清创后能一期愈合者,断裂的神经应一期缝合,有缺损者应作神经移植;如创口污染重,或已有感染,应标记神经以便二期修复。神经受瘢痕压迫时,应切开瘢痕松解。修复时两断端瘢痕应切除,对准方位缝合。神经修复应精确、不留异物,并尽可能使用显微外科技术。

(赵 龙)

第三节 锁骨骨折

【概述】

锁骨全长位于皮下,是上肢带与躯干骨连接的骨性结构,桥架于胸骨与肩峰之间,呈"∽"形。骨折好发在中 1/3 段处,多发于儿童期,大约 50% 的锁骨骨折发生于 7 岁以下的儿童。

【诊断要点】

1.临床表现及诊断 患者伤后出现局部肌肉痉挛、肿胀、疼痛、压痛均较明显,可摸到移位的骨折端。患肩向内、下、前倾斜,常以健手托着患侧肘部,以减轻上肢重量牵引,头向患侧倾斜,下颌偏向健侧,使胸锁乳突肌松弛而减少疼痛。但对于幼儿患者,由于其缺乏自诉能力,而且患儿锁骨皮下脂肪丰厚,不易触摸,尤其为青枝型骨折时,易漏诊,此时,医师可将患儿患侧上肢上提或从腋下托起,若患儿啼哭,可诊断。检查患肩肿胀,有明显压痛,皮下可出现瘀斑,患侧肩关节活动受限,局部可有骨擦音、异常活动。

2.诊断标准

(1)有外伤史,多为间接暴力所致。

(2)伤后患侧周围肿胀、疼痛,肩关节活动功能可。

(3)患侧端畸形,压痛明显,可有纵轴叩击痛,可触及骨擦感。

(4)辅助检查:胸部正侧位 X 线摄片检查可明确骨折类型和移位方向;不能肯定诊断时,可拍摄双侧应力 X 线片。

诊断的同时,应详细检查患侧血液循环、肌肉活动及皮肤感觉,以除外锁骨下血管、神经的损伤。外 1/3 处骨折时,需除外喙锁韧带的损伤。

①合并锁骨下血管损伤时,可及血肿块,患侧血循环较健侧差;②合并神经损伤时,患侧肢体皮肤感觉减退或消失;③合并喙锁韧带损伤时,骨折远端向下移位,近端向上移位,且移位程度较大。

3.骨折分型 锁骨骨折可以按照解剖学描述,包括位置、移位、成角、类型(如青枝、斜行、横行)以及粉碎程度来进行分类(Allman 分类法)。

(1)锁骨中 1/3 骨折:肩部外侧或手掌先着地跌倒,外力经肩锁关节传至锁骨而发生骨折。骨折端见于中段,以短斜形骨折为多。骨折后,内侧段可因胸锁乳突肌的牵拉向后上方移位,外侧段由于上肢的重力和胸大肌牵拉而向前下方移位。直接暴力多引起横断或粉碎骨折。

(2)锁骨外 1/3 骨折:分为Ⅰ、Ⅱ、Ⅲ型。受伤机制同上,骨折端见于外侧段。

1)Ⅰ型:即轻微移位,锥状韧带和斜方韧带之间的骨折,或者喙锁韧带和肩锁韧带之间的骨折。韧带仍完好无损。

2)Ⅱ型:喙锁韧带内侧骨折,继发骨折段移位,分离的发生率较高。

①ⅡA:锥状韧带和斜方韧带附着于远折段。

②ⅡB:锥状韧带撕裂,斜方韧带附着于远折段。

3)Ⅲ型:肩锁关节关节面骨折,无韧带损伤,易与Ⅰ度肩锁关节脱位混淆。

(3)锁骨内 1/3 骨折:分为Ⅰ、Ⅱ、Ⅲ、Ⅳ、Ⅴ型。受伤机制同上,骨折端见于内侧段。如果胸韧带保持完整则骨折移位较小。在少年儿童可能提示骨骺损伤。

1)Ⅰ型:微小移位的骨折。

2)Ⅱ型:移位的骨折。

3)Ⅲ型:关节内的骨折。

4)Ⅳ型:骨骺分离。

5)Ⅴ型:粉碎性骨折。

4.辅助检查和实验室检查

(1)X 线检查:对判断骨折及其分型均有重要的意义。

(2)CT+三维成像:更能具体直观反映骨折端移位、粉碎程度。

(3)MRI:能辅助判断是否合并有血管、神经、韧带的损伤。

(4)此外还要检查是否有感染、血栓形成等。

【鉴别诊断】

1.先天性锁骨假关节　为胚胎发育中锁骨内、外两个骨化中心未能正常融为一体所致。新生儿表现为锁骨中外 1/3 交界处有假关节活动和包块。多见于右侧。X 线表现为锁骨中外 1/3 处假关节形成,呈鳞茎状团块。一般无需特殊治疗。

2.锁颅发育不全综合征　有家族遗传史。临床表现为锁骨全部或部分缺如。X 线片显示骨两端有较大的间隙,骨端逐渐变细。但常合并有头大、脸小、肩下垂以及胸部狭窄畸形。

3.锁骨内端骨骺分离　多见于幼儿及青少年。X 线片表现为胸锁关节脱位征象。

4.肩锁关节脱位　儿童外侧端骨折时,局部疼痛,活动时加重,临床上及 X 线片有时也难与肩锁关节脱位鉴别,需要行 MRI 及 CTJ+三维成像检查。

【治疗方法】

(一)西医治疗

主要以非手术治疗为主。非手术治疗虽然难以达到解剖复位,但绝大部分骨折均可达到愈合(畸形或解剖均有)。非手术治疗骨折不愈合率仅 0.1%~0.8%,而手术的不愈合率可达 3.7%。随着人们审美观念的改变,尤其是女性,有手术要求的,可适当放宽手术适应证。

1.一般治疗

(1)止痛:骨折患者疼痛症状明显,可予非甾体抗炎药(用于一般常见的疼痛)、中枢性止痛药(用于中等程度的各种急性疼痛及手术后疼痛等)、麻醉性止痛药(用于晚期癌症患者的骨折)。(患儿＜17岁时,为预防服用非甾体抗炎药引起的代谢性酸中毒,改用布洛芬片)。

(2)体位:需经常保持叉腰姿势,睡眠时需免枕,肩胛间垫高,以保持双肩后仰。正常饮食。初期可做腕、肘关节屈伸功能锻炼。

(3)物理疗法:包括体外震波、高频磁场等,对缓解疼痛、促进骨修复有益。

2.药物治疗　骨折的愈合治疗主要有两大类药物,即调节骨代谢药物、改善循环药物。

(1)调节骨代谢药物:目前临床上多应用含多种骨代谢的活性肽类。此类药物具有调节骨代谢、刺激成骨细胞增殖、促进新骨形成以及调节钙磷代谢、增加骨钙沉积、防治骨质疏松、抗炎、镇痛作用。药物中骨诱导多肽类生物因子可有效促进机体内影响骨形成和吸收的骨源性生长因子的合成,包括骨形态发生蛋白(BMP)、转化生长因子-β(TGF-β)、成纤维细胞生长因子(FGF)等。

注射用鹿瓜多肽 16～24mg 加入 5％葡萄糖注射液 250ml　ivdrip　qd

10～15 日为一疗程或遵医嘱,小儿酌减。

或　骨肽注射液 10～20ml 加入 0.9％氯化钠注射液 250ml　ivdrip　qd

15～30 天为一疗程。

或　骨瓜提取物注射液 50～100mg 加入 0.9％氯化钠注射液 250ml　ivdrip　qd

20～30 日为一疗程,或遵医嘱。

此类药物适用大多数骨折患者,尚未见不良反应发生。如出现发热或皮疹,请酌情减少用量或停药。少数患者,合并有其他疾病的如甲状旁腺功能亢进所致的病理学骨折,需要应用激素类或胎儿血清注射等。

(2)改善循环药物

甘露醇注射液:成人常用量　20％甘露醇溶液 125ml　ivdrip　q12h

小儿常用量　20％甘露醇溶液按体重

2g/kg　ivdrip　(2～6h 滴完)　q12h

必要时加激素类药物联合使用,消肿效果更好,但需要注意激素的递减停药。疗程 3～5 天。

注射用七叶皂苷钠　5～10mg＋10％葡萄糖注射液/0.9％氯化钠注射液 250ml　ivdrip qd 疗程 14 天

甘露醇注射液的不良反应:①水和电解质紊乱最为常见。a.快速大量静注甘露醇可引起体内甘露醇积聚,血容量迅速大量增多(尤其是急慢性肾功能衰竭时),导致心力衰竭(尤其有心功能损害时)、稀释性低钠血症,偶可致高钾血症;b.不适当的过度利尿导致血容量减少,加重少尿;c.大量细胞内液转移至细胞外可致组织脱水,并可引起中枢神经系统症状。②寒战、发热。③排尿困难。④血栓性静脉炎。⑤甘露醇外渗可致组织水肿、皮肤坏死。⑥过敏引起皮疹、荨麻疹、呼吸困难、过敏性休克。⑦头晕、视物模糊。⑧高渗引起口渴。⑨渗透性肾病(或称甘露醇肾病),主要见于大剂量快速静脉滴注时,其机制尚未完全阐明,可能是甘露醇引起肾小管液渗透压上升过高,导致肾小管上皮细胞损伤。病理表现为肾小管上皮细胞肿胀、空泡形成。临床上出现尿量减少甚至急性肾功能衰竭。渗透性肾病常见于老年肾血流量减少及低钠血症、脱水患者。

3.手术治疗 手术指征如下。

(1)合并神经、血管损伤。

(2)开放性骨折。

(3)锁骨外 1/3 型损伤以及部分型损伤。

(4)锁骨骨折合并同侧肩胛颈骨折,形成浮动肩。

(5)锁骨粉碎性骨折。

(6)多发损伤,肢体需早期开始功能锻炼时。

(7)少数患者不愿接受畸形愈合的外形,而愿冒骨折不愈合的风险。

(8)患者并发神经系统或神经血管病变如帕金森病等,不能长期忍受非手术制动时。

原则上,对于 Allman 分型中的Ⅰ型、Ⅱ型,通常采用非手术治疗。需采用切开复位、内固定治疗。一般多采用 Knomles 针固定,也可以用粗克氏针固定。针尾需折弯,以防止固定针向近侧游走。或以 T 形钢板固定;近年有学者采用带钩锁骨钢板治疗此类骨折;解剖钢板有可能逐渐成为此类骨折治疗的首选内固定物。

术后以三角巾或吊带保护 6 周。复查 X 线片。8~10 周骨折初步愈合,复查 X 线片若提示骨性愈合,可拔除内固定物。

(二)中医治疗

1.中药辨证论治

(1)早期——气滞血瘀

主症:骨折处肿胀明显,皮下瘀斑明显,动则加剧,舌暗,苔薄白,脉涩。治法:理气活血、化瘀止痛。处方:桃红四物汤加减。

桃仁 10g,红花 6g,当归 10g,熟地黄 10g,川芎 10g,赤芍 10g,续断 10g,自然铜 10g,桑枝 10g。水煎服,日一剂(幼儿减半量)。

(2)中期——瘀血阻络

主症:肿胀较早期消退,瘀斑减少,疼痛仍有,夜间明显,乏力,出汗等,舌暗,苔少,脉弦。

治法:活血化瘀、接骨续筋。

处方:续骨活血汤加减。

当归尾 12g,白芍 10g,生地黄 10g,红花 6g,赤芍 10g,续断 12g,自然铜 10g,桑枝 10g,落得打 10g,乳香 6g,没药 6g。水煎服,日一剂(幼儿减半量)。

(3)后期——肝肾亏虚

主症:肿痛轻,以酸痛为主,乏力,瘀斑消退,伴腰膝酸软,舌红,苔少,脉细数。

治法:补益肝肾、强筋壮骨。

处方:六味地黄丸加减。

熟地黄 24g,山药 12g,山茱萸 12g,赤芍 15g,泽泻 12g,牡丹皮 12g,茯苓 10g,续断 12g,自然铜 10g,桑枝 10g。水煎服,日一剂。

小儿后期辨证为气血两虚或脾胃气虚,当以补益气血或健脾益气养胃为法,方选八珍汤或健脾养胃汤加减。

2.中成药类 更适用于门诊、急诊患者。

接骨七厘片 0.3g×5 片　　po　　bid

接骨七厘片除了有接骨止痛外,还具有活血化瘀作用,用于跌打损伤、续筋接骨、血瘀疼痛。孕妇忌服。

3.理疗

五方散 100g　外敷　qd

十一方药酒适量　外涂　qd

TDP(患侧)　bid

4.艾灸疗法

主穴:肩髃、肩髎、曲池、手五里、阿是穴。

治法:隔姜灸,每穴一壮。

艾灸作用如下。

(1)调和气血:气是人的生命之源,血为人的基本物资,气血充足,气机条达,人的生命活动才能正常。艾灸可以补气、养血,还可以疏理气机,并且能升提中气,使得气血调和以达到养生保健的目的。

(2)温通经络:经络是气血运行之通路,经络通畅则利于气血运行、营养物质之输布。寒湿等病邪侵犯人体后,往往会闭阻经络,导致疾病发生。艾灸借助其温热肌肤的作用,温暖肌肤经脉,活血通络,以治疗寒凝血滞、经络痹阻所引起的各种病症。

(3)行气通络:经络分布于人体各部,内联脏腑,外布体表肌肉、骨骼等组织。正常的机体,气血在经络中周流不息,循序运行,如果由于风、寒、暑、湿、燥、火等外因的侵袭,人体或局部气血凝滞,经络受阻,即可出现肿胀疼痛等症状和一系列功能障碍,此时,灸治一定的穴位,可以起到调和气血、疏通经络、平衡机能的作用,临床上可用于疮疡疖肿、冻伤、瘫闭、不孕症、扭挫伤等,尤以外科、伤科应用较多。

5.活血化瘀类针剂

注射用血栓通 150～500mg＋10％葡萄糖注射液 250～500ml　ivdrip　qd(剂型为每支 150mg)

丹红注射液 2～4ml　im　qd/bid 或 20～40ml＋5％葡萄糖注射液 10.9％氯化钠注射液 100～500ml　ivdrip　qd

红花注射液 2.5～5ml　im　qd/bid 或 5～20mi＋5％～10％葡萄糖注射液 250～500ml ivdrip　qd

6.手法整复及固定

(1)锁骨中 1/3 骨折的治疗:一般首选闭合复位 8 字绷带固定,需固定 6～8 周。去除 8 字绷带后再用颈腕吊带保护 3～4 周,以免骨折愈合不牢发生再骨折。

1)整复手法:患者坐位,挺胸抬头,双手叉腰,术者将膝部顶住患者背部正中,双手握其两肩外侧,向背侧徐徐牵引。上述之后,嘱患者挺胸伸肩,此时,骨折移位可复位或改善。如有侧方移位,可用提按手法矫正。

注意事项:①骨折端下方有骨折碎片及粉碎型骨折不宜用快速牵拉法,因其易使粉碎骨片分离、移位或刺破血管或损伤神经或造成开放性骨折。②牵拉要彻底,待骨折嵌插或重叠完纠正后方可进行下一步手法。③术后外形不一定要达到完全纠正,不必要为取得解剖复位而反复整复,不宜随意采用手术治疗。

2)固定:骨折整复后,选适当的外固定方法。两腋下各放置一个棉垫。固定的目的在于:①继续牵拉复位,使骨折端持续复位;②防止再发生骨折,并保持整复效果;③防止骨折端的分离、二次损伤。

3)常用固定方法

①8字绷带外固定:两腋下各放置一个棉垫,用绷带从患侧肩后经腋下绕过肩前上方,横过背部,经对侧腋下绕过对侧肩上方,绕回背部至患侧腋下,包绕8～12层。包扎后,用三角巾悬吊患肢于胸前。适用于青枝骨折和无移位骨折,尤其是6岁以下儿童。固定3周,注意固定不要过紧,以免压迫皮肤导致坏死或造成肢体循环障碍。

②双圈固定:将提前备好的高低垫的厚部置锁骨上窝内,紧紧挤住骨折近端,使之向下、向前,薄部盖在锁骨上,然后外压葫芦形压垫,用胶布固定,随后将两条毛巾做成的固定圈分别套于肩部,患侧固定圈应压住棉垫,术者在患者背后拉紧固定圈,用短布带先将固定圈后下部拉紧扎住,然后用另一条短布带在背后上部松松扎住一圈,以后上部用长布带在胸前部扎住一圈前方绑扎后,如患者前臂和手部发麻,桡动脉不能摸到,应将后上方的布带适当放松。多用于成人。固定4周,粉碎骨折可延长至6周。

③外支具:锁骨骨折复位后助手仍维持复位位置,患者注意叉腰挺胸。术者将袖套套入患侧上臂并扎紧,将袖套的下方引出的海绵垫扎绕过背部腰腹部旋转一圈固定,要求将伤侧上肢固定于外展后伸位,得到向外后的持续的牵引力。将袖套顶端引出宽海绵垫扎带经背部与第一条扎带在腰腹部扎紧,形成向后上的合力,将气囊放入袖套正前方向肩部延伸的如拳击手套样的空间内充气,使其形成向后上、向外的合力,使伤侧上肢维持复位后位置,避免锁骨骨折再移位。多用于成人。固定3～4周。其优点在于患者可自行调整松紧度。

4)术后处理及功能锻炼:锁骨骨折大多数为门诊治疗,故骨折整复固定后,应嘱患者注意如下事项:①外固定后,均采用挺胸抬头叉腰位,睡眠时平卧免枕,肩胛间垫高,以保持双肩后仰,有利于维持骨折对位;②固定期间如发现上肢神经或血管受压症状或绷带松动,应随时调整绷带松紧度。一般需固定4周,粉碎型骨折可延长固定至6周。大多数病例可达骨折愈合。

(2)锁骨外1/3骨折的治疗:因喙锁韧带完整,骨折移位不大,可用吊带保护患者。也可以采用零位牵引(Zero位),共4～6周,使肩峰及锁骨外端与近端靠拢、对合,有利于骨折的愈合。整复手法、固定、术后处理及功能锻炼同上中1/3骨折。

(3)锁骨内1/3骨折的治疗:一般移位不大,只需要吊带保护止痛,早期开始肩关节功能锻炼。有神经、血管合并损伤时,需行手术治疗,内固定应慎用,以免损伤局部重要结构。

(崔西泉)

第四节　肩胛骨骨折

肩胛骨骨折相对少见。据统计,肩胛骨骨折占肩部骨折的3％～5％,占全身骨折的

$0.5\%\sim1\%$。

【病因】

直接和间接的肩带损伤可造成肩胛骨不同部位的骨折。

【病理及分类】

1.Hardegger 肩胛骨骨折分型标准

(1)肩胛骨体部骨折:由直接暴力引起,占肩胛骨骨折的 $35\%\sim50\%$,多发生在肩胛骨下角。

(2)肩胛颈骨折:由间接暴力引起,其中包括:

1)解剖颈骨折。

2)外科颈骨折。

3)浮肩损伤:肩胛颈骨折合并同侧锁骨骨折或肩锁关节脱位(FSI),或称肩关节上部悬吊复合体(SSSC)。

(3)盂缘骨折:由间接暴力引起,占肩胛骨骨折的 25% 左右,其中包括:

1)盂缘前部骨折。

2)盂缘后部骨折。

(4)盂窝中央横断骨折:间接暴力引起,占肩胛骨骨折的 $6\%\sim10\%$。

(5)肩峰骨折:由直接暴力引起,约占 9%。

(6)肩胛冈骨折:占 $6\%\sim11\%$。

(7)喙突骨折:约占 5%。

2.Miller 等按照肩胛骨的形态特点将其分为突起部、颈部、盂肱关节部及体部,并据此将肩胛骨骨折简化为 4 种主要类型,具体如表 3-2 所示。

表 3-2　Miller 肩胛骨骨折分型

类型	骨折部位
Ⅰ-A	宿峰骨折
Ⅰ-B	宿峰基底或肩胛冈骨折
Ⅰ-C	喙突骨折
Ⅱ-A	窟胛颈骨折,骨折线位于肩峰肩胛冈基底外缘
Ⅱ-B	肩胛颈骨折,骨折线延伸至肩峰基底部或肩胛冈
Ⅱ-C	肩胛颈横断骨折
Ⅲ	肩盂关节内骨折
Ⅳ	肩胛骨体部骨折

【临床表现及诊断】

1.肩胛骨体部骨折　常表现为肩胛部疼痛、肿胀、活动障碍、不能充分外展。由于骨折部位。较深,因此压痛范围广泛。由于血肿的刺激引起肌肉痉挛和疼痛,肩部的主动外展活动常有明显受限。因此有假性肩袖损伤的体征。根据外伤史临床表现及肩胛骨前后位和切线位 X 线片,诊断并不困难。

2.肩胛颈骨折、肩胛盂骨折　肩胛颈骨折或肩胛盂骨折外观多无明显畸形,易于漏诊。肩部或胸部有肿胀、压痛及活动障碍,X线片检查可帮助确定骨折。

3.肩峰骨折　患侧肩部肿胀、压痛和活动障碍。外展上臂时疼痛明显加重,根据外伤史及X线片可以明确诊断。

4.喙突骨折　局部疼痛、压痛。因骨折部位较深;不易触到骨折的异常活动。X线片及CT断层扫描有助于明确诊断。

【治疗】

1.保守治疗

(1)肩胛骨体部骨折:肩胛骨体部骨折一般不需复位,可用三角巾将患肢悬吊4周,骨折即可愈合。解除制动后应积极进行肩关节功能锻炼。

(2)肩胛颈骨折、肩胛盂骨折:对无移位或轻度移位者不需复位,仅用三角巾悬吊患肢4周,早期开始进行肩关节功能锻炼。对严重移位的肩胛颈骨折,在局麻下手法复位,用外展架固定4周;或使伤员卧床牵引3～4周后,改用三角巾悬吊患肢并进行功能锻炼。肩胛盂骨折并发移位的,如不能复位,应考虑进行手术切开复位内固定。对肩胛盂粉碎骨折,可采用与肩胛颈骨折相同的牵引治疗。

(3)肩峰骨折:对无移位或轻度移位骨折,可采用三角巾悬吊患肢。如不能复位或不能维持复位时,应切开复位,以克氏针内固定。

(4)喙突骨折:一般无须手术治疗,患肢悬吊三角巾4周即可。

2.手术治疗

(1)手术指征概括如表3-3所示。

表3-3　肩胛骨骨折手术指征

骨折类型	移位程度
肩峰骨折	>5mm,下陷畸形,妨碍肩峰下方关节活动
肩胛冈骨折	>5mm,影响冈上、下肌正常滑动
喙突骨折	明显分离移位或压迫神经血管束
肩胛颈骨折	在横断面或冠状面上成角畸形>40°,骨折移位>10mm,经牵引治疗无效;合并SSSC损伤或FSI
肩胛骨体部骨折	肩胛骨体部外缘骨折刺入盂肱关节
盂缘骨折	合并肱骨头脱位,复位后仍有肩关节不稳定,骨折移位>10mm,累及盂窝前部1/4或后部1/3
盂窝骨折	关节面台阶移位在3～5mm上或伴有SSSC损伤
混合骨折	有上述骨折移位特征,合并肩袖损伤或肩胛上神经损伤

(2)手术显露

1)前方入路:用于处理喙突和盂缘前部骨折。

2)后方入路(Judet入路):用于处理体部、肩胛冈、盂窝及肩胛颈骨折。患者取侧俯卧位,切口起于肩峰内侧,沿肩胛冈走行至肩胛骨内缘转向肩胛下角,直视下切断并向外侧翻转三角肌后部纤维,沿肩胛下肌与小圆肌间隙进入(若此间隙因小圆肌存在变异而难以分离时,可部分劈开肩胛下肌下缘),以充分显露肩胛骨体部外缘、肩胛颈及盂缘后方骨折。当肩胛骨体部骨折难以显露时,可沿肩胛骨内缘向体部钝性剥离冈下肌。术中应注意保护肩胛上神经、血管及三边孔四边孔内容物。

3)后上入路:用于处理肩峰、盂窝上半或中央横形骨折等。

4)前后联合入路:用于处理肩峰、锁骨及肩胛颈的联合损伤等。

(3)固定方法:就肩胛骨而言,肩胛颈、肩胛冈、喙突、肩峰和肩胛骨体部边缘的构造比较厚,可以用于骨折固定。当肩胛骨体部边缘被有效固定后,肩胛骨的解剖形态多百行恢复。

【肩关节功能恢复评价标准】

1.关节活动范围

(1)正常。

(2)轻度受限(外展减少<30°)。

(3)中度受限(外展减少30°~40°)。

(4)严重受限(外展减少>40°)。

2.疼痛程度

(1)无痛。

(2)轻度(持重活动偶有疼痛)。

(3)中度(常规活动偶有疼痛)。

(4)严重(持续疼痛)。

3.肌力　0级~5级。

4.术后并发症　术后并发症有切口感染、钢板外露、肩袖损伤导致肩关节不稳定、肩关节创伤性关节炎、异位骨化、肩关节外展受限、肌力减弱、肩峰畸形愈合等。

(崔西泉)

第五节　肱骨外科颈骨折

【概述】

肱骨外科颈位于肱骨解剖颈下2~3cm,相当于肱骨大、小结节下缘与肱骨干的交界处,为松质骨与密质骨交界处,是应力上的薄弱点,容易发生骨折。肱骨外科颈骨折较常见,以老年人为多,亦可发生于儿童和成人。

【诊断要点】

1.临床表现

(1)肩部肿胀、疼痛、活动障碍,局部可见瘀斑,肩关节活动受限。

(2)触诊大结节下方骨折处有明显压痛,并可有骨擦感。

2.诊断标准

(1)中医诊断

1)有外伤史。

2）好发于老年人，亦可见于成年人及儿童。

3）伤后局部肿胀、压痛，上臂内侧可见瘀斑，肩关节功能障碍，可触及骨擦感和异常活动，上臂处于外展或内收畸形。

4）X线摄片检查可确定骨折类型及移位情况。

（2）西医诊断

1）有跌倒时手掌着地或直接暴力打击肩部受伤史。

2）伤后局部肿痛，肩关节功能障碍可触及骨擦感和异常活动。

3）X线摄片检查可确定骨折类型及移位情况。

3.骨折分型与分期

（1）骨折分型

1）无移位型骨折：裂缝骨折和嵌插骨折，伤后肩部疼痛肿胀，瘀斑，肩关节活动障碍，肱骨近端明显压痛，无骨擦感（图3-15）。

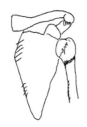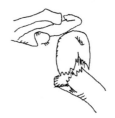

图3-15　无移位型骨折　　　　　图3-16　外展型骨折

2）外展型骨折：伤肩肿痛，内侧有瘀斑，断端外侧嵌插、内侧分离，向前内侧突起或成角畸形，或远端完全向内侧移位，可有骨擦感，肩关节功能障碍（图3-16）。

3）内收型骨折：伤肩肿胀，疼痛压痛纵轴叩击痛，可触及骨擦感，断端外侧分离，内侧嵌插，向外侧突起成角肩关节功能受限（图3-17）。

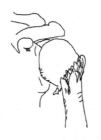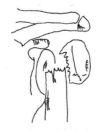

图3-17　内收型骨折　　　　　图3-18　外科颈骨折合并肩关节脱位

4）外科颈骨折合并肩关节脱位：方肩畸形，肩峰下空虚，在喙突下或腋窝下可扪及肱骨头，伤肩肿痛，功能障碍，患肢不能抬举，肱骨外科颈局部有环形压痛和纵向叩击痛（图3-18）。

（2）骨折分期：根据病程可分为早期、中期、晚期三期。

1）早期：伤后2周内，可进行手法整复治疗。

2）中期：伤后2～4周，肿胀逐步消退，有明显骨痂生长，骨折断端相对稳定。

3）晚期：伤后4周以上，骨折断端成熟骨痂形成，逐步塑形改造，已相当稳定。

4.辅助检查和实验室检查

(1)必需的检查项目:血常规、尿常规、乙肝五项指标、心电图、骨折部位 X 线片检查。

(2)可选择的检查项目:根据病情需要而定。如凝血功能、肝功能、肾功能、血脂血流变学、CT 三维重建检查等。

【鉴别诊断】

1.肩关节前脱位　表现肩部疼痛、压痛、活动受限;但伤肢有弹性固定,搭肩试验阳性;典型方肩畸形;X 线可鉴别。有时两者合并存在。

2.肱骨大结节骨折　肩外侧大结节处压痛,外展活动受限,上臂内侧无瘀斑,无环形压痛。

3.肩部挫伤　系直接暴力所致。局部皮肤有擦伤、瘀斑,肿胀、压痛局限于着力部位,无环形压痛及纵向叩击痛;X 线片无骨折征象。

【治疗方法】

原则:无移位型骨折可用四块可塑夹板超肩夹板固定 4 周,防止骨折移位。对有明显移位的骨折行手法整复,然后超肩夹板固定。对粉碎、复位困难、难以维持固定或严重的开放骨折,或骨折畸形愈合影响关节功能,以及合并神经血管损伤的骨折应行手术治疗。同时根据骨折三期辨证给予内服以及外用中药治疗。

(一)手法整复、可塑超肩夹板固定

采用非麻醉下、血肿内麻醉或臂丛阻滞麻醉下徒手整复。

1.外展型骨折

(1)整复方法:患者坐位或卧位,一助手用布带绕过腋窝向上提拉,屈肘 90°,前臂中立位,另一助手握其肘部,沿肱骨纵轴方向牵引矫正重叠移位,然后术者双手握骨折部,两手拇指按于骨折近端的外侧,其余各指抱骨折远端的内侧向外捺正,助手同时在牵引下内收其上臂即可复位。

(2)固定方法:患肩及患侧上臂衬垫或棉垫包裹后,根据肱骨长度选择相适应的可塑超肩夹板,超肩夹板共四块,内侧块上至腋窝下至肱骨内上髁,前侧块下至肱骨下端前方上至肩峰前上方,外侧块下至肱骨外上髁上至肩峰上方超过肩关节按肩关节弧度塑形,后侧块下至肱骨后下端,上至肩峰后上方,在上臂部布带捆扎三道,前、外、后侧三块板尖端胶布固定或穿孔串联,并用弹力绷带加压固定,注意松紧适宜,避免压迫腋窝及肘部神经血管。(内侧块夹板做成蘑菇头顶住腋窝,外侧块相当于肱骨大结节部放置一块平垫。)肩关节前屈、内收位固定 4～5 周。

2.内收型骨折

(1)整复方法:患者坐位或卧位,一助手用布带绕过患侧腋窝向上提拉,屈肘 90°,前臂中立位,另一助手握其肘部,沿肱骨纵轴方向牵拉,矫正重叠移位,然后术者两拇指压住骨折部向内推挤,其余各指使骨折远端外展,助手在牵引下将上臂外展使之复位。

(2)固定方法:可塑超肩夹板固定于肩外展前屈位 4～5 周,方法同外展型,不同在于内侧头夹板大头垫应放在肱骨内上髁的上部,外侧块在相当于成角突起的部位放置平垫。

3.外科颈骨折合并肩关节脱位

(1)整复方法:先整复骨折,再整复脱位。患者平卧患肢外展位,用一宽布带绕过患侧腋

窝,将布带两端系在健侧的床脚上或一助手牵引维持,另一助手握持患肢腕部进行拔伸牵引并根据正位 X 线片肱骨头旋转的程度,将患肢外展至 90°～150°,拔伸牵引数分钟,解除骨折远端对肱骨头的挤压,张开破裂的关节囊破口,为肱骨头进入关节盂打开通路。术者用两手拇指自腋窝将肱骨头前下缘向上、向后、向外推顶,其余各指按住近肩峰处以做支点,使肱骨头纳入肩关节盂内而复位,如骨折端仍有侧方移位或成角移位,助手用收按住固定整复好的肩关节,术者用捺正手法矫正移位或成角。

(2)固定方法:超肩可塑夹板固定于肩关节前屈外展位 4～5 周。

(二)药物治疗

1.内治

(1)早期——气滞血瘀证

主症:骨折处肿胀明显,皮下瘀斑明显,动则加剧,舌暗,苔薄白,脉涩。

治法:活血祛瘀,消肿止痛。处方:桃红四物汤(《医垒元戎》)加减。

桃仁 15g,川芎 15g,当归 20g,赤芍 20g,生地黄 15g,红花 10g,牡丹皮 15g,制香附 15g,延胡索 20g。瘀肿重者加三七,白茅根等。水煎服,日一剂。

(2)中期——瘀血凝滞证

主症:肿胀较早期消退,瘀斑减少,疼痛仍有,夜间明显,乏力,出汗等,舌暗,苔少,脉弦。

治法:和营生新、接骨续损。

处方:续骨活血汤(《中医伤科讲义》)加减。

当归 15g,赤芍 15g,白芍 15g,生地黄 15g,红花 10g,土鳖虫 10g,骨碎补 20g,煅自然铜 20g,川续断 20g,乳香 15g,没药 15g。水煎服,日一剂。

(3)后期——肝肾不足证

主症:肿痛轻,酸痛为主,乏力,瘀斑消退,伴腰膝酸软,舌红,苔少,脉细数。

治法:益气养血、补益肝肾。

处方:壮筋养血汤(《伤科补要》)加减。

白芍 20g,当归 20g,川芎 15g,续断 20g,红花 10g,生地黄 20g,牛膝 15g,牡丹皮 20g,杜仲 20g。水煎服,日一剂。

2.外治　后期解除固定后选用海桐皮汤熏洗患肢。

治法:活血祛瘀,舒筋通络。处方:海桐皮汤(《医宗金鉴·正骨心法要旨》)加减。

海桐皮 30g,透骨草 30g,乳香 15g,没药 15g,当归 20g,川芎 15g,川椒 15g,红花 15g,威灵仙 20g,甘草 10g,防风 20g,白芷 20g。水煎熏洗患处,每日 2 次,每次 30min。

(三)功能锻炼

骨折复位固定后,立即进行屈伸肘、腕、掌指关节关节的活动;4 周左右解除外固定周后练习肩关节各个方向活动,活动范围应循序渐进,每天练习十多次。后期应配合中药熏洗,以促进肩关节功能恢复。

(四)手术治疗

1.适应证

(1)移位明显的内收型骨折,关节囊或肱二头肌肌腱夹在两折断间阻碍手法复位者。

（2）移位明显的外展型骨折，并发大结节撕脱并有碎骨块嵌于肩峰下影响肩外展功能者。

（3）手法整复失败，影响肩关节功能者。

（4）老年人术后易激发肩关节周围炎，功能恢复不良，应慎重考虑手术与否。

2.手术方法　斜角肌间臂丛阻滞麻醉下行切开复位，解剖型钢板内固定术。

（五）并发症的防治

1.压迫性溃疡　多由于夹板位置移动未及时调整、使用扎带过紧或者加压垫放置位置不正确造成。骨折早期肿胀未达到顶峰，骨突处压迫不明显，肿胀加剧时骨突处压迫明显，要求衬垫质地柔软、吸水、散热、厚度适中，过厚影响固定，过薄压迫骨突部，尤其在皮肤已有挫伤、青紫、血供不好时更应注意。

2.肩关节僵硬　患者惧怕疼痛，骨折固定后很少锻炼手指、腕关节及肘关节。为防止关节僵硬，早期可配合使用消除水肿、活血化瘀的中西药物加以预防，后期配合理疗并不断练习患肢，可逐渐恢复。

3.骨质疏松　骨折后不仅局部需要锻炼，更应加强全身锻炼，使气血运行，消散局部瘀血，消肿定痛，促进骨折愈合和骨骼坚硬。

4.创伤性关节炎　各种原因造成复位不良或复位后再移位未能及时纠正，后期常常出现创伤性关节炎。

（六）疗效评定标准

1.治愈　骨折愈合，对线、对位满意，功能及外形完全或基本恢复。

2.好转　骨折愈合对位尚满意或骨折复位欠佳，功能恢复尚可。

3.未愈　骨折不愈合或畸形愈合，局部疼痛，功能障碍。

（七）评价方法

根据治疗前后X线表现及骨折愈合后与健侧肩关节进行疼痛、畸形、活动、并发症等方面进行对照评价。

（崔西泉）

第六节　肱骨干骨折

【概述】

肱骨外科颈下1~2cm至肱骨髁上2cm段内的骨折称为肱骨干骨折。该骨折因类型较多和其独特的生物力学特点，给治疗带来了一定难度。若处理不当，可造成血管损伤、神经损伤、骨折延迟愈合或不愈合及断端分离，较严重时甚至出现肌肉坏死、挛缩。尤其需要注意的是，在肱骨干中下1/3段后外侧有桡神经沟，有由臂丛神经后束发出的桡神经，经内后方紧贴骨面斜向外前方进入前臂，此处骨折容易发生桡神经损伤。致伤因素可能是骨折端直接撞击，也可能由于外侧肌间隔的卡压所致。临床上常容易漏诊。

【诊断要点】

1.病因　肱骨干骨折可由直接暴力或间接暴力引起。直接暴力常由外侧打击肱骨干中部,致横行或粉碎型骨折。间接暴力常由于手部着地或肘部着地,力向上传导,加上身体倾倒所产生的剪式应力,导致中下 1/3 骨折。有时因投掷运动或"掰腕",也可导致中下 1/3 骨折,多为斜行或螺旋形骨折。

2.临床表现与诊断　受伤后,患者常呈现健手托扶患手,患肩常压低而倾斜的身体姿势。患侧上臂出现疼痛、肿胀、畸形、皮下瘀斑,上肢活动障碍。检查可发现肱骨存在假关节活动,有骨摩擦感,听诊骨传导音减弱或消失。

若合并桡神经损伤,可出现垂腕,各手指掌指关节不能背伸,拇指不能伸,前臂旋后障碍,手背桡侧皮肤感觉减退或消失。若合并肱动脉、肱静脉损伤,尤其肱动脉损伤后,则出现前臂血供障碍体征,如患肢桡动脉搏动消失,肢端血循环不良,呈暗灰色,或皮肤发白,皮温降低,指端毛细血管充盈时间延长等。

3.辅助检查　对于有局部畸形或意味明显的患者通常不需要 X 线片检查即可做出诊断,但拍片检查对于明确骨折的类型、指导进一步治疗很有意义,所以不应遗漏 X 线片检查。X线拍片肱骨正侧位(因患肢疼痛不能配合时可用穿胸位代替侧位)可确定骨折的类型、移位方向。

4.分型

(1)上 1/3 骨折:在三角肌止点以上的骨折,近折端受胸大肌、背阔肌、大圆肌的牵拉而向内、向前移位,远折端因三角肌、喙肱肌、肱二头肌、肱三头肌的牵拉而向外、向近端移位。

(2)中 1/3 骨折:当骨折线位于三角肌止点以下时,近折端由三角肌的牵拉而向前、外移位;远折端因肱二头肌、肱三头肌的牵拉而向近端移位。无论骨折发生在哪一段,在体弱患者,由于肢体的重力作用或不恰当的外固定物的重量,可引起骨折端分离移位或旋转畸形。

(3)下 1/3 骨折:多由间接暴力(如投弹、掰手腕)所致,常呈斜行、螺旋形骨折。骨折的移位方向与暴力作用的方向、前臂和肘关节所处的位置有关,大多数有成角、短缩及旋转畸形,多为成角、内旋移位。

【鉴别诊断】

注意观察 X 线片上显示的骨折部位、移位特点以及患者的发病年龄等,上 1/3 骨折要与肱骨外科颈骨折、下 1/3 骨折要与肱骨髁上骨折相区别。

【治疗方法】

肱骨干骨折的治疗,从 AO 学说强调生物学固定的观点,逐渐演变到以生物学为主的观点(即 BO:生物学的、生理的、合理的按骨科学观点)。要求在治疗骨折中首先尽可能保护局部软组织和骨折端的血供,对此在骨折复位和固定上提出了新的标准,肱骨干骨折以间接复位为主,恢复骨骼的长度和力线即可。非手术治疗如手法复位+小夹板固定等方法,最大限度地保存了骨折部位的血运和软组织的连续,复位后肢体外固定,骨折端无应力遮挡,外固定装置不阻碍患者早期活动患肢所产生的肌肉收缩力和自重力传导,使断面始终保持接触,达到了骨折端在骨干纵轴方向上相对的微动应力刺激,研究证实能刺激骨痂生长,促进骨折愈合,增加强度和刚度。从而促进血肿吸收骨膜反应性肥厚增生,骨细胞分化提前,血管再生丰富,骨痂生长及钙化迅速,愈合时间提前。相较于手术切开固定治疗,其各种内固定可达到坚强固定和解剖复位,复位质量高于非手术治疗方法,但肱骨干的滋养血管多为 1 根,大多数在肱骨中干下

1/3 分解处的前内侧进入骨内。骨折本身有损伤骨营养动脉的可能性,而手术切开内固定又进一步增加了损伤营养动脉的机会。同时术中骨膜广泛剥离容易致骨滋养血管断裂,从而破坏了骨端的血液循环而出现骨痂形成困难,骨折愈合时间延长,影响肩肘关节的功能恢复。内固定物有明显的应力遮挡,容易导致骨质疏松、萎缩,骨断端组织不断坏死、吸收,容易致骨折不愈合或延迟愈合。同时手术切开也容易有腋神经及桡神经的损伤,特别是桡神经损伤,尤其容易在取出内固定物时损伤。由于肱骨干骨折对复位的要求较低,即使骨折愈合在重叠 1～2cm 或成角 20°以内位置,一般情况下对上肢功能和外观并无明显影响。通过比较分析,可见手术固定治疗无明显优势,反而增加并发症的发生率。所以闭合性肱骨干骨折绝大多数采用非手术治疗,比较而言骨折愈合时间更短,骨折愈合率更高,且可避免手术并发症。当然在具体治疗方案的选择上应视具体病例分析。对于陈旧性肱骨干骨折及新鲜肱骨干骨折经复位后对位又不满意者,就应选择手术内固定结合植骨治疗。

治疗肱骨干骨折时,如过度牵引、反复多次整复或体质虚、肌力弱的横断骨折和粉碎骨折患者,再因上肢重量悬垂作用,在固定期间可逐渐发生分离移位。如处理不及时或不恰当,则可致骨折迟缓愈合甚至不愈合。因此,在治疗过程中必须防止骨折断端分离移位。

1.手法复位

(1)麻醉:局部麻醉或臂丛神经阻滞麻醉。也可临时配合吗啡、哌替啶、曲马朵等药物肌注。

　　盐酸吗啡注射液 10mg　im

或　盐酸哌替啶注射液 100mg　im

或　曲马朵注射液 0.1g　im

(2)体位:在骨科复位床上仰卧位。

(3)整复方法:一助手用布带通过腋窝向上,另一助手握持前臂在中立位向下,沿上臂纵轴对抗牵引,一般牵引力不宜过大,否则易引起断端分离移位。待重叠移位完全矫正后,根据骨折不同部位的移位情况进行整复。

1)上 1/3 骨折:在维持牵引下,术者两拇指抵住骨折远端外侧,其余四指环抱近端内侧,将近端托起向外,使断端微向外成角,继而拇指由外推远端向内,即可复位。

2)中 1/3 骨折:在维持牵引下,术者以两拇指抵住骨折近端外侧挤按向内,其余四指环抱远端内侧向外端提。纠正移位后,术者捏住骨折部,助手徐徐放松牵引,使断端互相接触,微微摇摆骨折远端或从前后内外以两手掌相对挤压骨折处,可感到断端摩擦音逐渐减小直至消失,骨折处平直,表示基本复位。

3)下 1/3 骨折:多为螺旋形或斜行骨折,仅需轻微力量牵引,矫正成角畸形,将两斜面挤按复正。

2.固定方法

(1)夹板固定:前后内外四块夹板,其长度视骨折部位而定,上 1/3 骨折要超肩关节,下 1/3 骨折要超肘关节,中 1/3 骨折则不超上、下关节,并应注意前夹板下端不能压迫肘窝。如果移位已完全纠正,可在骨折部的前、后方各放一长方形大固定垫,将上、下骨折端紧密包围。若仍有轻度侧方移位时,利用固定垫两点加压;若仍有轻度成角,利用固定垫三点加压,使其逐渐复位。若碎骨片不能满意复位时,也可用固定垫将其逐渐压回,但应注意固定垫厚度宜适中,防止皮肤压迫性坏死。在桡神经沟部位不要放固定垫,以防桡神经受压而麻痹。固定时间成人 6～8 周,儿童 3～5 周。中 1/3 处骨折是迟缓愈合和不愈合的好发部位,固定时间应适当延长,经 X 线复查见有足够骨痂生长才能解除固定。固定后肘关节屈曲 90°,以木托板将前臂置于中立位,患肢悬吊在胸前。应定期做 X 线透视或拍摄照片,以及时发现在固定期间骨折端是否有分离移位。若发现断端分离,应加用弹性绷带上下缠绕肩、肘部,使断端受到纵向挤压而逐渐接近。

(2)石膏固定:复位后比较稳定的骨折,可用 U 形石膏固定。若为有移位和短缩的中、下部长斜行或长螺旋形骨折、手法复位后不稳定,可采用上肢悬垂石膏固定(不宜用于肌肉发达、年龄过大或年龄过小的不合作者,需卧床的患者)。方法是:近端略超过骨折平面(2cm),屈肘 90°、前臂中立位的石膏管型,远端至掌指关节。在腕背桡侧做一铁丝环,作颈腕带样悬吊。悬垂的重量依肌肉丰瘦和骨折形态各异,一般 1.5～3kg,但有可能因重量太大导致骨折端分离,故宜采用轻质石膏,并在固定期中严密观察骨折对位折线情况,及时拍片复查,注意牵开和骨折成角方向,做增减重量的处理和调整颈腕带悬吊部位。悬垂石膏的治疗是一个过程,开始时不强求骨折完全复位,但必须保证骨折有良好的对线,调整吊带长度和吊环位置是关键。应始终保持悬垂位,即使在睡眠时,也应采取坐位或半卧位。一般于 4～6 周后改为单纯颈腕带悬吊 2～3 周,至完全骨性愈合。

另外,肩人字石膏可用于不稳定骨折、肱骨上端骨折和不合作的患者。其固定稳定可靠,但早期功能锻炼受限,应慎重选择。

(3)塑料接骨夹板或糖果钳夹板固定:适用于对位良好或经手法整复后已获得较好对位、骨折相对较稳定者。用硬质塑料如高分子聚丙烯等制成,可任意选择或剪裁。固定后,用弹力绷带或纱布绷带包扎,三角巾或带托颈腕带悬吊前臂。具有质轻、舒适、价廉、不影响睡姿的优点,比较容易被患者接受。

(4)骨牵引:适用于伴有严重创伤、胸腹部损伤和颅脑外伤、需要卧床治疗或肱骨上段不稳定骨折患者。通常选择尺骨鹰嘴牵引。3～4 周后如全身病情稳定,改用其他治疗方式。

3.药物治疗

(1)中药治疗

1)中药辨证内服:按骨折三期辨证用药。在肱骨干骨折早期,针对气血受损、瘀积不散、气滞血瘀、经络受阻的病理变化,治疗以活血化瘀、行气通络为主,可重用川芎、桃仁、红花、赤小豆、薏苡仁等活血、消肿类中药。以消瘀活血为主的可选活血止痛汤(《伤科大成》)加减。

当归尾 12g,川芎 6g,乳香 6g,紫苏木 6g,桃仁 6g,红花 6g,没药 6g,土鳖虫 3g,三七 3g,赤芍 9g,陈皮 5g,落得打 6g,赤小豆 9g。水煎服。以行气为主的选用复元通气散(《丹溪心法》)。

茴香、穿山甲(蛤粉炒)、穿山甲(生用)各 60g,炒白牵牛子、延胡索、炒甘草、陈皮各 30g,木香 45g。研为细末或机器打粉,每日 1～2 次,每服 3g,热酒调下。

以活血祛瘀、行气止痛并重的可选用顺气活血汤(《伤科大成》)加减。

紫苏梗 6g,薏苡仁(炒)12g,砂仁 6g,厚朴 6g,枳壳 6g,当归尾 12g,川芎 6g,红花 6g,木香 6g,赤芍 9g,桃仁 6g,紫苏木 6g,香附 6g。水煎服,可加入少量米酒和服。

如果为开放性骨折,可在清创缝合及抗生素治疗的基础上选用清心药(《证治准绳》)以祛瘀消肿、清热解毒。

当归尾 12g,牡丹皮 12g,川芎 9g.赤芍 9g,生地黄 15g,桃仁 9g,红花 9g,黄芩 9g,黄连 6g,连翘 9g,栀子 6g,甘草 6g,灯心草 3g,薄荷 3g。水煎服。

在肱骨干骨折中期,骨折端亦初步稳定,原始骨痂已开始逐步形成,筋骨已有连接但未坚实,瘀血不去则新血不生,新血不生则骨不能合、筋不能续,所以使用接骨续筋药,佐活血祛瘀之药,以活血化瘀、接骨续筋为法。可重用黄芪、丹参、生地黄、延胡索、党参、茯苓等以祛瘀生新、接骨续筋为主。如常用的方剂有续骨活血汤(《中医伤科学讲义》)。

生地黄 15g,当归尾 12g,赤芍 10g,白芍 10g,红花 6g,土鳖虫 6g,骨碎补 12g,煅自然铜 10g,续断 12g,落得打 10g,乳香 6g,没药 6g。水煎服。

在肱骨干骨折后期,尤其是老年患者,则因损伤日久、耗伤正气、肝肾不足,多予补益肝肾,同时兼顾脾胃,方可重用川续断、骨碎补、补骨脂、杜仲、仙灵脾等补益肝肾、益气健脾之品。如选用壮筋续骨丸(《伤科大成》)加减。

骨碎补 15g,补骨脂 12g,川续断 6g,当归尾 12g,川芎 6g,白芍 6g,熟地黄 15g,杜仲 6g,五加皮 6g,桂枝 6g,三七 6g,黄芪 15g,煅狗骨 6g,菟丝子 12g,党参 12g,木瓜 6g,刘寄奴 12g,土鳖虫 6g。水煎服。研细末调丸,温酒送服更佳。

骨折迟缓愈合者,应重用接骨续损药,如土鳖虫、自然铜、骨碎补之类。闭合性骨折合并桡神经损伤,可将骨折复位后用夹板固定,内服药中加入益气活血、通经活络之品,如黄芪、地龙之类。

2)中药外用:解除骨折外固定或术口拆线后,可选用中药熏洗。如肱骨干骨折治疗早中期,手术拆线后或骨折闭合复位后位置较稳定,新伤瘀血积聚,骨折部位瘀肿疼痛者,可选用海桐皮汤(《医宗金鉴》)。

海桐皮 6g,透骨草 6g,乳香 6g,没药 6g,当归 5g,川椒 10g,川芎 3g,红花 3g,威灵仙 3g,甘草 3g,防风 3g,白芷 2g。共为细末,布袋装,骨折后期煎水熏洗患处。

如肱骨干骨折损伤中后期或手术拆线后,已能解除外固定,做功能锻炼,伤后筋肉拘挛,关节功能欠佳,酸痛麻木或外感风湿作痛等,可选用骨科外洗一方(《外伤科学》)。

宽筋藤 30g,钩藤 30g,金银花藤 30g,王不留行 30g,刘寄奴 15g,防风 15g,犬黄 15g,荆芥 10go 煎水熏洗,肢体可直接浸泡,或可用毛巾湿热敷擦。

如肱骨干骨折损伤后期,肢体冷痛,关节不利,局部遇冷则痛增、得温痛减者,可选用骨科外洗二方(《外伤科学》)。

桂枝 15g,威灵仙 15g,防风 15g,五加皮 15g,细辛 10g,荆芥 10g,没药 10g。用于骨折后期。煎水熏洗,肢体可直接浸泡,或可用毛巾湿热敷擦。

3)辨证使用中成药:祖国医学认为气滞血瘀是骨折的病理核心,肢体受伤,皮肉筋骨首当其冲,但气血循行于人体之中,无处不到,故皮肉筋骨受伤的同时,气血运行也受到影响。机体因受外伤,血滋脉外,离经之血瘀阻脉络,气机不畅,从而形成气滞血瘀之证,血不活则瘀不去,瘀不去则新不能生,故治疗当活血化瘀。"损伤一证,专从血论"的观点早在明代就为刘宗厚等人所倡导,这一辨证立法对后世影响颇深,也是治疗外伤骨折被人们最为普遍接受、使用的一

种治疗方法。活血化瘀药如红花、丹参等均有利于骨折愈合。肱骨干骨折早期证型也多为气滞血瘀，治之当以消肿行气、活血止痛。故早期可以酌情使用活血化瘀类中成药，如红花注射液、丹参注射液、丹红注射液、丹参川芎嗪注射液等。

①红花注射液：红花为中医骨伤科临床常用药，功效活血通经、去瘀止痛，主治瘀血作痛、痈肿、跌扑损伤。研究证实，其中成药红花注射液能显著提高耐缺氧能力，对缺血乏氧性疾病有保护作用。其中所含红花黄色素对中枢神经系统有镇痛、镇静和抗惊厥作用，此外，红花醇提物和水提物有抗炎作用。

②丹参注射液：丹参是中医活血化瘀的代表性药物，具有广泛的药理作用。中医学认为，丹参归心、肝经，药性微寒，无味、无毒，具有活血化瘀、清热解毒、除烦、镇痛、通经、镇静安神、凉血消肿之功效。随着现代医药学的发展，丹参已被制成不同制剂和功效的药物应用于临床多种疾病的治疗。丹参注射液以其确切的疗效、低廉的价格以及副作用、不良反应小在临床得到广泛应用。国内的一系列研究表明，丹参注射液能促进骨折愈合过程中 BMP-7、TGF-β_1 及 bFGF 等生长因子的表达。丹参注射液能够明显改善骨折处局部血液供应，对各种与修复有关的细胞的作用亦有利于更好地修复骨创伤，同时对骨折愈合过程中所需的各种微量元素也有积极的影响。

肾藏精，精生髓，髓养骨；肝藏血主筋，肝肾精血的盛衰关系到筋骨的生长。伤后治以补肝益肾，使肾精充足，肝血充盈，骨有所主，筋有所养，则可促进骨折早日愈合。由川续断、骨碎补、补骨脂、枸杞子、土鳖虫、杜仲等补肾药，与三七、红花、当归、血竭、生地黄、赤芍等活血化瘀药组成的兼顾补肾、活血的方药，对骨折愈合有明显促进作用。如接骨七厘片、伤科接骨片、三七伤药片等。

①接骨七厘片：接骨七厘片是根据《杂病源流犀烛》中的接骨紫金丹加减，采用科学方法精制而成的中药三类新药。它具有活血化瘀、接骨止痛的功效。接骨七厘片的成分为乳香（炒）、没药（炒）、当归、土鳖虫、大黄（酒炒）、血竭、骨碎补（烫）、自然铜（煅）、硼砂，功效活血化瘀、接骨止痛，主治跌打损伤、续筋接骨、血瘀疼痛，与根据中医骨伤三期辨证分治原则，骨折早期应使用的中药汤剂如接骨紫金丹等成分、功能、主治相同或类似，且本品为糖衣片，口感尚可，服用方便。接骨七厘片成人用法用量口服，一次 5 片，一日 2 次，黄酒送下。不适合饮酒的患者也可用温开水送服。

②伤科接骨片：伤科接骨片是国家基本药物。采用三七、海星、鸡骨为主药，与乳香、没药、土鳖虫、红花、马前子等 13 味中药制成。具有活血化瘀、消肿止痛、舒筋壮骨的功能，主治各种骨折。它有减轻组织水肿、出血、炎性细胞浸润的作用，可以改善骨折局部的微循环，起到消肿止痛的作用，同时促进骨折局部血供，激活细胞，有助于骨折愈合。有临床研究也进一步证实伤科接骨片治疗各种新鲜骨折的临床疗效与接骨七厘片的临床疗效一致。

治疗方法：伤科接骨片，每次 4 片，一日 3 次，口服。

（2）西药治疗

1）减轻患肢肿胀，避免缺血性肌挛缩等并发症。可用甘露醇快速静脉滴注，如肿胀严重、出现张力性水疱等症状，可加入少量地塞米松等糖皮质激素。短时间应用一般无不良反应。通常使用时间不应超过 3 天。七叶皂苷钠静脉滴注也有较好的效果。

20％甘露醇 125ml　ivdrip　q8h(或 q6h)

或　20％甘露醇 125ml＋地塞米松 5mg　ivdrip　q8h

或　5％葡萄糖注射液 250ml(或 500ml)＋七叶皂苷钠 10mg　ivdrip　qd(或 bid)

2)积极镇痛:疼痛的初始阶段是由骨折外伤所引起,继发则是由创伤导致的受损组织释放化学物质和酶引起,使疼痛视野呈"瀑布效应"样扩大。由于肱骨干骨折对骨折复位的要求不高,通常采用悬垂石膏、U 形石膏、糖果钳夹板、牵引等相对而言骨折端不充分稳定的固定方式,损伤的骨折断端可能不断产生疼痛刺激,如果不在初始阶段即对疼痛进行有效控制,持续的疼痛刺激可引起中枢神经系统发生病理性重构,如血压升高、焦虑、肺炎、深静脉血栓等。急性疼痛可能发展为难以控制的慢性疼痛,影响患者正常生活和工作,延长治疗时间,增加医疗费用。所以,目前多主张及早开始镇痛,在中枢及外周敏化达到最大程度之前即对伤害性刺激加以干预而达到止痛或减轻疼痛目的的。镇痛的常用药物包括注射药物有吗啡、哌替啶、曲马朵、COX-Ⅱ抑制剂、消炎镇痛药物等,口服药物有曲马朵、COX-Ⅱ抑制剂、消炎镇痛药物等,还可适当使用镇静药。具体的治疗方法应灵活掌握,强调个体化镇痛,即治疗方案、剂量、途径及用药时间个体化,最终目标是应用最小的剂量达到最佳的镇痛效果。镇痛治疗方案的要求应考虑:①起效快、持续时间长;②满足复位固定术后管理要求;③患者舒适度;④药物的安全性;⑤给药途径方便;⑥尽量减少吗啡类用量;⑦有利于尽早功能锻炼;⑧减少胃肠道风险。

塞来昔布胶囊 200mg　po　qd(或 q12h)

或　曲马朵胶囊、缓释片　po　qn(或 bid、tid、PRN)

或　氨酚曲马朵片 1 片　po　qd

或　美施康定吗啡控释片 5～10mg　po　bid

3)积极设法促进骨折愈合:肱骨干骨折不愈合,在全身骨折不愈合中较多见,肱骨中下1/3 段为常见部位。骨折因其自身解剖原因,血运容易遭受破坏,加之治疗过程中外固定不易可靠维持、功能锻炼可能不规范,临床上骨折不愈合屡见不鲜。治疗过程中除尽量消除造成骨折不愈合的因素外,还应积极促进骨折生长愈合。通过临床观察发现,对于四肢骨干骨折,在正确治疗的前提下,鹿瓜多肽注射液能够促进骨折愈合、减轻疼痛,有利于骨折患者的康复。有临床报道鹿瓜多肽注射液能肱骨干骨折愈合时间缩短约 2 周。骨折愈合是一个非常复杂的组织修复过程,受多种骨生长因子的调节。骨形态发生蛋白(BMP)能诱导未分化的间充质细胞向软骨和骨组织方向分化,从而诱导新骨,促进骨痂形成,促进骨折的愈合。转化生长因子-β(TGF-β)能促进间充质细胞的增殖和分化,促进成骨细胞和成软骨细胞的增殖,抑制破骨细胞的生物活性。有研究表明,BMP 和 TGF-β 在生物学上互补,共同促进骨折的愈合。成纤维细胞生长因子(FGF)是一组肝素黏合多肽,可刺激细胞的趋化移动、增殖和分化,增加胶原细胞的数量,促进骨胶原蛋白及非胶原蛋白的合成,增加骨钙素合成。鹿瓜多肽注射液是一种复方制剂,含有多种诱导骨形成多肽类生物活性因子,这些生长因子相互协同作用,具有调节骨代谢、刺激成骨细胞增殖、促进新骨形成、调节钙磷代谢、增加骨钙沉积等作用,能有效促进骨折愈合。同时鹿瓜多肽注射液中含有的甜瓜籽提取物可以通过抑制前列腺素的释放,达到显著的止痛效果。但鹿瓜多肽注射液不能彻底止痛,对于那些对疼痛比较敏感的患者,临床上还需要其他的止痛措施。临床上类似的促进骨折愈合药物还有如骨肽、复方骨肽等选择。

$$
\left.\begin{array}{l}
0.9\%氯化钠注射液\ 250ml \\
鹿瓜多肽注射液\ 16\sim24mg
\end{array}\right|\quad ivdrip \quad qd
$$

4.功能锻炼　无论是手法复位外固定,还是切开复位内固定,术后均应早期进行康复治疗。复位固定后立即可做伸屈指、掌、腕关节活动,有利于血脉畅通。手、前臂肿胀时,可嘱患者每日自行轻柔按摩手和前臂。肿胀开始消退后,患肢上臂肌肉应用力作舒缩活动。2～3周后,开始主动的腕、肘关节屈伸活动和肩关节的外展、内收活动,但活动量不宜过大,逐渐增加活动量和活动频率。6～8周后加大活动量,并做肩关节旋转活动。骨折愈合后,应加强肩、肘关节活动,并配合中药熏洗,使肩、肘关节活动功能早日恢复。在锻炼过程中,要随时拍片检查骨折对位、对线及愈合情况。在锻炼过程中,可配合理疗、体疗、中医中药治疗等。

5.手术治疗

(1)切开复位内固定

1)手术指征

①反复手法复位失败,骨折端对位对线不良,估计愈合后影响功能。

②骨折有分离移位,或骨折端有软组织嵌入。

③合并神经血管损伤。

④陈旧骨折不愈合。

⑤影响功能的畸形愈合。

⑥同一肢体有多发性骨折。

⑦8～12h 以内的污染不重的开放性骨折。但以简单的内固定物为宜。

2)手术禁忌证:如存在以下情况,应尽量避免切开复位内固定,而选择外固定支架固定、骨牵引等其他治疗方式。

①对严重粉碎性肱骨干骨折,内固定不能有效地保持复位,手术又能损害骨折块血运,一般多不做切开复位、内固定。但蝶形骨折复位后不能保持位置者,应施行内固定。

②开放性骨折超过 12h,或虽在 12h 以内,但污染较严重者。

③骨折区有急性感染者。

3)手术方法:采用臂丛阻滞麻醉或高位硬膜外麻醉。仰卧体位,伤肢外展 90°放在手术桌上或内收置于胸前。从肱二头肌、肱三头肌间切口,沿肌暴露骨折端。若为上 1/3 骨折,切口向上经三角肌、肱二头肌间隙延长;若为下 1/3 骨折,切口向下经肱二头肌、肱桡肌间隙延长。注意勿损伤桡神经。在直视下尽可能达到解剖对位。用加压钢板螺钉固定,也可用带锁髓内针固定。术后不用外固定,可早期进行功能锻炼。

①钢板螺钉内固定术:取上臂前外侧入路切口,长度 12～16cm,加压钢板 6～10 孔。钢板均置于肱骨外侧,术中首先找到桡神经,避开掌侧神经血管和桡神经,给予橡皮条标记保护。术前有桡神经症状者行桡神经探查。钢板螺钉内固定术的优点:a.手术中直视下可以达到解剖复位。b.内固定较外固定架牢靠。缺点:c.手术切口较长。d.术中牵拉或术后钢板压迫易致桡神经损伤。e.由于术中剥离骨膜及肌肉,破坏了骨折端的血液循环,可能导致肱骨干骨折不愈或延迟愈合。f.需二次手术取出内固定钢板,增加了患者的痛苦,增加了桡神经损伤的

概率。

②交锁髓钉内固定术:上臂前外侧入路,切开显露骨折部位,持骨钳临时固定骨折。在肩峰前做一小切口,髓内钉使用顺行法穿钉,纵行切开三角肌,切开肩袖,显露肱骨大结节内侧、关节面下方为进针点,扩大髓腔,使用瞄准器安装髓内钉及远近端锁钉。交锁髓钉内固定术的优点:a.属于髓内中心固定,固定力臂短,固定更牢固,其应力遮挡作用也较小。b.可以闭合复位或仅需小切口复位即可,手术创伤小,避免了大范围的软组织剥离,对骨折端血运影响轻微。c.相对钢板内固定术桡神经损伤的风险较小。缺点:d.术后肩关节功能的影响。曾有报道肩关节功能障碍发生率为 62%。这与髓内钉尾端未埋于骨面下及肩袖损伤有关。e.术中、术后可能发生髓内钉远端再骨折。这主要与肱骨髓腔远端解剖结构改变及髓内钉远端锁钉应力作用有关。

肱骨干下 1/3 骨折对骨的血循环破坏较重,若再加上手术操作,易导致骨折不愈合。对于有桡神经损伤的患者,术中探查神经,若完全断裂,可一期修复桡神经。若为挫伤,神经连续性存在,则切开神经外膜,减轻神经继发性病理改变。

(2)有严重污染、软组织损伤的开放性骨折,应选择外固定支架固定。采用臂丛麻醉后患者仰卧,C 形臂透视机下手术。有创口的先行清创,一期闭合伤口。对怀疑神经、血管断裂的病例,可同时行手术探查。合并其他部位骨折的患者按照主次顺序进行相应固定。手术在透视下,先行骨折手法复位,整复骨折侧方、前后方移位后由助手维持体位,平行肱骨外侧轴线,在肱骨的外侧,各定两点于骨折远近端的适当部位,切开皮肤 0.5~0.8cm 进针,在骨折近端钻入 2 枚外固定架固定螺钉和在骨折远端尺骨鹰嘴窝上方 1cm 钻入 2 枚固定螺钉,并连接外固定支架,在保持骨干长度的情况下,肘关节屈曲 90°时,C 臂透视复位满意后,拧紧固定锁钉,最后矫正残留移位或成角畸形。注意在粉碎性骨折时不必强求解剖对位,功能性对位即可。骨折分离时可利用固定架的加压功能,消除骨折间隙。手术中尽量避免反复牵拉旋转肢体,防止造成医源性损伤。外固定支架固定术治疗肱骨干骨折的优点:①手术创伤小,操作简便,闭合复位,不剥离骨膜及软组织,基本不产生血液循环破坏,有利于骨折愈合。②固定可靠,术后可以早期功能练习,无肘关节功能障碍。③对于开放性骨折或有软组织严重挫伤的患者,外固定支架可远离创面伤口,有利于伤口愈合,减少感染概率。④外固定支架取出方便,相对钢板和交锁髓内钉减轻了患者二次手术的痛苦。缺点:①有时难以达到骨折端的解剖复位。②外固定支架妨碍,患者术后活动不变。③针道感染是外固定支架术的常见并发症,要注意防范。

在麻醉和透视下骨折的复位并不困难,应该尽量解剖对位。虽在透视下骨折的复位准确性大大提高,但对一些粉碎性骨折也不必片面强求解剖对位,功能性复位即可。但必须保持骨折碎片间的连接和防止肢体旋转,由于上肢短缩对肢体功能影响相对较小,为防止骨折分离,在肱骨干粉碎性骨折时可以短缩 2~3cm。复位过程中应避免反复揉捏、挤压肱骨及周围组织,以防止骨折端或骨折碎片损伤桡神经。粉碎性骨折并不是骨不连的必然因素,局部血液循环的破坏可能才是其主要原因。

固定架和固定钉的安放要符合力学要求。由于肱骨中下段骨折恰是桡神经所行之路,故既要达到固定目的,又不能伤及桡神经,这是固定螺钉固定部位的难题。按力学要求螺钉靠近骨折处越近,同一骨折段两根螺钉距离越远,其力学结构越好。但在肱骨上固定螺钉,就必须远离骨折处,上固定螺钉固定位置只能选在肱骨上段三角肌止点以上,下固定螺钉只能在肱骨外髁上1～4cm。由于肱骨下端为扁平状,外侧穿钉固定,可选择后外侧安置固定螺钉。4根固定螺钉必须在一条直线上,不然固定架需要扭曲才能连接螺钉,这会使固定效果大大降低。4根螺钉必须与骨干垂直并穿透对侧皮质,否则螺钉受力不一容易造成应力分散,螺钉松动,固定失效。

除进行常规治疗外,术后次日即鼓励患者患肢开始进行肌力静力收缩练习和抬肩、屈肘功能锻炼,以利患肢肿胀消退。肿胀严重者需进行脱水治疗,防止组织压力过大,影响肢体循环。负重不宜过早,过4～6周为好,视骨折愈合,固定架加压固定螺钉可以松开,使骨折端产生微动效果,如骨折端有骨质吸收、骨折间隙增大的情况,可进行加压,以有效避免骨不连的发生。固定架的缺点就是固定螺钉孔感染问题,应注意钉孔护理,保持局部干燥,定期更换敷料,炎症由于均比较表浅,处理方法简单。术后8～20周视骨折愈合情况去除外固定架。

【预后与调护】

1.桡神经损伤　发生率约18%。桡神经在上臂中下1/3沿着肱骨桡神经沟由内后向外前方紧贴肱骨干行走,到肘关节前方与肱骨也比较接近。因此,凡是肱骨干骨折,都要想到是否伴有桡神经损伤,尤其中段或中下段易并发,斜行、螺旋形、严重粉碎型骨折时桡神经损伤的发生率较高。桡神经距骨折端很近,且多位于骨折端之间,容易嵌入或直接卡压在骨折断端间,也可由于骨折远端的移位直接牵拉刺伤神经,亦可由于软组织挫伤严重、瘢痕组织增生粘连、骨痂过度生长包裹压迫神经,当外力严重时,桡神经可被锐利骨端嵌压断裂。对于肱骨骨折合并桡神经损伤的治疗可采用保守治疗和手术治疗。闭合性肱骨干骨折后即发生桡神经完全断裂的概率很低,一般为牵拉、骨折压迫所致,如果骨折无明显移位,神经损伤为牵拉伤或挫伤,或局部血肿、软组织水肿压迫引起的损伤,可先采用手法复位石膏或支具功能位外固定,经过理疗,加强功能锻炼,辅以药物等保守治疗均有较好的疗效,因此多主张给予非手术治疗,不必过于积极追求伤后早期手术修复,但是要密切观察桡神经的功能恢复情况。如骨折愈合后仍不见恢复,或对于肱骨中下段骨折来说,经过临床检查,怀疑有神经干嵌压者,则应及时施行神经探查术。医源性桡神经损伤、手术损伤桡神经是骨折治疗中又一原因。在整复过程中,动作要稳重轻柔,避免粗暴,尤其禁用反折法复位,不稳定性骨折的整复应注意:①尽量避免反复多次进行;②夹板下面的纸压垫避免放在桡神经经过部位;③整复过程中一旦发现桡神经损伤,一方面固定骨折,同时密切观察神经功能进展情况,如有变化要及时采取相应治疗措施。医务工作者应熟悉掌握桡神经的解剖位置,对于肱骨中下段手术,建议在肱肌与肱桡肌间沟处找到桡神经,游离并注意保护。神经修复完毕后将其置于健康肌肉组织内包埋,注意勿将桡神经直接置于骨质或钢板的表面上,从而保证损伤段桡神经的血供重建,避免损伤组织形成的瘢痕,防止术后骨痂对桡神经包绕和压迫及钢板压迫桡神经,有利于桡神经功能恢复。手术治疗中需注意以下几点:①防止电刀切割,应先充分暴露后保护桡神经;②防止过度或长时间牵拉神经,手术切口不宜小,尽量避免手术时间过长,切,勿过度牵拉桡神经,加重神经损伤;③注意保湿,防止缝扎;④操作轻柔,注意彻底止血;⑤闭合伤口时,将神经置于无张力位。

一般认为，肱骨干骨折合并桡神经损伤选择保守治疗与一期手术神经探查具有大致相当的神经功能恢复率，桡神经损伤并不影响肱骨干骨折治疗方式的选择，关键在于选择合理的治疗方式，对闭合性肱骨干骨折合并的桡神经损伤采取保守治疗也是一种良好的选择方案。

2.骨折延迟连接和骨不连　发生的原因包括：①骨折端的血液循环。肱骨干中 1/3 及中下 1/3 交界处均为管状皮质骨，肱骨骨干部的营养动脉于上述部位内侧进入肱骨干，并走行于皮质内，分为升降支营养骨干，但大多数人肱骨干营养动脉仅为一支，若肱骨中段或中下段骨折，则易破坏营养动脉，使一侧骨折端血供受影响，导致不愈合。②骨折处理不当。主要是内、外固定不可靠，功能锻炼不正规所致，因其为纤维骨痂连接，自身缺乏最终骨愈合的基础，无法形成骨性连接。况且就是行手术植骨内固定，如内、外固定不牢，骨折远端极易旋转使断端间承受剪应力，就有不愈合的可能。③手术内固定的钢板长度不够，加压螺钉使用不当。④骨折为粉碎性，断端骨缺损，外力作用强，软组织损伤重，影响血供，使骨折愈合环境条件不良。⑤骨折端之间软组织嵌入，骨折端分离，过度牵引骨折端使接触面变小，使骨折愈合困难。⑥全身健康状况或骨折周围组织条件不良等。闭合复位延迟连接发生率为 $15\% \sim 19\%$，骨不连发生率约 5%。有报道切开复位内固定的延迟连接和不连接发生率接近 50%。好发部位为中、下段，横断骨折发生率最高。治疗措施：①可靠、稳定固定，强调外固定并延长固定时间；②手术治疗，硬化骨端切除、植骨，确保骨端大面积接触。

3.血管损伤　发病率近 3%，包括血管挫伤、栓塞、裂伤和肱动脉痉挛等。肱动脉损伤后，患肢出现桡动脉搏动消失，肢端血循环不良，呈暗灰色，或皮肤发白，皮温降低，指端毛细血管充盈时间延长等症状，应及时处理。常用的手术是栓子摘除术、压迫松解术或损坏血管切除再吻合术。即使无相关症状，也应保持警惕，注意观察，慎用止血药物，同时适当选用药物预防血栓形成。

4.外固定期间，加强两骨折端在纵轴上的挤压力，防止断端分离，保持骨折部位相对稳定。若发现断端分离时，术者可一手按肩，另一手按肘部，沿纵轴轻轻挤压，或使用触碰手法使骨断端接触，并适当延长木托板悬吊日期，直到分离消失、骨折愈合为止。骨折完全愈合后去除外固定。内固定物可在半年以后取出，有些类型的内固定若无不适也可不必取出。

（倪新丽）

第七节　肱骨外髁骨折

肱骨外髁骨折，是儿童常见的一种肘关节损伤，多见于 $5 \sim 10$ 岁的儿童。多数患者单纯是肱骨小头骨骺部分离骨折，故又称为肱骨小头骨骺分离。

【病因病机】

肱骨外髁骨折的伤多由间接复合外力造成，当儿童摔倒时手掌着地，前臂多处于旋前，肘关节稍屈曲位，大部分暴力沿桡骨传至桡骨头，再撞击肱骨外髁骨骺而发生骨折，同时多合并肘外翻应力或肘内翻应力以及前臂伸肌群的牵拉力，而造成肱骨外髁骨折的不同类型。根据骨折块的移位情况可分为无移位骨折、轻度移位骨折和翻转移位骨折三种,翻转移位骨折又可分为前移翻转型和后移翻转型。

【临床表现】

肱骨外髁骨折后,肘部外侧肿胀,并逐渐扩散,以至达整个肘关节。局部肿胀的程度与骨折类型有明显的关系,骨折脱位型肿胀最严重。肘外侧出现皮下瘀斑,逐渐向周围扩散,可达腕部。伤后2～3天发生皮肤水疱,水疱可感染。肘部外侧有明显压痛,若发生脱位型骨折,肘内侧亦有明显压痛。甚至可发生肱骨下端周圈性压痛。若发生移位型骨折,肘外侧可扪及活动的骨折块,并可触及骨擦音。肘关节稳定性丧失,可发生肘外翻畸形、肘部增宽,肘后三点关系改变。肘关节活动受限,患儿将肘关节保持在稍屈曲位,被动屈伸活动局部疼痛加重。前臂旋前、旋后功能一般不受限。

【诊断要点】

1.病史　手掌或肘部着地外伤史。

2.症状　肘外侧疼痛、肿胀以及肘关节活动障碍。

3.体征　肱骨外髁压痛、骨擦感,肘屈伸或前臂旋转受限,肘后三角改变。

4.辅助检查　多数骨折X线检查可明确诊断,但外髁骨化中心未出现的儿童容易漏诊,此时可加照健侧作对比。

【治疗】

无明显移位的肱骨外髁骨折,仅屈肘90°、前臂悬吊胸前即可。有移位的骨折,要求解剖复位,最好争取在软组织肿胀之前,在适当的麻醉下,予以手法整复。若伤后时间超过1周或闭合复位不满意,应切开复位。晚期未复位者,则视肘关节的外形和功能而考虑是否手术。如晚期肘外翻引起牵拉性尺神经麻痹,可施行尺神经前置术。

1.整复方法

(1)手法复位:患者仰卧,屈肘,助手握住上臂中段,术者一手握住患者腕部,一手置于肘外侧,使患肢腕关节背伸,以利于前臂伸肌松弛。肘关节屈曲,前臂旋后,使外侧关节囊及侧副韧带紧张,以利于骨折块向内移动。根据骨折块移位方向,直接用拇指推骨折块向内侧或前内侧复位。骨折块有向外侧翻转移位的患者,顺势牵引的力量不宜过大,肘应稍屈曲一些,推挤骨折块复位时,先从外下方向上推,以纠正旋转,然后再从外向内推挤。

(2)针拨复位:适用于翻转移位骨折手法复位失败患者。常规消毒后,C形臂X线机下,克氏针尖抵骨折块内上部,从外上向内下方推挤,使骨折块向内下旋转。

2.固定方法　有移位骨折闭合整复后,肘伸直,前臂旋后位,外髁处放固定垫,尺侧肘关节上、下各放一固定垫,4块夹板从上臂中上段到前臂中下段,4条布带缚扎,使肘关节伸直而稍外翻位固定2周,以后改屈肘90°固定1周。亦可用4块夹板固定肘关节屈曲60°位3周,骨折临床愈合后解除固定。

3.手术疗法

(1)适应证:侧方移位型骨折多数为不稳定骨折,闭合复位后应密切观察,若再次发生移位或整复失败应切开复位。对于旋转移位型,骨折脱位型主张采用手术治疗。

(2)手术选择:常用方法有经皮或切开复位两枚克氏针固定方法,也可采用松质骨螺钉固定。

4.药物治疗　早期重在活血祛瘀,消肿止痛。肿胀严重、血运障碍者加用三七、丹参,并重用祛瘀、利水、消肿药物,如白茅根、木通之类;中、后期内服药可停用。成人骨折仍按三期辨证用药。合并神经损伤者,应加用行气活血、通经活络之品。早期局部水疱较大者可用针头刺破,或将疱内液体抽吸,并用酒精棉球挤压干净,外涂甲紫药水。解除夹板固定以后,可用中药熏洗,有舒筋活络、通利关节的作用,是预防关节强直的重要措施。

5.功能锻炼　有移位骨折者在复位1周内,可作手指轻微活动,不宜作强力前臂旋转、握拳、腕关节屈伸活动。1周后,逐渐加大指、掌、腕关节的活动范围。解除固定之后,开始进行肘关节屈伸、前臂旋转和腕、手的功能活动。

【预后与调护】

肱骨外髁骨折大多能正常愈合,获得良好的功能。翻转移位骨折对骨骺的损伤较大,易造成日后肘外翻畸形,引起牵拉性尺神经麻痹。肱骨外髁骨折为关节内骨折,不宜进行强力被动活动,以防止新的出血和损伤,影响关节功能。固定期间应注意观察患肢血液循环,经常调整夹板松紧度,若肱骨外髁处有疼痛时,应拆开夹板检查有无压疮,如皮肤呈局限性红暗时,应放松夹板或稍移动位置。

(倪新丽)

第八节　尺骨鹰嘴骨折

尺骨鹰嘴骨折多数是波及半月切迹的关节内骨折,是肘部较常见的骨折,占全身骨折的1.19%。成人中十分多见,而在儿童中则很少见。

【病因病机】

尺骨鹰嘴骨折多数由间接暴力造成。跌倒时,肘关节突然屈曲,同时肱三头肌强烈收缩,则发生尺骨鹰嘴撕脱骨折,近端被肱三头肌牵拉而向上移位。直接暴力亦可造成尺骨鹰嘴骨折,如肘后部受直接打击,或跌倒时肘后着地而使鹰嘴受直接撞击,常发生粉碎骨折,但多数无明显移位。

【临床表现】

肘后部明显肿胀,如关节腔内积血,鹰嘴及肱三头肌腱两侧肿胀(肘关节积液症),皮下瘀血,肘后疼痛明显,可能触及骨块和骨擦音,肘后三角关系破坏,不能主动伸肘。在粉碎骨折中,偶伴有尺神经损伤症状,产生前臂尺侧及手部尺神经支配区第四、五指麻痹症状。

【诊断要点】

1.病史　手掌或肘部着地外伤史。

2.症状　肘后疼痛、伸肘或屈肘障碍。

3.体征　鹰嘴压痛、肘后部畸形或有骨擦音。

4.辅助检查　X线检查可明确诊断。

【治疗】

尺骨鹰嘴骨折,要求解剖复位,以恢复平滑的关节面,避免产生创伤性关节炎,对无移位或移位不明显的骨折,可用折页式托板或石膏托外固定肘于110°~130°位,3周可开始行肘关节功能锻炼。

1.整复方法　先把血肿抽吸干净,术者站在患肢近端外侧,两手环握患肢,以两拇指推迫其近端向远端靠拢,两食指与两中指使肘关节徐徐伸直,即可复位。

2.固定方法　无移位骨折、已施行内固定者或肱三头肌成形术者,可固定肘关节于屈曲20°~60°位3周;有移位骨折手法整复后,在尺骨鹰嘴上端用抱骨垫固定,并用前、后侧超肘夹板固定肘关节于屈曲0°~20°位3周,以后再逐渐改固定在90°位1~2周。

3.手术治疗

(1)适应证:①手法复位后,关节面仍不平滑或骨裂仍大于3mm。②开放性尺骨鹰嘴骨折。③同时合并肌腱、神经损伤者。④需要复位的陈旧性尺骨鹰嘴骨折,显示功能障碍,关节面不平整。

(2)手术选择:根据尺骨鹰嘴骨折的类型和部位,粉碎程度及病人本身的特点,手术方法常有以下几种:切开复位和"8"字钢丝内固定术,髓内钉固定术,张力带钢丝和髓内针固定,钢板内固定。

4.药物治疗　内服药可按骨折三期辨证用药,解除固定后加强中药熏洗。

5.功能锻炼　3周以内只作手指、腕关节屈伸活动,禁止肘关节屈伸活动,第4周以后才逐步作肘关节主动屈伸锻炼,严禁暴力被动屈肘。此外,可配合进行肩关节功能锻炼。

【预后与调护】

尺骨鹰嘴骨折经治疗多可治愈,但仍有一些并发症产生,如肘关节活动范围受限和活动力量减弱,早期主动活动锻炼能获得改善;创伤性关节炎,治疗中要求解剖复位,以恢复关节面的平滑;早发的和迟发的尺神经炎,可采用尺神经前置术治疗。此外,捆扎带缚绑既不能过紧,也不宜过松,过紧易阻碍远端血运,过松则达不到固定作用。

(倪新丽)

第九节　桡骨头骨折

桡骨头骨折包括桡骨头部、颈部骨折。桡骨近端包括桡骨头、桡骨颈和桡骨结节。桡骨头关节面呈浅凹形,与肱骨小头构成肱桡关节。桡骨头尺侧边缘与尺骨的桡切迹相接触,构成桡尺上关节。桡骨头和颈的一部分位于关节囊内,环状韧带围绕桡骨头。桡骨头骨化中心5~6岁出现,至15岁骨骺线闭合。桡骨头部骨折以青少年较多见,桡骨颈部骨折以儿童多见,多为骨骺分离或青枝骨折。

【病因病理】

桡骨头骨折多由间接暴力所致,跌倒时患肢外展,肘关节伸直、前臂旋前位,手掌先着地,暴力沿前臂桡侧向上传达,引起肘部过度外翻,使桡骨头撞击肱骨小头,产生反作用力,使桡骨头发生骨折。根据骨折的发生部位、程度和移位情况,一般分为六种类型(图 3-19)。

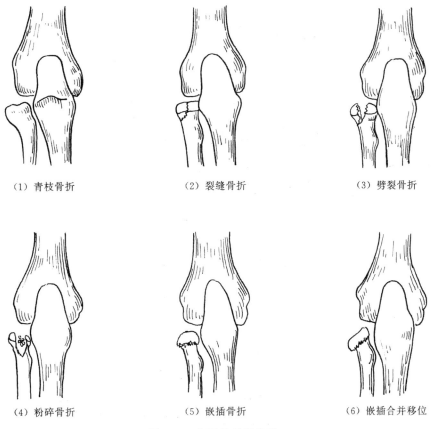

　(1)青枝骨折　　　　　　　(2)裂缝骨折　　　　　　　(3)劈裂骨折

　(4)粉碎骨折　　　　　　　(5)嵌插骨折　　　　　　(6)嵌插合并移位

图 3-19　桡骨头骨折类型

　　1.青枝骨折　桡骨颈外侧骨皮质压缩或皱折,内侧骨皮质被拉长,骨膜未完全破裂,桡骨头颈向外弯曲。仅见于儿童。

　　2.裂缝骨折　桡骨头部或颈部呈裂缝状的无移位骨折。

　　3.劈裂骨折　桡骨头外侧劈裂,骨折块约占关节面的 1/3～1/2,且常有向外或外下方移位。

　　4.粉碎骨折　桡骨头呈粉碎状,骨碎片有分离,或部分被压缩而使桡骨头关节面中部塌陷缺损。

　　5.嵌插骨折　桡骨颈骨质嵌插,在颈部有横形骨折线,无明显移位。

　　6.嵌插合并移位骨折　桡骨颈骨折或桡骨头骨骺分离,骨折近端向外移位,桡骨头关节面向外倾斜,桡骨头关节面与肱骨下端关节面由平行改变为交叉,骨折近两远端外侧缘嵌插,呈"歪戴帽"样移位。严重移位时,桡骨头完全翻转移位,其关节面向外,两骨折面相互垂直而无接触,骨折近端同时还可向前或向后方移位。如为桡骨头骨骺分离,则大多整个骨骺向外移位,并可带有一块三角形的干骺端。

　　以上各型可单独出现,亦可两型混合出现。暴力较小时,可仅为桡骨颈青枝骨折或桡骨头裂缝骨折。垂直暴力较大时,可发生桡骨颈嵌插骨折或粉碎骨折。肘外翻暴力较大时,可发生桡骨劈裂骨折或嵌插合并移位的桡骨颈骨折或桡骨头骨骺分离。

【诊断要点】

伤后肘部疼痛,肘外侧明显肿胀,但若血肿被关节囊包裹,可无明显肿胀,桡骨头局部压痛,肘关节屈伸及前臂旋转活动受限,尤以旋转前臂时,桡骨头处疼痛加重。肘关节 X 线正侧位照片可明确骨折类型和移位程度。根据受伤史、临床表现和 X 线检查可作出诊断。但 5 岁以下儿童,该骨骺尚未出现,只要临床表现符合,即可诊断,不必完全依赖 X 线照片。

【治疗方法】

对无移位或轻度移位的嵌插骨折而关节面倾斜在30°以下者,估计日后对肘关节的功能影响不大,则不必强求解剖复位。对明显移位骨折则应整复达到良好的对位。

1.整复方法　整复前先用手指在桡骨头外侧进行按摩,并准确地摸出移位的桡骨头。复位时一助手固定上臂,术者一手牵引前臂在肘关节伸直内收位来回旋转,另一手的拇指把桡骨头向上、向内侧推挤,使其复位。

若手法整复不成功,可使用钢针拨正法:局部皮肤消毒,铺巾,在 X 线透视下,术者用钢针自骨骺的外后方刺入,针尖顶住骨骺,向内、上方拨正。应用此法时,要求术者必须熟悉局部解剖,避开桡神经,并注意无菌操作。

移位严重,经上述方法仍不能整复者,应切开复位,如成年人的粉碎、塌陷、嵌插骨折,关节面倾斜角度在30°以上者,可作桡骨头切除术,但 14 岁以下的儿童不宜作桡骨头切除术。

2.固定方法　无移位骨折或轻度移位骨折用夹板固定肘关节于90°位2～3周。有移位骨折复位满意后,在桡骨头部置一长方形平垫,呈弧形压于桡骨头外侧,用胶布粘贴,将肘关节屈曲90°,前臂旋前位,用前臂超肘夹板固定3～4周。

3.功能锻炼　整复后即可作手指、腕关节屈伸活动,2～3周后作肘关节屈伸活动。解除固定后,可作前臂轻度旋转活动,活动度逐渐加大,直至痊愈。桡骨头切除术后,肘关节的练功活动应更提早一些。

4.药物治疗　按骨折三期辨证用药。儿童骨折愈合较快,在中后期主要采用中药熏洗,内服药可减免。

（冷世同）

第十节　尺骨上1/3骨折合并桡骨头脱位

尺骨上 1/3 骨折合并桡骨小头脱位也称孟氏骨折。多发生于青壮年及儿童,临床上又有儿童型、成人型、幼儿型的分类。另外亦有将桡、尺骨上段双骨折合并桡骨小头脱位者称为孟氏骨折Ⅳ型。在治疗中除强调骨折复位,更要注意桡骨小头复位后的稳定性,才能保证前臂的旋转功能。

【病因病机】

直接暴力和间接暴力均能引起尺骨上 1/3 骨折合并桡骨小头脱位,而以间接暴力所致者为多。根据暴力方向及骨折移位情况,临床上可分为伸直、屈曲、内收三型(图 3-20)。

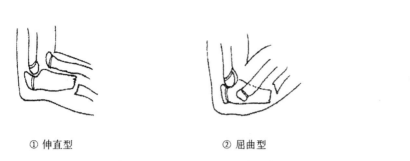

①伸直型　　　　　　　　②屈曲型　　　　　　　　③内收型

图 3-20　尺骨上 1/3 骨折合并桡骨小头脱位的类型

1.伸直型　比较常见,多见于儿童(又称儿童型)。跌倒时,前臂旋后,手掌先着地,肘关节处于伸直位或过伸位,可造成伸直型骨折。传达暴力由掌心通过尺、桡骨传向上前方,先造成尺骨斜行骨折,继而迫使桡骨小头冲破或滑出环状韧带,向前外方脱出,骨折断端随之突向掌侧及桡侧成角。在成人,外力直接打击背侧,亦可造成伸直型骨折,为横断或粉碎骨折。

2.屈曲型　多见于成人(又称成人型)。跌倒时,前臂旋前,手掌着地,肘关节处于屈曲位,可造成屈曲型骨折。传达暴力由掌心传向上后方,先造成尺骨横断或短斜行骨折,并突向背侧、桡侧成角,桡骨小头向后外方滑脱。

3.内收型　多见于幼儿(又称幼儿型)。跌倒时,手掌着地,肘关节处于内收位,可造成内收型骨折。传达暴力由掌心传向上外方,造成尺骨冠状突下方骨折并突向桡侧成角,桡骨小头向外侧脱出。

【诊断要点】

伤在后肘部及前臂肿胀、移位明显者,可见尺骨成角畸形,在肘关节前、外或后方可摸到脱出的桡骨小头,骨折和脱位处压痛明显。检查时应注意腕和手指感觉和运动功能,以便确定是否因桡骨小头向外脱位而合并桡神经挫伤。对儿童的尺骨上 1/3 骨折,必须仔细检查桡骨小头是否同时脱位。凡有移位的桡、尺骨干单骨折的 X 线片须包括肘、腕关节,以免遗漏上下桡尺关节脱位的诊断。正常桡骨小头与肱骨小头相对,桡骨干纵轴线向上延长,一定通过肱骨小头的中心。肱骨小头骨骺一般在 1～2 岁时出现,因此,对 1 岁以内的患儿,最好同时摄健侧 X 线片以便对照。桡骨小头脱位后可能自动还纳,X 线片仅见骨折而无脱位,若此时忽略对桡骨小头的固定,可能发生再脱位。

【治疗】

新鲜的尺骨上 1/3 骨折合并桡骨小头脱位绝大多数均可采用手法复位、小夹板外固定治疗。合并桡神经损伤者,亦可手法复位,桡骨小头脱位整复后,桡神经的损伤多可逐渐自行恢复。手法复位失败或陈旧性骨折,可考虑切开复位钢板内固定。对于环状韧带损伤造成桡骨小头不稳定者,可考虑环状韧带修补或重建术。特殊型孟氏骨折虽复位容易,但难以维持其对位,因此,手法复位弊多利少,一般均主张采用切开复位内固定。

1.整复方法　原则上先整复桡骨小头脱位,后整复尺骨骨折。患者平卧,前臂置中立位,两助手顺势拔伸,矫正重叠移位,对伸直型骨折,术者两拇指放在桡骨小头外侧和前侧,向尺侧、背侧按挤,同时肘关节徐徐屈曲90°,使桡骨小头复位,然后术者捏住骨折断端进行分骨,在骨折处向掌侧加大成角,再逐渐向背侧按压,使尺骨复位;对屈曲型骨折,两拇指放在桡骨小头的外侧、背侧,向内侧、掌侧挤按,同时肘关节徐徐伸直至0°位,使桡骨小头复位,有时还可听到或感觉到桡骨小头复位的滑动声,然后先向背侧加大成角,再逐渐向掌侧挤按,使尺骨复位;对内收型骨折,助手在拔伸牵引的同时,外展患侧的肘关节,术者拇指放在桡骨小头外侧,向内侧推按桡骨小头,使之还纳,尺骨向桡侧成角亦随之矫正。

2.固定方法

(1)夹板固定:先以尺骨骨折平面为中心,在前臂的掌侧与背侧各置一分骨垫,在骨折的掌侧(伸直型)或背侧(屈曲型)置一平垫;在桡骨小头的前外侧(伸直型)或后外侧(屈曲型)或外侧(内收型)放置葫芦垫;在尺骨内侧的上下端分别放一平垫(图3-21),用胶布固定。然后在前臂掌、背侧与桡、尺侧分别放上长度适宜的夹板,用四道布带捆绑。伸直型骨折应固定于屈肘位4~5周;屈曲型或内收型宜固定于伸肘位2~3周后,改屈肘位固定2周。

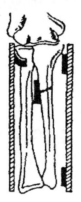

图 3-21 　 分骨垫和纸压垫的放置

(2)石膏固定:手法复位成功后在屈肘90°位长臂石膏固定,儿童固定4~6周,成人固定6~8周,X线片证实骨愈合后,即可行功能锻炼。

3.手术治疗 　 手法复位失败者、特殊型骨折应切开复位,应用钢板或髓内针固定尺骨并同期修复环状韧带。术后用长臂石膏固定肘关节于功能位。对于陈旧性骨折,尺骨畸形严重,肘关节功能严重受限者,应行尺骨畸形矫正、桡骨小头复位及环状韧带重建术。

4.药物治疗 　 初期宜活血祛瘀,消肿止痛,内服和营止痛汤或肢伤一方,瘀肿较甚者加三七或云南白药;外敷跌打万花油或消肿止痛膏。中期宜和营生新、接骨续损,内服续骨活血汤或肢伤二方;外敷驳骨散或接骨膏。后期宜补肝肾,壮筋骨,养气血,内服六味地黄汤,肢伤三方或健步虎潜丸;解除夹板后,外用散瘀和伤汤或骨科外洗一方、骨科外洗二方熏洗患肢。

5.功能锻炼 　 复位固定后,应作指、掌关节的屈伸,握拳活动和肩关节的活动功能锻炼。肘关节不要过早活动,禁止作前臂旋转活动。3周内伸直型和特殊型禁止作伸肘活动,屈曲型禁止作屈肘活动,以免因肱二头肌牵拉引起桡骨小头再脱位、环状韧带再损伤以及骨折部位向掌侧或背侧成角移位。3周后骨折初步稳定,可逐步作肘关节伸屈活动,如小云手等,但前臂应始终保持中立位,严防尺骨骨折处发生旋转活动,否则可造成骨折迟缓愈合或不愈合。当骨折临床愈合,拆除夹板固定后,可加强肘关节伸屈活动,并开始进行前臂旋转活动功能的锻炼。

(冷世同)

第十一节　桡骨下1/3骨折合并桡尺远侧关节脱位

桡骨下 1/3 骨折合并桡尺远侧关节脱位也称盖氏骨折。多见于成人,儿童较少见。桡骨下 1/3 骨折极不稳定,整复固定较难,桡尺远侧关节脱位容易漏诊,造成不良后果,故对这种损伤应予足够重视。

【病因病机】

间接和直接暴力均可引起此类骨折。多因跌倒时手掌着地,传达暴力向上传至桡骨下 1/3 处而发生骨折,由于骨折端短缩移位,同时引起三角纤维软骨破裂与下桡尺关节脱位,有时可合并尺骨茎突骨折。跌倒时,如前臂旋前,则桡骨远侧段可向背侧移位;如前臂旋后,则桡骨远侧段可向掌侧和尺侧移位。直接暴力引起者较少见,可因前臂桡骨背侧遭受暴力打击所致。常见桡骨远侧段向尺侧移位,主要因围绕桡骨远侧段的拇长展肌、拇短伸肌在前臂旋前时,可将其压向前臂的掌侧和尺侧,以及旋前方肌牵拉所造成(图 3-22)。

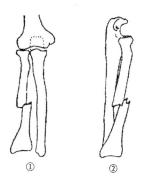

图 3-22　桡骨下段骨折合并桡尺远侧关节脱位

桡骨骨折合并桡尺远侧关节脱位的病理变化比较复杂,临床可分为三型:

第一型:桡骨干下 1/3 骨折(一般为青枝骨折),合并尺骨下端骨骺分离,皆为儿童。

第二型:桡骨干下 1/3 横断、螺旋或斜行骨折,骨折移位较多,桡尺远侧关节明显脱位,多属传达暴力造成。此型最常见。

第三型:桡骨干下 1/3 骨折,桡尺远侧关节脱位合并尺骨干骨折或弯曲畸形,多为机器绞伤。

【诊断要点】

伤后前臂肿胀、疼痛,桡骨下 1/3 部向掌侧或背侧成角畸形。腕部亦有肿胀、压痛,下桡尺关节松弛并有挤压痛。当检查桡骨有明显假关节活动而尺骨尚完整时,即应想到本病。拍摄 X 线片时,必须包括腕关节,以观察下桡尺关节的分离程度,是否伴有尺骨茎突骨折。

【治疗】

第一型骨折按桡骨下端骨折处理。第二型骨折先整复桡尺远侧关节,然后整复骨折,按前臂骨折处理。第三型骨折对尺骨仅有弯曲无骨折者,须先将尺骨的弯曲畸形矫正,桡骨骨折及桡尺远侧关节脱位才能一起复位;尺骨弯曲畸形不能矫正,或整复固定失败者,则切开整复内固定。现将第二型骨折的整复固定方法分述如下。

1.整复方法　患者平卧,肩外展,肘屈曲,前臂中立位,两助手行拔伸牵引3~5分钟,将重叠移位拉开。然后术者用左手拇指及食、中二指挤平掌侧移位,再用两拇指由桡尺侧向中心扣紧桡尺远侧关节。关节脱位整复后,将备妥的合骨垫置于腕部背侧,由桡骨茎突掌侧1cm处绕过背侧到尺骨茎突掌侧1cm,作半环状包扎,再用4cm宽绷带缠绕4~5周固定。然后嘱牵引远段的助手,用两手环抱腕部维持固定,持续牵引。桡骨远折段向尺侧掌侧移位时,一手作分骨,另一手拇指接近折段向掌侧,食、中、无名三指提远折段向背侧,使之复位;桡骨远折段向尺侧背侧移位时,一手作分骨,另一手拇指按远折段向掌侧,食、中、无名三指提近折段向背侧,使之复位。

骨折整复后,再次扣挤下桡尺关节。如合骨垫松脱,则重新固定。用分骨垫、夹板固定后,经X线检查,位置满意,再正式包扎固定。

2.固定方法

(1)夹板固定:在维持牵引和分骨下,捏住骨折部,掌、背侧各放一个分骨垫。分骨垫在骨折线远侧占2/3,近侧占1/3。用手捏住掌、背侧分骨垫,各用2条粘膏固定。根据骨折远段移位方向,再加用小平垫。然后再放置掌、背侧夹板,用手捏住,再放桡、尺侧板,桡侧板下端稍超过腕关节,以限制手的桡偏,尺侧板下端不超过腕关节,以利于手的尺偏。

(2)石膏固定:手法复位后,在屈肘90°、前臂中立位超过腕关节的长臂石膏固定,前期的几周应定期摄X线片复查,直到骨折愈合后才能去除石膏,行功能锻炼。

3.手术治疗　特殊型盖氏骨折或骨折端有软组织嵌入者,如闭合整复失败,采用切开复位钢板内固定。陈旧骨折畸形愈合影响前臂旋转功能者,可作桡骨切开矫正畸形,钢板内固定术。同时视具体情况决定是否同期切除尺骨小头。

(冷世同)

第十二节　桡骨远端骨折

桡骨远端骨折,是中老年人常见的腕部骨折,由于受伤时骨折移位方向的不同,可分为伸直型骨折和屈曲型骨折。

桡骨远端与腕骨(舟状骨与月骨)形成关节面,其背侧边缘长于掌侧,故关节面向掌侧倾斜10°~15°。桡骨下端内侧缘切迹与尺骨头形成下尺桡关节,切迹的下缘为三角纤维软骨的基底部所附着,三角软骨的尖端起于尺骨茎突基底部。前臂旋转时桡骨沿尺骨头回旋,而以尺骨头为中心。桡骨下端外侧的茎突,较其内侧长1~1.5cm,故其关节面还向尺侧倾斜20°~25°。这些关系在骨折时常被破坏,在整复时应尽可能恢复正常解剖结构。

【病因病机】

多为间接暴力所致,偶见直接暴力造成(如摇把骨折)。骨折的移位程度与暴力的大小有关,受伤时的姿态决定了骨折的类型。儿童发生此类损伤,易发生骨骺分离。

伸直型骨折,又称克雷斯(Colles)骨折。跌倒时,腕关节呈背伸位,手掌着地,骨折远段向背侧和桡侧移位,桡骨远段关节面改向背侧倾斜,向尺侧倾斜减少或完全消失,甚至形成相反的倾斜。同时尺骨茎突向掌侧移位,下桡尺关节发生脱位。伴随着骨折移位三角软骨盘受到牵拉而损伤。此类骨折临床较为常见。

屈曲型骨折,又称史密斯(Smith)骨折。跌倒时,腕关节呈掌屈位,手背着地,骨折远段向掌侧和桡侧移位,尺骨茎突向背侧移位。此类骨折较少见。

当暴力造成桡骨远端关节面劈裂骨折合并有桡腕关节半脱位时,称为巴尔通(Barton)骨折,此类骨折较少见,手法复位较为困难,应与克雷斯骨折和史密斯骨折相区别。

直接暴力造成的骨折较少见,多为桡骨远端的粉碎骨折。

【诊断要点】

伤后局部肿胀、疼痛,手腕功能部分或完全丧失。骨折远端向背侧移位时,可见"餐叉样"畸形;向桡侧移位时,呈"枪上刺刀状"畸形;缩短移位时;无移位或不完全骨折时,肿胀多不明显,仅觉局部疼痛和压痛,可有环状压痛和纵轴压痛,腕和指运动不便,握力减弱,须注意与腕部软组织扭伤鉴别。腕关节X线正侧位片,可明确骨折类型和移位方向。

【治疗】

无移位的骨折不需要整复,仅用掌、背两侧夹板固定2~3周即可,有移位的骨折则必须整复。

1.整复方法 患者坐位,老年人则平卧为佳,肘部屈曲90°,前臂中立位。术者双手拔伸牵引,一手置于患腕尺侧上方,另一手置于患腕桡侧下方,错对挤压,使腕关节尺偏,纠正远段向桡侧移位,然后在牵引下折顶后远段旋前,纠正远段向背侧移位及旋后移位,保持腕关节掌屈尺偏位。

整复伸直型骨折时,患肢前臂取旋前位,由一助手把持上臂,术者两拇指并列置于患肢腕部背侧,其他四指置于其腕部掌侧,扣紧大小鱼际肌,先顺势拔伸2~3分钟,待重叠移位完全纠正后,维持牵引下,迅速尺偏掌屈腕部,使之复位;若仍未完全复位,则由两助手维持牵引,术者用两拇指迫使骨折远段尺偏掌屈,即可达到复位。整复骨折线进入关节或骨折块粉碎的伸直型骨折时,则在助手和术者拔伸牵引纠正重叠移位后,术者双手拇指在背侧按压骨折远端,双手余指置于近端的掌侧端提近端向背侧,以矫正掌背侧移位,同时使腕掌屈、尺偏,以纠正侧方移位。

整复屈曲型骨折时,由两助手拔伸牵引,术者可用两手拇指由掌侧将骨折远段向背侧推挤,同时用食、中、无名三指将近段由背侧向掌侧挤压,然后术者捏住骨折部,牵引手指的助手徐徐将腕关节背伸,使屈肌腱紧张,防止复位的骨折移位。

2.固定方法

(1)夹板固定:伸直型骨折先在骨折远端背侧和近端掌侧分别放置一平垫,然后放上夹板,夹板上端达前臂中、上1/3,桡、背侧夹板下端应超过腕关节,限制手腕的桡偏和背伸活动;屈曲型骨折则在远端的掌侧和近端的背侧各放一平垫,桡、掌侧夹板下端应超过腕关节,限制桡偏和掌屈活动。扎上 3 条布带,最后将前臂悬挂胸前,保持固定 4～5 周。

(2)石膏固定:手法复位后,伸直型骨折在屈腕、尺偏位用超腕关节石膏托固定;屈曲型骨折在腕关节稍背伸、尺倾位用超腕关节石膏托固定,三角巾悬吊患肢于肘关节屈曲 90°位。定期拍片复查,待水肿消退后,及时更换石膏,4～6 周后拆除石膏行功能锻炼。

3.手术治疗 闭合整复失败者、陈旧性骨折畸形愈合者可切开复位钢板固定。

4.药物治疗 儿童骨折早期治则是活血祛瘀,消肿止痛,中后期可不用内服药物。中年人骨折按三期辨证用药。老人骨折中后期着重养气血,壮筋骨,补肝肾。解除固定后,均应用中药熏洗以舒筋活络,通利关节。

5.功能锻炼 固定期间积极作指间关节、指掌关节屈伸锻炼及肩肘部活动。解除固定后,作腕关节屈伸和前臂旋转锻炼。

(张　杰)

第十三节　腕舟骨骨折

舟骨是最大的一块腕骨,细长略弯曲呈舟状。其跨越了远近排腕骨间关节,中段较细的腰部为骨折多发处。多见于成年人。

【病因病机】

多为间接暴力所致,跌倒时,手掌着地,腕关节强度桡偏背伸,暴力向上传达,舟骨被锐利的桡骨关节面的背侧缘或茎突缘切断。骨折可发生于腰部、近端或结节部(图 3-23),其中以腰部多见。由于掌侧腕横韧带附着在舟骨结节部,而舟骨其余表面多为关节软骨所覆盖,血液供应较差。骨折后,骨折近段血供破坏较严重,而且骨折端承受剪力较大,除结节部骨折愈合较佳外,其余部位骨折容易发生迟缓愈合、不愈合或缺血性坏死。

 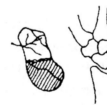

① 结节部骨折　　　　　② 腰部骨折　　　　　③ 近端骨折

图 3-23　腕舟骨骨折不同部位的血供破坏情况

【诊断要点】

伤后局部轻度疼痛,腕关节活动功能障碍,鼻烟窝部位肿胀、压痛明显,将腕关节桡倾、屈曲拇指和食指而叩击其掌指关节时亦可引起疼痛。X 线检查,腕部正位、侧位和尺偏斜位片可协助诊断。但第一次拍摄 X 线片未发现骨折而临床表现仍有可疑时,可于 2～3 周以后重复 X 线检查,因此时骨折端的骨质被吸收,骨折较易显露。

【治疗】

舟骨骨折很少移位，一般不需整复。若有移位时，可在用手牵引下使患腕尺偏，以拇指向内按压骨块，即可复位。鼻烟窝部位处放棉花球作固定垫，然后用塑形夹板或纸壳夹板固定腕关节伸直而略向尺侧偏、拇指于对掌位，固定范围包括前臂下 1/3、腕、拇掌及拇指指间关节，新鲜及陈旧性骨折均可采用。亦可用短臂石膏管型固定腕关节于背伸 25°～30°、尺偏 10°、拇指对掌和前臂中立位。结节部骨折一般约 6 周均可愈合，其余部位骨折愈合时间可为 3～6 个月，甚至更长时间，故应定期作 X 线检查，如骨折仍未愈合则须继续固定，加强功能锻炼，直至 X 线正斜位片证实骨折线消失，才能解除外固定。对迟缓愈合的腕舟骨骨折，中后期应加强接骨续筋，益肝补肾中药内服和熏洗。

1.整复方法　患者取坐位，前臂轻度旋前位，术者一手握患侧腕上，另一手拇指置于阳溪穴处，其余四指环握拇指，在牵引下使患腕尺偏，然后以拇指向掌侧、尺侧按压移位的骨折远端，即可复位。

2.固定方法

(1)夹板固定：复位后，可在阳溪穴处放置一固定垫，然后用纸壳夹板固定腕关节伸直而略向尺偏，拇指于对掌位，固定范围包括前臂下 1/3、远端至掌横纹处、拇指掌指关节，新鲜或陈旧性骨折均可采用。将腕关节固定于背伸 25°～30°、尺偏 10°、拇指对掌和前臂中立位。固定时间一般在 12 周左右。

(2)石膏固定：手法复位后以石膏管型从肘下至远端掌横纹及拇指近节，固定拇指于对掌位，腕关节中立位或背伸轻度尺偏位。

3.手术治疗　手术指征一般限于骨折不愈合及有并发症者，对青壮年患者，骨折端有轻度硬化，舟骨腰部骨折，时间已超过 3 个月，仍无愈合征象，但未并发创伤性关节炎者可考虑自体骨移植术；近侧骨折端发生缺血性坏死，已有创伤性关节炎形成，可行近端骨折块切除术或腕关节融合术。

4.药物治疗　早期治宜活血祛瘀，消肿止痛，可内服活血止痛汤或壮筋养血汤。中期宜接骨续损，可内服肢伤二方或正骨紫金丹等。后期宜养气血，补肝肾，壮筋骨，内服健步虎潜丸、六味地黄丸或补中益气汤，外用五加皮汤或骨科外洗二方煎水熏洗。

5.功能锻炼　早期可作手指的屈伸活动和肩、肘关节的活动，如屈肘挎篮、小云手等，但禁忌做腕桡偏动作。中期以主动握拳活动为主。后期解除固定后，可作握拳及腕部的主动屈伸、旋转活动。骨折迟缓愈合者，暂不宜作过多的腕部活动。

（张　杰）

第十四节　掌骨骨折

掌骨骨折是常见的手部骨折。多见于成人，儿童较少见，男多于女。

【病因病机】

直接外力和间接外力均可造成骨折，如重物砸伤，握拳击物等。第 1 掌骨短而粗，活动性较大,骨折多发生于基底部,还可合并腕掌关节脱位,临床上较常见。第2、3掌骨长而细,握拳击物时重力点多落在第2、3掌骨,故容易发生骨折。第4、5掌骨既短又细,且第5掌骨易遭受打击而发生掌骨颈骨折。手部周围的肌肉、肌腱较多,肌肉的收缩可造成不同程度的向背侧成角移位。

【诊断要点】

掌骨全长均可在皮下摸到,骨折时局部肿痛,功能障碍,有明显压痛,纵压或叩击掌骨头则疼痛加剧,如有重叠移位,则该掌骨短缩,可见掌骨头凹陷。宜摄手掌的X线正位与斜位片,因侧位片第2～4掌骨互相重叠,容易漏诊。掌骨骨折可分下列几种。

1.第1掌骨基底部骨折　多由间接暴力引起,骨折远段受拇长屈肌、拇短屈肌与拇指内收肌的牵拉,近端受拇长展肌的牵拉,骨折大多数向桡背侧突起成角。

2.第1掌骨基底部骨折合并脱位　又称贝内特(Bennett)骨折。由间接暴力引起,骨折线呈斜行经过第1掌腕关节面,第1掌骨基底部内侧的三角形骨块,因有掌侧韧带相连,仍留在原位,而骨折远端从大多角骨关节面上脱位至背侧及桡侧(图3-24)。

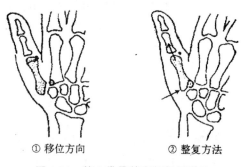

① 移位方向　　② 整复方法

图 3-24　第 1 掌骨基底部骨折脱位

3.掌骨颈骨折　由间接暴力或直接暴力所致,但以握拳时掌骨头受到冲击的传达暴力所致者为多见。第5掌骨因其易暴露和受打击,故最多见,第2、3掌骨次之。骨折后断端受骨间肌与蚓状肌的牵拉,而向背侧突起成角,掌骨头向掌侧屈转(图3-25);又因手背伸肌腱牵拉,以致近节指骨向背侧脱位,掌指关节过伸,手指越伸直,畸形越明显。

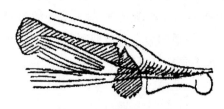

图 3-25　掌骨颈骨折畸形

4.掌骨干骨折　可为单根骨折或多根骨折。由直接暴力所致者,多为横断或粉碎骨折。扭转及传达暴力引起者,多为斜行或螺旋骨折。骨折后因骨间肌及屈指肌的牵拉,使骨折向背侧成角及侧方移位,单根的掌骨骨折移位较轻,而多根骨折则移位较明显,且对骨间肌的损伤也比较严重。

【治疗】

1.整复方法

(1)第一掌骨基底部骨折:可在臂丛麻醉下,术者一手握腕,拇指置于第1掌骨基底部之突起处,一手握患侧拇指,先将拇指向远侧与桡侧牵引,然后将第1掌骨头向桡侧与背侧推扳,同时以拇指用力向掌侧与尺侧压顶骨折处以矫正向桡侧与背侧突起成角。

(2)第1掌骨基底部骨折脱位:可采用与基底部骨折相同的整复方法,但应注意应使拇指外展而不要将第1掌骨外展,否则反而加重掌骨内收,则脱位难以整复。亦可采用二人复位法,患者取坐位,助手之一手握患侧拇指呈外展和轻微对掌位,另一手握其余四指。术者用一手握腕上,进行拔伸牵引,然后术者用另一手拇指压第1掌骨基底部背侧与桡侧,同时用食指在第1掌骨头掌侧端向桡背侧提托,使第1掌骨外展而复位。

(3)掌骨颈骨折:整复时,术者一手握手掌,手指捏持骨折近段,另一手握患指,将掌指关节屈至90°,使掌指关节侧副韧带处于紧张状态,使近节指骨基底托住掌骨头,此时沿近节指骨纵轴推顶,同时用拇指将掌骨干向掌侧按压,畸形即可矫正(3-26①)。由于骨折端向背侧成角,常错误地将掌指关节于背伸或伸直位牵引,这样会以侧副韧带在掌骨头上的止点处为轴,使掌骨头向掌侧旋转,反而加重掌骨头屈曲畸形,更难以整复(3-26②)。

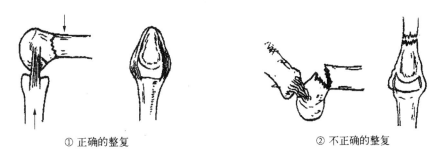

① 正确的整复　　　　　　　② 不正确的整复

图 3-26　掌骨颈骨折的整复

(4)掌骨干骨折:整复时,助手握持前臂,术者一手牵引患指,另一手施行手法。在拔伸牵引下,先按压骨折端矫正向背侧突起成角,然后用食指和拇指在骨折的两旁自掌侧与背侧行分骨挤压,矫正侧方移位。

2.固定方法

(1)夹板固定:第1掌骨基底部骨折或骨折脱位复位后,在基底部骨折远端桡背侧放一小平垫,控制骨折成角或关节脱位。

掌骨颈骨折整复后,用竹片夹板或铝板在背侧将掌指关节和近侧指间关节固定于屈曲90°位。

掌骨干骨折复位后,先在骨折部背侧两骨之间各放一个分骨垫,用胶布固定之。对于斜行、粉碎、短缩较多的不稳定骨折,可配合指骨骨牵引或用丁字铝板作功能固定加以牵引,外加夹板固定,至骨折愈合(3-27)。

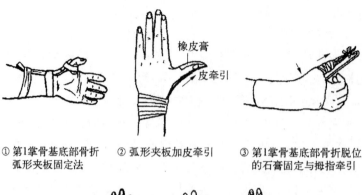

①第1掌骨基底部骨折　　②弧形夹板加皮牵引　　③第1掌骨基底部骨折脱位
　弧形夹板固定法　　　　　　　　　　　　　　　的石膏固定与拇指牵引

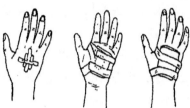

④第3掌骨干短斜行骨折复位后的固定

图 3-27　掌骨骨折固定方法

　　固定期间,要注意夹板固定的松紧度,尤其是弧形夹板固定时第1掌骨基底部的固定垫不宜过厚,掌骨干骨折夹板固定时背侧的分骨垫不宜过厚过硬,以免引起压迫溃疡。

　　(2)石膏固定:第1掌骨基底部骨折或骨折脱位复位后,用短臂石膏固定,拇指末节不固定,可作拇指伸屈活动。制动4～6周,功能多恢复满意。

　　3.手术治疗　多发性掌骨干骨折;骨折或合并脱位闭合整复失败;陈旧性骨折脱位畸形愈合;开放性骨折8小时内,污染较重者或伴有皮肤缺损、肌腱损伤者;骨折畸形愈合需手术矫正者,考虑切开复位克氏针或微型钢板螺钉内固定。X线透视下经皮克氏针固定,适用于手法整复后不易维持位置的横行或短斜行骨折。

　　4.药物治疗　早期宜活血祛瘀,消肿止痛,内服四物止痛汤或七厘散;外敷跌打万花油。中期宜和营生新,接骨续损,内服续骨活血汤或驳骨丹;后期宜培补肝肾,强壮筋骨,内服虎潜丸、六味地黄丸等。解除夹板后,外用上肢洗方或海桐皮汤熏洗。

　　5.功能锻炼　有移位的掌骨骨折,经固定后,应避免患指的活动,可作肩、肘关节活动。在3～4周内,第1掌骨各类骨折不能作腕掌关节内收活动,掌骨颈骨折不能作伸指活动,第3～5掌骨干骨折不能作用力的伸指、握掌活动。一般4～6周骨折临床愈合后,可解除外固定,逐步加强手指和腕关节的功能锻炼活动,应主动活动,禁止作被动扳拉等手法活动。

(鞠兴华)

第十五节　指骨骨折

　　指骨骨折为手部最常见的骨折,骨折段受附着肌腱牵拉而造成较为典型的畸形。治疗时不可轻视,处理不当可发生畸形愈合,还可因关节囊挛缩,骨折端与邻近肌腱相粘连而导致关节功能障碍,对手的功能产生不良影响。

【病因病机】

指骨骨折多由直接暴力所致,易引起开放性骨折。有横断、斜行、螺旋、粉碎或波及关节的骨折。骨折可发生于近节、中节或末节,而以近节骨干骨折多见。

【诊断要点】

指骨均在皮下,只要注意检查,不易漏诊。骨折时有明显肿胀、疼痛和骨擦音。

1.近节指骨骨折 骨折断端因骨间肌与蚓状肌牵拉而向掌侧突起成角。

2.指骨颈骨折 骨折亦向掌侧突起成角,由于伸肌腱中央部的牵拉,远端可向背侧旋转达90°,使远端的背侧与近端的断面相对而阻止骨片的整复。

3.末节指骨基底背侧骨折 末节指骨基底背侧为指伸肌腱扩张的止点,多由于手指伸直时,指端受暴力弯曲引起撕脱性骨折。如在接球时,指端被球撞击所致。骨折后末节手指屈曲呈典型的锤状畸形,不能主动伸直,又称锤状指。

【治疗】

指骨骨折的治疗,需注意的问题有三:其一是要力争解剖复位,因屈伸肌腱紧贴指骨干走行,如骨折有成角、错位、短缩等畸形存在,容易导致肌腱粘连,或张力失去平衡,造成手指不同程度的功能障碍;其二是注意防止旋转愈合,一旦有旋转,屈指时患指与邻指交叉而影响功能;其三是强调骨折应固定在功能位。依据骨折发生的部位或类型,采用手法复位外固定或手术内固定治疗,并注意早期的功能锻炼,以利于恢复手部的良好功能。

（鞠兴华）

第十六节 股骨颈骨折

【概述】

股骨颈位于股骨头与转子间线之间。发生于股骨颈部位的骨折称为股骨颈骨折。

股骨颈和股骨干之间所形成的角度称内倾角,又称颈干角,正常值为110°～140°,颈干角随年龄的增加而减小,儿童平均为151°,而成人男性为132°,女性为127°。颈干角大于正常值为髋外翻,小于正常值为髋内翻。股骨颈的中轴线与股骨两髁中点间的连线所形成的角度,称前倾角或扭转角,正常为12°～15°。在治疗股骨颈骨折时,必须注意保持正常的颈干角和前倾角,特别是前倾角,否则会遗留髋关节畸形,影响髋关节的功能。

股骨头、颈部的血运主要来自三个途径:①关节囊的小动脉来源于旋股内侧动脉、旋股外侧动脉、臀下动脉和闭孔动脉的吻合部到关节囊附着部,分为骺外动脉、上干骺端和下干骺端动脉,进入股骨颈,供应股骨颈和大部分股骨头的血运。②股骨干滋养动脉仅达股骨颈基底部,小部分与关节囊的小动脉有吻合支。③圆韧带的小动脉较细,仅供应股骨头内下部分的血运,与关节囊小动脉之间有吻合支。此三处血管均比较细小,且股骨头的血液供应主要依靠关节囊和圆韧带的血管。由于股骨头、颈的血运较差,因此,在临床治疗中存在骨折不愈合和股骨头缺血性坏死两个主要问题。

【诊断相嘛】

1.临床表现　　跌倒后诉髋部疼痛,不敢站立和行走,应首先考虑到有股骨颈骨折的可能。有移位的骨折,伤肢外旋、缩短,髋、膝关节轻度屈曲。囊内骨折足外旋 $45°\sim60°$,囊外骨折则外旋角度较大,常达 $90°$,并可扣及大转子上移。伤后髋部除有疼痛外,腹股沟附近有压痛,在患肢足跟部或大转子部有叩击痛。局部可有轻度肿胀,但囊内骨折由于有关节囊包裹,局部血液供应较差,其外为厚层肌肉,故肿胀瘀斑常不明显,患髋功能障碍,不能站立行走,但有部分嵌入骨折仍可短时站立或跛行。对这些患者要特别注意,不要因遗漏诊断而使无移位的稳定骨折变为有移位的不稳定骨折。

摄髋关节正侧位 X 线照片可明确骨折部位、类型和移位情况,对决定治疗及判断预后均有帮助。

2.诊断标准

(1)主要条件

1)跌倒后诉髋部疼痛,髋功能障碍,不敢站立和行走。

2)伤肢外旋、缩短,髋关节、膝关节轻度屈曲。

3)囊内骨折足外旋 $45°\sim60°$,囊外骨折则外旋角度较大,常达 $90°$,并可扣及大转子上移。

4)腹股沟附近有压痛,在患肢足跟部或大转子部有叩击痛。

(2)次要条件

1)局部可有轻度肿胀。

2)局部可能有轻度瘀斑。

判断标准:具有两项主要条件或具有一项主要条件及两项次要条件即可诊断。

3.影像学检查

1)髋关节正侧位 X 线照片可明确骨折。

2)必要时进行 MRI 或 CT 检查,避免遗漏无移位的裂纹骨折。

4.骨折分型

(1)股骨颈骨折按其部位分型　　可分为头下型、头颈型、颈中型和基底型骨折四种。

1)头下型:骨折面完全在股骨头下。临床多见。

2)头颈型:骨折面的一部分在股骨头下,另一部分则经过股骨颈中部,故称头颈型。最常见的是骨折面的外上部通过股骨头下,而内下方带有部分股骨颈,有时如鸟嘴状。此型最常见。由于遭受剪应力而稳定性最差,骨折复位后的稳定性亦差。

3)颈中型:全部骨折面均通过股骨颈。临床少见。

4)基底型:全部骨折面均通过股骨颈基底部。临床少见。

头下部、头颈部和颈中部骨折的骨折线在关节囊内,故称囊内骨折;基底部骨折因骨折线的后部在关节囊外,故又称囊外骨折。移位多的囊内骨折,股骨头断绝了来自关节囊及股骨干的血液供应,以致骨折近段缺血,不但骨折难以愈合,而且容易发生股骨头缺血性坏死。股骨颈的骨折线越高,越易破坏颈部的血液供应,因而骨折不愈合、股骨头缺血性坏死的发生率就越高。基底部骨折因骨折线部分在关节囊外,而且一般移位不多,除由股骨干髓腔来的滋养血管的血供断绝外,由关节囊来的血运大多完整无损,骨折近端血液供应良好,因此骨折不愈合和股骨头缺血性坏死的发生率较低。

(2)股骨颈骨折按 X 线照片骨折线的表现分型:可分为外展型和内收型。

1)外展型:骨折常在髋关节外展时发生,多为头下骨折,骨折端常互相嵌插,骨折线与股骨干纵轴的垂直线(水平线)所形成的倾斜角(林顿角),往往小于 30°,骨折局部剪力小,较稳定,血运破坏较少,故愈合率高。

2)内收型:骨折常在髋关节内收时发生,多为颈中部骨折,亦可发生在头下部或基底部,骨折线与股骨干纵轴的垂直线所形成的倾斜角,往往在 50°左右,颈干角小于正常值,如角度大于70°时,两骨折端往往接触很少,且有移位现象,骨折处剪力大,极不稳定,血运破坏较大,骨折愈合率低,股骨头缺血坏死率高。

临床上内收型骨折较多见,外展型骨折比较少见。

(3)股骨颈骨折按移位程度分型:可分为四型。

1)Ⅰ型:不全骨折。

2)Ⅱ型:完全骨折,但无移位。

3)Ⅲ型:骨折部分移位,移位约 1/3,股骨头外展,股骨颈轻度上移并外旋。

4)Ⅳ型:骨折明显移位,移位约 1/2 以上,股骨颈明显上移并外旋。

常用按其部位结合按移位程度进行分型,比如头颈型 GardenⅣ型。

【鉴别诊断】

股骨转子间骨折和股骨颈骨折均多发于老年人,临床表现和全身并发症也大致相仿。但股骨转子部血运丰富,肿胀明显,有广泛的瘀斑,压痛点多在大转子处,预后良好;而股骨颈骨折瘀肿较轻,压痛点在腹股沟中点,囊内骨折愈合较难。X 线照片可明确鉴别诊断和骨折类型。

【治疗方法】

应按照骨折的时间、类型和患者的全身情况等决定治疗方案。新鲜无移位骨折或嵌插骨折不需复位,但患肢应制动;移位骨折应尽早给予复位和固定;陈旧性股骨颈骨折可采用髋关节重建术或改变下肢负重力线的截骨术,以促进骨折愈合或改善功能。

1.整复方法

(1)屈髋屈膝法:患者仰卧,助手固定骨盆,术者握其腘窝,并使膝、髋均屈曲 90°,向上牵引,纠正缩短畸形。然后伸髋、内旋、外展以纠正成角畸形,并使骨折面紧密接触。复位后可做手掌试验,如患肢外旋畸形消失,表示已复位。

复位质量:骨折复位的质量对愈合影响很大,复位后有三种可能性:第一为解剖复位,骨折远端、近端在正、侧位 X 线片上均呈完全复位,没有成角畸形,是理想的复位结果;第二为功能(过度)复位,X 线正位片上,远骨折段略向内侧移位,其内侧骨皮质托住近骨折段的内侧骨皮质,侧位像上没有成角畸形。此种位置能够接受,若固定牢固对愈合影响不大;第三为复位不足,远骨折段略向上移位,其内侧骨皮质没有托住近骨折端的内侧骨皮质。这种位置不能够接受,内固定后易发生失败,应当予以调整。

（2）牵引复位法：为了减少对软组织的损伤、保护股骨头的血运，目前多采用骨牵引逐步复位法。若经骨牵引1周左右仍未复位，可采用上述手法整复剩余的轻度移位。

2.固定

（1）无移位或嵌插型骨折，可让患者卧床休息，将患肢置于外展、膝关节轻度屈曲、足中立位。为防止患肢外旋，可在患足穿一带有横木板的丁字鞋。亦可用重量小的皮肤牵引固定6～8周。在固定期间应嘱咐患者做到三不即不盘腿、不侧卧、不下地负重。

（2）有移位的新鲜股骨颈骨折，复位后可采用股骨髁上骨牵引。

3.药物治疗

（1）早期宜活血化瘀、消肿止痛，方用桃红四物汤加田三七等。若有大便秘结、脘腹胀满等，可酌加枳实、大黄等通腑泄热。

桃仁10g,红花10g,川芎10g,当归10g,赤芍10g,生地黄15g,柴胡6g,枳壳10g,香附15g,延胡索10g,三七10g,大椤伞10g,血竭5g。水煎服，日一剂。

（2）中期宜舒筋活络、补养气血，方用舒筋活血汤。

羌活6g,防风9g,荆芥6g,独活9g,当归12g,续断12g,青皮5g,牛膝9g,五加皮9g,杜仲9g,红花6g,枳壳6g,大驳骨10g,血竭5g。水煎服，日一剂。（3）后期宜补益肝肾、强壮筋骨，方用壮筋养血汤。

当归9g,川芎6g,白芷9g,续断12g,红花5g,生地黄12g,牛膝9g,牡丹皮9g,杜仲6g。水煎服，日一剂。

4.功能锻炼　应积极进行患肢股四头肌舒缩活动，以及踝关节和足趾关节的屈伸功能锻炼，以防止肌肉萎缩、关节僵硬及骨质脱钙现象。解除固定和牵引后，逐渐加强患肢髋关节、膝关节的屈伸活动，并可扶双拐不负重下床活动。以后每1～2个月拍X线片复查一次，至骨折坚固愈合、股骨头无缺血性坏死现象时，方可弃拐逐渐负重行走，一般需半年左右。

5.预防和调护　固定期间应注意预防长期卧床的并发症，加强护理，防止发生压疮，并经常按胸、叩背，鼓励患者咳嗽排痰，以防发生坠积性肺炎。伤后数天疼痛减轻后，应行患肢股四头肌舒缩活动以及踝关节和足趾关节的屈伸功能锻炼活动，但要防止盘腿、侧卧及负重。对于骨质疏松者，大约需6个月才可逐渐过渡到负重活动。

6.手术治疗

（1）手术治疗的适应证：股骨颈骨折不愈合或发生股骨头缺血性坏死者，根据患者年龄、健康情况，结合局部的不同病理变化，选用转子间移位截骨术、转子下外展截骨术、股骨头切除与转子下外展截骨术或人工股骨头置换等手术。

（2）手术方法

1）闭合打钉法治疗股骨颈骨折：如无特殊禁忌证，可用多根钢针或螺纹钉内固定治疗，这样能早期离床活动，从而减少因卧床而发生的合并症。

2）切开复位：一般用于闭合复位失败或缺乏术中X线透视设备时使用，不作为常规方法。多数医师愿意采用切开前关节囊，实施撬拨，优点是较少干扰对股骨头血供最为重要的后上支持带动脉，而且仍可在牵引手术台上完成，术中可实时X线透视监测。如果患者年龄超过65岁且闭合复位失败，可考虑直接行人工关节置换，不必再行开放复位内固定手术。

①空心螺丝钉治疗股骨颈骨折。

②股骨近端髓内钉(PFN,改良伽马钉)固定基底型股骨颈骨折。

③人工关节置换:人工关节置换术主要适用于老年患者,对于移位型股骨颈骨折的治疗具有一定的实用价值,为临床医师提供了除内固定以外的另一种有效治疗手段。中年以上的患者或已经历多次手术治疗仍未愈合的陈旧骨折,也可将其作为治疗手段之一。采用关节置换(半髋或全髋)手术可早期下床活动,恢复行走功能,减少了因长时间卧床产生的压疮、肺部感染、泌尿系感染等严重并发症,还能一次性消除内固定术后部分患者出现的不愈合、缺血性坏死塌陷等并发症。关节置换根据固定类型可区分为骨水泥型和非骨水泥型。关节置换也有相关的并发症,如感染、残留疼痛、脱位、假体松动下沉等。

适应证如下。

a.年龄:超过 65 岁,预期寿命不超过 10～15 年者。而小于 65 岁的新鲜骨折,可考虑先试行内固定治疗。

b.严重骨质疏松:老年人普遍存在不同程度的骨质疏松,女性更为突出,股骨近端存在严重骨质疏松时,内固定难以获得有效支撑,效能降低,失败率高。

c.全身情况:全身情况较差、体质虚弱、难以耐受二次手术者可以考虑行人工关节置换。

d.局部并存其他疾病:如骨折前业已存在股骨头坏死、严重骨关节炎、类风湿关节炎等。

e.并存神经系统疾病:如频繁全身性癫痫发作、严重帕金森病、阿尔茨海默病、脑卒中遗留偏瘫等,若实行内固定,患肢难以维持有效保护。

f.骨折不愈合或陈旧性股骨颈骨折、年龄超过 60 岁。

g.内固定失败、无再次内固定条件者。

h.治疗依从性差者:内固定后,骨折愈合过程中由不负重、部分负重再至完全负重期间,依从性差的患者,因身体协调性和体能因素,难以很好依从治疗需要,容易过早行走导致内固定失效。此类患者可以考虑行关节置换。

常用方法有两种。

i.全髋置换治疗老年股骨颈骨折:

g.人工股骨头置换(半髋置换)治疗高龄股骨颈骨折。

④青壮年股骨颈陈旧性骨折的治疗:具体采用何种时限定义为股骨骨折不愈合,各文献中所用标准不完全一致,多数作者认为超过 6 个月仍不愈合即可诊断。在半年时间内大多数患者应当能够获得临床愈合并达到负重行走的水平。骨折不愈合是相对棘手的问题,老年人骨折不愈合,如果症状明显,无禁忌证,可选择人工关节置换,关键是中青年患者应如何保留原有股骨头。

a.内固定翻修:青壮年患者应当首先考虑可保留股骨头的治疗方案。如果原有内固定存在技术性原因,如固定物选择不当或位置不佳,股骨颈吸收不多,剩余骨骼预计能够承受再次内固定时可予以考虑。必要时可以结合骨折部位植骨(游离或带肌蒂骨块)。

b.截骨术:患者比较年轻(小于 60 岁),存在髋内翻,股骨颈虽有一定吸收但股骨头完好者,可考虑截骨术或截骨同时应用植骨术。很多医师顾虑,股骨近端截骨后,对以后再实施人工髋关节置换有一定影响,这种担忧不无道理。所以,在确定截骨手术前应全面分析病情和患者具体情况,最终确定适合患者的治疗方案。

　　Pauwels 股骨粗隆间外展截骨术:在各类截骨术中最具代表性,尽管已经使用了半个多世纪,但仍有一定的现实价值。该截骨方式的指导思想认为:骨折不愈合的主要原因是骨折段之间剪应力过大,妨碍骨愈合,通过截骨将剪应力转变为压应力。截骨前呈现髋内翻,臀中肌无松弛,股骨头主要承受剪应力,位移趋势较大。截骨后,原骨折面变水平,臀中肌张力恢复,骨折段之间的剪应力大部分转为压缩应力,有利于骨折愈合。Marti 曾介绍采用 Pauwels 粗隆间外展截骨术,治疗 50 例 70 岁以下股骨颈骨折不愈合患者访 7 年的结果,其中 43 例(86%)3～8 个月内愈合,其余 7 例因不愈合或股骨头坏死伴严重疼痛转为人工关节置换。Anglen(1997)报道一组 13 例,年龄 18～59 岁,骨折不愈合,经粗隆间外展截骨后全部愈合。

　　孟氏截骨术:由孟继懋设计和创用。在原有的粗隆间内移截骨基础之上,将截骨的走向改为自大粗隆下缘斜向内下,抵小粗隆下缘,截断股骨,保留内侧一小部分相连。以单钩牵拉大粗隆使之内收,再外展大腿,将截骨之尖端插入大粗隆内,必要时插入一个 Kessel 钢板固定。此法之优点在于不愈合处之骨折面接近水平,与股骨头之折面有良好的托付关系,股骨干的力线指向髋臼,有利于骨折愈合。

　　c.植骨术:植骨方法包括游离植骨、带血运的肌蒂骨瓣植骨以及带血管蒂植骨。无论采用能何种植骨术,均应以良好的复位和内固定为前提。

　　游离植骨:可通过大转子下向股骨头方向钻孔,跨越骨折线,然后将取自髂骨、腓骨的骨块条植入。但以往也有医师通过切开前关节囊直接将髂骨块植于骨折线处。

　　肌蒂骨瓣植骨:Meyers 首先利用股方肌骨瓣治疗新鲜股骨颈骨折合并颈后方粉碎性骨块患者,提高了骨折愈合率,其后被其他医师用来治疗股骨颈骨折不愈合,亦取得一定疗效。具体做法为:患者俯卧位,髋关节后侧切口,显露股方肌及其在股骨上的附着,在肌肉附着点处凿取骨瓣,近端起于股方肌上缘,远端位于该肌下缘,骨瓣全长约 4cm,宽 1.5cm,厚 1cm,包括全部肌肉止点连同骨瓣向内翻开,向内侧游离股方肌上下缘,使其有一定活动范围,注意保护进入股方肌的血管。切开后关节囊,直视下检查骨折断端情况,在颈后侧由股骨头下向股骨头内方向凿一骨槽,深约 2cm,骨槽应跨越骨折线并与骨瓣大小相配合,经适当修整后将骨瓣嵌合于上述骨槽内,需要时可附加一枚螺钉固定骨瓣。注意股方肌应无扭转和张力。

　　带血管蒂髂骨瓣植骨术:自 20 世纪 80 年代以后,有人研究了旋髂和旋股外动脉的走行及分布特点,在此基础上分别设计了旋髂深动脉带蒂骨瓣、旋股外动脉带蒂骨块和旋股外动脉横支带蒂骨块,治疗股骨颈骨折不愈合及股骨头坏死均取得了显著效果。

(鞠兴华)

第十七节　股骨转子间骨折

【概述】

　　股骨转子间骨折,也称股骨粗隆间骨折,指股骨颈基底到小粗隆下平面区域内的骨折,为关节囊外骨折。最常见于 65 岁以上的老年人,女性多于男性。

【诊断要点】

1.临床表现　多见于老年患者,患髋有直接暴力外伤史。患者常在外伤后引起髋部剧烈疼痛,髋关节活动受限,不能站立、行走。无移位的嵌插骨折或移位较少的稳定骨折,上述症状比较轻微。体征:检查时可见患侧大粗隆升高,患髋肿胀,局部皮下淤血;下肢90°外旋、短缩畸形明显;髋部前方局部压痛明显,压痛点多在大粗隆部;大粗隆有叩痛;下肢纵轴叩击痛。

2.诊断标准

(1)有外伤史:老年人即使轻微的外伤,如从床上下地时,髋部扭伤,也可能导致骨折。

(2)症状

1)患者多为老年人,外伤后引起髋部剧烈疼痛。

2)髋关节活动受限,不能站立、行走。

3)无移位的嵌插骨折或移位较少的稳定骨折,上述症状比较轻微。

(3)体征

1)检查时可见患侧大粗隆升高,患髋肿胀,局部皮下淤血。

2)下肢90°外旋、短缩畸形明显。

3)髋部前方局部压痛明显,压痛点多在大粗隆部。

4)大粗隆有叩痛。

5)下肢纵轴叩击痛。

(4)辅助检查:对疑有骨折的患者均应拍髋部正侧位X线片以明确诊断和分型。特别注意小粗隆区骨折情况。若X线仍诊断不清,则需要行CT扫描以及三维重建。

3.骨折分型

(1)按骨折线部位分类

1)顺粗隆间骨折:骨折线从大粗隆上方斜向小粗隆。

2)逆粗隆间骨折:骨折线从大粗隆下方斜向小粗隆。

3)粗隆下骨折:骨折线经过大小粗隆的下方,成横形、斜形骨折。

(2)股骨粗隆间骨折的西医分型很多,目前公认并得以应用的有以下十种:Evans分型(1949)、Boyd Griffin分型(1949)、Ramadier分型(1956)、Decoulx Lavarde分型(1969)、Ender分型(1970)、Tronzo分型(1973)、Jensen分型(1975)、Deburge分型(1976)、Briot分型(1980)、AO分型(1981)。所有分型可归为两类:①解剖学描述(Evans分型、Ramadier分型、DecoulxLavarde分型);②提示预后(Tronzo分型、Ender分型、Jensen分型)。任何骨折分型必须应用简便,并能指导治疗,同时提示预后才能具有临床意义。就股骨粗隆间骨折分型而言,能够对于骨折的稳定性及复位、固定之后骨折部位能否耐受生理应力做出判断尤为重要。AO分型、Evans分型、Jensen分型和BoydGriffin分型为大家熟知并得以广泛应用,现介绍如下。

1)AO分型:AO将股骨粗隆间骨折纳入其整体骨折分型系统中归为A类骨折。A1型:经转子的简单骨折(两部分),内侧骨皮质仍有良好的支撑,外侧骨皮质保持完好。A2型:经转子的粉碎骨折,内侧和后方骨皮质在数个平面上破裂,但外侧骨皮质保持完好。A3型:反转子间骨折,外侧骨皮质也有破裂。具体分型如下。

A1 型:两部分骨折,大粗隆外侧皮质完整,内侧皮质仍有良好的支撑。

A1.1 型:沿粗隆间线骨折,无嵌插。

A1.2 型:沿粗隆间线骨折,有嵌插。

A1.3 型:顺粗隆间骨折,骨折线至小粗隆下。

A2 型:粉碎骨折,内侧和后方骨皮质在数个平面上断裂,小转子粉碎,但外侧皮质保持良好。

A2.1 型:有一个中间骨折块。

A2.2 型:有两个中间骨折块。

A2.3 型:有两个以上中间骨折块。

A3 型:骨折线经过外侧及内侧皮质,股骨转子间骨折外侧皮质断裂,逆向骨折。

A3.1 型:简单骨折,由外下斜向内上斜形骨折线。

A3.2 型:简单骨折,横行骨折骨折线。

A3.3 型:粉碎骨折。

AO 分型便于进行统计学分析,既对于股骨转子间骨折具有形态学描述,又可对于预后作出判断,同时在内固定物的选择方面也可出建议。

2)Evans 分型:Evans 根据骨折线方向分为两种主要类型。Ⅰ型中,骨折线从小粗隆向上外延伸;Ⅱ型中,骨折线是反斜行。其中Ⅰ型 1 度和Ⅰ型 2 度属于稳定型,占 72%;Ⅰ型 3 度、Ⅰ型 4 度和Ⅱ型属于不稳定型,占 28%。Evans 观察到稳定复位的关键是修复股骨转子区后内侧皮质的连续性,简单而实用,并有助于理解稳定性复位的特点,准确地预见股骨转子间骨折解剖复位和穿钉后继发骨折移位的可能性。

具体分型如下。

Ⅰ型:骨折线从小粗隆向外、向上延伸。

Ⅰa 型:骨折无移位,小粗隆无骨折,骨折稳定。

Ⅰb 型:骨折有移位,小粗隆有骨折,复位后内侧皮质能附着,骨折稳定。

Ⅰc 型:骨折有移位,小粗隆有骨折,复位后内侧皮质不能附着,骨折不稳定。

Ⅰd 型:粉碎性骨折,至少包括大小粗隆 4 部分骨折块,骨折不稳定。

Ⅱ型:为反转子间骨折,骨折线由内上斜向外下,可伴有小转子骨折,股骨距破坏,骨折不稳定。

3)Jensen 分型:Jensen 对于 Evans 分型进行了改进,基于大小粗隆是否受累及复位后骨折是否稳定而分为五型。Ⅰ型:2 骨折片段,骨折无移位。Ⅱ型:2 骨折片段,骨折有移位。Ⅲ型:3 骨折片段,因为移位的大粗隆片段而缺乏后外侧支持。Ⅳ型:3 骨折片段,由于小粗隆或股骨矩骨折缺乏内侧支持。Ⅴ型:3 骨折片段,缺乏内侧和外侧的支持,为Ⅲ型和Ⅳ型的结合。

Jensen 研究发现Ⅰ、Ⅱ型骨折 94% 复位后稳定;Ⅲ型骨折 33% 复位后稳定;Ⅳ型骨折 21% 复位后稳定;Ⅴ型骨折 8% 复位后稳定。Jensen 指出大小粗隆的粉碎程度与复位后骨折的稳定性成反比。Jensen 等在 Evans 分型的基础上改良,应用更广。研究表明,Jensen 等改良的 Evans 分型为判断复位后的稳定性和骨折再次移位的风险提供了最为可靠的预测。

4)BoydGriffin 分型:1949 年 Boyd 和 Griffin 将股骨粗隆间骨折分为四型,包括了从股骨颈的关节囊以外部分至小粗隆下方 5cm 的所有骨折。Ⅰ型:同大粗隆至小粗隆沿着粗隆间线所发生的骨折,稳定无移位,没有粉碎,复位简单(占 21%)。Ⅱ型:骨折位于粗隆间线,同时伴有皮质骨的多处骨折,为粉碎性骨折,伴有移位,复位较困难,一旦复位可获得稳定。其中有一种特殊骨折——粗隆间前后线型骨折,骨折线只能在侧位片上看到(占 36%)。Ⅲ型:基本属于粗隆下骨折,至少有一骨折线横过近端股骨干小粗隆或小粗隆以远部位,有大的后内侧粉碎区域,并且不稳定,复位比较困难,手术期、恢复期并发症较多(占 28%)。Ⅳ型:粗隆区和近端股骨干至少两个平面出现骨折,股骨干多呈螺旋形、斜行或蝶形骨折,骨折包括粗隆下部分,不稳定。

4.辅助检查和实验室检查

(1)必需的检查项目:血常规、尿常规、乙肝五项指标、心电图、骨折部位 X 线片检查。

(2)可选择的检查项目:根据病情需要而定。如凝血功能、肝功能、肾功能、血脂、血液流变学、CT 三维重建检查等。

【鉴别诊断】

股骨粗隆间骨折和股骨颈骨折均多发于老年人,临床表现和全身并发症也大致相仿。但股骨粗隆部血运丰富,肿胀明显,有广泛的瘀斑,压痛点多在大粗隆处,下肢短缩一般大于 3cm,患肢呈短缩,内收,外旋,其外旋比股骨颈骨折更明显,预后良好;股骨颈骨折瘀肿较轻,压痛点多在腹股沟中点,下肢短缩一般少于 3cm,患肢呈屈髋、短缩、外旋,囊内骨折愈合较难。X 线片可帮助鉴别。

【治疗方法】

(一)药物治疗

1.中药治疗

(1)中药辨证内服

1)气血瘀阻型(早期)

主症:骨折处肿胀明显,皮下瘀斑明显,动则加剧,舌暗,苔薄白,脉涩。

治法:活血化瘀,消肿止痛。

处方:桃红四物汤加减。

桃仁 6g,红花 6g,三七 10g,当归尾 10g,赤芍 10g,生地黄 10g,川芎 10g,泽兰 10g,甘草 3g,丹参 10g,炮穿山甲 10g。水煎服,每日一剂。

2)血瘀气滞型(中期)

主症:肿胀较早期消退,瘀斑减少,疼痛仍有,夜间明显,乏力,出汗等,舌暗,苔少,脉弦。

治法:健脾消肿,续筋接骨。

处方:健脾消肿汤加减。

桃仁 6g,赤芍 10g,牛膝 10g,党参 10g,当归尾 10g,川芎 10g,茯苓 15g,薏苡仁 10g,白术 10g,甘草 3g,骨碎补 10g,续断 10g。水煎服,每日一剂。

3)肝肾亏虚型(后期)

主症:肿痛轻,酸痛为主,乏力,瘀斑消退,伴腰膝酸软,舌红,苔少,脉细数。

治法:补益肝肾,强壮筋骨。

处方:温肾补骨汤加减。

桑寄生 10g,续断 10g,当归 10g,川芎 10g,赤芍 10g,骨碎补 10g,熟地黄 10g,党参 15g,茯苓 10g,白术 10g,炙甘草 3g。水煎服,每日一剂。

4)中成药

接骨七厘散口服,一次 1.5g,一日 2 次。

或 云南白药气雾剂(酊)外用,喷于伤患处,一日 3～5 次。

接骨七厘散是由乳香(制)、没药(制)、当归、土鳖虫、熟大黄(酒蒸)、血竭、骨碎补(烫)、自然铜(醋煅)、硼砂等药物组成,其功能有活血化瘀、接骨止痛,用于跌打损伤、续筋接骨、血瘀疼痛。云南白药气雾剂(酊),具有活血散瘀、消肿止痛的功能,用于跌打损伤、瘀血肿痛、肌肉酸痛及风湿疼痛。

(2)中药外敷

1)早期:局部外敷五方散(广西中医学院第一附属医院经验方)

药物组成:泽兰、土鳖虫、大黄、红花、当归尾、骨碎补、生马钱子粉、桃仁、乳香、没药等 14 味药组成。

用法:五方散与单酒(用一份 38。白酒加一份水配制)调匀置于锅内蒸熟即可。将蒸熟的五方散均匀平摊在。张稍大于患处范围的玻璃纸上,厚度为 0.3～0.5cm,待温度与肤温接近时,将药物覆盖于患处,用胶布固定或绷带包扎均可。每日一次,时间为(6±2)h。

2)中期:拆线后用骨伤科化瘀通络汤

药物组成:威灵仙 15g,伸筋草 30g,海桐皮 30g,苍术 20g 当归 15g,防风 15g,郁金 15g,丹参 15g,桃仁 15g,红花 15g,泽兰 15g,薄荷 15g,骨碎补 15g,桂皮 15g。

用法:水煎熏洗患髋,每日 2 次,每次 30min,连用 15 天。

微波治疗仪:每日 1～2 次。

频谱治疗仪:每日 1～2 次。

脉冲电磁夹板:每日 1～2 次。

2.西药治疗

(1)围手术期行预防感染治疗

头孢唑林钠 2g 加入 0.9％氯化钠注射液 100ml　ivdrip　qd

头孢唑林钠的不良反应发生率低。主要见:①静脉注射发生的血栓性静脉炎和肌内注射区疼痛均较头孢噻吩少且轻。②药疹发生率为 1.1％,嗜酸粒细胞增高的发生率为 1.7％,偶有药物热。③个别患者可出现暂时性血清氨基转移酶、碱性磷酸酶升高。④肾功能减退患者应用高剂量(每日 12g)的该药品时可出现脑病反应。⑤白色念珠菌二重感染偶见。

注意事项:①不可和氨基糖苷类抗生素混合同时注射,以免降效。②肝肾功能不全者慎用。③对青霉素过敏的患者慎用。④供肌注用的粉针剂内含利多卡因,不可注入静脉。⑤应用该药品前应进行皮试。

(2)如肢体肿胀明显

20％甘露醇 125ml　ivdrip　q8h～q12h

或　β-七叶皂苷钠 20mg 加入 5％葡萄糖注射液 250ml　ivdrip　qd

甘露醇注射液的不良反应：①水和电解质紊乱最为常见。a.快速大量静注甘露醇可引起体内甘露醇积聚，血容量迅速大量增多（尤其是急慢性肾功能衰竭时），导致心力衰竭（尤其有心功能损害时）、稀释性低钠血症，偶可致高钾血症。b.不适当的过度利尿导致血容量减少，加重少尿。c.大量细胞内液转移至细胞外可致组织脱水，并可引起中枢神经系统症状。②寒战、发热。③排尿困难。④血栓性静脉炎。⑤甘露醇外渗可致组织水肿、皮肤坏死。⑥过敏引起皮疹、荨麻疹、呼吸困难、过敏性休克。⑦头晕、视物模糊。⑧高渗引起口渴。⑨渗透性肾病（或称甘露醇肾病），主要见于大剂量快速静脉滴注时。其机制尚未完全阐明，可能与甘露醇引起肾小管液渗透压上升过高，导致肾小管上皮细胞损伤。病理表现为肾小管上皮细胞肿胀，空泡形成。临床上出现尿量减少甚至急性肾功能衰竭。渗透性肾病常见于老年肾血流量减少及低钠血症、脱水患者。

β-七叶皂苷钠注射液的不良反应：①偶见注射部位局部疼痛、肿胀，经热敷可使症状迅速消失。②偶有过敏反应，可按药物过敏处理原则治疗。禁忌证有肾损伤、肾衰竭。肾功能不全患者禁用。孕妇禁用。

（3）静脉滴注骨肽类

骨肽注射液 10ml 加入 5％葡萄糖注射液 250ml　ivdrip　qd

10 天为一疗程或遵医嘱。

此类药物适用大多数骨折患者，尚未见不良反应发生。如出现发热或皮疹，请酌情减少用量或停药。

（4）改善循环类

红花注射液 10ml＋5％葡萄糖注射液 250ml　ivdrip　qd～bid

10～14 天为一疗程或遵医嘱。

此类药物使用时，需要监测凝血功能。不良反应主要表现为：①变态反应；②诱发急性闭角型青光眼；③急性肾衰竭；④循环系统反应；⑤消化系统损害；⑥神经系统损害。不应用于孕妇。

（5）补钙疗法

乐力钙与骨化三醇胶丸，每日各 1 粒。

乐力钙禁忌证：肾功能不全及血钙浓度过高者禁用。洋地黄化的患者禁用。

骨化三醇胶丸禁用于与高钙血症有关的疾病，亦禁用于已知对本品或同类药品及其任何赋形剂过敏的患者，禁用于有维生素 D 中毒迹象的患者。肾功能正常的患者服用本品时必须避免脱水，故应保持适当的水摄入量。

（二）功能锻炼

1.早期　可进行上肢、健侧下肢功能锻炼及患侧足、踝关节以及股四头肌功能锻炼。

2.中期　可根据 X 线摄片情况，在床上不负重，做关节屈伸锻炼，或 CPM（持续被动活动）功能锻炼。但避免髋内旋或外旋，切忌盘腿。

3.后期　3～4 个月，可做扶拐不负重行走锻炼，再逐步过渡到部分负重，弃拐完全负重时间一般在 4 个月以上，且需摄 X 线片证实骨折已愈合方可进行。

（三）手术治疗

手术治疗目的以恢复或保持正常颈干角及前倾角、防止髋内翻畸形为主。术后宜早期活动，防止并发症发生。

1.稳定性骨折　可行保守治疗，多为骨牵引，但患者可因长期卧床引起其他并发症，所以如果条件允许，建议手术内固定。固定方法有动力髋螺钉（DHS）等。术后可早期不负重活动。

2.不稳定性骨折　由于小粗隆骨折，股骨距受损，内侧支柱稳定性减弱，复位后有明显髋内翻倾向，多采用手术内固定，现阶段临床上使用的固定方式主要有以下三类。

（1）第一类为简单固定类：包括多根空心钉等。此类固定的优点是创伤小，费用较低。但选择空心钉治疗，只适用于高龄、身体状态很差、难以耐受手术者。

（2）第二类为侧钢板类固定物：主要有动力髋螺钉（DHS）等。DHS 以一根粗大宽螺纹的拉力螺钉与套筒钢板及加压螺钉连接，可使两骨折端靠拢，产生静力加压作用，较先前的各类固定方式明显改进。近年来，新出现一种微创钢板内固定（PCCP）。

（3）第三类为股骨近端髓内固定：近年来逐渐成为内固定的主流形式。早期具有代表性的是 Gamma 钉。20 世纪 90 年代出现的股骨近端髓内钉 PFN 以及 PFNA 是针对 Gamma 钉的某些不足而做了相应改造的产品。

最近有学者对粗隆间骨折患者进行髋关节置换，部分患者也取得良好的疗效，但至今不提倡关节置换为粗隆间骨折的手术首选。

（孙　磊）

第十八节　　股骨干骨折

【概述】

股骨干骨折是指股骨转子下至股骨髁上的部分骨折。股骨干骨折是临床上最常见骨折之一，约占全身骨折的 6%，股骨是体内最长、最大的骨骼，且是下肢主要负重骨之一，如果治疗不当，将引起下肢畸形及功能障碍。目前股骨干骨折治疗方法较多，必须依骨折部位、类型及患者年龄等选择比较合理的方法，且必须遵循恢复肢体的力线及长度、无旋转、尽量施以微创保护骨折局部血运、促进愈合、采用生物学固定方法及早期进行康复的原则。

【诊断要点】

1.损伤机制　股骨干骨折多见于儿童及青壮年，男性多于女性，以股骨干中部骨折最多，可为横断、斜行、螺旋形、粉碎及青枝型。多由直接暴力所造成，间接暴力所产生的杠杆作用、扭转作用亦能引起骨折。直接暴力引起者多为横断或粉碎骨折；间接暴力引起者多为斜行或螺旋形骨折，此骨折均属不稳定性骨折。青枝型骨折仅见于小儿。股骨干骨折多由强大暴力所造成，骨折后断端移位明显，软组织损伤常较重。骨折移位的方向，除受外力和肢体重力的影响外，主要是受肌肉牵拉所致。

2.临床表现　均有明显外伤史。症状和体征与创伤严重程度有关。

典型症状及体征：局部肿胀、疼痛、压痛、功能丧失，出现缩短、成角或旋转畸形，有异常活动,可扪及骨擦感,下肢纵叩击痛阳性。

3.辅助检查　X线检查可显示骨折的部位、类型及移位情况。CT及MRI检查可以进一步明确诊断并了解软组织损伤等情况。

4.骨折分型

(1)股骨干上1/3骨折:骨折近端因受髂腰肌、臀中肌、臀小肌以及其他外旋肌群的牵拉而产生屈曲、外展、外旋移位;骨折远端由于内收肌群作用则向后、向上、向内移位。

(2)股骨干中1/3骨折:两骨折段除有重叠畸形外,移位方向依暴力而定,但多数骨折近端呈外展屈曲倾向,远端因内收肌的作用,其下端向内上方移位。无重叠畸形的骨折,因受内收肌收缩的影响有向外成角的倾向。

(3)股骨干下1/3骨折:因膝关节囊及腓肠肌的牵拉,骨折远端往往向后移位。严重者,骨折端有损伤腘动脉、腘静脉及坐骨神经的危险。

【治疗方法】

处理股骨干骨折,应注意患者全身情况,积极防治外伤性休克,重视对骨折的急救处理,现场严禁脱鞋、脱裤或做不必要的检查,应用简单而有效的方法给予临时固定,急速送往医院。股骨干骨折的治疗采用非手术疗法,多能获得良好的效果。但因大腿的解剖特点是肌肉丰厚,拉力较强,骨折移位的倾向力大,在采用手法复位、夹板固定的同时需配合短期的持续牵引治疗,必要时还需切开复位内固定。

1.手法整复　患者取仰卧位,一助手固定骨盆,另一助手用双手握小腿上段,顺势拔伸,并徐徐将伤肢屈髋、屈膝各90°,沿股骨纵轴方向用力牵引,矫正重叠移位后,再按骨折的不同部位分别采用下列手法。

(1)股骨上1/3骨折:将伤肢外展,并略加外旋,然后术者一手握近端向后挤按,另一手握远端由后向前提。

(2)股骨中1/3骨折:将伤肢外展,术者以手自断端的外侧向内挤按,然后以双手在断端前、后、内、外夹挤。

(3)股骨下1/3骨折:在维持牵引下,膝关节徐徐屈曲,并以紧挤在腘窝内的双手作支点将骨折远端向近端推挤。

对于成年人或较大年龄儿童的股骨干骨折,特别是对粉碎骨折、斜行骨折或螺旋形骨折,多采用较大重量的骨骼牵引逐渐复位,只要牵引方向和牵引重量合适,往往能自动得到良好的对位,无需进行手法复位。3～5天后经X线床头透视或照片,骨折畸形已纠正,可逐步减轻牵引重量。若为横断骨折仍有侧方移位者,可用双手的手指或手掌甚至十指合扣的两前臂的压力施行端提和挤按手法以矫正侧方移位。粉碎骨折可用四面挤按手法,使碎片互相接近。斜行骨折如两斜面为背向移位时,可用回旋手法使远端由前或由后绕过对面。粉碎骨折因愈合较慢,牵引时间可适当延长。

2.固定方法

(1)夹板固定:骨折复位后,在维持牵引下,根据上、中、下不同部位放置压垫,防止骨折的成角和再移位。股骨干上1/3段骨折,应将压垫放在近端的前方和外方,股骨干中1/3骨折,把压垫放在骨折线的外方和前方,股骨干下1/3骨折,把压垫放在骨折近端的前方。再按照大腿的长度放置四块夹板,后侧夹板上应放置一较长的塔形垫,以保持股骨正常的生理弧度,然后用 4 条布带捆扎固定。

(2)持续牵引:由于大腿部肌肉丰厚,肌力强大,加之下肢杠杆力量强,对骨折施行手法复位夹板固定术后,仍有可能使已复位的骨折端发生成角甚至侧方移位。因此,还应按照患者年龄、性别、肌力的强弱,分别采用持续皮肤牵引或骨牵引,才能维持复位后的良好位置。皮肤牵引适用于儿童和老人、体弱的成年人;骨骼牵引适用于下肢肌肉比较发达的青壮年或年龄较大的儿童。儿童牵引重量约为 1/6 体重,时间 3～4 周;成人牵引重量约为 1/7 体重,时间 8～10 周。1 周后床边 X 线照片复查,如骨折对位良好,即可将牵引的重量逐渐减轻至维持重量,一般成人为 5kg 左右,儿童为 3kg 左右。在维持牵引的过程中,应注意调整牵引的重量和方向,检查牵引装置,保持牵引效能,防止过度牵引,以达到维持骨折良好对位、对线的目的。股骨干骨折常用的持续牵引方法有以下几种。

1)垂直悬吊皮肤牵引:适用于 3 岁以内的儿童。此法是把患肢和健肢同时用皮肤牵引向上悬吊,用重量悬起,以臀部离开床面一拳之距为宜,依靠体重作对抗牵引。如果臀部接触床面,说明牵引重量不够,要重新调整重量,使臀部离开床面。牵引期间要注意双下肢血液循环情况。此法患儿能很快地适应,对治疗和护理都比较方便。一般牵引 3～4 周后,骨折均可获得良好的愈合。

2)皮肤牵引:适用于小儿或年老体弱的人。用胶布贴于患肢内、外两侧,再用绷带裹住,将患肢放置在牵引架(托马架)上。4～8 岁的患儿牵引重量为 2～3kg,时间为 3～4 周;成人为 1/12～1/7 体重,一般以不超过 5kg 为宜,时间为 8～10 周。用皮肤牵引时,应经常检查,以防胶布滑落而失去牵引作用。

3)骨骼牵引:较大儿童及成人采用骨骼牵引,并将患肢放在布朗架上。按部位不同,可采用股骨髁上牵引、股骨髁牵引或胫骨结节牵引。

①股骨髁上牵引:适用于中 1/3 骨折或远折端向后移位的下 1/3 骨折。中 1/3 骨折应置患肢于外展旋中位,下 1/3 骨折应置患肢于屈髋屈膝旋中位。

②股骨髁牵引:适用于上 1/3 骨折和远侧骨折端向后移位的下 1/3 骨折,患肢置屈髋屈膝中立位。

③胫骨结节牵引:适用于上 1/3 骨折和骨折远端向前移位的下 1/3 骨折,患肢置屈髋外展位。较大的儿童或少年不宜在胫骨结节部穿针,应在向下 2～3cm 处穿针。

3.药物治疗

(1)中药辨证论治:按骨折三期辨证用药,早期可服新伤续断汤,中期服接骨丹,后期服健步虎潜丸。

(2)中成药

接骨七厘散口服,一次 1.5g,一日 2 次。

或　云南白药气雾剂(酊)外用,喷于伤患处,一日 3～5 次。

接骨七厘散是由乳香(制)、没药(制)、当归、土鳖虫、熟大黄(酒蒸)、血竭、骨碎补(烫)、自然铜(醋煅)、硼砂等药物组成,其功能有活血化瘀、接骨止痛,用于跌打损伤、续筋接骨、血瘀疼痛。云南白药气雾剂(酊)具有活血散瘀、消肿止痛的功能,用于跌打损伤、瘀血肿痛、肌肉酸痛及风湿疼痛。

4.功能锻炼　功能锻炼应从复位后立即开始,行股四头肌的等长收缩及踝、跖趾关节屈伸活动。从第3周开始抬臀,第7周开始扶床架练习站立。解除固定后,扶双拐下地患肢不负重行走,逐渐改用单拐至弃拐。

5.手术治疗　股骨干骨折经过非手术治疗,一般都能获得满意的效果。但有以下情况者,可考虑手术切开复位内固定:严重开放性骨折早期就诊者;合并有神经、血管损伤,需手术探查及修复者;多发性损伤,为了减少治疗中的矛盾,便于治疗者;骨折断端间嵌夹有软组织者。常用的手术方法有接骨板固定和髓内针固定两大类,上、中1/3骨折多采用髓内针,下1/3骨折多采用接骨板。手术治疗存在着可能发生感染、骨痂生长慢、股四头肌粘连、骨折愈合时间偏长的缺点,所以必须严格掌握手术适应证。

股骨干骨折畸形愈合成角大于10°～15°、旋转大于30°、重叠在2～3cm以上者,若骨折在3个月以内愈合未坚固,患者体质较好,可在充分麻醉下,重新折骨后给予外固定;若骨折已超过3个月,愈合坚强,手法折骨有困难者,应切开复位给予内固定。对迟缓愈合者,应重改进外固定装置,延长固定时间,给骨折处按摩、卡挤和纵向压力刺激以促进骨折愈合。骨折不愈合者应施行手术内固定和植骨术治疗。

（孙　磊）

第十九节　股骨髁上骨折

股骨髁上骨折为发生于股骨腓肠肌起始点上2～4cm范围内的骨折,是临床常见骨折,多发生于青壮年。

【病因病机】

本病多因从高处坠落、足部或膝部着地的传导暴力引起,直接暴力的打击或扭转外伤亦能造成。另外,如膝关节僵直的患者,因失用性骨质疏松,以及膝部的杠杆作用增加,亦易发生股骨髁上骨折。

股骨髁上骨折可分为屈曲和伸直两型,屈曲型比较多见。所谓屈曲型股骨髁上骨折,即骨折远端向后侧移位,骨折呈横断或斜形。如为斜形骨折,其骨折线是从后上斜向前下,骨折远端因受腓肠肌的牵拉和关节囊的紧缩,向后(或屈侧)移位,其锋锐的骨折端有刺伤腘动脉的危险;同时,其骨折近端向前突出,可刺破髌上囊及其附近的皮肤。所谓伸直型股骨髁上骨折,即骨折远端向前(或背侧)移位,骨折呈横断或斜面。如为斜面骨折,其骨折线是从前上斜向后下,骨折远、近端前后重叠。

【临床表现】

伤处有明显的疼痛和压痛,大腿中下段高度肿胀,患肢短缩,有异常活动和骨擦音。单纯髁上骨折,髌上囊无破裂损伤时膝关节内无明显积液,肿胀不明显。严重移位的骨折因腓肠肌牵拉,远侧骨片向后旋转移位,可压迫损伤腘窝部血管、神经。应仔细检查足趾末梢血运和活动,若腘窝部血肿严重和足背动脉搏动消失,可能有腘动脉损伤,如有腘动脉损伤须及时处理。

【诊断要点】

1.病史   有明确的外伤史。

2.症状   局部疼痛,肿胀,功能障碍,不能站立行走。

3.体征   移位骨折,患肢可出现缩短、成角和旋转畸形,局部压痛,可扪及骨擦音或异常活动。若局部出现较大血肿,且胫后动脉、足背动脉脉搏减弱或消失,应考虑为腘动脉损伤。

4.辅助检查   膝关节正侧位 X 线片可以显示骨折的类型及移位情况。

【治疗】

对青枝骨折或无移位的骨折,应将膝关节内的积血抽吸干净,然后用夹板固定。有移位的骨折可采用手法复位并进行骨牵引维持。若用上述方法仍不能复位或合并神经血管损伤者,可考虑手术切开复位内固定。

1.整复方法

(1)手法复位:患者取仰卧位,一助手固定骨盆,另一助手用双手握小腿上段,顺势拔伸,并徐徐将患肢屈髋 90°,屈膝 90°,沿股骨纵轴方向用力牵引,以端提等手法矫正重叠、侧方移位后,在维持牵引下,并以推挤在腘窝内的两手作支点将骨折远端向近端推压对位。

(2)骨牵引复位:有移位的屈曲型骨折可采用股骨髁部冰钳或细钢针牵引,伸直型骨折则采用胫骨结节牵引。骨牵引后配合手法整复即可复位,整复时要注意保护腘窝神经、血管,用力不宜过猛;复位困难者,可加大牵引重量后再整复。骨折对位后局部用夹板固定,两侧板的下端呈叉状,骑在冰钳或细钢针上。

2.固定方法   适用于无移位骨折及儿童青枝骨折。

(1)夹板外固定:前侧板下端至髌骨上缘,后侧板的下缘至腘窝中部,两侧板以带轴活动夹板超膝关节固定,小腿部的固定方法与小腿骨折相同,膝上以 4 根布带固定,膝下亦以 4 根布带固定。

(2)石膏外固定:用长腿石膏管型屈膝 20°,固定 6 周后摄片检查骨折愈合情况。

3.手术疗法

(1)适应证:严重移位,不稳定或关节内移位的骨折或早期功能活动的需要,宜采用内固定治疗。

(2)手术选择:根据不同的类型,可选用动力髁螺钉、逆行髓内钉、股骨髁支持接骨板和股骨远端锁定钢板系统等器材进行固定。

4.药物治疗   按骨折三期辨证施治。由于股骨下端骨折邻近膝关节,为了防止关节僵硬,解除夹板固定后应用中药熏洗并结合按摩。

5.功能锻炼   因骨折靠近膝关节,故骨折愈合后常遗留膝关节主动或被动伸屈功能的部分障碍,故解除固定后应行理筋按摩,加强膝关节功能康复。

【预后与调护】

骨折合理复位和固定,多能取得良好的治疗效果。复位不良则易导致膝关节功能障碍或创伤性关节炎。骨折持续牵引时,要注意牵引重量的调整,牵引力线的方向,夹板位置及扎带的松紧度。患肢放置在牵引架上,要注意股四头肌和踝、趾关节的功能锻炼,并防止皮肤发生压疮。

(孙   磊)

第二十节 髌骨骨折

髌骨是人体最大的籽骨,髌骨骨折造成的重要影响为伸膝装置连续性丧失及潜在着髌股关节失配。髌骨骨折多见于 30~50 岁的成年人,儿童极为少见。

【病因病机】

髌骨骨折可由直接暴力或间接暴力所造成,以后者多见。直接暴力所致者,是由于外力直接打击在髌骨上而引起,如撞伤、踢伤等,多呈粉碎性骨折,髌骨两侧的股四头肌筋膜以及关节囊一般尚完整,对伸膝功能影响较少;间接暴力所致者,由于膝关节在半屈曲位时跌倒,为了避免倒地,股四头肌强力收缩,髌骨与股骨滑车顶点密切接触成为支点,髌骨受到肌肉强力牵拉而骨折,骨折线多呈横行。髌骨两旁的股四头肌筋膜和关节囊的破裂,两骨块分离移位,伸膝装置受到破坏,如不正确治疗,可影响伸膝功能。

【临床表现】

患者多有明显外伤史,伤后觉膝部疼痛、乏力,不能伸直膝关节,无法站立。髌骨骨折系关节内骨折,故膝关节内有大量积血,肿胀严重,血肿迅速渗于皮下疏松结缔组织中,形成局部瘀斑,由于髌骨位置表浅,可触及骨折端,移位明显时,其上下骨折端间可触及一凹沟,有时可触及骨擦音。

【诊断要点】

1.病史 有明确外伤史。

2.症状 患膝疼痛、肿胀。多数患者伤后不能站立行走。

3.体征 常见皮下瘀斑及膝部皮肤擦伤,髌骨压痛;骨折有分离移位时,可有骨擦音或异常活动;移位明显者,可触及骨折端及畸形;浮髌试验阳性。

4.辅助检查 X线检查可明确骨折类型及移位情况,如为纵裂或边缘骨折,需拍摄轴位片,自髌骨的纵轴方向投照才能显示骨折。

【治疗】

治疗髌骨骨折时,要求恢复伸膝装置的功能,并保持关节面的完整光滑,防止创伤性关节炎的发生。无移位的髌骨骨折,移位不大的横断骨折,可单纯采用抱膝圈固定膝关节于伸直位;横断骨折若移位在 1cm 以内者,可采用手法整复,抱膝圈固定膝关节于伸直位;如移位较大的髌骨骨折,手法整复有困难者,可采用内固定治疗。

1.整复方法 患者平卧,先在无菌操作下抽吸关节腔及骨折断端间的血肿后,注入 1% 普鲁卡因溶液 10~20ml 作局部麻醉,患肢置于伸直位,术者以一手拇指及中指先捏挤远端向上推,并固定之,另一手拇指及中指捏挤近端上缘的内外两角,向下推挤,使骨折近端向远端对位。

2.固定方法 无移位的髌骨骨折,其关节面仍保持光滑完整,筋膜扩张部及关节囊亦无损伤者,在患肢后侧(由臀横纹至足跟部)用单夹板固定膝关节于伸直位,亦可长腿石膏托或管型固定患肢于伸直位 4~6 周;有轻度分离移位的骨折经手法整复后可用抱膝环固定或采用弹性抱膝兜固定,后侧用长夹板将膝关节固定在伸直位 4 周。

3.手术疗法

(1)适应证:骨折移位明显,手法复位失败,骨折端有软组织嵌入,或多块骨折者;严重粉碎骨折,难以复位者。

(2)手术选择:切开复位,钢丝、张力带或螺钉等内固定;髌骨部分切除术或全切除术。

4.药物治疗　髌骨骨折早期瘀肿非常明显,应重用活血祛瘀、利水消肿的药物,中期应用接骨续筋、通利关节的药物,后期服补肝肾、壮筋骨的药物,解除固定后应用中药熏洗。

5.功能锻炼　术后的功能锻炼应根据具体伤情和骨折固定的稳定程度而分别对待。一般在骨折固定可靠的条件牛下,可即刻进行肌肉的等长收缩运动和肢体的不负重活动。早期(术后 3 天左右,伤口无炎性反应和疼痛)应用持续被动运动(CPM)辅助锻炼,可防止股四头肌挛缩,减轻局部肿胀,促进软骨修复,保存关节功能。经 X 线检查证实骨折初步愈合后,可开始有限的负重(扶拐)锻炼,直到骨愈合(约 2～3 个月)。然后增加负重和抗阻力练习以尽早实现骨折的牢固愈合(4～6 个月)。在骨牵引条件下,要鼓励患者早期进行一定范围内的关节功能锻炼。伴有膝关节创伤(韧带损伤)者,在支具保护下也应早期进行一定范围的肢体主动活动。

【预后与调护】

髌骨骨折属于关节内骨折,要求解剖复位。如果髌骨关节面复位不佳,不平滑,愈合后易发生髌股关节炎;外固定时间长,关节内可发生粘连,导致关节僵硬。注意调整抱膝圈扎带的松紧度,松则不能有效地维持对位,紧则抱膝圈影响肢体的血循环。解除固定后,进行膝关节屈伸锻炼,并配合中药熏洗。

(孙　磊)

第二十一节　胫骨平台骨折

胫骨平台骨折又称为胫骨髁骨折,是常见的关节内骨折。由于胫骨髁为海绵状骨构成,所以受到外力挤压或撞击时容易造成骨折或塌陷,产生不同程度的膝内外翻畸形,严重者还可合并半月板或韧带损伤,引起膝关节功能严重障碍。男性多于女性,好发于青壮年。

【病因病机】

胫骨平台骨折多由严重暴力所引起,临床以间接暴力引起多见。直接暴力引起的胫骨平台骨折多为粉碎性,对骨折的固定及预后影响较大。间接暴力引起的骨折可分为外翻型骨折、内翻型骨折和垂直压缩型骨折。当站立时膝部外侧受暴力打击,外翻暴力造成外髁骨折;从高处坠落时,胫骨髁受到垂直压缩暴力,股骨髁向下冲击胫骨平台,则引起胫骨内、外髁同时骨折;单纯的胫骨内髁骨折较罕见。临床上根据骨折损伤部位分为内髁骨折、外髁骨折、双髁骨折。胫骨双髁的压缩乃至粉碎性骨折,常合并有韧带的损伤。

【临床表现】

伤后膝关节明显肿胀、疼痛、功能障碍。因属于关节内骨折,均有关节内积血,应注意询问受伤史,是外翻或垂直暴力损伤,可有膝内、外翻畸形。严重的胫骨内髁或外髁骨折,则浮髌试验多呈阳性;若侧副韧带断裂,则侧向试验阳性;若交叉韧带断裂,则抽屉试验阳性;若有半月板损伤,麦氏征可阳性。

【诊断要点】

1.病史　有明确外伤史,注意详细询问受伤过程、姿势及着力点,分清膝部是内翻或外翻损伤,还是纵向冲击伤。

2.症状　伤后可引起膝部疼痛,疼痛程度根据骨折类型不同而各异。一般膝部肿胀和瘀斑明显,伤后患肢不能站立和行走。

3.体征　局部压痛明显,患肢纵轴叩击痛阳性,可有浮髌试验阳性,侧翻试验、抽屉试验可阳性。

4.辅助检查　X线正侧位片,可明确骨折类型和移位程度。结合 CT 及 MRI 检查可判断骨折及软组织损伤情况。

【治疗】

由于胫骨平台骨折波及关节面,引起关节面的不平整;肢体对线的改变以及关节的不稳定,而造成关节的疼痛和功能障碍。其治疗的原则是恢复关节面的平整,纠正膝外或内翻畸形,避免创伤性关节炎的发生。无移位骨折,先在无菌操作下,抽吸干净关节内积血或积液,超关节固定 4~6 周。有移位骨折,则视具体情况,确定复位手法及固定方式,并在有效的固定下,进行适当的功能锻炼。

1.整复方法　在麻醉配合下,患者仰卧,膝部屈曲 20°~30°。对移位不多,关节面无塌陷或塌陷不严重的骨折,以胫骨外髁骨折为例,助手一手按于股骨下段向外侧推,同时另一助手握小腿下段牵拉并向内扳拉,使膝呈内翻位,并扩大膝关节外侧间隙,有利于骨折复位。当膝关节外翻被矫正时,膝关节囊即紧张,可以将骨折块拉回原处。在助手牵拉的同时,术者用拇指推压骨块向上、向内,以进一步纠正残余移位。对骨折移位较多的单髁骨折,一助手握大腿下段,另一助手握小腿下段进行对抗牵引,在保持牵引下,远端助手略内收小腿使膝内翻,在外侧关节囊(若未破裂)被拉紧的同时,将骨折块拉向近、内侧。术者站于患侧,用两手拇指按压骨折片向上、向内复位。对于双髁骨折,手法复位时,两助手分别握大腿下段及小腿下段对抗牵引,在牵引下,术者以两手掌合抱,用大鱼际部置于胫骨内、外髁上端之两侧对向挤压,迫使骨折块复位。复位后应加用持续牵引。

2.固定方法　无移位骨折及有移位骨折在整复后,经 X 线照片显示复位良好者,可用超膝关节夹板固定 4~6 周。外髁骨折,在外髁的前下方放置好固定垫,注意勿压迫腓总神经;双髁骨折则在内、外髁前下方各置一固定垫。放好固定垫后,可用夹板作固定。若骨折块移位较多的单髁骨折或双髁骨折,整复后骨折块仍有移位趋势,可加胫骨下端或跟骨牵引;亦可选加小腿皮肤牵引,以增强骨折复位固定的稳定性,减少继续移位。牵引时间一般为 4 周左右,重量 3~5kg,夹板固定一般为 6~8 周。

3.手术疗法

(1)适应证:①胫骨外侧平台向外倾斜>5°,或关节面塌陷>3mm,或平台增宽>5mm。②外侧平台倾斜的双髁骨折。③内侧倾斜的双髁骨折。④除裂纹骨折外的所有纵向压缩性骨折。⑤合并韧带断裂者，早期作韧带修补术或晚期作重建术。

（2）手术选择：可采用钢板螺钉内固定、微创接骨术、关节镜治疗等法。

4.药物治疗　按骨折三期辨证用药。无皮肤损伤者，可同时辨证使用外用药物外敷，熏洗等，促进肿胀消退，功能康复，以利关节功能恢复。

5.功能锻炼　早期功能锻炼尤其重要，主动的肌肉收缩，可促进血液循环，消除肿胀，减少膝关节的粘连僵硬，还可增加关节软骨的营养代谢，促进软骨愈合；还可改善骨折端的血供，并使断端产生一定的应力，促进骨痂的生长。术后早期即可行 CMP 功能锻炼，这样既可早期功能锻炼又可减少膝关节活动时对髌韧带产生的张力，以求在维持关节面的吻合及对线基础上，尽量恢复膝关节最大限度的屈伸活动。同时为尽快恢复肌力，术后正确指导患者进行股四头肌的功能锻炼及其他肌肉收缩，这也是防止膝关节僵硬的有效办法。

【预后与调护】

胫骨平台骨折在得到良好的复位和合理的固定治疗后，都有较好的预后。骨折复位不良，容易导致创伤性关节炎。制动时间过长，容易使膝关节僵硬，活动受限。综合考虑整体情况，制订并实施合适的治疗方案，强调早期活动，晚期负重的功能锻炼原则是取得满意预后的关键。

（闫　斌）

第二十二节　胫腓骨干骨折

胫骨干中上段横截面呈三角形，由前、内、外三嵴将胫骨干分成内、外、后三面，胫骨嵴前突并向外弯曲，形成胫骨的生理弧度，其上端为胫骨结节。胫骨干下 1/3 处，横截面变成四方形。该中下 1/3 交界处比较细弱，为骨折的好发部位。

胫腓骨干骨折很常见，各种年龄均可发病，尤以 10 岁以下儿童或青壮年为多，儿童为青枝骨折或无移位骨折。儿童的骨折以胫骨干骨折最多，胫腓骨干双骨折次之，腓骨干骨折少见。成人的骨折以胫腓骨干双骨折为多见。

【病因病理】

直接暴力或间接暴力均可造成胫腓骨干骨折。从高处坠下，足部先着地，小腿旋转，或受重物直接打击、挤压引起。

（一）直接暴力

暴力多由外侧或前外侧而来，而骨折多是横断、短斜面，也可造成粉碎骨折。胫腓骨两骨折线都在同一水平，软组织损伤较严重。

（二）间接暴力

由传达暴力或扭转暴力所致，骨折线多为斜形或螺旋骨折，双骨折时，腓骨的折线较胫骨折线为高，软组织损伤较轻。

影响骨折移位的因素，主要是暴力的方向、肌肉的收缩、小腿和足部的重力造成的，骨折端可以出现重叠、成角或旋转畸形。股四头肌和腘绳肌分别附着在胫骨上端的前侧和内侧，此两肌能使骨折近端向前、向内移位。小腿的肌肉主要在胫骨的后面和外面,由于肢体内动力的不平衡,故肿胀消退后,易引起断端移位。正常人的踝关节与膝关节是在两个相互平行的轴上运动,若发生成角和旋转移位,必然破坏二轴间的平行关系,既影响步行和负重功能,又可导致创伤性关节炎的发生。胫骨的前缘与前内侧面表浅,仅有皮肤遮盖,骨折时容易刺破皮肤形成开放性骨折。腘动脉在进入比目鱼肌的腱弓后,分为胫前、后动脉,此二动脉都贴近胫骨下行,胫骨上端骨折时,有可能损伤血管。此外,胫骨骨折可造成小腿筋膜间隔区内肿胀,压迫血管,可引起缺血性挛缩。胫骨的营养血管由胫骨干上 1/3 的后方进入,在致密骨内下行一定距离,而后进入于髓腔,胫骨下 1/3 又缺乏肌肉附着,故胫骨干中、下段发生骨折后,往往因局部血液供应不良,而发生迟缓愈合或不愈合。

【诊断要点】

伤后患肢肿胀、疼痛和功能丧失,可有骨擦音和异常活动。有移位骨折者,可有肢体缩短、成角及足外旋畸形。损伤严重者,在小腿前、外、后侧间隔区单独或同时出现极度肿胀,扪之硬实,肌肉紧张无力,有压痛和被动牵拉痛,胫后或腓总神经分布区域的皮肤感觉丧失,即属筋膜间隔区综合征的表现。严重挤压伤、开放性骨折应注意早期创伤性休克的可能。胫骨上 1/3 骨折者,检查时应注意腘动脉的损伤。腓骨上端骨折时应注意腓总神经的损伤。小儿青枝骨折或裂纹骨折,临床症状可能很轻,但患儿拒绝站立或行走,局部有轻微肿胀及压痛。小腿正侧位 X 线照片可以明确骨折类型、部位及移位方向。因胫骨和腓骨骨折处可以不在同一平面(尤其是间接暴力引起的骨折),故 X 线照片应包括胫腓骨全长。

根据受伤史、临床表现和 X 线检查可作出诊断。

【治疗方法】

胫腓骨骨折的治疗原则主要是恢复小腿的长度和负重功能。因此,应重点处理胫骨骨折。对骨折端的成角和旋转移位,应予纠正。无移位骨折只需用夹板固定,直到骨折愈合;有移位的稳定性骨折(如横断骨折),可用手法整复,夹板固定;不稳定性骨折(如粉碎骨折、斜形骨折),可用手法整复、夹板固定,同时配合跟骨牵引,或选用固定器固定。

开放性骨折应彻底清创,尽快闭合伤口,将开放性骨折变为闭合性骨折。合并筋膜间隔区综合征者应切开深筋膜,彻底减压。陈旧性骨折畸形愈合者,可用手法折骨、夹板固定或配合牵引;对畸形愈合牢固,或骨折不愈合者,应切开复位加植骨术。

(一)整复方法

患者平卧,膝关节屈曲 20～30°,一助手用肘关节套住患肢腘窝部,另一助手握住足部,沿胫骨长轴作拔伸牵引 3～5 分钟,矫正重叠及成角畸形。若近端向前内移位,则术者两手环抱小腿远端并向前提,一助手将近端向后按压,使之对位。如仍有左右侧移位,术者两手对向推挤,使近端向外、远端向内,一般即可复位。螺旋、斜形骨折时,远端易向外侧移位,术者可用拇指置于胫腓骨间隙,将远端向内侧推挤;其余四指置于近段的内侧,向外用力提拉,并嘱助手将远端稍稍内旋,可使完全对位。然后在维持牵引下,术者两手握住骨折处,嘱助手徐徐摇摆骨折远段,使骨折端紧密相插,最后以拇指和食指沿胫骨前嵴及内侧面来回触摸骨折处,检查对线对位情况。

（二）固定方法

1.夹板固定　根据骨折断端复位前移位的方向及其倾向性而放置适当的压力垫。上1/3部骨折时，膝关节置于屈曲40～80°位，夹板下达内、外踝上4cm，内、外侧夹板上端超过膝关节10cm，胫骨前嵴两侧放置两块前侧板，外前侧板正压在分骨垫上。两块前侧板上端平胫骨内、外两髁，后侧板的上端超过腘窝部，在股骨下端作超膝关节固定。

中1/3部骨折时，外侧板下平外踝，上达胫骨外髁上缘；内侧板下平内踝，上达胫骨内髁上缘；后侧板下抵跟骨结节上缘，上达腘窝下2cm，以不妨碍膝关节屈曲90°为宜；两前侧板下达踝上，上平胫骨结节。

下1/3部骨折时，内、外侧板上达胫骨内、外髁平面，下平齐足底；后侧板上达腘窝下2cm，下抵跟骨结节上缘；两前侧板与中1/3骨折固定方法相同。

将夹板按部位放好后，横扎3～4道布带。下1/3骨折的内外侧板在足跟下方作超踝关节捆扎固定；上1/3骨折内、外侧板在股骨下端作超膝关节捆扎固定，腓骨小头处应以棉垫保护，避免夹板压迫腓总神经而引起损伤。

需要配合跟骨牵引者，穿钢针时，跟骨外侧要比内侧高1cm（相当于15°斜角），牵引时足跟便轻度内翻，恢复了小腿生理弧度，骨折对位更稳定。牵引重量一般为3～5kg，牵引后在48小时内拍摄X线片检查骨折对位情况，如果患肢严重肿胀或大量水疱，则不宜采用夹板固定，以免造成压疮、感染，暂时单用跟骨牵引，待消肿后再用夹板固定。运用夹板固定时，要注意松紧度适当，既要防止消肿后外固定松动而致骨折重新移位，也要防止夹板固定过紧而妨碍患肢血运或造成压疮，并注意抬高患肢，下肢在中立位置，膝关节屈曲20～30°，每天注意调整布带的松紧度，检查夹板、压力垫有无移位，加垫处或骨突部位有无受压而产生持续性疼痛。若骨折对位良好，则4～6周后拍摄X线片复查，如有骨痂生长，则可解除牵引。

2.固定器固定　近年来临床上常采用小腿钳夹固定器治疗小腿斜形、螺旋形等不稳定型骨折。其方法是：首先进行X线透视，以确定钳夹位置。钳夹力的方向应尽量做到与骨折线垂直。然后消毒铺巾，局麻达骨膜，继而将钳环尖直接刺入皮肤，直达骨质作加压固定，务使两尖端稍进入骨皮质内，以防滑脱。再经X线检查，若骨折对位良好，则用无菌敷料包扎两个钳夹入口，再以小腿夹板做辅助固定患肢。6～8周后拆除钳夹，小夹板可继续固定1～2周。

（三）功能锻炼

整复固定后，即可作踝足部关节屈伸活动及股四头肌舒缩活动。采用跟骨牵引者，可用健腿和两手支持体重抬起臀部。稳定性骨折从第二周开始进行抬腿及膝关节活动，从第四周开始扶双拐作不负重步行锻炼。不稳定骨折则解除牵引后仍需在床上锻炼5～7天后，才可扶双拐作不负重步行锻炼。此时患肢虽不负重，但足底要放平，不要用足尖着地，避免远折段受力引起骨折端旋转或成角移位，锻炼后骨折部若无疼痛，自觉有力，即可改用单拐逐渐负重锻炼，在3～5周内为了维持小腿的生理弧度和避免骨折段的向前成角，在床上休息时，可用两枕法。若解除跟骨牵引后，胫骨有轻度向内成角者，可让患者屈膝90°，髋关节屈曲外旋，将患肢的足部放于健肢的小腿上，呈盘腿姿势，利用肢体本身的重力来恢复胫骨的生理弧度。8～10周根据X线照片及临床检查，达到临床愈合标准，即可去除外固定。

（四）药物治疗

按骨折三期辨证施治，开放性骨折的早期在活血祛瘀方药中加入凉血清热、祛风解毒之品，如银花、连翘、蒲公英、地丁、防风。早期局部肿胀严重，宜酌加利水消肿之药，如木通、薏苡仁等。胫骨中、下1/3骨折局部血供较差，容易发生骨折迟缓愈合或不愈合，故后期内治法应着重补气血、养肝肾、壮筋骨。陈旧性骨折施行手法折骨或切开复位、植骨术后，也应及早使用补法。

（闫　斌）

第二十三节　踝部骨折

踝关节由胫、腓骨下端和距骨组成。外踝比较窄而长，位于内踝的稍后方。内踝的三角韧带较外踝的腓距、腓跟韧带坚强。故阻止外翻的力量大，阻止内翻的力量小。内、外、后三踝构成踝穴，而距骨居于其中，形成屈戊关节。胫腓骨下端之间被坚强而有弹性的下胫腓韧带连接在一起。距骨分体、颈、头三部，其体前宽后窄，其上面为鞍状关节面，当作背伸运动时，距骨体之宽部进入踝穴，腓骨外踝稍向外后侧分开，而踝穴较跖屈时能增宽1.5～2mm，以容纳距骨体。当下胫腓韧带紧张时，关节面之间紧贴，关节稳定，不容易扭伤，但暴力太猛仍可造成骨折。而踝关节处于跖屈位时，下胫腓韧带松弛，关节不稳定，容易发生扭伤。

【病因病理】

从高处坠下、下楼梯、下斜坡、走崎岖不平的道路，容易引起踝关节损伤。《世医得效方》已将踝关节损伤分为内翻与外翻两大类型。踝关节呈内翻姿势损伤者为内翻损伤，呈外翻姿势损伤者为外翻损伤。踝部损伤原因复杂，类型很多。韧带损伤、骨折、脱位可单独或同时发生。根据受伤的姿势可有内翻、外翻、外旋、纵向挤压、侧方挤压、跖屈和背伸等多种暴力，其中以内翻暴力最多见，外翻暴力次之。

（一）内翻暴力

由于足踝强力内翻，使内踝侧受挤迫，内踝多为斜形骨折，外踝受牵拉多为撕脱性横断骨折或腓侧副韧带、下胫腓韧带撕裂，距骨向内脱位。

（二）外翻暴力

由于足踝强力外翻，使外踝侧受挤迫，外踝多为斜形骨折，内踝受牵拉多为撕脱性横断骨折或三角韧带、下胫腓韧带撕裂，距骨向外脱位。

在上述暴力作用时，若踝关节处于跖屈位，距骨可向后撞击胫骨后踝，引起三踝骨折并向后脱位；若此时踝关节处于背伸位，可引起胫骨前唇骨折。

根据骨折脱位的程度，损伤又可分为三度：单踝骨折为一度；双踝骨折、距骨轻度脱位为二度；三踝骨折、距骨脱位为三度。

伤后局部瘀肿、疼痛和压痛、功能障碍，可闻及骨擦音。外翻骨折多呈外翻畸形，内翻骨折多呈内翻畸形，距骨脱位时，则畸形更加明显。踝关节X线正侧位照片可显示骨折脱位程度和损伤类型。并根据骨折线的走向，分析骨折脱位发生的机理，有助于正确的复位和固定。

根据受伤史、临床表现和 X 线检查可作出诊断。

【治疗方法】

踝部骨折是关节内骨折,无移位骨折仅将踝关节固定在 0°中立位 3～4 周即可,有移位骨折,要求准确的复位、有效的固定及早期合理的功能锻炼。

(一)整复方法

患者平卧屈膝,助手抱住其大腿,术者握其足跟和足背作顺势拔伸,外翻损伤使踝部内翻,内翻损伤使踝部外翻。如有下胫腓关节分离,可以内外踝部加以挤压;如后踝骨折并距骨后脱位,可用一手握胫骨下段向后推,另一手握前足向前提,并徐徐将踝关节背伸。利用紧张的关节囊将后踝拉下,或利用长袜袜套,套住整个下肢,下端超过足尖 20cm,用绳结扎,作悬吊滑动牵引,利用肢体重量,使后踝逐渐复位。若手法整复失败或系开放性骨折脱位,可考虑切开复位内固定,陈旧性骨折脱位则可考虑切开复位植骨术或关节融合术。

(二)固定方法

先在内外两踝的上方各放一塔形垫,下方各放一梯形垫,或放置一个空心垫,防止夹板直接压在两踝骨突处。用五块夹板进行固定,其中内、外、后侧板上自小腿上 1/3,下平足跟,前内侧及前外侧板较窄,其长度上起胫骨结节,下至踝关节上方。夹板必须塑形,使内翻骨折固定在外翻位,外翻骨折固定在内翻位。最后可加用踝关节活动夹板(铝制或木制),将踝关节固定于 90°位置 4～6 周。兼有胫骨后唇骨折者,还应固定踝关节于稍背伸位;胫骨前唇骨折者,则固定在跖屈位,并抬高患肢,以利消肿。施行关节融合术者,应固定 3 个月。

(三)功能锻炼

整复固定后,鼓励患者主动背伸踝部和足趾。双踝骨折从第 2 周起,可在保持夹板固定的情况下加大踝关节的主动活动范围,并辅以被动活动。被动活动时,术者一手握紧内、外侧夹板,另一手握前足,只作背伸和跖屈,但不作旋转和翻转活动,3 周后可将外固定打开,对踝关节周围的软组织(尤其是肌腱经过处)进行按摩,理顺筋络,点按商丘、解溪、丘墟、昆仑、太溪等穴,并配合中药熏洗。若采用袜套悬吊牵引法,亦应多作踝关节的主动伸屈活动。

(四)药物治疗

除按骨折三期辨证用药外,中期以后应注意舒筋活络、通利关节;后期若局部肿胀难消者,宜行气活血、健脾利湿;关节融合术后则须补肾壮骨,以促进骨折愈合。

(闫　斌)

第二十四节　距骨骨折

足骨共 28 块,其中包括跗骨 7 块、跖骨 5 块、趾骨 14 块、固定的子骨 2 块,由韧带与肌肉相连,构成三个足弓:即内侧纵弓、外侧纵弓与跖骨间的横弓。足弓有负重、推进行走与吸收震荡的功能。距骨是足弓的顶,上接胫骨下端,下连跟骨与舟状骨。

【病因病理】

踝关节受背伸外翻暴力使胫骨下端的前缘像凿子一样插入距骨颈体之间,将距骨劈成前后两段,而引起距骨颈及体部骨折,其中尤以颈部骨折为多见。如暴力继续作用,则合并跟距关节脱位,跟骨、距骨头连同足向前上方移位。因跟腱与周围肌腱的弹性,足向后回缩,跟骨的载距突常钩住距骨体下面之内侧结节,而使整个骨折的距骨体向外旋转,骨折面朝向外上方,甚至合并内踝骨折。踝关节跖屈内翻暴力可引起距骨前脱位,单纯跖屈暴力可因胫骨后踝与距骨体后唇猛烈顶压而引起距骨后唇骨折,临床较为少见。

距骨表面 3/5 为软骨面,故发生骨折时,骨折线多经过关节面,发生创伤性关节炎的机会较多。距骨的主要血液供应自距骨颈部进入,距骨颈骨折时,来自足背动脉的血液供应常受损害,以致距骨体很容易发生缺血性坏死。

【诊断要点】

有明显的外伤史,伤后局部肿胀、疼痛,不能站立行走,骨折明显移位则出现畸形。踝部与跗骨正侧位 X 线照片,可以明确骨折的移位、类型以及有无合并脱位。根据受伤史、临床表现和 X 线检查可作出诊断。

【治疗方法】

(一)整复方法

单纯距骨颈骨折时,患肢膝关节屈至 90°,助手把住小腿。术者一手握住前足,轻度外翻后,向下向后推压,另一手握住胫骨下端后侧向前端提,使距骨头与距骨体两骨折块对合;合并距骨体后脱位时,应先增加畸形,即将踝关节极度背伸、稍向外翻,以解除载距突与距骨体的交锁,并将距骨体向前上方推压,使其复入踝穴,然后用拇指向前顶住距骨体,稍跖屈踝关节,使两骨折块对合;距骨后唇骨折伴有距骨前脱位时,先将踝关节极度跖屈内翻,用拇指压住距骨体的外上方,用力向内后方将其推入踝穴。距骨脱位复位后,往往其后唇骨折片亦随之复位。新鲜骨折手法整复失败,可切开整复。距骨体缺血性坏死、距骨粉碎骨折、距骨体陈旧性脱位或并发踝关节严重创伤性关节炎者,应行胫距、距跟关节融合术。

(二)固定方法

距骨颈骨折整复后,应将踝关节固定在跖屈稍外翻位 8 周,距骨后唇骨折伴有距骨前脱位者,应固定在功能位 4～6 周;切开整复内固定或关节融合术者,应用管形石膏固定踝关节在功能位 3 个月。

(三)功能锻炼

固定期间应作足趾、膝关节屈伸锻炼,因一般骨折需 3～4 个月才能愈合,故在固定期间不宜早期负重。解除固定后应施行局部按摩,配合中药熏洗,并进行踝关节屈伸、内翻、外翻活动锻炼,开始扶拐作逐渐负重步行锻炼。施行关节融合术者,则扶拐锻炼时间要适当延长。

(四)药物治疗

距骨骨折容易引起骨的缺血性坏死,故中后期应重用补气血、养肝肾、壮筋骨的药物,以促进骨折愈合。

(闫　斌)

第二十五节　跟骨骨折

正常足底是三点负重,在跟骨、第一跖骨头和第五跖骨头三点组成的负重面上。跟骨和距骨组成纵弓的后臂,负担 60% 的重量。通过跟距关节还可使足内收、内翻或外展、外翻.以适应在凹凸不平的道路上行走。跟骨结节为跟腱附着处,腓肠肌、比目鱼肌收缩,可作强有力的跖屈动作。跟骨结节上缘与跟距关节面成 30~45° 的结节关节角,为跟距关系的一个重要标志,跟骨前面与骰骨构成跟骰关节。跟骨载距突承受距骨颈,也是跟舟韧带的附着处,跟舟韧带很坚强,支持距骨头,并承担体重。

【病因病理】

跟骨骨折多由传达暴力造成。从高处坠下或跳下时,足跟先着地,身体重力从距骨下传至跟骨,地面的反作用力从跟骨负重点上传至跟骨体,使跟骨被压缩或劈开;亦有少数因跟腱牵拉而致撕脱骨折。跟骨骨折后常有足纵弓塌陷,结节关节角减小、甚至变成负角,从而减弱了跖屈的力量和足纵弓的弹簧作用。

根据骨折线的走向可分为不波及跟距关节面骨折和波及跟距关节面骨折两类。前者预后较好,后者预后较差。

(一)不波及跟距关节面的骨折

1.跟骨结节纵形骨折　从高处坠下,跟骨在足外翻位时,结节底部触地引起。骨骺未闭合前,结节部触地,则形成跟骨结节骨骺分离。

2.跟骨结节横形骨折　又名"鸟嘴"型骨折,是跟骨撕脱骨折的一种,撕脱骨块小,可不影响或较少影响跟腱功能;骨折块较大且向上倾斜移位时,则严重影响跟腱功能。

3.载距突骨折　由于足处于内翻位,载距突受距骨内侧下方的冲击而致,一般少见。

4.跟骨前端骨折　由前足强力扭转所致,极少见。

5.接近跟距关节的骨折　为跟骨体骨折,骨折线斜行,从正面观骨折线由内后斜向外前,但不通过跟距外侧的关节面,可有跟骨体增宽及跟骨结节角减少。

(二)波及跟距关节面的骨折

1.跟骨外侧跟距关节面塌陷骨折　与接近跟距关节的骨折相似,只是骨折线通过跟距关节外侧,亦因重力使跟骨外侧跟距关节面塌陷。因关节面塌陷严重而关节面粉碎,跟骨结节上移和跟骨体增宽。

2.跟骨全部跟距关节面塌陷骨折　此型最常见,跟骨体部因受挤压完全粉碎塌陷,跟骨体增宽,跟距关节面中心塌陷,跟骨结节上移,体部外翻,跟骨前端亦可能骨折,骨折线波及跟骰关节。

【诊断要点】

伤后跟部肿胀、瘀斑、疼痛、压痛明显,足跟部横径增宽,严重者足弓变平。跟骨 X 线侧位、轴位照片可明确骨折类型程度和移位方向。轴位照片还能显示距骨下关节和载距突。

从高处坠下时,若冲力强大,足跟部先着地,继而臀部着地,脊柱前屈,可引起脊椎压缩性骨折或脱位,甚至冲力沿脊柱上传,引起颅底骨折和颅脑损伤,所以诊断跟骨骨折时,应常规询问和检查脊柱和颅脑的情况。

根据受伤史、临床表现和 X 线检查可作出诊断。

【治疗方法】

（一）不波及跟距关节面的骨折

跟骨结节纵形骨折的骨折块一般移位不大,早期采用祛瘀活血药物外敷,局部制动,扶拐不负重步行锻炼 3～4 周即可。跟骨结节骨骺未闭合前,骨折块有明显向上移位者,如不予以整复,则跟骨底不平,影响日后步行和站立,故应在适当麻醉下,以骨圆针穿过结节骨块中部,将膝关节屈曲,由两助手分别把住患足及小腿,术者握紧牵引弓,先向后牵引,松解骨折面的交锁,然后向下牵引,直至骨折片复位为止。复位后采用外固定患肢于膝微屈、足跖屈位 4 周。4 周后拔去钢针,再固定 2～3 周。

跟骨结节横形骨折是一种跟腱撕脱骨折。若撕脱骨块移位不大,可外固定患肢于跖屈位 4 周即可。若骨折块较大,且向上移位者,可在适当麻醉下,患者取俯卧位,屈膝,助手尽量使足跖屈,术者以两拇指在跟腱两侧用力向下推挤骨折块,使其复位。复位后外固定患肢于屈膝、足跖屈 30°位 4～6 周。

骨折线不通过关节面的跟骨体骨折,从侧位看,若跟骨体后部同跟骨结节向后向上移位,减弱了腓肠肌的紧张力,影响足的纵弓,从而妨碍了站立和步行,应充分矫正。可在适当麻醉下,屈膝 90°,一助手固定其小腿,术者两手指相叉于足底,手掌紧扣跟骨两侧,矫正骨折的侧方和跟骨体的增宽,同时尽量向下牵引以恢复正常的结节关节角。若复位仍有困难,可在跟骨上作骨牵引,复位后用长腿石膏靴固定。

（二）波及跟距关节面的骨折

跟骨外侧跟距关节面塌陷骨折或全部跟距关节面塌陷骨折,治疗较为困难。年老而骨折移位不明显者,不必复位,仅作适当固定,6～8 周后逐渐下地负重。年轻而骨折移位较明显者,可在适当麻醉下予以手法复位,尽可能地矫正跟骨体的增宽和恢复结节关节角,2 周后作不负重步行锻炼,在夹板固定下进行足部活动,关节面可自行模造而恢复部分关节功能。陈旧性骨折已形成创伤性关节炎者,常因疼痛而步履艰难,可考虑作关节融合术。

（崔西泉）

第二十六节　肋骨骨折

【概述】

肋骨共有 12 对,呈弓形,分左右对称排列,与胸椎和胸骨相连构成胸廓,对胸部脏器起保护作用。上 7 对肋骨借软骨直接附着于胸骨,第 8～10 肋骨借第 7 肋骨间接与胸廓相连,第 11～12 肋骨前端游离,称为浮肋。第 1～3 肋骨较短,且受锁骨、肩胛骨及上臂保护,而浮肋弹性较大,故均不易骨折。4～9 肋较长且固定,在外力作用下较易发生骨折。

肋骨骨折在胸部伤中占 61％～90％,不同的外界暴力作用方式所造成的肋骨骨折病变可具有不同的特点:棍棒打击或车祸撞击等作用于胸部局限部位的直接暴力所引起的肋骨骨折,断端向内移位,可刺破肋间血管、胸膜和肺,产生血胸和(或)气胸。塌方、车轮辗轧、重物挤压等胸部受到前后挤压的间接暴力,骨折多在肋骨中段,断端向外移位,刺伤胸壁软组织,产生胸壁血肿。枪弹伤或弹片伤所致肋骨骨折常为粉碎性骨折。长期剧烈咳嗽或喷嚏时,胸部肌肉急剧而强烈收缩,可致肋骨发生疲劳骨折,但多发生于体质虚弱、骨质疏松者。在儿童,肋骨富有弹性,不易折断,而在成人,尤其是老年人,肋骨弹性减弱,容易骨折。

骨折可发生于一根或数根肋骨。一根肋骨发生两处骨折时,称为双处骨折。多根肋骨双处骨折时,或者胸侧方多根肋骨骨折,由于暴力大,往往同时有多根肋骨前端的肋软骨关节脱位或肋软骨骨折,使该部胸廓失去支持,产生浮动胸壁,吸气时因胸腔负压增加而向内凹陷,呼气时因胸腔负压减低而向外凸出,与正常呼吸活动相反,故称为反常呼吸。外力不仅可导致肋骨骨折,也可使肺脏受到挤压,发生肺泡内出血水肿,肺泡破裂,引起肺间质水肿,影响血气交换。若骨折端损伤胸膜、肺脏,使空气进入胸膜腔,即为气胸。肋骨骨折伤及胸膜、肺脏或血管时,使血液流入胸腔,即为血胸,多与气胸同时发生,称为血气胸。

【诊断要点】

1.临床表现　受伤后局部疼痛,说话、喷嚏、咳嗽、深呼吸和躯干转动时疼痛加剧,呼吸较浅而快。检查可见局部有血肿或瘀斑,骨折处有剧烈压痛点,沿肋骨可触及骨骼连续性中断或骨擦感(音),胸廓挤压征阳性。多根双处肋骨骨折时,该部胸廓失去支持而出现反常呼吸。

第1、2肋骨骨折多由强大暴力引起,应同时考虑其周围的锁骨下血管和臂丛神经损伤的可能性;而下部肋骨骨折,应注意有无肝、脾、肾脏损伤。肋骨骨折的常见并发症是气血胸,故应特别注意患者的血压、脉搏和呼吸情况,有无发绀、缺氧症状,以及由于不能呼吸和咳嗽排痰而引起的肺部感染、肺不张,对年老体弱或原有慢性阻塞性肺部疾病者应提高警惕。

在连枷胸,当吸气时,胸腔负压增加,软化部位胸壁向内凹陷;呼气时,胸腔压力增高,损伤的胸壁浮动凸出,这与其他胸壁的运动相反,称为"反常呼吸运动"。反常呼吸运动可使两侧胸腔压力不平衡,纵隔随呼吸而向左右来回移动,称为"纵隔摆动",影响血液回流,造成循环功能紊乱,是导致和加重休克的重要因素之一。连枷胸时胸痛和胸廓稳定性破坏更为严重,反常呼吸运动更使呼吸运动受限,咳嗽无力,肺活量及功能残气量(FRC)减少,肺顺应性和潮气量降低,常伴有严重的呼吸困难及低氧血症。连枷胸所常伴的肺挫伤可使肺泡和间质出血、水肿、肺泡破裂和不张,是引起呼吸功能障碍的重要原因。

2.诊断标准

(1)有交通事故、高处坠落、重物挤压或直接打击等胸部外伤史。

(2)剧烈咳嗽、喷嚏后突然胸壁剧痛。

(3)局部压痛,有骨擦感(音),胸廓挤压征阳性。

3.辅助检查和实验室检查

(1)胸部正侧位X线片:可证实骨折部位,并可以明确有无气血胸及其程度。无移位骨折,早期X线可呈"阴性",需待伤后3～4周出现骨痂时,才能证实为骨折。

(2)CT:CT三维重建可以显示X线检查亦不能发现的肋软骨部位或肋软骨骨折,并可以更清楚地显示肺部损伤情况。

【鉴别诊断】

需与胸壁软组织损伤鉴别：受伤后胸部局部疼痛，甚至说话、喷嚏、咳嗽、深呼吸和躯干转动时疼痛也加剧，局部可有血肿或瘀斑，但无局限的固定压痛点，肋骨连续性完好，无骨擦感（音），胸廓挤压征阴性。胸部正侧位 X 线片无骨折。

【治疗方法】

1.手法整复　单纯肋骨骨折，因有肋间肌固定和其余肋骨支持，多无明显移位，一般不需要复位，其治疗原则是止痛、固定和预防肺部感染。

2.固定方法　半环式胶布固定具有稳定骨折和缓解疼痛的功效，方法是用 5～7cm 宽的胶布数条，在呼气状态下自后而前、自下而上做叠瓦式粘贴胸壁，相互重叠 2～3cm，两端需超过前后正中线 3cm，范围包括骨折肋骨上、下各一根肋骨。但是，因其止痛效果并不理想、限制呼吸且有皮肤过敏等并发症，故而除在转送伤员才考虑应用外，一般不应用，或应用多头胸带或弹力束胸带，效果更好。

对于连枷胸的处理，除了上述原则以外，尤其注意尽快消除反常呼吸运动、保持呼吸道通畅和充分供氧、纠正呼吸与循环功能紊乱和防治休克。当胸壁软化范围小或位于背部时，反常呼吸运动可不明显或不严重，可采用局部夹垫加压包扎。但是，当浮动幅度达 3cm 以上时可引起严重的呼吸与循环功能紊乱，当超过 5cm 或为双侧连枷胸（软胸综合征）时，可迅速导致死亡，必须进行紧急处理。首先暂时予以夹垫加压包扎，然后进行肋骨牵引固定。以往多用巾钳重力牵引，方法是在浮动胸壁的中央选择 1～2 根能持力的肋骨，局麻后分别在其上缘、下缘用尖刀刺一小口，用布钳将肋骨钳住，注意勿损伤肋间血管和胸膜，用牵引绳系于钳尾部，通过滑车用 2～3kg 重量牵引 2 周左右。目前，已根据类似原理设计出多种牵引器，是用特制的钩代替巾钳，用胸壁外固定牵引架代替滑车重力牵引，方法简便，患者能够起床活动且便于转送。

3.药物治疗

（1）中药治疗

1）中药辨证内服

①早期：伤后 4 周内。

治法：活血化瘀，理气止痛。

处方：府逐瘀汤。

当归 10g，生地黄 10g，桃仁 10g，红花 10g，枳壳 10g，赤芍 10g，柴胡 10g，桔梗 10g，川芎 10g，牛膝 10g，甘草 6g。水煎服，日一剂。

②后期：伤后 4 周以上，气滞瘀凝、肿痛尚未尽除。治法：化瘀和伤，行气止痛。

处方：三棱和伤汤。

三棱 10g，莪术 10g，青皮 10g，陈皮 10g，白术 10g，枳壳 10g，当归 10g，白芍 10g，党参 15g，乳香 10g，没药 10g，甘草 6g。水煎服，日一剂。

2）中药外敷

①五方散外敷，每次 50g，每天一次。

②熏洗舒筋汤：应用于损伤中后期，舒筋活络，活血止痛。

豆豉姜 30g,两面针 30g,络石藤 30g,半枝莲 30g,海桐皮 30g,宽筋藤 30g,穿破石 25g,千年健 20g,两面针 25g,千斤拔 25g,爬山虎 20g,透骨草 25g,鸡血藤 25g。水煎外洗,日一剂。

(2)西药治疗:可口服或必要时肌注止痛药。为预防感染,适量给予抗生素和祛痰药。肋间神经阻滞或痛点封闭有较好的止痛效果,且使之能有效呼吸和咳嗽。肋间神经阻滞可用 0.5%或 1%普鲁卡因 5ml 注射于脊柱旁 5cm 处的骨折肋骨下缘,注射范围包括骨折肋骨上、下各一根肋骨。痛点封闭是将普鲁卡因直接注射于肋骨骨折处,每处 10ml。必要时阻滞或封闭可 12~24h 重复一次,也可改用长效止痛药。注意穿刺不可过深,以免刺破胸膜。

4.功能锻炼　预防肺部并发症主要在于鼓励患者咳嗽、经常坐起和辅助排痰,因此,应该尽早起床进行深呼吸等锻炼。

5.手术治疗　多根多处肋骨骨折引起浮动胸壁,出现反常呼吸,且患者不能充分换气、不能有效咳嗽排痰时,可选择切开钢丝捆扎和缝扎固定或用记忆合金内固定。

(崔西泉)

第二十七节　骨盆骨折

一、概述

骨盆位于躯干与下肢之间,是负重的主要结构;同时盆腔内有许多重要脏器,骨盆对之起保护作用。骨盆骨折可造成躯干与下肢的桥梁失去作用,同时可造成盆腔内脏器的损伤。随着现代工农业的发展和交通的发达,各种意外和交通事故迅猛增加,骨盆骨折的发生率也迅速增高,在所有骨折中,骨盆骨折占 1%~3%,其病死率在 10%以上,是目前造成交通事故死亡的主要因素之一。

二、应用解剖

(一)骨盆的构成

骨盆环由 2 块髋骨和 1 块骶骨组成。后方由左右骶髂关节连接,前方由耻骨联合连接。骨盆借界线分为大骨盆和小骨盆 2 部分。界线呈环形,由岬及其两侧的骶骨、弓状线、耻骨梳和耻骨嵴以及耻骨联合上缘构成。大骨盆位于界线的前上方,较宽大;小骨盆位于界线的后下方。小骨盆具有上、下 2 口:骨盆上口由界线围成;骨盆下口高低不齐,由尾骨、骶结节韧带、坐骨结节、耻骨下支和耻骨联合下缘围成。

1.骶骨　正位观,上宽下窄,呈倒三角形;侧位观,向后隆突,呈弧形。中上部两侧,各有宽大的关节软骨面,为"耳状"关节面。骶骨上面,中央为一平坦卵圆形骨面。借纤维软骨与腰 5 椎体相连,构成腰骶关节。骶骨前面,光滑略凹,其上缘中份隆凸,称为岬。其有 4 对骶前孔与椎管相连,骶神经前支由此穿入骨盆。骶骨后面,粗糙隆突,有 4 对骶后孔,骶神经后支由此穿出。骶骨尖,前后扁平,借骶尾联合与尾骨相连。

2.髋骨　为大而不规则之扁骨。由 3 个基本部分——髂骨、坐骨和耻骨组成。在幼年时期,此三骨各为独立骨。16 岁以后,三骨逐渐融合为一体。在三骨融合处之外侧面,即髋臼,与股骨头共同构成髋关节。在髂骨后端有一耳状关节软骨面,与骶骨耳状关节面相连接构成骶髂关节。在耻骨上下支移行处的内侧有一粗糙骨面,名为耻骨联合面。借纤维软骨板与对侧同名面构成耻骨联合。

3.骶髂关节　由骶骨与髂骨之耳状面连接而成。此关节具有一般关节结构,但较特殊,不是一个运动关节,其关节面方向是由后内侧斜向前外侧;而且在髂骨侧关节面上有一纵行曲峰;骶骨侧关节面上有一对应的曲沟。关节面凹凸不平,但彼此嵌合紧密。关节囊紧贴关节面,极为坚韧。关节韧带也很坚强。关节周围共有 6 条韧带纵横交错、坚韧有力的韧带加固,使关节更加稳定。前侧有扁平坚韧的骶髂前韧带,横越骶骨与髂骨前面,并将其紧密地连接在一起,以阻挡髂骨外旋和垂直式应力;在关节的后面,有骶髂后长韧带、后短韧带,其主要作用是阻挡剪应力及髂骨内旋;关节的后上方,骶骨粗隆间的大骨缝内有骶髂间韧带。此韧带为许多短而极为坚韧的纤维,将骶骨与髂骨紧密地连接一起,形成关节后侧主要的力学稳定结构。人体除卧位状态外,所承受的大部分体重不单纯靠滑膜关节本身,而主要靠骶髂关节的纤维部分,即骶髂间韧带。因此骶髂关节是一个双重结构,即由滑膜关节部分及纤维连接(骶髂间韧带)2 部分组成。在骶髂关节下部两侧还有 2 条重要的辅助韧带,即骶棘韧带及骶结节韧带。前者从骶骨外侧至坐骨棘,为一条坚韧纤维带,其作用是限制髂骨内旋;后者从骶髂关节后面至坐骨结节垂直于骶棘韧带,其主要作用是限制垂直剪力作用于半侧骨盆。在骶髂关节上部被后上方的骶髂间韧带稳定后,此二韧带的共同作用可防止负重时骶骨下端向后翘起,有助于骶髂关节稳定,对抗骶骨在矢状面上向前旋转。而负重越大,越保持紧张,使关节形成一个自锁系统。另外,骶髂关节的骨性结构也很特殊,骶骨上宽下窄,犹如一个楔子,并与二髂骨之间,负重越大越保持紧密。总之,骶髂关节由于结构上的特殊,非常稳固,活动范围极微,仅有很小的旋转活动,以缓冲由脊柱到下肢或由下肢至脊柱的冲击力及震荡。由于关节韧带极为坚强有力,故临床上单纯骶髂关节脱位极为少见。

4.耻骨联合　耻骨联合由两侧耻骨之联合面借纤维骨板连接而成,形似关节,并非关节,其结构如同一个椎间关节。两侧耻骨联合面表面粗糙,被覆一薄层透明软骨。其间由纤维软骨板将两骨紧密连接在一起。在纤维软骨板之内部,有一矢状位狭窄的腔,称为耻骨联合腔,但无关节滑膜衬于其内。除纤维软骨外,其周围还有坚强的弓状韧带连接。将耻骨联合上、下方及两侧的耻骨紧密地连接在一起。使耻骨联合更加坚强,以适应负重时承受之张力、压力及剪式应力,除女性分娩过程中可有轻微的分离外,一般没有活动。故当遭受外力作用时,常可引起耻骨支骨折,而不易发生耻骨联合分离。

(二)盆腔及其脏器

盆腔系小骨盆上下口之间的腔隙。前壁为耻骨联合及邻近的耻骨部分;后壁为骶、尾骨及梨状肌,两侧壁为髋臼、坐骨上支与骶棘韧带、骶结节韧带。腔的骨部有成对有肛提肌及尾骨肌及其上下筋膜,形如吊床横越盆腔,张于盆腔之间,向下形成漏斗状腔。而此肌及其上下筋膜层,即盆膈;盆膈封闭骨盆下口,形成盆底。盆膈前方并不完全合拢,有一三角形盆膈裂孔,另由会阴部尿生殖膈将其封闭加固。盆膈的功能是在直立位时承托与固定其上方之盆内脏器,并与腹内压、排便等功能动作有密切关系。穿过盆膈至会阴开口于外界的结构为直肠。穿过尿生殖膈的结构,男性为尿道,女性为尿道和阴道。

1.盆腔内脏器　由盆腹膜腔、盆腹膜下腔和盆皮下腔3层组成。

(1)盆腹膜腔:是腹膜腔向下延续,下突至小骨盆内部分。容纳腹膜内直肠和进入盆腔内的一部分小肠、结肠等。女性还有子宫颈及附件和阴道的最上部。

(2)盆腹膜下腔:是腹膜以下,盆膈筋膜以上的腔隙。内纳膀胱与直肠的腹膜外部分,有前列腺、精囊、输精管、输尿管的盆部。女性还有子宫颈和阴道的上部。此外,还有血管、神经、淋巴管、淋巴结等。

(3)盆皮下腔:在盆膈筋膜以下和皮肤之间,相当于会阴部。前为尿生殖器官,男性为尿道,女性为尿道及阴道。后部为直肠末端。

2.盆腔内血管　主要为髂内动静脉及其分支。

(1)动脉:髂内动脉在骶髂关节处自髂总动脉分出后,循骨盆内向下入骨盆腔,在坐骨大孔(或梨状肌)上缘先分成前、后2干。后干为壁支,前干除分出壁支外,还有供应盆内脏器及外生殖器的脏支。

1)后干:较短,分支有髂腰动脉、骶外侧动脉和臀上动脉。

①髂腰动脉:从后干发出后朝外上方行走,经闭孔神经与髂腰干之间,穿行于腰大肌内侧缘至该肌深面分支。分支供应腰方肌、髂腰肌、髋骨和脊髓等。

②骶外侧动脉:从髂内动脉后干发出后,沿骶骨盆面经骶前孔的骨侧下降,分布于梨状肌、肛提肌、臀肌和脊髓等。

③臀上动脉:为后干最大的分支,该动脉经腰骶干第一骶神经之间,穿梨状肌上孔进入臀部。臀上动脉分浅深2支,浅支分布至臀大肌;深支伴臀上神经走行于臀中肌、臀小肌之间,分布至臀中肌、臀小肌。

2)前干:在骶丛及梨状肌前方向梨状肌下缘发出若干分支。

①脐动脉:发自髂内动脉前干,走向下内方,其内段闭锁延续为脐内侧韧带,其近段发出数条小支,称为膀胱上动脉,分布于膀胱尖及膀胱体。

②闭孔动脉:沿骨盆侧壁向前下行走,在行径中与闭孔神经伴行,穿闭膜管出盆腔,至股内侧部。分支营养内收肌群、股方肌和髋关节等。闭孔动脉在穿闭膜管之前可发出一耻骨支,可与腹壁下动脉的闭孔吻合,形成异常的闭孔动脉。

③膀胱下动脉:分支分布于膀胱底、精囊腺、前列腺和输尿管下段,在女性有分支至阴道壁。

④直肠下动脉:主要分布于直肠下部,在男性还发出分支至精囊腺和前列腺,在女性则有分支至阴道。

⑤子宫动脉:沿盆腔侧壁向下方行走,进入子宫阔韧带两层之间,跨过输尿管的前上方,近子宫颈处发出阴道支分布于阴道,其本干沿子宫侧缘向上行至子宫底,分支分布于子宫、输卵管和卵巢,并与卵巢动脉吻合。

⑥阴部内动脉:从前干发出后,朝向后下方沿臀下动脉的前方下降,穿梨状肌下孔出盆腔,

又经坐骨小孔入坐骨直肠窝。在坐骨直肠窝的侧壁发出分支至肛门、会阴和外生殖器。

⑦臀下动脉：是前于发出的最大分支。沿梨状肌下方和坐骨神经骨侧下行，其分支除了发出分支供应臀大肌外，还发出分支与股深动脉的旋股骨侧动脉、旋股外侧动脉及股深动脉的第1穿支构成"十"字吻合。

盆部的动脉除髂内动脉各分支外，尚有来自腹主动脉末端的骶中动脉、肠系膜下动脉的终末支——直肠上动脉以及来自腹主动脉的精索内动脉，女性为卵巢动脉。

(2)静脉：盆腔静脉在坐骨大孔的稍上方汇合成髂内静脉。伴随同名动脉的后内侧上行至骶髂关节的前面与髂外静脉汇合成髂总静脉。髂内静脉的属支分为壁支和脏支。

1)壁支：包括臀上静脉、臀下静脉、骶外侧静脉和骶正中静脉，主要收集同名动脉分布区的静脉血。

2)脏支：多在内脏周围形成静脉丛，包括膀胱静脉丛、子宫阴道静脉丛、阴部内静脉丛和直肠静脉丛。各静脉丛间互相交通，但丛内缺乏静脉。

(3)盆腔的神经：包括骶丛、腰丛的分支闭孔神经以及盆部的自主神经。

1)骶丛：是人体最大的神经丛，位于骨盆后壁、盆筋膜后面、梨状肌的前方。由第4腰神经前支一部分与第5腰神经前支合成腰骶干，腰骶干再与第1至第5骶神经前支和尾神经的前支在梨状肌前方合成。骶丛略呈三角形，尖向坐骨大孔下部集中形成2条终末支——坐骨神经及阴部神经，它们穿出孔后支配会阴及下肢。

由骶丛根发出的分支：

①肌支：支配梨状肌、肛提肌、尾骨肌。

②盆内脏神经：由随第2至第4骶神经前支出来的副交感神经纤维参加盆丛，支配盆腔脏器。

由骶丛盆面发出的分支：

①闭孔内肌神经：在坐骨神经与阴部神经之间经梨状肌下孔出盆。

②股方肌神经：先行于坐骨神经的盆面，然后随坐骨神经出盆。

由骶丛向背面发出的分支：

①臀上神经(L_5 至 S_1)：从梨状肌上孔出盆后支配臀中肌、臀小肌和阔筋膜张肌。

②臀下神经(L_5 至 S_2)：从梨状肌下孔出盆，主要支配臀大肌。

③股后皮神经(S_1 至 S_2)：与臀下神经共同经坐骨神经后方出盆，主要支配股后区皮肤和臀区皮肤。

④坐骨神经(L_4 至 S_3)：自梨状肌下方出盆。

骶丛由于位置关系，损伤机会较少，但可能由于脊髓及马尾的病变、骨盆骨折、骶髂关节脱位、骨盆肿瘤等因素可引起骶丛损伤。

2)闭孔神经：盆腔躯体神经除骶、尾丛外，还有来自腰丛的闭孔神经。该神经起自第2至第4腰神经的前支，自腰大肌内缘下行入盆，沿盆壁在闭孔血管的上方向前，穿闭膜管至股部，支配股内收肌群及股内侧的皮肤。闭孔神经可因脊髓和腰丛的病变、盆腔肿瘤等原因而损伤。该神经损伤可引起内收肌群瘫痪、大腿不能内收、外旋无力等症状。

3)自主神经：盆腔交感干位于骶前孔内侧，每侧有3～4个骶交感干神经节。左右交感干在尾椎前方相互汇合终于奇神经节。骶交感神经节后纤维加入盆丛,伴随髂内动脉的分支形成许多小丛,分布至盆腔脏器。盆腔的副交感神经位于脊髓的第2至第4骶节内,发出的节前纤维伴随相应的骶神经前孔,然后离开骶神经构成盆内脏神经。

三、骨盆生物力学

骨盆上与腰椎相连,下借髋臼与下肢骨骼相连,是躯干与下肢间的桥梁。其功能除作为骨盆内外诸肌的起点和保护盆腔外,主要是借其弓形结构,在站立或坐位时支持重量。我们把骨性骨盆结构设想为拱顶结构,此拱顶由骶骨与双侧髂骨形成,而股骨及坐骨在地上作为拱脚,两脚在耻骨联合处相连接。以髋臼为界可将骨盆环分为前后2部。

1.骨盆前部 两侧耻骨上下支与耻骨联合构成联结弓,与两侧承重之主弓相联结。其主要作用是稳定和加强承重主弓,防止人体负重时承重的主弓的中线靠拢和向两侧分离。

2.骨盆后部 承重弓是支持体重的主要部分。其通过2个负重的主弓来完成。骶骨是2个主弓的汇合点。立位时,来自躯干的重力,向下传递等量分布至两侧骶髂关节、髂骨后部增厚部分,再向下传递至髋臼及股骨形成立位时的股骶弓。

3.坐骶弓 坐位时重力由骶骨经骶髂关节,向下传递至髂骨后部,再向下经坐骨上支,抵坐骨结节形成坐位时负重的坐骶弓。

骨盆骨骼的分布与排列适应其生物力学特点。骨盆后侧,骨质增厚坚强,不易骨折;而前侧弓比较薄弱,远不如承重弓坚强,因此,当遭受外力作用时,前面的联合副弓先骨折,然后波及主弓。主弓骨折时,副弓多同时骨折。

骨盆环的稳定除依赖于骨结构外,同时也依赖于坚强的韧带结构。

四、骨盆骨折的创伤机制

引起骨盆骨折的暴力主要有以下3种方式:

1.直接暴力 由于压砸、碾轧、撞挤或高处坠落等损伤所致骨盆骨折,多系闭合伤,且伤势多较严重,易并发腹腔脏器损伤及大量出血、休克。

2.间接暴力 由下肢向上传导抵达骨盆的暴力,因其作用点集中于髋臼处,故主要引起髋臼中心脱位及耻、坐骨骨折。

3.肌肉牵拉 肌肉突然收缩致使髂前上棘、髂前下棘及坐骨结节骨折。

五、骨盆骨折的分类

由于解剖上的复杂性,骨盆骨折有多种分类,依据不同的标准,可有不同的分法。如依骨折的部位分为坐骨骨折、髂骨骨折等;依骨折稳定性或是否累及骨盆负重部位而分为稳定与不稳定骨折;依致伤机制及外力方向分为前后受压及侧方受压骨折;依骨折是否开放分为开放或闭合骨折。目前主要的分类方法有:

1.Tile 分型　Pennal 等于 1980 年提出了一种力学分型系统,将骨盆骨折分为前后压缩伤、侧方压缩伤和垂直剪切伤。Tile 于 1988 年在 Pennal 分型的基础上提出了稳定性概念,将骨盆骨折分为:A 型(稳定)、B 型(旋转不稳定但垂直稳定)、C 型(旋转、垂直均不稳定)。这一分型系统目前被广泛应用。

A 型:可进一步分为 2 组。A1 型骨折为未累及骨盆环的骨折,如髂棘或坐骨结节的撕脱骨折和髂骨翼的孤立骨折;A2 型骨折为骨盆环轻微移位的稳定骨折,如老年人中通常由低能量坠落引起的骨折。

B 型:表现为旋转不稳定。B1 型骨折包括"翻书样"骨折或前方压缩损伤,此时前骨盆通过耻骨联合分离或前骨盆环骨折而开放,后骶髂的骨间韧带保持完整。Tile 描述了这种损伤的分期。第一期,耻骨联合分离小于 2.5cm,骶棘韧带保持完整;第二期,耻骨联合分离>2.5cm,伴骶棘韧带和前骶髂韧带破裂;第三期,双侧受损,产生 B3 型损伤;B2-1 型骨折为有同侧骨折的侧方加压损伤;B2-2 型骨折有侧方加压损伤,但骨折在对侧,即"桶柄状"损伤,韧带结构通常不因伴骨盆内旋而遭到破坏。

C 型:旋转和垂直均不稳定。包括垂直剪切损伤和造成后方韧带复合体破坏的前方压缩损伤。C1 型骨折包括单侧的前后复合骨折,且依后方骨折的位置再分为亚型;C2 型骨折包括双侧损伤,一侧部分不稳定,另一侧不稳定;C3 型骨折为垂直旋转均不稳定的双侧骨折。Tile 分型直接与治疗选择和损伤的预后有关。

2.Burgess 分类　1990 年,Burgess 和 Young 在总结 Pennal 和 Tile 分类的基础上,提出了一个更全面的分类方案,将骨盆骨折分为侧方压缩型(LC)、前后压缩型(APC)、垂直压缩型(VS)、混合型(CM)。APC 与 LC 每型有 3 种损伤程度。APC-Ⅰ 型为稳定型损伤,单纯耻骨联合或耻骨支损伤。APC-Ⅱ 型损伤为旋转不稳定合并耻骨联合分离或少见的耻骨支骨折,骶结节、骶棘韧带及骶髂前韧带损伤。APC-Ⅲ 型损伤常合并骶髂后韧带断裂,发生旋转与垂直不稳定。LC-Ⅰ 型损伤产生于前环的耻坐骨水平骨折以及骶骨压缩骨折。所有骨盆的韧带完整,骨盆环相当稳定。LC-Ⅱ 型损伤常合并骶后韧带断裂或后部髂崤撕脱。由于后环损伤不是稳定的嵌插,产生旋转不稳定。骨盆底韧带仍然完整,故相对垂直稳定。LC-Ⅲ 型损伤又称为"风卷样"骨盆。典型的滚筒机制造成的损伤首先是受累侧骨盆因承受内旋移位而产生 LC-Ⅱ 型损伤。当车轮碾过骨盆对侧半骨盆时其产生外旋应力(或 APC)损伤。损伤方式不同,典型的损伤方式为重物使骨盆滚动所造成。垂直剪切损伤(VC)为轴向暴力作用于骨盆,骨盆的前后韧带与骨的复合全部撕裂。髂骨翼无明显外旋,但其向上和向后移位常见。混合暴力损伤(CMI)为由多种机制造成的损伤。此分类系统对临床处理上有 3 点意义:①提醒临床医师注意勿漏诊,特别是后环骨折;②注意受伤局部与其他合并伤的存在并预见性地采取相应的复苏手段;③能使得临床医师根据伤员总体情况和血流动力学状况以及对病情准确认识,选择最适合的治疗措施,从而降低病死率。

3.Letournel 分类　Letournel 将骨盆环分为前、后 2 区域。前环损伤包括单纯耻骨联合分离、垂直骨折线波及闭孔环或邻近耻骨支、髋臼骨折。后环损伤的特征为:

(1)经髂骨骨折未波及骶髂关节。

(2)骶髂关节骨折脱位伴有骶骨或髂骨翼骨折。

（3）单纯骶髂关节脱位。

（4）经骶骨骨折。

4.Dennis 骶骨解剖区域分类　　Ⅰ区：从骶骨翼外侧至骶孔，骨折不波及骶孔或骶骨体。

Ⅱ区：骨折波及骶孔，可从骶骨翼延伸到骶孔。

Ⅲ区：骨折波及到骶骨中央体部，可为垂直、斜形、横形等任何类型，全部类型均波及骶骨及骶管。

此种分类对合并神经损伤的骶骨骨折很有意义。Ⅲ区骶骨骨折其神经损伤发生率最高。

六、临床表现和诊断

（一）临床表现

1.全身表现　　主要因受伤情况、合并伤、骨折本身的严重程度及所致的并发症等的不同而不尽相同。

低能量致伤的骨盆骨折，如髂前上棘撕脱骨折、单纯髂骨翼骨折等，由于外力轻、无合并重要脏器损伤、骨折程度轻及无并发症的发生，全身情况平稳。高能量致伤的骨盆骨折，特别是交通事故中，由于暴力大，受伤当时可能合并颅脑、胸腹脏器损伤，且骨折常呈不稳定型，并发血管、盆腔脏器、泌尿生殖道、神经等损伤，可出现全身多系统损伤的症状体征。严重的骨盆骨折可造成大出血，此时主要是出血性休克的表现。

2.局部表现　　不同部位的骨折有不同的症状和体征。

（1）骨盆前部骨折的症状和体征：骨盆前部骨折包括耻骨上、下支骨折，耻骨联合分离，坐骨支骨折，坐骨结节撕脱骨折。此部骨折时腹股沟、会阴部耻骨联合部及坐骨结节部疼痛明显，活动受限，会阴部、下腹部可出现瘀斑，伤侧髋关节活动受限，可触及异常活动及听到骨擦音。骨盆分离、挤压试验呈阳性。

（2）骨盆外侧部骨折的症状和体征：包括髂骨骨折，髂前上、下棘撕脱骨折。骨折部局部肿胀、疼痛、伤侧下肢因疼痛而活动受限，被动活动伤侧肢可使疼痛加重，局部压痛明显，可触及骨折异常活动及听到骨擦音。髂骨骨折时骨盆分离、挤压试验呈阳性，髂前下棘撕脱骨折可有"逆行性"运动，即不能向前移动行走，但能向后倒退行走。

（3）骨盆后部骨折的症状和体征：包括骶关节脱位、骶骨骨折、尾骨骨折脱位。症状和体征有骶髂关节及骶骨处肿胀、疼痛，活动受限，不能坐立翻身，严重疼痛剧烈，局部皮下淤血明显。"4"字试验、骨盆分离挤压试验呈阳性（尾、骶骨骨折者可阴性）。骶髂关节完全脱位时脐棘距不等。骶骨横断及尾骨骨折者肛门指诊可触及尾、骶骨异常活动。

（二）诊断

1.外伤史　　询问病史时应注意受伤时间、方式及受伤原因、伤后处理方式、液体摄入情况、大小便情况。对女性应询问月经史、是否妊娠等。

2.症状　　见临床表现。

3.体格检查

（1）一般检查：仔细检查患者全身情况，确明是否存在出血性休克、盆腔内脏器损伤，是否合并颅脑、胸腹脏器损伤。

（2）骨盆部检查：①视诊：伤员活动受限，局部皮肤挫裂及皮下淤血存在，可看到骨盆变形、肢体不等长等。②触诊：正常解剖标志发生改变，如耻骨联合、髂嵴、髂前上棘、坐骨结节、骶髂关节、骶尾骨背侧可发现其存在触痛、位置发生变化或本身碎裂及异常活动，可存在骨擦音，肛门指诊可发现尾骶骨有凹凸不平的骨折线或存在异常活动的碎骨片，合并直肠破裂时，可有指套染血。

（3）特殊试验：骨盆分离、挤压试验阳性，表明骨盆环完整性破坏；"4"字试验阳性，表明该侧骶髂关节损伤。特殊体征：Destot 征——腹股沟韧带上方下腹部、会阴部及大腿根部出现皮下血肿，表明存在骨盆骨折，Ruox 征——大转子至耻骨结节距离缩短，表明存在侧方压缩骨折，Earle 征——直肠检查时触及骨性突起或大血肿且沿骨折线有压痛存在，表明存在尾骶骨骨折。

4.X 线检查　X 线是诊断骨盆骨折的主要手段，不仅可明确诊断，更重要的是能观察到骨盆骨折的部位、骨折类型，并根据骨折移位的程度判断骨折为稳定或不稳定及可能发生的并发症。一般来说，90％的骨盆骨折仅摄骨盆前后位 X 线片即可诊断，然而单独依靠正位 X 线片可造成错误判断，因为骨盆的前后移位不能从正位 X 线片上识别。在仰卧位骨盆与身体纵轴成 $40°\sim60°$ 角倾斜，因此骨盆的正位片对骨盆缘来讲实际上是斜位。为了多方位了解骨盆的移位情况，Pennal 建议加摄入口位及出口位 X 线片。

（1）正位：正位的解剖标志有耻骨联合、耻坐骨支、髂前上、下支、髂骨嵴、骶骨棘、骶髂关节、骶前孔、骶骨岬及 L_5 横突等，阅片时应注意这些标志的改变。耻骨联合分离＞2.5cm，说明骶棘韧带断裂和骨盆旋转不稳；骶骨外侧和坐骨棘撕脱骨折同样为旋转不稳的征象；L_5 横突骨折为垂直不稳的又一表现。除此之外，亦可见其他骨性标志，如髂耻线、髂坐线、泪滴、髋臼顶及髋臼前后缘。

（2）出口位：患者取仰卧位，X 线球管从足侧指向骨盆部并与垂直线成 $40°$ 角投射，有助于显示骨盆在水平面的上移及矢状面的旋转。此位置可判断后骨盆环无移位时存在前骨盆环向上移位的情况。出口位是真正的骶骨正位，骶骨孔在此位置为一个完整的圆，如存在骶骨孔骨折则可清楚地看到。通过骶骨的横形骨折，L_5 横突骨折及骶骨外缘的撕脱骨折亦可在此位置观察到。

（3）入口位：患者取仰卧位，球管从头侧指向骨盆部并与垂直线成 $40°$ 角，入口位显示骨盆的前后移位优于其他投射位置。近来研究表明，后骨盆环的最大移位总出现在入口位中。外侧挤压型损伤造成的髂骨内旋、前后挤压造成的髂骨翼外旋以及剪切损伤都可以在入口位中显示。同时入口位对判断骶骨压缩骨折或骶骨翼骨折也有帮助。

对于低能量外力造成的稳定的骨盆骨折的 X 线表现一般比较易于辨认。而对于高能量外力造成的不稳定骨盆骨折，需综合不同体位的 X 线以了解骨折的移位情况，如果发现骨盆环有一处骨折且骨折移位，则必定存在另一处骨折，应仔细辨认。

5.骨盆骨折 CT 扫描　能对骨盆骨及软组织损伤，特别是骨盆环后部损伤提供连续的横断面扫描，能发现一些 X 线平片不能显示的骨折和韧带结构损伤。对于判断旋转畸形和半侧骨盆移位有重要意义，对耻骨支骨折并伴有髋臼骨折特别适用。此外，对骨盆骨折内固定，CT

能准确显示骨折复位情况、内固定物位置是否恰当以及骨折愈合情况。CT 在显示旋转和前后移位方面明显优于普通 X 线片,但在垂直移位的诊断上,X 线片要优于轴位 CT 片。

6.MRI　适用于骨盆骨折的并发损伤,如盆内血管的损伤、脏器的破裂等,骨盆骨折急性期则少用。

7.数字减影技术(DSA)　对骨盆骨折并发大血管伤特别适用,可发现出血的部位同时确认血管栓塞。

七、并发症

(一)出血性休克

高能量外力致伤的骨盆骨折可发生致命的大出血,出血量多少与骨折的严重程度相一致,休克在伤后很快出现。严重的出血性休克是骨盆骨折死亡的主要原因。

1.出血来源

(1)骨折断端渗血:构成骨盆的诸骨大多为松质骨,如髂骨、骶骨等,血运丰富,骨折后断端可大量渗血,其出血量多少与骨折的严重度成正比,这种出血不易止住,是发生出血性休克的一个重要出血源。

(2)盆腔内脏破裂出血:盆腔内脏器如膀胱、直肠、女性的子宫和阴道被骨折端刺伤撕裂可引起严重的出血。

(3)骨盆壁及邻近软组织撕裂出血:这也是重要的出血源。

(4)骨盆内血管损伤出血:骨盆前部骨折可伤及闭孔动静脉、阴部动静脉、耻骨动静脉、髂外动静脉分支,有时甚至伤及髂外动静脉主干;骨盆侧部骨折可伤及闭孔动静脉;骨盆后部骨折可伤及腰动静脉、髂腰动静脉、骶外侧动静脉、骶中动静脉、骶正中动静脉、臀上动静脉。高能量致伤中,骨盆可同时有多处骨折,故可能造成上述几组血管同时受损,发生大出血。

(5)盆腔内静脉丛损伤出血:盆腔内有丰富的静脉丛,且静脉丛血管壁薄,弹性差,周围又多为疏松组织,无压迫止血作用,当骨盆骨折时,极易伤及静脉丛,引起大出血。

2.诊断

(1)病史:有明确的外伤史,患者除主诉骨折部位疼痛外,还有腹部、腰部疼痛等。

(2)体征:

1)一般状况:患者可有面色苍白、出冷汗、躁动不安、肢体发冷、口渴、脉快、少尿或无尿、收缩压下降、脉压减小等。

2)局部体征:下腹部、腰部、会阴部及大腿中上段可见皮肤青肿、皮下淤斑,有时可触及明显的皮下血肿。

3)腹膜刺激征:出现腹痛、腹胀、腹部压痛、反跳痛、腹部肌紧张,并有肠蠕动减弱等现象。注意与腹腔内脏器破裂相鉴别。

3.X 线表现　可见骨盆环有 2 处以上骨折,或骨盆后部骨折脱位或骨盆粉碎骨折。

(二)泌尿道损伤

泌尿道损伤是骨盆前环骨折的常见并发症,关于发生率各家报道不一,一般在 3.5%～

28.8%。其与骨折类型密切关系,在一侧耻骨支骨折伤员中其发生率为15.5%,而双侧者则可高达40.8%。

1.前尿道损伤 骨盆骨折并发前尿道损伤不常见,在所谓"桶柄状"骨盆骨折中可见到,机制是受伤时前尿道被外力挤压于耻骨两弓之下,外力造成耻骨骨折而损伤前尿道,可分为部分或完全断裂。

根据外伤史、体检、尿道逆行造影不难诊断。询问病史可发现有上述特征性受伤机制,患者主诉有尿急,但排不出尿,出现尿潴留,阴茎及阴囊部肿痛。体检可发现会阴部有血迹,深阴茎筋膜完整者可见阴茎部尿液外渗,深阴茎筋膜被穿破则可见下腹、阴囊、会阴部尿液外渗,试插导尿管失败或肛门指诊发现前列腺移位者为尿道完全断裂。通过尿道逆行造影可明确。

2.后尿道损伤 尿生殖膈及其以上部后尿道损伤是耻骨联合严重分离及耻骨支骨折最常见的并发症。尿道膜部比前列腺部更易受损。患者主诉会阴部及下腹部胀痛,有尿意但不能排尿,如为不完全断裂则有血尿,尿道口流血或有血迹。体检发现会阴部、下腹部、阴囊部的尿液外渗,试插导尿管受阻,肛门指诊发现前列腺向上回缩,可触及柔软有波动肿块。通过尿道膀胱逆行造影可明确诊断。

3.膀胱破裂 在骨盆骨折中的发生率约为4%,致伤机制在于骨折端刺破膀胱或充盈的膀胱突然受外力的压迫而破裂。膀胱充盈较之空虚时更易破裂,空虚的膀胱除了外骨盆环完整性遭受严重破坏,否则不易受损;而充盈的膀胱在下腹部突然受压,可发生腹膜内破裂,而与骨盆骨折严重度无关。膀胱破裂可以是腹膜内或腹膜外,或两处同时存在。诊断可根据外伤史、下腹部痛、伤前较长时间未排尿而伤后有尿意但排不出、有血尿或尿道口有血迹。早期可无腹膜刺激征,但稍后出现明显的腹膜刺激征,上腹部有明显压痛、反跳痛、肌紧张,此点可与其他器官破裂鉴别,腹腔内其他器官破裂早期即可出现腹膜刺激征。下腹部未触及充盈的膀胱,试插导尿管顺利,但无尿液或只有少量血尿导出,此时向内注射少量无菌生理盐水,而后若未能回抽出或回抽量明显少于注入量,则表明膀胱破裂,可行膀胱造影确诊。

(三)女性生殖道损伤

女性由于骨盆结构较男性短而宽,其骨盆内器官拥挤固定,子宫及阴道位置隐蔽,前有膀胱、尿道及耻骨联合,后有直肠及骶尾部,当直接暴力作用于骨盆,骨盆被碾压而粉碎或严重变形时,易发生子宫阴道及周围脏器联合伤。诊断上有明确的外伤史,X线片示严重骨盆骨折,下腹部、会阴部疼痛,非月经期流血,体检发现下部、会阴部皮下淤血、局部血肿,阴道指诊触痛明显、触及骨折端及阴道破裂口,直肠指诊触及骨端。B超下腹部有时可发现子宫破裂、下腹部血肿。

(四)直肠损伤

骨盆骨折合并直肠损伤并不多见,多由骶骨骨折端直接刺伤直肠所致,少数也可因骶骨、坐骨骨折移位使之撕裂。临床上骨盆骨折后出现肛门出血为主要症状,可有下腹痛及里急后重感,可为腹膜被骨折端刺破所致。

(五)神经损伤

比较少见,且常为当时骨及软组织的严重损伤所掩盖,而不能及时诊断。损伤多由于神经行经部位的骨折脱位所致。如对骶骨骨折应考虑骶1、2神经损伤;对严重的半骨盆移位者应考虑腰丛或骶丛损伤;对髂骨或坐骨骨折应想到坐骨神经损伤可能性,髋臼骨折、耻骨骨折有损伤闭孔神经可能。神经损伤后出现该神经支配区运动、感觉障碍。该种损伤多系牵拉伤或血肿压迫致伤,多数采用保守治疗,症状多可逐渐好转或消失。少数情况下需手术解除对神经的牵拉和压迫,以及早促进神经的恢复。

八、骨盆骨折的治疗

(一)急救

骨盆骨折多为交通事故、高处坠落、重物压砸等高能量暴力致伤,骨盆骨折患者的病死率为 $10\%\sim25\%$。除了骨折本身可造成出血性休克及实质脏器破裂外,常合并全身其他系统的危及生命的损伤,如脑外伤、胸外伤及腹部外伤等。对骨盆骨折患者的急救除了紧急处理骨折及其并发症外,很重要的一点是正确处理合并伤。

1.院前急救　据报道严重创伤后发生死亡有 3 个高峰时间:第 1 个高峰发生在伤后 1h内,多因严重的脑外伤或心血管血管损伤致死;第 2 个高峰发生在伤后 $1\sim4h$,死因多为不可控制的大出血;第 3 个高峰发生在伤后数周内,多因严重的并发症致死。急救主要是抢救第1、2 高峰内的伤员。

抢救人员在到达事故现场后,首先应解脱伤员,去除压在伤员身上的一切物体,随后应快速检测伤员情况并作出应急处理。一般按以下顺序进行:①气道情况:判断气道是否通畅、有无呼吸梗阻,气道不畅或梗阻常由舌后坠或气道异物引起,应予以解除,保持气道通畅,有条件时行气管插管以保持通气;②呼吸情况:如果伤员气道通畅仍不能正常呼吸,则应注意胸部的损伤,特别注意有无张力性气胸及连枷胸存在,可对存在的伤口加压包扎及固定,条件允许时可给予穿刺抽气减压;③循环情况:判断心跳是否存在,必要时行胸外心脏按压,判明大出血部位压迫止血,有条件者可应用抗休克裤加压止血;④骨折情况:初步判定骨盆骨折的严重程度,以被单或骨盆止血兜固定骨盆,双膝、双踝之间夹以软枕,把两腿捆在一起,然后将患者抬到担架上,并用布带将膝上下部捆住,固定在硬担架上,如发现开放伤口,应用干净敷料覆盖;⑤后送伤员:一般现场抢救要求在 10min 之内完成,而后将伤员送到附近有一定抢救条件的医院。

2.急诊室内抢救　在急诊室内抢救时间可以说是抢救的黄金时间,如果措施得力、复苏有效,往往能挽救患者的生命。患者被送入急诊室后,首先必须详细了解病情,仔细全面地进行检查,及时作出正确的诊断,然后按顺序处理。McMurray 倡导一个处理顺序的方案,称 A-F方案,即:

A——呼吸道处理。

B——输血、输液及出血处理。

C——中枢神经系统损伤处理。

D——消化系统损伤处理。

E——排泄或泌尿系统损伤处理。

F——骨折及脱位的处理。

其核心是:优先处理危及生命的损伤及并发症;其次,及时进行对骨折的妥善处理。这种全面治疗的观点具有重要的指导意义。

（1）低血容量休克的救治：由于骨盆骨折最严重的并发症是大出血所致的低血容量休克，所以对骨盆骨折的急救主要是抗休克。

1）尽可能迅速控制内外出血：对于外出血用敷料压迫止血；对于腹膜后及盆腔内出血用抗休克裤压迫止血；对于不稳定骨盆骨折的患者，经早期的大量输液后仍有血流动力学不稳，应行急症外固定以减少骨盆静脉出血及骨折端出血。对骨盆骨折的急诊外固定的详细方法将在下面讨论。有条件者可在充分输血、输液并控制血压在 90mmHg 以上时行数控减影血管造影术（DSA）下双侧髂内动脉栓塞。

2）快速、有效补充血容量：初期可快速输入 2000～3000ml 平衡液，而后迅速补充全血，另外可加血浆、右旋糖酐等，经过快速、有效的输血、输液，如果患者的血压稳定、中心静脉压（CVP）正常、神志清楚、脉搏有力、心率减慢，说明扩容有效，维持一定的液体即可。如果经输血、输液后仍不能维持血压或血压上升但液体减慢后又下降，说明仍有活动性出血，应继续输液特别是胶体液。必要时行手术止血。

3）通气与氧合：足量的通气及充分的血氧饱和度是抗低血容量休克的关键辅助措施之一。应尽快给予高浓度、高流量面罩吸氧。必要时行气管插管，使用加压通气以改善气体交换，提高血氧饱和度。

4）纠正酸中毒及电解质紊乱：休克时常伴有代谢性酸中毒。碳酸氢钠的使用最初可给予每千克 1mmol/L，以后在血气分析结果指导下决定用量。

5）应用血管活性药物：一般可应用多巴胺，最初剂量为 2～5μg/（kg·min），最大可加至 50μg/（kg·min）。

（2）骨盆骨折的临时固定：Moreno 等报道，在不稳定骨盆骨折患者中，即刻给予外固定较之不行外固定，输液量明显减少；而 Riemer 等的研究表明，即刻外固定可明显降低骨盆骨折患者的病死率。骨盆外固定有多种方法，简单的外固定架主要用于翻书样不稳定骨折；对于垂直不稳定骨折由于其不能控制后方骶髂关节复合体的活动，则不适用，应用 Ganz C 型骨盆钳可解决上述问题。作者单位在不稳定骨盆骨折的急救中应用自行创制的骨盆止血兜，可明显降低骨盆骨折的病死率，其主要作用是通过对骨折的有效固定，减少骨折的活动、出血，更有效地促进血凝块形成；对下腹部进行压迫止血；其独特的结构便于搬动患者。

（二）进一步治疗

1.非手术治疗

（1）卧床休息：大多数骨盆骨折患者通过卧床休息数周可痊愈。如单纯髂骨翼骨折患者，只需卧床至疼痛消失即可下地活动；稳定的耻骨支骨折及耻骨联合轻度分离者卧床休息至疼痛消失可逐步负重活动。

（2）牵引：牵引可解痉止痛、改善静脉回流、减少局部刺激、纠正畸形、固定肢体、促进骨折愈合，并方便护理。骨盆骨折中应用牵引治疗一般牵引重量较大，占体重的 1/7～1/5，牵引时间较长，一般 6 周内不应减重，时间在 8～12 周，过早去掉牵引或减重可引起骨折再移位。牵引方法一般采用双侧或单侧下肢股骨髁上牵引或胫骨结节牵引。对垂直压缩型骨折可先用双侧股骨髁上或胫骨结节牵引，以固定骨盆骨折，并纠正上、下移位，向上移位的可加大重量，3d

后摄片复查,待上、下移位纠正后,加骨盆兜带交叉牵引以矫正侧向移位,维持牵引8～12周。对前后压缩型骨折基本处理方法同上,但须注意防止过度向中线挤压骨盆,造成相反的畸形。对侧方压缩型骨折,应行双下肢牵引,加用手法整复,即用手掌自髂骨嵴内缘向外按压,以矫正髂骨内旋畸形,然后再行骨牵引。如为半骨盆单纯外旋,同时后移位,可采用3个90°牵引法,即在双侧股骨髁上牵引,将髋、膝、距小腿3个关节皆置于90°位,垂直牵引。利用臀肌做兜带,使骨折复位。

(3)石膏外固定:一般用双侧短髋"人"字形石膏,固定时间为10～12周。

2.手术治疗

(1)骨盆骨折的外固定术:外固定术最适用于移位不明显、不需要复位的垂直稳定而旋转不稳的骨折。而对垂直剪切型骨折常需配合牵引、内固定等。如单侧或双侧垂直剪切型骨折,可先行双侧股骨髁上牵引,待骨折复位后行外固定,可缩短牵引住院时间。对耻骨联合分离或耻骨支、坐骨支粉碎骨折并发一侧髋臼骨折及中心脱位者,可先安装骨盆外固定器,然后在伤侧股骨大粗隆处行侧方牵引。6周后摄X线片证实股骨头已复位即可去牵引,带外固定下地,患肢不负重,8周后除去外固定器。对一些旋转及垂直均不稳的骨折一般后部行切开复位内固定,骶髂关节用1～2枚螺钉或钢板加螺钉固定,前部用外固定架固定耻骨联合分离或耻骨支骨折。术后3～4周可带外固定架下床活动。骨盆外固定有多种方法,较常用的方法有:

1)Slätis外固定:在全麻下先做骨折初步复位,并摸清髂前上棘和髂嵴等骨性标志。触及髂骨翼后,经皮沿髂骨外板按照髂嵴的倾斜度打入克氏针,于髂前上棘后方1横指处正对髂嵴最高点做一1cm长的横切口,用克氏针探针作为粗略的导向器,仅穿过外侧皮质,然后向内和远端正对着髂骨较厚且坚硬的髋臼部位打入1个5mm的半螺纹针,深度为4～5cm。在该针上安放外固定导向器,然后在较后部位髂骨翼上另做切口,分别穿入另2个半螺纹针,在对侧髂嵴上同样方法拧入3个半螺纹针,然后将不带杆的万向球形轴安至每一组针上。为使外固定架获得最大程度的牢固固定,万向球形轴应尽可能接近皮肤。当针组和万向球形轴于两侧安放妥当并拧紧后,可通过调节针组进行牵引,用手法对不稳定的骨盆骨折块行挤压或分离并进行旋转,以便使骨折块获得更为准确的复位。X线片示骨折复位满意后通过每一万向球形轴部位安装350mm的连接杆,并于连接杆靠近中央部安装一个旋转接头,杆的每一端再安放一个关节接头,最后将连接杆安在2对关节接头内,在位于中央部的2对旋转接头上安装连续加压杆或可调节的连接杆,拧紧外固定架,并置于与身体中轴成约70°的位置。术后应避免针眼周围皮肤压迫坏死,预防针道感染。

2)Ganz外固定:患者取仰卧位,双侧髂后上棘与髂前上棘连线上旁开髂后上棘3～4指处为进针点,注意勿偏离以免伤及臀部血管、坐骨神经。于双侧进针点分别击入斯氏针,并确定外固定架上两侧臂能自由滑动,将斯氏针击入约1cm深,将两侧臂向中间滑动至螺栓顶端,沿着斯氏针一直接触到骨质,拧紧双侧螺栓,对不稳定半骨盆起加压作用,从而纠正骨盆分离并稳定后环。此外,固定也可倾斜放置。将一斯氏针置于稳定侧半骨盆的髂前上棘,当拧紧螺栓时,不稳定侧产生一个直接向前的力量,可促进后侧骨盆复位。安装外固定后,其他治疗措施可照样施行。

(2)骨盆骨折的内固定:对于不稳定型骨盆骨折的非手术治疗,文献报道后遗症达50%以上,近年来随着对骨盆骨折的深入研究,多主张切开复位,其优点是可以使不稳定的骨折迅速获得稳定。

1)骨盆骨折内固定手术适应证:Tile 提出内固定的指征为:①垂直不稳定骨折为绝对手术适应证;②合并髋臼骨折;③外固定后残存移位;④韧带损伤导致骨盆不稳定,如单纯骶髂后韧带损伤;⑤闭合复位失败,耻骨联合分离>2.5cm;⑥无会阴部污染的开放性后环损伤。Matta 等认为骨盆后部结构损伤移位>1cm 者或耻骨移位合并骨盆后侧不失稳,患肢短缩 1.5cm 以上者应采用手术治疗。

2)手术时机:骨盆骨折内固定手术时机取决于患者的一般情况,一般来说应等待患者一般情况改善后,即伤后 5~7d 行手术复位为宜。14d 以后手术复位的难度明显加大。如患者行急诊剖腹探查,则一部分耻骨支骨折或耻骨联合分离可同时进行。

3)手术内固定方式的选择:内固定是骨盆骨折最稳定的固定方式。固定方法有多种,关键在于解剖复位。目前,能被多数学者认同的治疗方法主要有:

①耻骨联合分离的钢板内固定术(Webb 术式):沿耻骨联合部做一横切口,显露耻骨联合分离处,行骨膜下分离,显露耻骨上部及内侧面,直视下压迫双侧髋骨复位分离的耻骨联合,复位时用手触摸耻骨联合盆腔侧,确认无膀胱颈与尿道挤压,用骨折复位钳固定。如果耻骨联合分离是稳定型"翻书样损伤"(Bl 型)的一部分时,可用 2 孔,直径为 4.5mm 或 3.5mm 的动力加压钢板或重建钢板,置于耻骨联合上面,以全螺纹松质骨螺钉固定即可。如耻骨联合分离是垂直不稳 C 型损伤的一部分,而且后方损伤又不能固定时,则建议在耻骨联合上方及前方使用双钢板固定,前方钢板为 3.5mm 或 4.5mm 重建钢板,经塑形后用适当全螺纹松质骨螺纹钉固定。如果要固定耻骨支骨折,尤其骨折偏外侧时,则须通过髂腹股沟入路进入,注意防止螺钉进入髋关节。

②骶骨骨折的内固定:采用骨盆后侧入路。患者取俯卧位,在髂嵴至髂后上棘做 2 个纵切口,长约 6cm,经皮下组织剥离至外展肌在髂嵴上的附着处,并将肌肉向外侧剥离,显露骶骨,然后将钉插入髂后上棘,用股骨拉钩整复骨盆移位,经 C 臂透视显示复位后,用导针做两侧髂骨临时固定。如为垂直不稳定损伤(C 型),最安全固定骶骨骨折的方法是使用骶骨棒,将骶骨棒从一侧髂后上棘穿向另一侧。因此不需要拉力螺钉固定,两侧骶骨棒可防止旋转。骶骨棒必须从骶骨后方通过,以免进入骶管内。同时可将手指通过坐骨大切迹伸到骶骨前方触诊前方骶骨孔,直观骶后孔,了解骨折复位情况。另一种方法是使用拉力螺钉固定,将拉力螺钉通过骨折固定到 S1 骨体上,骶骨孔和骶骨翼部可直视,同时也需 C 臂透视检查,以防螺钉穿入椎管及第一骶孔。也可采用经皮穿入,使用中空螺钉,使上述技术大大简化。

③骶髂关节脱位的内固定:对于新鲜骶髂关节脱位,可采用前方或后方入路。选择入路取决于以下因素:皮肤及软组织情况,有无髂骨及骶骨骨折,以及骨折类型。a.前方入路(Simpson 术式):患者取仰卧位,沿髂骨前嵴做 Smith-Peterson 的一半切口,向前延长至髂嵴的最上部,向下达髂前下棘。骨膜下分离髂肌,向内侧牵开髂肌和腹腔脏器,暴露骶髂关节。注意不要损伤关节内侧 2~3cm 的 L_5 神经根,将 2 个尖 Hohmann 拉钩插入骶骨翼,向内侧牵开腹腔脏器,仔细操作,间断性牵拉,避免髂腹股沟神经和腰骶神经损伤。当骶髂关节通过筋膜后显露后,助手控制腿部,用髂嵴上的大骨钳复位半骨盆。复位时通常需要一边向远端牵引

腿部,一边内旋半侧骨盆,不可剥离关节软骨面。复位后用 2 个双孔动力加压钢板和 4.5cm 螺钉将骶骨翼固定于髂骨上,放置引流后关闭软组织。b.后方入路:自骶髂关节上缘至下缘,显露骶髂关节及髂骨翼,检查骶髂关节,自关节内移除分离前后韧带的软组织残留部分。在直视下整复骨折,自骶骨置放一尖复位钳至髂骨翼上以整复。沿骶髂关节下缘用手触摸,以确认整复。骶髂关节应是平滑而连续的曲线,以此可知半骨盆向上的变位已被矫正。用拉钩作为引导使螺钉穿入两拉钩间,这样可正确进入骶骨,避免伤及骶前神经根,用 3～4 根 6.5mm 松质骨螺钉(40～45mm 长),或用 1 块短钢板可合适地固定骶髂关节。如果骨折延伸至骶髂关节,可使用 45～60mm 长螺钉。若骨折自骶髂关节延伸至髂骨,在髂骨翼上再加 1 块钢板。

④髂骨骨折的内固定:经前侧腹膜后切口入路进入,如此可避免内收肌肌肉止点剥离。用尖复位钳进行整复,用 3.5mm 重建钢板及全螺纹松质骨螺钉固定骨折。放置钢板应靠近髂嵴,因为髂骨中央部位骨质非常薄。

(赵　龙)

第二十八节　脊柱骨折

【概述】

脊柱骨折十分常见,占全身骨折的 5％～6％,其中胸腰段脊柱骨折最多见。脊柱骨折可以并发脊髓或马尾神经损伤,特别是颈椎骨折一脱位合并有脊髓损伤者,据报告最高可达70％,能严重致残甚至丧失生命。胸腰段脊柱(Tl0～L2)处于两个生理弧度的交汇处,是应力集中之处,因此该处骨折十分常见。

【诊断要点】

1.临床表现、体格检查和诊断程序　对伤后早期来诊者,应按顺序快速作出以下判定。

(1)外伤史:应扼要、简单询问患者或陪送者有关患者致伤机转、着地部位及伤后情况等,对全身情况不清者应边检查边收集病史。

(2)意识情况:意识不清者表示颅脑多合并损伤,且危及生命,应优先处理,同时迅速检查双眼瞳孔及对光反应,并注意双耳及鼻孔有无脑脊液样物及鲜血流出。

(3)心肺功能:检查有无胸部合并伤。膈肌麻痹者有可能系颈 4 以上损伤所致;血压升高者多伴有颅脑伤;血压过低者,则多合并有内脏、骨盆及严重的四肢伤,应迅速找出原因。

(4)脊柱局部:包括局部压痛、双侧骶棘肌紧张度棘突向后方突出的部位及程度以及传导叩痛等均易于发现及确定诊断检查时切忌将患者任意翻动,以防加重损伤的程度。

(5)感觉与运动:应对上肢、躯干及下肢的感觉主动运动做全面检查,以推断有无脊髓受损、受损平面及受损的程度等对每例患者均不应遗漏。

(6)会阴部和足趾的感觉、运动及反射:对脊髓受累者,尤其是严重型病例均应对肛门周围的感觉及缩肛反射、足趾的感觉与运动等作出判定。即使有少许功能残留,而肢体的感觉运动基本消失者也仍属不全性脊髓损伤。因此,对脊髓受损程度的判定及与完全性损伤的鉴别至关重要,切勿忽视。

2.脊柱骨折的分型

(1)根据其发病机制分型

1)屈曲型骨折:较常见,占所有脊椎骨折脱位的90%以上,其中大部分发生在胸腰段(第11～12胸椎及第1～2腰椎),其次为第1～2颈椎或第5～6颈椎。自高处坠堕,足或臀部先着地,暴力使脊柱强度屈曲,冲击患者头、肩、背部。除椎体被压缩或折断外,后部的附件可发生撕脱、断裂、脱位或交锁,严重者常并发脊髓损伤。

2)伸直型骨折:暴力使脊柱强度过伸所致,可发生脊椎骨折脱位,还可能合并前纵韧带断裂及附件骨折。伸直型骨折脱位好发于颈椎和腰椎。

(2)根据骨折脱位后脊柱的稳定程度分型

1)稳定型:凡单纯椎体压缩骨折(压缩在1/2以下者),或单纯横突或棘突骨折,称为稳定型骨折。

2)不稳定型:椎体压缩超过1/2,或粉碎性压缩骨折,或骨折伴有脱位、附件骨折,称为不稳定型骨折。不稳定型骨折容易造成脊髓损伤。

3.辅助检查

(1)X线摄片:X线摄片是首选的检查方法。老年人感觉迟钝,胸腰段脊柱骨折往往主诉为下腰痛,单纯腰椎摄片会遗漏下胸椎骨折,因此必须注明摄片部位应包括下胸椎(T10～T12)在内。通常要拍摄正侧位两张片子,必要时加摄斜位片。

(2)CT检查:X线检查有其局限性,它不能显示出椎管内受压情况。凡有中柱损伤或有神经症状者均须做CT检查。CT检查可以显示椎体的骨折情况,还可显示有无碎骨片突出于椎管内,并可计算出椎管的前后径与横径损失了多少。

(3)MRI检查:CT片不能显示出脊髓受损情况,为此必要时应做MRI检查。在MRI片上可以看到椎体骨折出血所致的信号改变和前方的血肿,还可看到因脊髓损伤所表现出的异常高信号。

【鉴别诊断】

根据外伤病史结合临床体格检查容易诊断,无需鉴别。

【治疗方法】

对任何可疑脊柱骨折脱位的患者,不得任意搬动,以免加重脊柱和脊髓的损伤。在搬运过程中,应使脊柱保持伸直位置,避免屈曲和扭转,用滚动的方法将患者移至担架上,使患者仰卧。如骨折部位在颈部,应有一人固定头部并略加牵引,勿使其有旋转活动。如出现休克等全身情况应及时抢救。

(一)手法整复

胸腰椎骨折椎体压缩不到1/5者或年老体弱不能耐受复位及固定者可仰卧于硬板床上,骨折部位垫厚枕,使脊柱过伸。椎体压缩高度超过1/5的青少年及中年伤者,可用两桌法过仰复位。对没有神经症状的不稳定型骨折,经CT证实没有骨块挤入椎管内者,可以采用保守治疗。

颈椎骨折轻度压缩的可采用领枕带卧位牵引复位。牵引重量3kg。压缩明显的颈1前后弓骨折和有双侧椎间关节脱位者可以采用持续颅骨牵引复位再辅以头颈胸石膏固定。牵引重量 3～5kg,必要时可增加到 6～10kg。

(二)固定方法

胸腰椎骨折为稳定型骨折者可仰卧于硬板床上,3 日后开始腰背部肌锻炼,1 个月后可以下地稍许活动,但仍以卧床休息为主。颈椎骨折复位后用头颈胸石膏固定 3 个月。石膏干硬后可起床活动。及时摄 X 线片复查,如已复位,可于牵引 2～3 周后用头颈胸石膏固定,固定时间约 3 个月。

(三)药物治疗

1.中医治疗

(1)中药辨证论治:胸腰椎骨折中药辨证主要是根据超早期、早期、中期、晚期分期辨证用药。

1)超早期:受伤后前 3 天,用桃红大将逐瘀汤(桃仁、红花、大黄、槟榔、生姜)攻下逐瘀;本方法使用原则是"见下则停"。

2)早期:伤后 2 周内,由于筋骨脉络的损伤,血离经脉,瘀积不散,气血凝滞,经络受阻,故宜以活血化瘀、消肿止痛为主,方选腰伤一号方。

桃仁 10g,红花 10g,当归 12g,白芍 15g,川芎 10g,大黄 10g,枳实 12g,厚朴 12g,自然铜 20g,血竭 6g,生地黄 12g,柴胡 12g。

3)中期:伤后 2～4 周,损伤诸症经过初期治疗,肿胀消退,疼痛减轻,但瘀肿虽消而未尽,断骨虽连而未坚,故损伤中期宜和营生新、接骨续损。其治疗以和法为基础,即活血化瘀的同时加续筋接骨药物,方选腰伤二号方。

桃仁 10g,红花 10g,当归 15g,白芍 15g,川芎 15g,生地黄 15g,自然铜 20g,骨碎补 15g,土鳖虫 12g,川续断 15g,乳香 10g,没药 10g,狗脊 12g。

4)晚期:伤后 4～8 周,损伤日久,正气必虚;此外,由于损伤日久,瘀血凝结,筋肌粘连挛缩,复感风寒湿邪,关节酸痛、屈伸不利者颇为多见,故后期治疗以补益肝肾、舒筋活络为法;方选腰伤三号方。

熟地黄 12g,山药 15g,山茱萸 10g,枸杞子 15g,菟丝子 15g,杜仲 15g,鹿角胶 10g,当归 12g,川芎 10g,白芍 15g,补骨脂 15g,自然铜 20g,骨碎补 15g,土鳖虫 10g,川续断 15g。

(2)成药常用的品种及用法、治疗机制等如下。

大活络胶囊 4 粒　po　tid

或　血府逐瘀胶囊 6 粒 po　bid

或　疏血通注射液 6ml 加入 5%葡萄糖注射液 250ml　ivdrip　qd

或　注射用血栓通 450ml 加入 5%葡萄糖注射液 250ml　ivdrip　qd

血府逐瘀胶囊及疏血通注射液属活血化瘀重剂,有活血祛瘀止痛的功效,但出血者禁用;大活络胶囊舒筋活络止痛;血府逐瘀胶囊行气止痛,活血化瘀;注射用血栓通活血止血、止痛,有出血者效果更佳。

(3)中药外敷:早期外敷消瘀退肿药膏;中后期以舒筋活络、强筋壮骨为主,外敷接骨膏;解除固定后,可用海桐皮汤等水煎熏洗,以舒筋活络,改善功能。

2.西药治疗　药物治疗通常是为了减轻脊髓水肿和继发性损害,适合脊柱骨折合并有瘫痪的患者。

(1)皮质激素类:地塞米松 10～20mg,静脉滴注,连续应用 5～7 天后,改为口服,每日 3 次,每次 75mg,维持 2 周左右。

常见不良反应为长期大量应用可继发细菌、真菌感染,局部可发生痤疮、酒糟样皮炎、皮肤萎缩和毛细血管扩张。对本品及肾上腺皮质激素类药物有过敏史患者禁用。高血压、血栓症、胃与十二指肠溃疡、精神病、电解质代谢异常、心肌梗死、内脏手术、青光眼等患者一般不宜使用。特殊情况下权衡利弊使用,但应注意病情恶化的可能。

甲泼尼龙冲击疗法:每千克体重 30mg 剂量一次给药,15min 静脉注射完毕,休息 45min,然后以 5.4mg/(kg·h)剂量持续静脉滴注(受伤 3h 以内开始用药者持续静滴 23h,受伤 3～8h 开始用药者持续静滴 47h)。

其常见副作用包括脸红、失眠、头痛、乏力、血压升高、短暂的血糖升高;严重副作用包括感染、上消化道大出血、水钠潴留、诱发高血压危象、诱发癫痫大发作、精神症状、心律失常,有因注射速度过快导致忽然死亡的报道,所以甲泼尼龙冲击治疗用药前需留意水、电解质和酸碱平衡及预防应激性溃疡。

(2)脱水药:20％甘露醇 250ml,静脉滴注,每日 2 次,连续 5～7 天。

常见不良反应有注射过快,可致一过性头痛、视物模糊、眩晕、畏寒及注射部位轻度疼痛等;个别患者可有过敏反应,表现为喷嚏、流涕、舌肿、呼吸困难、发绀甚至意识丧失等,应立即停药,并对症处理;偶可有血尿,系药物对肾脏损害,应停用;长期使用时,要注意水、电解质紊乱;少数病例可出现高渗高血糖非酮症性昏迷,一旦发现血糖升高($>$20mmol/L)、血钠高($>$150mmol/L)、血浆渗透压高($>$320mOsm/L)、尿糖阳性、酮体阴性,即应停用甘露醇,并立即尽快纠正。

注意事项为心功能不全者忌用。因用药后血容量骤然扩大,可致急性充血性心衰及肺水肿;活动性颅内出血,除非已危及生命或正在手术中,不宜使用。因颅压下降,可诱发再出血;严密随访肾功能。因脱水已致尿少患者慎用,已确定为急性或慢性肾衰竭者忌用;使用前,本品应无结晶析出。遇有结晶,可加温溶解,但注射时药液应与体温相等;本品仅供静脉注射,输注时切勿漏出血管,否则注射部位易发生坏死。

(四)针灸治疗

早期着重行气活血,取穴,手法以泻为主;中后期着重补益气血、滋养肝肾,辨证加用足三里,手法以补为主。

主穴:阿是穴,血海穴,足三里,合谷穴,三阴交。

手法:阿是穴点刺出血,不留针;余留针 30min。

气血虚者加关元、气海,血瘀;气滞者加膻中、太冲、期门、太溪、石门;肝肾阴虚者加肾俞、脾俞。

(五)功能锻炼

胸腰椎稳定型骨折嘱患者 3 日后开始腰背部肌锻炼。开始时臀部左右移动,接着要求做背伸动作,使臀部离开床面,随着背肌力量的增加,臀部离开床面的高度逐日增加。2 个月后骨折基本愈合,第 3 个月内可以下地稍许活动,但仍以卧床休息为主。3 个月后逐渐增加下地时间。颈椎骨折复位后用头颈胸石膏固定 3 个月。石膏干硬后可起床活动。

（六）手术治疗

胸腰椎不稳定型骨折对有神经症状和有骨折块挤入椎管内者,宜经侧前方途径,去除突出椎管内的骨折片以及椎间盘组织,然后施行椎体间植骨融合术,必要时还可置入前路内固定物。后柱有损伤者必要时还需做后路内固定术。不稳定型颈椎骨折有神经症状者,原则上应该早期手术治疗,通常采用经前路手术,切除碎骨片、减压、植骨融合,必要时可切去交锁的关节突以获得良好的复位,同时还须安装内固定物。但该类病例大部病情严重,有严重并发伤,必要时需待情况稳定后手术。

（赵　龙）

第四章 脱位

第一节 概论

凡构成关节的骨端关节面脱离正常位置,引起功能障碍,称为脱位。

关节脱位,多发生在活动范围较大,活动较频繁的关节。在大关节脱位中,以肩关节为最多,其次为肘关节、髋关节及颞颌关节。上肢脱位较下肢脱位多见。患者以青壮年男性为多,儿童与老年人较少。儿童脱位多合并骨骺分离。

一、关节稳定性的维持

关节是连接骨骼的枢纽,每个关节都包括关节面、关节囊和关节腔三种基本结构。关节的稳定和平衡主要依靠骨骼、韧带和肌肉维持。骨骼和韧带维持静力平衡,肌肉起动力平衡作用。当外来暴力超过了维持关节稳定结构的生理保护限度,则可使骨端突破其结构的薄弱点而发生脱位。

1.骨骼　构成关节的骨端关节面相互对合,或凹,或凸,或平,借助周围的关节囊将其包绕,使之连接。从关节类型看,杵臼关节较其他形式的关节更为稳定。如髋关节,髋凹较深,周围有关节盂缘软骨加深,可容纳大部分股骨头,骨性结构较为稳定,但同属杵臼关节的肩关节,肱骨头大,关节盂小而浅,故稳定程度远不及前者。踝关节由内、外、后三踝构成踝穴,距骨居于其中,亦形成了较稳定的关节因素。骨性结构不稳定者可借助韧带、肌肉、关节内软骨等其他因素维持关节的稳定,如膝关节。

2.韧带　韧带不仅连接构成关节的骨端,并参与维持关节在运动状态下的稳定性,使关节的活动保持在正常的生理范围内。如膝、肘关节伸直时,两侧副韧带紧张,以限制非生理性的内收、外展活动,髋关节伸直时,髂股韧带紧张,以阻止其过伸。此外,还可通过韧带内的末梢感受器在张力下的反射作用,经神经中枢而影响肌肉,形成拮抗作用。如当胫距关节极度内翻时,由于踝关节外侧的腓距、腓跟韧带受到张力,可被动地限制其继续内翻,并通过反射使外翻肌群(腓骨长、短肌)收缩,以对抗其内翻。

3.肌肉　四肢大部分肌肉的肌腹或腱性部分通过一个关节或两个关节。其主要作用是维持关节的动力平衡,即通过肌肉间的拮抗和协同作用来维护关节的稳定。例如,股四头肌中的股直肌、股中间肌、股外侧肌的作用方向与髌韧带不在一条直线上,髌骨有向外脱位的倾向,但因股内侧肌有向上方牵拉的作用力,可使髌骨维持在正常位置。又如肘关节的主要活动是屈伸,这一动作的完成是通过伸肘肌(肱三头肌)和屈肘肌(肱二头肌、肱桡肌、肱肌等)之间的拮抗而达到动力平衡。拮抗肌对主动肌的运动有缓冲作用,可保护关节在运动中的稳定性。

关节稳定性的维持是上述因素综合作用的结果。各关节的结构特点不同,故维持稳定的条件亦不同。某一结构的稳定性不足,可通过其他结构的强化而得到补偿。如膝关节,胫骨上端关节面(胫骨平台)近似在一个水平面上,股骨内外髁关节面则向下、向后凸,单从骨性结构看,该关节极不稳定。但膝关节周围有韧带、肌肉(腱)保护,关节内还有滑液囊、关节内韧带、半月板(盘)等辅助结构,故可增强关节的稳定性和活动功能。因此,只有对关节的稳定和不稳定因素应进行综合分析,才能得出正确的结论。

二、病因病机

造成关节脱位的原因是多方面的,不外乎是内因和外因综合作用的结果。

1.外因　关节脱位多由直接或间接暴力所致,其中以间接暴力(传达、杠杆、扭转等)所致者较多见,如跌仆、挤压、扭转、冲撞、坠堕等损伤。所以只要外力达到一定程度,超过关节所能承受的应力,就能破坏关节的正常结构,发生脱位。

2.内因　关节脱位主要与年龄、性别、体质、局部解剖结构特点等有关。如年老体衰、肝肾亏损,筋肉松弛者易发生颞颌关节脱位;小儿肘部因环状韧带发育尚不健全,常发生桡骨小头半脱位。成年人脱位多于儿童,男性多于女性,体力劳动者多于脑力劳动者。此外,先天性关节发育不良及体质虚弱,关节周围组织(关节囊、韧带)松弛者,亦较易发生脱位。过度膝外翻及股骨外髁发育不良等,是髌骨习惯性脱位的病理基础。若治疗不当,关节囊及其周围韧带未能完整修复,常可导致习惯性脱位。

关节内病变,或近关节的病变(如脓毒或结核),可引起关节破坏而致病理性关节脱位。如化脓性关节炎、骨关节结核等疾病的中、后期,可并发关节脱位。而小儿瘫和中老年人患有中风,半身不遂,由于患肢关节周围的肌肉与韧带松弛,也可引起关节脱位或半脱位,特别多见于肩、髋关节。

关节脱位还与关节的解剖特点有关,如肩关节的肩胛盂小而浅,肱骨头大,关节囊的前下方松弛和肌肉少,加上关节活动范围大与活动机会较多,故肩关节脱位较易发生。

关节脱位,有时可伴有血管神经损伤、骨端关节面或关节盂边缘部骨折。若暴力强大,骨端可穿破软组织和皮肤,可造成开放性脱位。脱位不仅是局部的病变,而且对整个机体产生广泛的影响。因而出现不同程度的伤气血、伤经络等病理变化。

三、脱位的分类

1.按产生脱位的病因

(1)外伤性脱位:正常关节因遭受外力而引起脱位者。临床上最常见。

(2)病理性脱位:关节结构被病变破坏而产生脱位者。

(3)先天性脱位:因胚胎发育异常,导致先天性骨关节发育不良而发生脱位者。如先天性髋关节脱位、先天性髌骨脱位及先天性膝关节脱位。

2.按脱位的时间　分为新鲜脱位(脱位时间在2~3周以内)和陈旧性脱位(脱位时间超过2~3周),多次反复发生的脱位称为习惯性脱位。

3.按脱位的方向　分为前脱位、后脱位、上脱位、下脱位及中心性脱位。四肢及颞颌关节脱位以远侧骨端移位方向为准,脊柱脱位根据上位椎体移位方向而定。如肩关节脱位时,按脱位后肱骨头所在的位置可分为前脱位、后脱位。髋关节脱位时,按股骨头所在位置可分为前脱位、后脱位及中心性脱位。

4.按脱位关节是否有创口与外界相通　分为开放性脱位和闭合性脱位。

5.按脱位程度分类

(1)完全脱位:组成关节的各骨端关节面完全脱出。

(2)不完全脱位:又称半脱位,组成关节的各骨端关节面部分脱出,或关节周围组织嵌顿于关节内造成关节功能障碍。

(3)单纯性脱位:指无合并症的脱位。

(4)复杂性脱位:脱位合并骨折,血管、神经、内脏损伤者。

四、脱位的诊断要点

关节脱位的诊断,主要根据临床症状、体征及X线片。

1.一般症状

(1)疼痛和压痛:关节脱位时,常伤及附近韧带、肌腱与肌肉组织,脉络受损,气血凝滞,阻塞经络。因而局部出现不同程度的疼痛和压痛,活动时疼痛加剧。

(2)肿胀:脱位后,由于关节周围受损,筋肉出血和组织液渗出,使关节明显肿胀。如损伤血脉,则出现血肿,皮下瘀斑,甚至出现张力性水疱。

(3)功能障碍:关节脱位后结构失常,关节面失去正常的对合关系,因而,关节完全丧失或大部分丧失活动功能,包括主动运动和被动运动。

2.特有体征

(1)关节畸形:关节脱位后,骨端关节面脱离了正常位置,关节的正常骨性标志发生改变,破坏了肢体原有形态,因而发生畸形。如肩关节前脱位呈方肩畸形;肘关节后脱位呈靴样畸形等。除上述畸形外,关节脱位后往往可以触到脱位的骨端,如肩关节前脱位,在喙突或锁骨下可触及肱骨头;髋关节后脱位,在臀部可触到股骨大转子。

(2)关节盂空虚:关节完全脱位后,由于构成关节的一侧骨端脱离了关节盂,造成关节盂空虚,表浅关节比较容易触摸辨别。如肩关节脱位后,肱骨头内移,肩峰下关节盂空虚,摸之有凹陷。

(3)弹性固定:脱位后,骨端位置改变,关节周围未撕裂的肌肉痉挛、收缩,可将脱位后的骨端固定在特殊位置上。对脱位关节作被动运动时,有一种抵抗和弹性的感觉。虽然有一定活动度,但存在弹性阻力,当去除外力后,脱位的关节又回复到原来的特殊位置,这种情况称为弹性固定。

根据病史、一般症状和特有体征,脱位通常不难作出临床诊断。但为了明确诊断与便于治疗,应常规行 X 线片检查,以了解脱位的方向、程度和是否合并骨折。

五、脱位的并发症

脱位的并发症是指关节脱位引起的其他损伤,可分为两种,一种是与脱位同时发生的损伤,称为早期并发症;一种是脱位当时并未发生,而在脱位后期逐步出现的病症,称为晚期并发症。早期并发症若能及早发现并妥善处理,则预后多佳;晚期并发症的疗效很难达到满意程度。故对早期并发症应以积极治疗为主,而对晚期并发症则应以预防为主。

1.早期并发症

(1)骨折:脱位并发骨折是由于骨端的相互撞击及肌肉强力收缩产生的牵拉所引起,多发生在骨端关节面或关节边缘部,少数可合并同侧骨干骨折。如肩关节前脱位并发肱骨大结节撕脱性骨折,肘关节后脱位并发肱骨内上髁骨折和髋关节后脱位并发髋臼后上缘骨折等,大多数脱位整复后,骨折片亦随之复位。

(2)神经损伤:较常见,多由脱位的骨端牵拉或压迫神经干所致。如肩关节脱位时腋神经损伤;肘关节脱位可引起尺神经损伤;髋关节后脱位时,坐骨神经被股骨头压迫或牵拉等。这种神经损伤,多为挫伤,极少数造成神经断裂。一般在关节复位后,随着压迫或牵拉因素解除,可在 3 个月左右逐渐恢复,不必手术治疗。但如神经功能无恢复迹象,应早期施行神经探查吻合术。

(3)血管损伤:一般多因压迫牵拉关节周围的血管所致。多为血管挫伤,亦可发生血管撕裂伤。如肩关节前下脱位合并腋动脉损伤;肘关节后脱位,肱动脉受压损伤;膝关节脱位,腘动脉可受牵拉和压迫。这类血管损伤,多能随着关节的复位而恢复。若是伴有动脉硬化症的老年患者,可因动脉挫伤导致血栓形成,影响患肢血液循环。发生大血管破裂者极为少见,应作急症处理,手术修补、吻合或结扎血管。

(4)感染:开放性脱位如不及时清创或清创不彻底,可引起关节与创口的感染,或发生特异性感染,如破伤风、气性坏疽等,严重者可危及生命,故应特别注意预防。

2.晚期并发症

(1)关节僵硬:由于关节内、外的血肿机化后,形成关节内滑膜反折处粘连,以及关节周围组织,关节囊及其周围的韧带、肌腱、肌肉等粘连或瘢痕挛缩,导致关节活动严重受限,甚者僵硬不能活动。

(2)骨化性肌炎:关节受到损伤后,关节附近的骨膜被剥离损伤,形成局部血肿,并与周围血肿相沟通,随着血肿机化和骨样组织形成,可引起骨化性肌炎。尤其脱位伴有严重的软组织损伤或后期关节功能锻炼时作强烈被动屈伸活动,更易引起骨膜下血肿扩散,形成广泛的骨化性肌炎。此症好发于肘、膝、肩、髋等处。

(3)骨的缺血性坏死:主要因为脱位时损伤了关节囊和关节内、外的韧带,并且使这些组织内的血管遭到伤害,致骨的血液循环受到破坏,导致骨缺血性坏死。将会遗留关节的疼痛和功能障碍。常见的缺血性坏死的部位有股骨头、腕舟骨、月骨、距骨等。

（4）创伤性关节炎:由于脱位时关节软骨面受损伤,造成关节面不平整或因整复不当,关节面之间关系未完全复原所致。当活动负重时,关节面不断遭受磨压,活动时引起疼痛。后期可发生退行性变与骨端边缘骨质增生,形成创伤性关节炎。常见于下肢负重的关节,尤以膝关节多见。

六、脱位的治疗

脱位治疗的目的,是恢复受损关节的正常解剖关系及功能。应根据脱位的不同原因、类型决定治疗方案。

1.新鲜脱位的治疗

（1）麻醉:可减轻患者疼痛,使痉挛收缩的肌肉松弛,便于手法整复,适用于髋关节、肩关节等大关节脱位。根据脱位关节的位置不同,可选择全身麻醉、臂丛神经阻滞、硬膜外麻醉,亦可选用针刺麻醉、中药麻醉等。对于肌肉不很紧张的新鲜脱位,无须麻醉亦可复位成功,或仅用止痛镇静剂便可进行复位。

（2）整复方法:早期、正确、无损伤的手法复位则效果优良,日后可完全恢复关节的活动功能,若是延误了时间或手法不得当,往往治疗效果较差。手法复位时,术者与助手应熟悉病情,了解手法操作步骤,密切配合。应根据脱位的方向和骨端的所处位置,运用拔伸牵引、旋转屈伸、提按端挤等手法,利用杠杆原理将脱位的骨端轻巧地通过关节囊破裂口送回原位,并结合理筋手法,按摩推拿及理顺筋络,从而达到解剖复位。儿童的关节脱位,复位动作要特别轻柔,否则易造成骨骺分离。早期复位容易成功,功能恢复好;复位晚则困难大,效果差。复位中切忌粗暴,要注意防止附加损伤,如骨折、血管和神经损伤等。进行脱位手法整复的原理为:

1）欲合先离:通过术者与助手对抗牵引或持续骨牵引使之离而复合。牵引手法是其他整复手法的基础。

2）原路返回:根据造成关节脱位的损伤机制,使脱出的骨端沿发病原路,通过关节囊破裂口返回正常位置。如肘关节后脱位,先使关节伸直牵引,冠状突离开鹰嘴窝越过滑车,屈曲肘关节即可复位。

3）杠杆作用:通过拔伸、屈伸、提按、端挤等手法,利用杠杆原理,将脱位的骨端轻巧地回到正常位置。

4）松弛肌肉:应用麻醉、肌肉松弛剂或止痛镇静剂,使患肢肌肉松弛,骨端易于还纳。

手法复位不能成功时,需手术复位。手术复位的适应证:①关节囊裂口与肌腱如纽扣状,将脱位的骨端绞锁,多次手法整复失败者;②脱位并发骨折或韧带、肌腱断裂,复位后可能有关节不稳定者;③脱位并发严重血管神经损伤者;④开放性脱位者。

（3）固定:关节脱位复位后,及时正确的固定是保证软组织损伤修复和防止再脱位的重要措施,应将伤肢固定于功能位或关节稳定的位置上,使损伤组织迅速修复,防止脱位复发和骨化性肌炎。固定的材料可选用绷带、夹板、三角巾、托板、牵引带、石膏等,同时辅以适当活动。一般脱位应固定2～3周,不宜过长,否则易发生组织粘连、关节僵硬,影响疗效。

（4）药物治疗

1）初期：伤后 1～2 周内，关节周围的筋肉与络脉受损，血离经脉，气血瘀滞，肿痛明显，应以活血化瘀为主，佐以行气止痛，内服可选用活血止痛汤、云南白药等，外用药则可选用活血散、消肿止痛膏等。

2）中期：伤后 2～3 周，疼痛瘀肿消而未尽，筋骨尚未修复，故应以和营生新，续筋接骨为主。内服可选用壮筋养血汤、肢伤二方等，外用药可选用活血散、舒筋活络药膏等。

3）后期：受伤 3 周以后，因筋骨损伤，耗伤肝肾，气血亏损，体质虚弱，应补养气血，补肝肾，壮筋骨。内服可选用补肾壮筋汤、虎潜丸等，外治可选用五加皮汤、海桐皮汤熏洗。

（5）功能锻炼：复位固定后，其他未固定的关节应作主动功能锻炼，受伤关节附近的肌肉也应作主动的舒缩活动。解除固定后，逐步进行受伤关节的活动。练功可促进血液循环，加快损伤组织的修复，预防肌肉萎缩、骨质疏松及关节僵硬等并发症的发生。功能锻炼范围由小到大，循序渐进并持之以恒，但要防止活动过猛，尤其要避免粗暴的被动活动。

2.陈旧性脱位的治疗　关节脱位日久，由于关节囊内、外血肿机化，瘢痕组织充填于关节腔内，关节周围软组织粘连，关节周围的肌肉与韧带挛缩，造成整复的困难。手法复位一般适用于青壮年患者，脱位时间不超过 3 个月，脱位的关节有一定活动度，且无骨折、骨质疏松、损伤性骨化及神经损伤等并发症。对于年老患者，体衰，有心血管疾患，如高血压、心脏病等；关节脱位时间较长（超过 3～6 个月），X 线片显示骨质疏松者；脱位的关节活动度极小且异常僵硬者；有严重的并发症，如骨折、神经损伤、血管损伤、损伤性骨化、感染等，手法复位要慎重。整复方法为：

1）牵引舒筋：对于脱位时间长、关节活动范围小、关节周围肌肉丰厚（如髋关节）或软组织挛缩较明显者，应先行持续牵引 1 周左右，成人用骨牵引，儿童用皮牵引。并辅以按摩推拿患部，每日 3 次，每次 15～30 分钟。

2）活动解凝：在麻醉下先行旋转拔伸，反复摇晃，然后对脱位关节进行屈伸、内收外展和回旋的被动活动，活动范围由小到大，动作应轻柔而缓慢，使关节周围软组织的粘连和挛缩得到松解。此过程需要 30～60 分钟。

3）整复脱位：经上述准备手法后，当患部筋肉粘连得到松解，关节活动较充分时，可按照不同关节脱位，采用适当手法进行复位，动作要温和，切忌暴力。

手法复位不成功者，身体状况可以耐受手术者，可考虑手术切开复位或作关节融合术、关节成形术、截骨术及人工关节置换术等。后期治疗与新鲜脱位大致相同。

（赵　龙）

第二节　颞颌关节脱位

颞颌关节脱位，亦称下颌关节脱位，俗称吊下巴。

颞颌关节是由下颌骨的一对髁状突和颞骨的一对下颌关节窝组成。髁状突和关节窝均在关节囊内，关节囊较薄弱而松弛，尤以关节囊的前壁为甚。颞颌关节是人体头面部唯一能活动的关节,属左右联动关节,它的主要运动是下颌骨的下掣(开口)、上提(闭合)、前伸、后退及侧转。

本病多发于老年人及体质虚弱者。按脱位时间和复发次数,可分为新鲜、陈旧和习惯性脱位三种;按一侧或两侧脱位,有单侧脱位和双侧脱位之分;按脱位后下颌骨髁状突离开颞颌关节窝的方向,有前脱位和后脱位之分,临床以前脱位多见。

【病因病机】

1.过度张口　在大笑、打呵欠、拔牙时,下颌骨的髁状突可过度向前滑动,越过关节结节,到其前方,即可引起该关节单侧或双侧前脱位。

2.外力打击　在张口状态下,外力向前下方作用于下颌角或颏部,关节囊的侧壁韧带不能抗御外来暴力,则可形成单侧或双侧颞颌关节前脱位。

3.杠杆作用　在单侧上下臼齿之间,咬食较大硬物时,硬物为支点,肌力拉动下颌体向前下滑动,多形成单侧前脱位。

4.肝肾亏损　《伤科汇纂》说:"夫颌颏脱下,乃气虚不能收束关窍也。"年老体衰,久病体质虚弱,因其气血不足,肝肾亏损,筋骨失养,韧带松弛,容易发生习惯性脱位。

【诊断要点】

多有过张张口或暴力打击等外伤史。颞颌关节脱位后,立即出现口半开,不能自然张合,语言不清,咬食不便,吞咽困难,局部酸痛,流涎等症状。面部呈"苦笑状"。

1.双侧脱位　下颌骨下垂,向前突出,咬肌痉挛呈块状隆起,面颊变成扁平状,双侧颧弓下方可触及下颌髁状突,耳屏前方可触及一明显凹陷,患者常以手托住下颌就诊。

2.单侧脱位　口角歪斜,下颌骨向健侧倾斜,患侧颧弓下方可触及下颌骨髁状突,在患侧耳屏前方可触及一凹陷。

【治疗】

1.整复方法

(1)双侧脱位口腔内复位法:患者坐靠背椅,须低位,以便术者施术,助手双手固定患者头部(或头倚墙)。术者站在患者前面,可先用伤筋药水(舒筋止痛水、茴香酒)在颊车穴处揉擦数遍,以缓解咀嚼肌的紧张,必要时还可加用热敷。术者用数层纱布或胶布裹住拇指,防止复位时被患者咬伤,同时嘱患者不要紧张,尽量放松面部肌肉,将口张大。术者用双手拇指伸入患者的口腔内,按于两侧下臼齿上,其余四指在外面托住下颌,两拇指先往下按,待下颌骨移动时再往里推之,余指同时协调地将下颌骨向上端送,听到滑入关节的响声,说明脱位已复入,此时拇指迅速向两旁滑开,随即从其口腔内退出,防止手指被患者咬伤(图 4-1)。

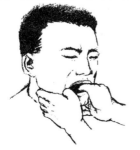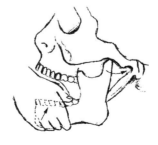

图 4-1　颞颌关节脱位整复方法

（2）单侧脱位口腔内复位法：患者坐位，术者位于患者旁侧，一手掌部按住健侧耳屏前方，将头部抱住固定，另一手拇指用纱布包缠好插入口内，按置于患侧下臼齿，其余 2～4 指托住下颌。操作时，其余 2～4 指斜行上提，同时拇指用力向下推按，感觉有滑动响声，即已复位。

（3）口腔外复位法：用口腔内相同的手法，在口腔外进行复位。术者站在患者前方，双手拇指分别置于两侧下颌体与下颌支前缘交界处，其余四指托住下颌体，然后双手拇指由轻而重向下按压下颌骨，双手余指同时用力将其向后方推送，听到滑入关节之响声，说明脱位已整复。此法适用于年老齿落的习惯性脱位患者。

2.固定方法　复位成功后，托住颌部，维持于闭口位，然后将四头带兜住下颌部，其余四头分别在头顶上打结，固定时间 8～14 天。习惯性颞颌关节脱位固定时间为 2～3 周。其目的是保持复位后的位置，使被拉松拉长的关节囊和韧带得到良好修复，防止再脱位。固定期间嘱患者不要用力张口，不要吃硬食。

3.手术治疗　陈旧性脱位手法复位较为困难，若关节周围粘连严重，手法复位失败后，可行切开复位或髁状突切

5.功能锻炼　每天进行数次叩齿动作，使咀嚼肌得到运动，增强肌肉张力，以维持和加强下颌关节的稳定。在固定期间，患者不应用力张口、大声讲话，宜吃软食，避免咬嚼硬食，四头带或绷带不宜捆扎过紧，应允许张口超过 1cm。

（崔西泉）

第三节　肩关节脱位

【概述】

肩关节脱位是指肱骨头与肩胛盂发生移位，又称为肩肱关节脱位，是临床上最常见的脱位之一，多发生于 20～50 岁的成年男性。根据脱位后肱骨头的位置，可分为前脱位和后脱位两种，前脱位又分为喙突下、盂下、锁骨下脱位三种。根据脱位的时间与复发次数，可分为新鲜、陈旧和习惯性脱位。新鲜脱位处理不及时或不妥，往往转变为陈旧性脱位，脱位有时可伴有骨折。中医可将其归属为"肩胛骨出"、"肩髆骨出向"或"肩骨脱臼"。

【诊断要点】

1.临床表现

（1）肩关节前脱位

1）肩部受伤后，局部疼痛、肿胀、肩部活动障碍，后期患侧三角肌萎缩。

2）肩部呈"方肩"畸形，有空虚感，可在腋窝或喙突或锁骨下扣及肱骨头，伤肢处于 20°～30°肩外展位，并呈弹性固定。

3）搭肩试验（Dugas 征）及直尺试验阳性。

（2）肩关节后脱位

1）肩部剧痛，肩后肩峰下压痛明显。

2）上臂固定于中立位或内收内旋位，不能外展外旋。

3）喙突异常突起，在肩峰下可触及肱骨头。

（3）习惯性肩关节脱位

1）有多次脱位病史。

2）脱位时疼痛不剧烈，但仍有关节活动障碍。

3）当肩外展、外旋和后伸时，易诱发再脱位。

2.诊断标准

（1）肩关节前脱位

1）外伤史。

2）肩部受伤后，局部疼痛、肿胀，肩部活动障碍。

3）肩部呈"方肩"畸形，有空虚感，可在腋窝或喙突或锁骨下扪及肱骨头，伤肢处于20°～30°肩外展位。并呈弹性固定。

4）搭肩试验（Dugas征）及直尺试验阳性。

5）X线片可以确诊。

（2）肩关节后脱位

1）外伤史。

2）喙突突出明显，肩前部塌陷扁平，肩部活动受限。

3）在肩胛冈下触及肱骨头，上臂呈轻度外展，内旋畸形。

4）X线照片可以确诊。

（3）习惯性肩关节脱位

1）有多次脱位病史。

2）脱位时疼痛不剧烈，但仍有关节活动障碍。

3）当肩外展、外旋和后伸时，易诱发再脱位。

4）X线片可以确诊。

3.辅助检查和实验室检查　X线片可确诊，肩关节后脱位者摄腋窝位。

【鉴别诊断】

1.肱骨外科颈骨折　二者都有肩关节部疼痛、肿胀、活动受限，但肩关节脱位者有"方肩"畸形，关节盂空虚，弹性固定或喙突过分前突，在关节周围可触及脱出的肱骨头等体征，而肱骨外科颈骨折局部有环形压痛和纵向叩击痛，非嵌插型骨折可出现畸形、骨擦音及异常活动，X线片可加以鉴别并确诊。

2.肩周炎　肩周炎与肩关节脱位均有肩部的剧烈疼痛和肩关节功能明显受限，但肩周炎是一种慢性的肩部软组织的退行性炎症，早期以剧烈疼痛为主，中晚期以功能障碍为主。而肩关节脱位则多有急性损伤史，如过力或突发暴力的牵拉及冲撞，跌倒时手掌和肘部着地，由于突然的暴力沿肱骨向上冲击，使肱骨头脱离关节盂。

【治疗方法】

1.手法整复

(1)新鲜肩关节前脱位

1)悬吊复位法(Stimson方法):此法适用于年老体弱及有麻醉禁忌证者,比较安全。患者俯卧于床上,患肢悬垂于床旁,根据患者肌肉发达程度,患肢手腕系布带并悬挂5~10磅重物(不要以手提重物),依其自然牵引持续15min,肩部肌肉由于持续重力牵引作用而逐渐松弛。往往在牵引过程中肱骨头即可自动复位。有时术者需内收患肩或以双手自腋窝向外上方轻推肱骨头,或轻轻旋转上臂,肱骨头即可复位。

2)Hippocratic复位法:这是一种最古老的复位方法,至今仍被广泛应用。只需一人操作。术者沿患肢畸形方向牵引,同时以足跟蹬于患肩垫有棉垫的腋窝部,向外上方用力,逐渐增加牵引力量,同时轻柔旋转上臂,以解脱肱骨头的病理咬合,并内收上臂,此时肱骨头即可复位。复位时常感到肱骨头的滑动感和复位后的响声。复位后患者肩部疼痛症状顿时明显减轻,肩部恢复饱满,Dugae征阴性,肩关节恢复一定的活动。

3)Kocher方法:Kocher方法亦为应用已久的复位方法。患者仰卧,肘关节屈曲,施术者一手握住患者手腕,另一手握住肱骨下端,在轻度外展位持续牵引,助手以手或布兜住患者侧胸壁做反牵引。保持牵引1~2min后轻柔外旋上臂(正常外旋度为80°左右),在继续牵引下逐渐内收上臂使肘部向前中线靠拢,达极度内收度后迅速内旋上臂,亦即让伤侧手快速摆向对侧肩部,此时可感觉到肱骨头滑入肩胛盂。本法利用杠杆作用,如应用得法,复位过程省力、轻巧,反之应用不当或用力过大,肱骨及肩周软组织受力过大,可导致肱骨干、肱骨颈骨折,旋转袖撕裂,腋动脉或臂丛神经损伤。年龄较大的女性患者往往伴有骨质疏松,尤应谨慎使用。

(2)肩关节后脱位:麻醉后沿肱骨轴线纵向牵引同时内收上臂以使肱骨头与肩盂后缘解脱,此时术者以一手自后方向前推挤肱骨头,同时再外旋上臂,一般肱骨头即可复位。

(3)习惯性肩关节脱位:一般可自行复位或轻微手法即可复位,可用上述所用之方法。

(4)陈旧性肩关节脱位:陈旧性肩关节前及后脱位治疗原则是尽量手法复位,如获成功效果比手术复位为佳。勉强复位,有时可致骨折或神经损伤等并发症,故须严格选择病例,掌握适应证及手法复位的技术。操作用力适当,手法轻柔,动作缓慢,避免造成骨折或血管神经损伤等合并症。

2.固定方法　新鲜肩关节前脱位复位后将上臂置于内收、内旋、肘关节屈曲90°功能位,用三角巾悬吊胸前2~3周。

肩关节后脱位将上臂固定于外展,外旋及轻度肩后伸位,用肩人字石膏固定。

习惯性肩关节脱位用颈腕吊带和胸臂绷带将上肢固定在胸前。

3.药物治疗

(1)中药治疗

1)中药辨证内服:复位固定后,肩关节脱位可按损伤三期辨证施治进行治疗。

①初期:活血祛瘀,消肿止痛。

主方:活血祛瘀方。

当归10g,赤芍10g,红花12g,栀子10g,桃仁10g,泽兰10g,生地黄15g,三七末3g(冲服)。水煎服,日一剂。

②中期:舒筋活血,强筋壮骨。

主方:壮筋养血汤。

当归 9g,川芎 6g,白芷 9g,续断 12g,红花 5g,生地黄 12g,牛膝 9g,牡丹皮 9g,杜仲 6g。水煎服,日一剂。

③后期:补肝肾,壮筋骨。 主方:补肾壮筋汤。

熟地黄 12g,当归 12g,牛膝 10g,山莱萸 12g,茯苓 12g,续断 12g,杜仲 10g,白芍 10g,青皮 5g,五加皮 10g。水煎服,日一剂。

2)中药外敷

①早期:外用方消肿止痛膏。

姜黄,羌活、干姜、栀子、乳香、没药各 150g。共研细末,用凡士林调成 60% 软膏,外敷患处。每日 1 次。②后期:中药外洗方如外用方骨科外洗一方。

宽筋藤 30g,钩藤 30g,忍冬藤 30g,王不留行 30g,刘寄奴 15g,防风 15g,大黄 15g,荆芥 10g。解除固定后,煎水熏洗患肢,1 日 1 剂,1 日 2 次。

(2)西药治疗:疼痛剧烈者可予非甾体抗炎药如美洛昔康 7.5mg po bid;或塞来昔布 200mg po bid。

4.功能锻炼 固定 2~3 天后在三角巾悬吊下行肩肱关节前后、内外摆动练习,逐步增大摆动幅度。去除三角巾后行三角肌及肩带肌肉的肌力练习及恢复肩关节活动度的练习,但要防止过分牵伸关节囊的撕裂部位,以免增加习惯性脱位的可能。

5.手术治疗

(1)新鲜性肩关节脱位:新鲜肩关节脱位极少需要手术治疗,只有经多次手法复位无效才考虑手术切开复位,复位失败原因一般为软组织的交锁。

(2)陈旧性肩关节脱位:陈旧性肩关节脱位一般都需要手术治疗,手术切开复位后肱骨头可以用克氏针固定,并需要修复损伤的关节囊等组织。

(3)习惯性肩关节脱位:习惯性肩关节脱位常常困扰患者的工作和生活,手术方法多种多样,例如关节囊、盂唇和肩胛下肌腱成形术,肌腱转位手术,骨阻滞手术,截骨术,悬吊手术等。随着医学的飞速发展,近十年来关节镜下盂唇修补、骨移植等手术日渐成熟,已经成为治疗肩关节习惯性脱位的常规方法,为广大患者解决了痛苦。

(崔西泉)

第四节 肘关节脱位

【概述】

肘关节脱位是肘部常见损伤,在全身大关节脱位中占 1/2 左右。肘关节为屈戊关节,正常肘关节由肱尺、肱桡和上尺桡关节组成,主要是肱尺关节进行伸屈活动(伸 0°,屈 150°)。肘关节的稳定性主要依赖肱骨下端与尺骨上端的解剖联系,关节囊两侧的侧副韧带和桡骨头环状韧带加强这种联系。肘关节后部关节囊及韧带较薄弱,易发生后脱位。肘部的三点骨突标志是肱骨内、外上髁及尺骨鹰嘴突。肘关节伸直时,这三点成一直线;屈肘 90°时,这三点构成一等腰三角形,称为"肘三角",该三角骨性标志有无改变对鉴别肘关节脱位和骨折有重要意义。当肘关节后脱位时,肘后三点的位置关系即发生改变。

【诊断要点】

1.临床表现　肘关节后脱位最为常见,大多发生于青壮年,多由传达暴力和杠杆作用所致。跌倒时用手掌撑地,肘关节在旋后半伸直位,作用力沿尺骨、桡骨长轴向上传导,尺骨、桡骨上端向近侧冲击,并向上后方移位。传达暴力使肘关节过度后伸,尺骨鹰嘴撞击鹰嘴窝,形成杠杆作用,使止于喙突上的肱前肌和肘关节囊前壁撕裂。肱骨下端前移,桡骨头和尺骨鹰嘴后移,形成肘关节后脱位。由于暴力方向不同,尺骨鹰嘴除向后移位外,有时还可向内侧或外侧移位。有些病例可能合并尺骨喙突骨折。肘关节脱位可合并肱骨内、外上髁骨折,有时骨折片嵌在关节内阻碍复位,可合并尺神经损伤。

肘关节前脱位很少见,多为直接暴力所致,患者屈肘位跌倒,肘尖触地,暴力由后向前,使尺骨鹰嘴推移至肱骨的前方,造成肘关节前脱位,多并发鹰嘴骨折。部分患者发生尺桡骨近端脱向肱骨远端的内侧或外侧的侧方脱位以及肱骨远端脱向尺桡骨之间,尺桡骨呈相反方向分离的分离脱位。

肘关节脱位时肘窝部和肱三头肌腱常因肱前肌腱被剥离,骨膜、韧带、关节囊的撕裂而产生血肿,易发生异位骨化,是整复困难及后期功能恢复障碍的主要原因。

2.诊断标准

(1)肘关节后脱位

1)伤后肘关节肿胀、压痛,特有畸形,弹性固定,主动活动受限。

2)肘后三点关系失常,尺骨鹰嘴后突,鹰嘴上方空虚,前方肘窝处可触及扁圆形的肱骨下端,肘关节后外侧可触及脱出的桡骨头,尺骨鹰嘴肘部肿胀畸形明显,肘窝部饱满,前臂外观变短,尺骨鹰嘴后突,肘后部空虚、凹陷。

3)关节弹性固定于半屈曲位,只有微小的被动活动度。

(2)肘关节前脱位

1)伤后肘关节肿胀、压痛,肘关节过伸,屈曲受限,弹性固定。

2)一般合并有尺骨鹰嘴骨折,肘后三点关系正常,肘前隆起,可触到脱出的尺桡骨上端,肘后可触到肱骨下端及游离的鹰嘴骨折片。

3)前臂较健侧长,可有不同程度的旋前或旋后畸形。

(3)辅助检查和实验室检查:肘部正侧位 X 线片可以明确肘关节脱位的类型,以及是否合并有骨折。

【鉴别诊断】

1.肱骨远端全骺分离　小儿 X 线片上肱骨小头骨化中心未显现,仅靠 X 线片诊断,肱骨远端全骺分离极易误诊为肘关节脱位。由于儿童时期骺板的强度远不及关节囊及韧带,对儿童的关节部位损伤,首先要考虑有无骨骺损伤的可能;其次,仔细全面的临床检查也是诊断非常重要的一环。根据肿胀、压痛及瘀血斑的部位可对骨折部位有初步印象,利用一些特殊骨性标志如肘后三角等来诊断和鉴别肱骨下端骨骺分离与肘关节脱位。熟悉小儿肘关节解剖形态及生理演变,才能在阅读 X 线片时提高诊断符合率,以免误诊误治,给患儿的生长发育造成严重后果。

2.伸直型孟氏骨折　合并尺骨鹰嘴骨折的肘关节前脱位应该与伸直型孟氏骨折鉴别,前者肱尺关节脱位,上尺桡关节关系正常;后者肱尺关节正常,上尺桡关节关系异常,桡骨头脱位。

3.肱骨髁上骨折　肘关节后脱位应该与肱骨髁上骨折鉴别,肘关节后脱位时,肘后三角有变化,上臂正常、前臂短缩;肱骨髁上骨折肘后三角无变化,上臂短缩、前臂正常。

【治疗方法】

1.手法整复

(1)新鲜肘关节后脱位:新鲜肘关节后脱位病史短(24h 内)者,一般可不用麻醉即能复位;病史长(超过 24h)或患部肌肉韧带紧张者,可选用局麻或臂丛麻醉。常用的复位方法有以下两种。

1)膝顶复位法:患者端坐位,术者立于伤侧前面,一手握住其上臂,另一手握住腕部,同时足踏于凳面上,以膝顶在患肢肘窝内,沿前臂纵轴方向用力牵引,并逐渐屈肘。

2)拔伸牵引法:患者坐位,助手立于患者背后,双手握其上臂,术者站在伤侧前面,以双手握住其腕部,置前臂于旋后位,两人同时做对抗拔伸牵引数分钟,然后术者以一手握腕部继续保持牵引,另一手拇指抵住肱骨下端向后推按,其余四指抵住鹰嘴向前端提,并慢慢将肘关节屈曲。或者卧位,患者仰卧,伤肢靠床边,术者一手按其上臂下端,另一手握住伤肢前臂顺势牵引,当听到或触到关节复位弹响感觉时,屈曲肘关节。

(2)新鲜肘关节前脱位:麻醉方法同肘关节后脱位。患者取坐位或卧位,一助手牵拉固定患肢上臂,术者握前臂,推前臂向后,即可复位。复位后石膏固定患肘于半伸肘位 4 周,有时尺骨鹰嘴骨折不能手法整复,需手术复位固定。

(3)陈旧性肘关节脱位:肘关节脱位超过 3 周者,由于血肿机化及瘢痕组织形成,关节间隙充满肉芽组织,关节周围组织广泛性粘连、挛缩,给复位带来很大困难。一般脱位时间越长,整复越困难。若成年人脱位在 3 个月以内,无合并骨折或血管神经损伤,无骨化性肌炎的单纯性后脱位患者,采用手法整复,可获得较满意的结果。如不能复位时,切不可强力复位,应采取手术复位。

2.固定方法　单纯的新鲜肘关节后脱位复位成功后用"8"字绷带固定肘关节于屈曲 90°功能位,三角巾悬吊于胸前;合并骨折者按照骨折处理,一般用石膏固定 4～6 周。

3.药物治疗

(1)中药治疗

1)中药辨证内服:按照骨伤科中医三期辨证用药。初期患肘肿痛明显,宜活血化瘀、消肿止痛;中后期宜舒筋活血、强筋壮骨。

①初期:活血化瘀,消肿止痛。

处方:桃红四物汤。

生地黄 15g,赤芍 15g,川芎 15g,当归 15g,续断 15g,五加皮 15g,桃仁 15g,红花 10g,枳壳 10g。日一剂,水煎服。

②中后期：和营生新，舒筋活络，佐以理气活血。处方：壮筋养血汤。

白芍 10g，当归 10g，川芎 10g，川续断 15g，红花 10g，生地黄 10g，牛膝 10g，牡丹皮 10g，杜仲 10g。日一剂，水煎服。

2）中药外敷：初期宜局部散瘀消肿止痛为主，中期接骨续筋，促进周围软组织损伤的修复，后期以外洗方促进关节功能恢复为主。

（2）西药治疗：复位后肘关节肿胀较重者，静脉滴注甘露醇 250ml，每日 2 次；或者静脉滴注七叶皂苷钠 10mg，每日 2 次。疼痛剧烈者可予非甾体抗炎药，口服美洛昔康胶囊，每次 7.5mg，每日 2 次，或塞来昔布，每次 200mg，每日 2 次。

4.功能锻炼　肘关节脱位复位固定后，及早进行握拳锻炼，以消肿止痛，防止出现肌肉萎缩。解除固定后逐渐进行肘关节屈伸锻炼，禁止强力屈伸及按摩，以免发生骨化性肌炎。

5.手术治疗　新鲜肘关节脱位，经手法复位成功率很高，应尽可能采用手法治疗。对于陈旧性肘关节脱位手法复位失败者或损伤已达数月，无异位骨化和明显软组织萎缩者，应行手术切开复位。如合并有尺神经损伤，手术时应先探查神经，在保护神经下进行手术复位，复位后宜将尺神经移至肘前，如关节软骨已破坏，应考虑做肘关节成形术或人工关节置换术。

（崔西泉）

第五节　小儿桡骨头半脱位

小儿桡骨头半脱位多见于 4 岁以下的幼儿，其桡骨头发育尚不完全，头颈直径几乎相等，有时头甚至还小于颈，环状韧带松弛，故在外力作用下容易发生半脱位。

【病因病理】

多为间接外力引起。当幼儿肘关节在伸直位受到牵拉，如穿衣或在练习步行中摔倒时，幼儿腕部被握住，关节腔容积增大，其内的负压将关节囊和环状韧带一起吸入肱桡关节间隙，桡骨头被环状韧带卡住，阻碍回复原位。

【诊断要点】

患肢有被牵拉的外伤史，幼儿哭闹，不肯举动，常拒绝别人触动伤肢及拒绝检查，肘关节保持半屈曲、前臂旋前位，桡骨小头部位有明显压痛，肘关节不敢屈曲，被动屈肘时患儿疼痛哭闹，肘关节无明显的肿胀，无畸形。X 线检查常不能显示病变。

【治疗方法】

手法复位：以伤肢右侧为例，家长抱患儿正坐，术者用右手握住其前臂，左手拇指放于桡骨头外侧处，并慢慢将前臂旋后，一般半脱位在旋后过程中常可复位，若不能复位，则右手稍加牵引至肘关节伸直旋后位，左手拇指加压于桡骨头处，然后屈曲肘关节，常可听到或感到有轻微的滑入声，便已复位。复位后，患儿肘部疼痛多能立即消失，且能屈肘自如，或上举取物。复位后，一般不需固定，可嘱家长在近期内避免牵拉患肢，以防发生再脱位。

（冷世同）

第六节　月骨脱位

腕骨中月骨易脱位,且以月骨向掌侧脱位最常见。在月骨前后为桡月前后韧带,其血运通过前后韧带进入月骨。月骨凸面与桡骨下面构成关节,其凹面与头状骨相接触。月骨的前面相当于腕管,为屈指肌腱和正中神经所通过。

【病因病理】

多由传达暴力所致,跌倒时手掌先着地,手腕背伸时,月骨被桡骨下端和头状骨挤压而向掌侧脱位(前脱位)。由于暴力的大小不同,月骨脱位程度和预后也不同。

【诊断要点】

1.有明显外伤史,伤后腕部掌侧疼痛、肿胀、隆起。

2.体征:由于月骨脱位压迫屈指肌腱,使之张力加大,腕关节呈屈曲位,中指不能完全伸直,握拳时第三掌骨头有明显塌陷,叩击该掌骨头有明显疼痛,脱位的月骨还可能压迫正中神经,使正中神经支配区的桡侧三个手指麻木。X线正位片显示月骨由正常的四方形变成三角形,月骨凸面转向头状骨,头状骨轻度向近侧移位,侧位片可见月骨移位于腕关节掌侧,月骨的凹形向掌侧倾斜,凸面向背侧。

【治疗方法】

1.手法复位　患者作臂丛阻滞麻醉后,肘关节屈曲90°,两助手分别握住肘部和手指对抗牵拉,在拔伸牵引下前臂旋后,腕关节背伸,使桡骨和头状骨的关节间隙加宽,术者两手握住患者腕部,两拇指用力推压月骨凹面的远端,迫使月骨进入桡骨和头状骨的间隙,然后逐渐使腕掌屈,当月骨有滑动感,中指可以伸直时,多数表明已经复位。但因月骨较小,拇指压力较平均,有时不易将其推压复位,可用20号注射针头或克氏钢针,在无菌操作及X线透视下,自掌侧把针刺入月骨凹面的远端,在对抗牵引下,向背侧压迫,协助复位。复位后即在X线下复查,若月骨凹形关节面已与头状骨构成关节,其形成又恢复为四边形,即表示复位良好。

2.复位后处理　复位后,用塑形夹板将腕关节固定于掌屈30°位,1周后改为中立位,固定期间手指应经常作功能活动,2周后作腕关节活动,辨证使用中药内服和熏洗。

(冷世同)

第七节　掌指关节及指间关节脱位

一、掌指关节脱位

掌指关节脱位以向掌侧者最多,其中尤以拇指和食指最多见。

【病因病理】

手指扭伤、手指强力背屈等可引起掌指关节脱位,多见于拇指及食指。掌侧关节囊被撕裂,掌骨头穿过关节囊的裂口,又经屈肌腱的一侧滑向掌侧皮下,指骨基底移位于掌骨头背侧。如关节囊裂口较小,掌骨头往往如钮扣状被交锁其中,造成整复困难。

【诊断要点】

患处疼痛、肿胀、畸形明显,掌侧面隆起,在远侧掌横纹皮下可摸到脱位的掌骨头,手指缩短,掌指关节弹性固定于过伸位,功能丧失,指间关节呈屈曲位。X线摄片可清楚地显示移位的掌骨头和指骨基底部。

【治疗方法】

1.手法复位　可在局麻下,助手一人固定前臂腕上部,术者用一手拇指与示指握住脱位手指,呈过伸位,顺畸形方向作持续牵引,同时用另一手握住患侧腕关节以拇指抵于患指基底部推向远端,使脱位的指骨基底与掌骨头相对,然后轻度屈曲患指,即可复位。如手法不成功应即行手术复位。

2.固定方法　用金属压舌板压弯或用绷带卷垫于掌指关节掌侧,使掌指关节固定于半屈曲位3周。

3.药物治疗　在固定期间,内服跌打散,外敷消瘀退肿药膏。去除固定后,内服正骨紫金丹,外贴跌打膏药。

二、指间关节脱位

指间关节脱位颇为多见,各手指的近侧或远侧指间关节都可发生。

【病因病理】

过伸、旋转或侧向暴力可使指间关节脱位及侧副韧带断裂,关节囊撕裂或撕脱,产生关节脱位,甚至伴有指骨基底小骨片撕脱。脱位的方向大多是远段指节向背侧及侧方移位。

【诊断要点】

伤后关节局部肿胀、疼痛、活动受限、弹性固定、畸形、压痛,被动活动时疼痛加重。若侧副韧带已断,则出现明显侧方活动。X线照片可确定是否并发指骨基底撕脱性骨折。

【治疗方法】

1.手法复位　术者一手固定伤肢掌部,另一手握住伤指顺势拔伸牵引,同时用拇指将脱出的指骨基底部推向前方,并轻度屈曲手指,即可复位。

2.复位后处理　整复后,外敷消瘀退肿药膏或用胶布固定2～3周,使损伤的关节及副韧带得到愈合。解除固定后,用中草药熏洗患指,并开始主动活动锻炼。

（冷世同）

第八节　髋关节脱位

髋关节脱位是指股骨头与髋臼窝所构成的关节发生分离移位的一种损伤,约占全身各关节脱位的5%。常由强大暴力造成,多数同时并发髋臼骨折,多发生于活动力强的青壮年男性。《灵枢·经脉》称髋关节脱位为"胯骨出"。临床根据股骨头脱位后股骨头与髋臼的相对位置,分为后脱位、前脱位和中心性脱位3种类型,以髋关节后脱位最常见。

【病因病机】

1.髋关节后脱位　多因撞车、塌方等严重暴力而受伤。如发生撞车事件时,患者腰骶部被椅背挡住固定,膝前方因撞击力,使力量往股骨传递至髋关节;或患者弯腰跪地工作时发生塌方,下腰部或骨盆部被重物砸击。由于髋关节处于屈曲、内收、内旋位,此时股骨头部分已越出髋臼后缘,并绷紧关节的后壁,股骨颈的内缘与髋臼的前缘形成杠杆的支点。如此时膝前暴力沿股骨干纵轴上传传导冲击髋关节或下腰部遭受外力通过传导冲击髋关节,均会引起股骨头的杠杆支撬力冲破髋关节囊后壁的薄弱点(髂股韧带与坐股韧带之间的间隙,部分为闭孔外肌覆盖)而脱出。

2.髋关节前脱位　临床较少见,多为从高处坠落,中途大腿内侧被横杆阻挡,或骑马跌落等骑跨伤而致脱位。当髋关节急骤强力外展外旋时,大粗隆与髋臼上缘相撞形成支点,由于杠杆支撬力作用迫使股骨头向前下方薄弱处(髂股韧带与耻股韧带之间的间隙)冲破关节囊而脱出。

3.髋关节中心性脱位　多由传导暴力所致,如车撞、砸伤、侧方挤压暴力等。当暴力撞击大粗隆外侧或髋关节轻度外展、外旋位,膝前方受暴力打击,暴力上传导致股骨头撞击髋臼底造成髋臼骨折,如暴力较大可致股骨头冲破髋臼底,连同骨折片部分或完全进入盆腔,形成髋关节中心性脱位(图4-2)。

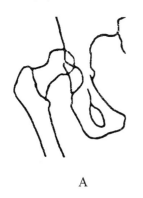 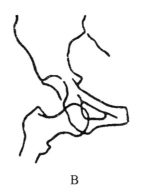 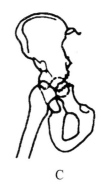

A　　　　　　　　B　　　　　　　　C

图4-2　髋关节脱位的类型

【临床表现】

髋关节脱位均有明显强力外伤史,伤后髋部疼痛、肿胀,关节畸形,活动功能障碍,不能站立行走。严重者还可发生骨折及神经血管损伤等并发症。

1.后脱位　患肢呈屈曲、内收、内旋、短缩畸形,不能主动活动,在做外展、外旋动作时呈弹性固定,粘膝征阳性即患侧膝关节亦轻度屈曲,置于健侧膝上部(图 4-3)。X 线检查显示,股骨头位于髋臼后上方,股骨内收,小粗隆变小或消失,股骨颈变短(图 4-4)。

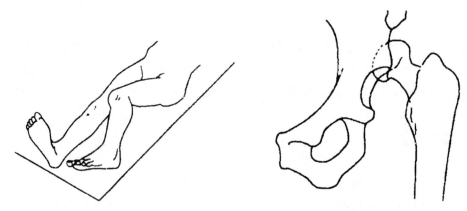

图 4-3　髋关节后脱位畸形　　　　　图 4-4　髋关节后脱位 X 线表现

2.前脱位　患肢呈外展、外旋和轻度屈曲畸形,弹性固定,并较健侧下肢稍长(图 4-5)。可在闭孔附近或腹股沟韧带附近扣及股骨头。如果脱位的股骨头压迫闭孔神经、可出现大腿内侧半皮肤感觉障碍及内收肌群麻痹;如果压迫股动、静脉,可出现下肢苍白、发凉或青紫血循环障碍,足背动脉搏动减弱或消失。X 线检查显示,股骨干呈外展位,股骨头在髋臼下方,与闭孔或耻骨坐骨重叠(图 4-6)。

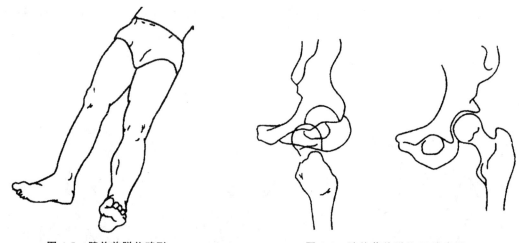

图 4-5　髋关前脱位畸形　　　　　　图 4-6　髋关节前脱位 X 线表现

3.中心性脱位　中心性脱位者患肢缩短,大转子内移,大粗隆及患肢纵轴叩击痛。苦髋臼骨折形成血肿,患侧下腹部有压痛,肛门指检常在患侧有触痛和触到包块。X 线检查可见股骨头突破髋臼进入骨盆(图 4-7)。

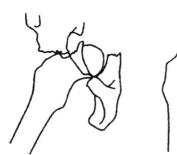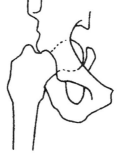

图 4-7　髋关节中心性脱位 X 线表现

【诊断要点】

1.病史　有明显的强力外伤史。

2.症状　髋部疼痛、肿胀,活动障碍,不能站立行走。

3.体征　髋关节呈弹性固定,后脱位患肢呈屈曲、内收、内旋、短缩畸形,粘膝征阳性;前脱位患肢呈外展、外旋及轻度屈曲畸形,患肢外形较健侧增长,粘膝征阴性,在闭孔或腹股沟附近可触到股骨头;中心性脱位患肢缩短及大粗隆内移。

4.辅助检查　X线检查可明确脱位的类型以及是否合并骨折。

【治疗】

新鲜脱位,以手法复位为主;脱位合并髋臼缘骨折,一般随脱位的整复,骨折亦随之复位。陈旧性脱位,在牵引、配合手法松解关节的基础上,力争手法复位,若有困难,可考虑切开复位。手法复位前为解除患者疼痛和肌肉痉挛,可选用麻醉。

1.整复方法

(1)屈髋拔伸法:患者仰卧于地面木板上,然后用宽布带固定骨盆,并令助手按压两侧髂嵴部,使对抗牵引的力量确实有效;术者面对患者,骑跨于髋、膝关节各屈曲 90°的患肢小腿上;然后术者用一手的肘窝套住患肢腘窝部,另一手拖住肘后部,沿股骨干纵轴拔伸(使股骨头接近髋臼及关节囊的破裂口,术者可同时下坐,以增加牵引力);在维持牵引下,慢慢内外旋转患肢,以解脱关节囊对股骨头的嵌顿,促使股骨头撑开关节囊的破裂口(必要时可令助手向前、下、内方推挤大粗隆),即可将股骨头纳入髋臼内,此时可闻及弹响声;最后慢慢将患肢外展伸直(图4-8)。前脱位者,另一助手屈曲其膝关节并握住患肢小腿,在髋外展、外旋位渐渐向上拔伸牵引至屈髋 90°位,与此同时,术者双手环抱大腿根部,将大腿根部向后外方按压,股骨头即可纳入髋臼(图4-9)。

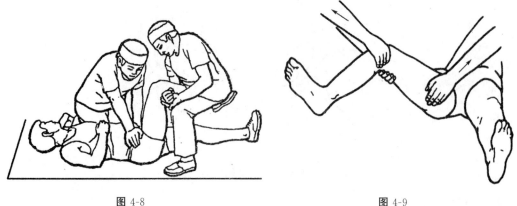

图 4-8　　　　　　　　　　　　　　　　　图 4-9

(2)回旋法:患者仰卧,助手以双手按压双侧髂前上棘固定骨盆,术者立于患侧,一手握住患肢踝部,另一手以肘窝提托其腘窝部,在向上提拉的基础上,将大腿内收、内旋,髋关节极度屈曲,使膝部贴近腹壁,然后将患肢外展、外旋、伸直,在此过程中,髋关节有响声者,复位即告成功(图 4-10)。前脱位者复位步骤则相反(图 4-11)。

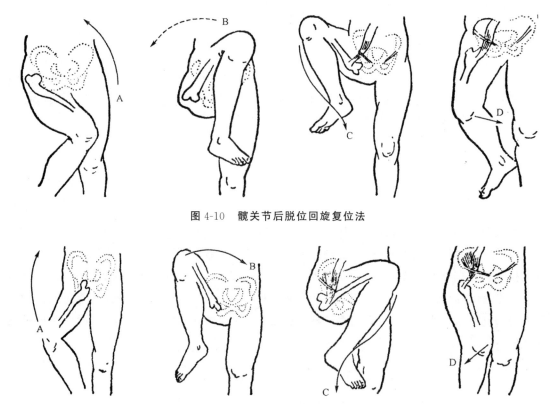

图 4-10　髋关节后脱位回旋复位法

图 4-11　髋关节前脱位反回旋复位法

(3)拔伸扳拉复位法复位困难或中心性脱位的患者,可采用拔伸扳拉(图 4-12)或牵引复位法。

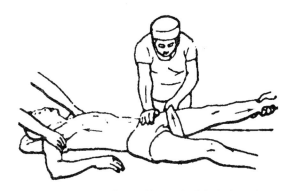

图 4-12　髋关节中心性脱位拔伸扳拉复位法

2.固定方法　髋关节后脱位复位后,如为单纯性脱位可采用皮牵引、支架托、沙袋等制动患肢于外展中立位 3～4 周。合并髋臼骨折者,应加用外展板,以便将骨折片顶住固定,时间 5～6 周。前脱位应将患肢固定于内收内旋位,方法及固定时间同后脱位。中心性脱位复位后继续行骨牵引维持其位置,重量可减为 4～6kg,时间 8～10 周,直至骨折愈合。

3.手术疗法

(1)适应证:手法复位失败,或合并髋臼骨折、骨折块较大复位不良者。

(2)手法选择:手术切开复位内固定,螺钉或钢板固定。

4.药物疗法　损伤早期,以活血化瘀为主。患处肿胀、疼痛较甚,方选活血舒肝汤;腹胀、大便秘结、口干舌燥、苔黄者,宜加通腑泄热药如厚朴、枳实、芒硝等。中期理气活血、调理脾胃,兼补肝肾,以四物汤加续断、五加皮、牛膝、陈皮、茯苓等;后期补气血、养肝肾、壮筋骨、利关节,方选健步虎潜丸或六味地黄丸。外用药,早期可敷消肿散,后期以海桐皮汤或下肢损伤洗方熏洗。

5.功能锻炼　固定期间可行股四头肌及踝关节功能锻炼,解除固定后,可先在床上做屈髋、屈膝及内收、外展、内旋、外旋活动,随后可扶拐下地不负重行走。3 个月后,经 X 线检查,未见股骨头坏死征象者,可逐步下地活动及行走。中心性脱位应在牵引下早期活动髋关节,而负重锻炼则应相对推后,以减少创伤性关节炎及股骨头坏死的发生。

【预后与调护】

髋关节脱位经及时复位后,一般预后良好,但脱位不可避免地会发生关节囊撕裂和韧带断裂,有可能影响股骨头血运,约有 10％ 的患者发生股骨头缺血性坏死。中心性脱位如髋臼骨折复位不良或关节软骨面受损严重,后期发生创伤性关节炎的可能性大。

(冷世同)

第九节　膝关节脱位

膝关节脱位是指股骨下端与胫骨平台之间发生的分离移位。膝关节内外有坚强的韧带结构维护其稳定性,故只有在遭受强大暴力而造成脱位时,才会并发韧带、半月板损伤,而且可发生骨折乃至神经、血管的损伤。临床上极为少见,常合并韧带、半月板、血管、神经损伤。现交通伤增加,年龄特点并不明显。

【病因病机】

膝关节脱位多由强大的直接暴力引起,如从高处跌下、车祸、塌方等直接撞击股骨下端或胫骨上端,造成不同方向的脱位。根据胫骨上端在股骨下端的脱位方向,分为膝关节前脱位、后脱位、内侧脱位、外侧脱位及旋转脱位 5 种类型(图 4-13)。旋转脱位又分为前内、前外、后内和后外侧脱位。临床上膝关节前脱位最常见。

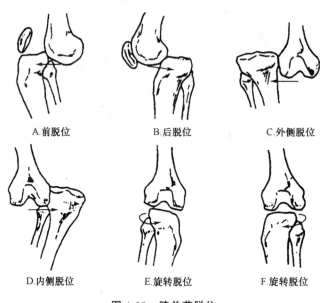

A.前脱位　　　　B.后脱位　　　　C.外侧脱位

D.内侧脱位　　　E.旋转脱位　　　F.旋转脱位

图 4-13　膝关节脱位

【临床表现】

1.前脱位　膝关节肿胀严重,疼痛剧烈,功能障碍。前后径增大,髌骨下陷,膝关节处于微屈曲位,弹性固定,触摸髌骨处空虚,腘窝部丰满,并可触及股骨髁突起于后侧,髌腱两侧可触及向前移位的股骨平台前缘。

2.后脱位　膝关节肿胀严重,疼痛剧烈,功能障碍。膝关节前后径增大,似过伸位,胫骨上端下陷,皮肤有皱褶,畸形明显,呈弹性固定,触摸髌骨下空虚,腘窝处可触及胫骨平台后缘向后突起,髌腱两侧能触到向前突起的股骨髁。

3.侧方脱位　因筋伤严重,肿胀甚剧,局部青紫瘀斑,功能丧失,疼痛明显,有明显的侧方异常活动。在膝关节侧方能触到脱出的胫骨平台。

4.旋转脱位　伤后膝关节肿胀、剧痛、屈伸功能丧失。患部出现明显畸形。患侧小腿呈内旋或外旋位,膝内侧关节间隙处有皮肤凹陷及皱褶,腘窝后外侧可有骨性隆起。

若出现神经、血管损伤,则出现相应的症状。腓总神经损伤,胫前肌麻痹,小腿与足背前外侧皮肤感觉减弱或消失;腘动脉损伤,出现小腿与足趾苍白、发凉或膝部严重肿胀、发绀,腘窝部有明显出血或血肿,足背动脉和胫后动脉搏动减弱或消失等。

【诊断要点】

1.病史　有明显的膝关节外伤史。

2.症状　膝关节疼痛、肿胀,功能障碍,不能站立行走。

3.体征 膝关节畸形明显,肿胀,下肢缩短,压痛明显,弹性固定。

4.辅助检查 X线检查可明确脱位的类型以及是否合并骨折。

【治疗】

膝关节脱位属急症,一旦确诊,即应防止继发性神经、血管损伤,及时行手法复位。有血管损伤征象,复位后未见恢复,应及时进行手术探查,以免贻误时机。神经损伤多为牵拉性损伤,复位后多可自动恢复,可暂不作处理,严密观察。韧带断裂,应早期修补。

1.整复方法 一般在麻醉下进行。患者取仰卧位,一助手用双手握住患肢大腿,另一助手握住患肢踝部及小腿在膝关节半屈伸位上作对抗牵引。

(1)前脱位:术者一手托股骨下端向前,另一手推按胫骨上端向后,如闻及弹响声则提示已复位(图 4-14)。

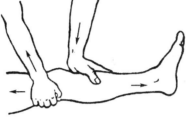

图 4-14 膝关节前脱位整复方法

(2)后脱位:术者一手托胫骨上端向前,一手推按股骨下端向后,闻及弹响声则提示已复位(图 4-15)。

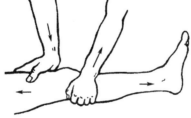

图 4-15 膝关节后脱位整复方法

(3)侧方脱位:对于外侧脱位,术者一手将股骨内髁向外侧扳拉,另一手将胫骨外髁向内侧推挤,同时,使膝关节呈外翻位,闻及弹响声则提示已复位(图 4-16)。

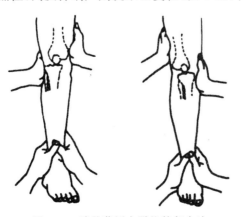

图 4-16 膝关节侧方脱位整复方法

复位后,将膝关节轻柔屈伸数次,检查关节间是否完全吻合,并可理顺被卷入关节间的关节囊及韧带和移位的半月板。一般均不主张在过伸位直接按压胫骨上端向后,以免加重腘动、静脉损伤。

2.固定方法　前、后及旋转脱位复位后应以长腿石膏托或前后石膏夹固定,保持患膝屈曲20°~30°位,腘窝部应加软垫,并严密观察患肢远端的血液循环。侧方脱位复位后,宜用内、外侧长石膏夹或长夹板固定。于脱出部位和上、下端各加一块棉垫保持三点加压,将患膝固定于内翻或外翻位。固定时间一般为4~8周。可抬高患肢,以利消肿。有血循环障碍征象者,采用小重量(1~2kg)的皮肤牵引,密切观察直至血运稳定后,再改用夹板固定。

3.手术疗法　膝关节脱位并发韧带、血管损伤及骨折者,应手术治疗;合并腘动脉损伤者更应即刻进行手术探查及修复;合并髁部骨折者也应及时手术撬起塌陷的髁部并以螺栓、拉力螺丝或特制的"T"形钢板固定。

4.药物疗法　按脱位三期辨证论治。初期以活血化瘀,消肿止痛为主,方用桃红四物汤加牛膝、延胡、川楝子、泽泻、茯苓或跌打丸等,中后期选用强筋壮骨的正骨紫金丹或健步虎潜丸。脱位整复后,早期可外敷消肿止痛膏以消肿止痛;中期可用消肿活血汤外洗以活血舒筋;后期可用苏木煎水熏洗以利关节。

5.功能锻炼　患膝关节制动3~4周时,可按摩髌骨,使其上下、左右方向被动活动,以减轻由于关节内血肿引起的粘连。4周后,应积极作股四头肌的舒缩及踝关节、趾关节的屈伸活动。6周后在膝关节保护下扶双拐不完全负重步行锻炼。8周后解除固定,练习膝关节屈伸活动,待股四头肌肌力恢复后及膝关节屈伸活动较稳定的情况下,才能负重行走。

【预后与调护】

膝关节脱位复位后,应密切观察患肢血液循环情况,触摸胫后动脉和足背动脉,足部虽温暖但无脉则标志着血供不足。膝关节脱位通常伴随韧带损伤,复位后应仔细检查韧带损伤情况,一旦确诊,应立即手术修复。复位后,如有膝关节明显不稳,应继续延长固定时间,预防创伤性关节炎的发生。

(鞠兴华)

第十节　髌骨脱位

多数是由于膝关节骨性组织结构及软组织发育缺陷,或暴力致股内侧肌及扩张部撕裂,促使髌骨向外侧脱出;髌骨向内侧脱位者少见。

髌骨是人体最大的籽骨,是膝关节的组成部分。生理功能主要是传递并加强股四头肌的力量,维持膝关节的稳定,保护股骨关节面。

【病因病机】

1.外伤性脱位　外伤性脱位可以因为关节囊松弛,股骨外髁发育不良而髌骨沟变浅平,或伴有股内侧肌肌力弱,或在损伤时大腿肌肉松弛,股骨被强力外旋、外展,或髌骨内侧突然遭受暴力打击,可完全向外脱出。当用力踢东西时,突然猛力伸膝,股四头肌的内侧扩张部撕裂也可引起髌骨向外侧脱位。外侧撕裂而向内侧脱位极少见。当暴力作用下,股四头肌断裂或髌韧带断裂,髌骨移位于下方或上方,有时可夹在关节间隙。

2.习惯性脱位　由于股四头肌特别是内侧肌松弛,髌骨发育较小,股骨外髁扁平,并有膝外翻畸形,髌腱的抵止部随着胫骨外翻而向外移位,使股四头肌与髌腱的作用力线不在一条直线上而向内成角。胫骨有外旋畸形时,亦可引起髌骨脱位。轻度外力,有时甚至屈伸膝关节即可诱发脱位。外伤性脱位治疗不当,如股内侧肌未修补或修补不当,亦常为习惯性脱位的主要原因。

【诊断要点】

1.外伤性脱位　受伤史。伤后部肿胀、疼痛,膝关节呈半屈曲位,不能伸直。膝前平坦,髌骨可向外、内方脱出。或有部分患者就诊时,髌骨已复位,仅留下创伤性滑膜炎及关节内积血或积液,在髌骨内上缘之股内侧肌抵止部有明显压痛。可通过详细询问病史以帮助诊断。膝部 X 线侧、轴位片可见髌骨移出于股骨髁间窝之外。

2.习惯性脱位　青少年女性居多,多为单侧,亦有双侧患病。有新鲜创伤性脱位病史,或先天发育不良者,可无明显创伤或急性脱位病史。每当屈膝时,髌骨即在股骨外髁上变位向外侧脱出。脱出时伴响声,膝关节畸形,正常髌骨部位塌陷或低平,股骨外髁前外侧有明显异常骨性隆起。局部压痛,轻度肿胀,当患者忍痛自动或被动伸膝时,髌骨可自行复位,且伴有响声。平时行走时觉腿软无力,跑步时常跌倒。膝关节 X 线轴位片可显示股骨外髁低平。

【治疗】

1.整复方法　患者取仰卧位。外侧脱位时,术者站于患侧,一手握患肢踝部,一手拇指按于髌骨外方,使患膝在微屈状态下逐渐伸直的同时,用拇指将髌骨向内推挤,使其越过股骨外髁而复位。复位后,可轻柔屈伸膝关节数次,检查是否仍会脱出。

2.固定方法　长腿石膏托或夹板屈膝 20°～30°固定 2～3 周。若合并股四头肌扩张部撕裂,则应固定 4～6 周,固定时应在髌骨外侧加一压力垫。

3.手术治疗的适应证　外伤性脱位,有严重的股四头肌扩张部或股内侧肌撕裂及股四头肌腱、髌韧带断裂等,应立即作手术修补。习惯性脱位,则以调整髌骨力线为主,如股内侧肌髌前移植术,胫骨结节髌腱附着部内移及内侧关节囊紧缩术,膝外翻畸形截骨矫正术或股骨外髁垫高术。在胫骨上端骨骺未闭合前,尽量不作截骨术或垫高外髁手术。

4.药物治疗　早期活血消肿止痛,方选活血舒肝汤加木瓜、牛膝;中期养血通经活络,内服活血止痛丸;后期补肝肾,强筋骨,可服健步虎潜丸。

外治:早期可用活血止痛膏以消肿止痛,后期以苏木煎熏洗患肢以舒利关节。

5.功能锻炼　抬高患肢,并积极作股四头肌舒缩活动。解除外固定后,有计划地指导加强股内侧肌锻炼,逐步锻炼膝关节屈伸。

(鞠兴华)

第十一节　跖趾关节及趾间关节脱位

跖趾关节脱位,是指跖骨头与近节趾骨构成的关节发生分离。由于关节囊较坚韧并有肌腱保护,因此较少见,临床上主要足第 1 跖趾关节向背侧脱位。近节趾骨与远节趾骨间关节发生分离者,称趾间关节脱位,见于姆趾与小趾。

【病因病机】

跖趾关节与趾间关节脱位,多因奔走急迫,足趾踢碰硬物或重物砸压而引起;剧烈的扭转暴力,其他使足趾过伸的暴力,如由高坠下、跳高、跳远时足趾先着地,也可发生。由于第 1 跖骨较长,前足踢碰时常先着力,外力直接砸压亦易损及,故第 1 跖趾关节脱位较常见。脱位的机理多因外力迫使跖趾关节过伸,近节趾骨基底脱向跖骨头的背侧所致。趾间关节脱位的方向亦多见远节趾骨向背侧移位,若侧副韧带撕断,则可向侧方移位。

【诊断要点】

有明显的外伤史,局部肿胀,疼痛较剧,患足不敢触地,趾背伸过度、短缩,关节屈曲,第 1 跖骨头在足底突出,姆趾近节趾骨基底部在背侧突出,关节呈弹性固定。趾间关节脱位的足趾缩短,前后径增大,局部肿胀、疼痛,活动时痛剧,呈弹性固定。足部 X 线正、侧位片可明确诊断及了解是否合并骨折。

【治疗】

复位一般以手法为主。开放性脱位可在复位后对创口清创缝合。单纯脱位一般不需要麻醉或仅用局麻。

1.整复方法

(1)跖趾关节脱位:一助手固定踝部,术者一手持姆趾,或用绷带提拉姆趾用力牵引,一手握前足,先用力向背牵引,加大畸形,然后握足背的指用力将脱出的趾骨基底部向远端推出,当滑到跖骨头处,在维持牵引下,将趾迅速跖屈,即可复位。

(2)趾间关节脱位:术者一手握踝部或前足,一手捏紧足趾远端,水平牵引拔伸即可复位图。

2.固定方法　跖趾关节脱位整复后,用绷带包扎患处数圈,再以夹板或压舌板固定跖趾关节伸直位 2~3 周。

3.手术治疗适应证　陈旧损伤未复位者可导致爪状趾畸形及创伤性关节炎,这种情况有必要手术纠正畸形以利于负重及解除症状。跖趾关节脱位偶有闭合复位不成功者,可能是籽骨嵌入关节,应及时手术治疗。

4.功能锻炼　早期即可作踝关节屈伸活动。1 周后肿胀消退,可扶拐以足跟负重行走。4 周后可去除外固定逐步练习负重行走。

（鞠兴华）

第五章　筋伤

第一节　概论

外力作用下的急性损伤和慢性劳损所造成筋的损伤,统称为筋伤。中医学对于筋的认识是比较宽泛的,通常是指皮肤、皮下组织、筋膜、肌肉、肌腱、韧带、关节囊、关节软骨盘、椎间盘、腱鞘、神经、血管等软组织。"伤筋可以动骨,伤骨必然伤筋",是指筋伤不一定造成骨折、脱位,但骨折、脱位通常会引起不同程度的筋伤,说明骨与筋之间彼此依存,损伤后会相互影响,互为关联。

【筋伤的病因病机】

筋伤的病因一般分为内因与外因两大类。

1.外因　是指外力作用和外邪侵袭等两个方面的因素。

(1)外力作用

1)急性损伤:常见的损伤形式如猛烈撞击、重物挫压、跌仆扭转,或自身肌肉急骤而不协调的动作等均可引起急性筋伤。受伤以后,主要表现为局部疼痛和不同程度的功能障碍。

2)慢性伤筋:由于急性筋伤失治或误治,形成慢性筋伤。主要症状为局部酸胀隐痛,关节活动不利,得温则痛缓,遇寒则加重。此外,由于积劳成疾或与职业工种相关的积累性损伤,又称为慢性劳损。这种损伤多见于长期从事单调、动作重复或特定环境下特殊姿势的职业工作人群。慢性劳损多发生在关节频繁活动及承重的部位,如颈、肩、肘、腕、腰、膝、踝等处。又称为劳损性伤筋。

(2)外邪侵袭:常见伤害形式如汗出当风、久卧湿地、贪凉受冷等均可导致风寒湿邪侵袭人体,痹阻经络,而引起局部疼痛,怕风畏寒,阴雨天加重,得热减轻和不同程度的功能障碍。风寒湿邪侵袭虽然是发病的直接诱因,但不是致病的主要因素,临床所见多因外力、劳损后又复感风寒湿邪侵袭而引起的筋伤。

2.内因　是指人体内部的原因而易于产生或发生筋伤的因素。这类筋伤多与身体素质、不同年龄、解剖结构有着密切关系。体质的强弱和筋伤的发生有密切关系,体质强壮,气血旺盛,肝肾充实,筋骨则强盛,抵御外界的暴力和风寒湿邪侵袭的能力就强,因此也就不易发生筋伤;而体弱多病,气血虚弱,肝肾不足,筋骨则痿软,抵御外界暴力和风寒湿邪侵袭的能力就弱,则易发生筋伤。不同的年龄段会发生不同类型的筋伤,儿童筋骨稚嫩,多发生小儿髋关节暂时性滑膜炎等,中老年常出现以退行性为特点的病变,如肩周炎、慢性颈肩腰腿痛症;解剖结构的特点与筋伤发生的影响,主要在于人体关节多动或承重的部位以及先天性结构上的异常,从而使筋伤的发生率增高。此外,内分泌代谢紊乱、骨关节疾病的影响,也是影响筋伤发生的重要因素。

【筋伤的临床分类】

1.根据不同的外力形式和特点通常分为扭伤和挫伤两大类

(1)扭伤:是指间接暴力使肢体和关节突然发生超越正常生理范围的活动,外力点不在损伤部位,引起关节周围韧带、肌肉、筋膜或软骨盘等过度牵拉、扭曲或变形,产生的损伤、撕裂和部分断裂。

(2)挫伤:直接暴力打击或冲撞、重物挤压肢体,引起局部组织皮下、肌肉、筋膜、肌腱,甚至神经、血管的直接损伤或挫碾伤,严重的可形成局部感染和坏死。挫伤的特点是以直接受力点的损伤部位症状为主。另外由于钝性物体的推移或旋转挤压肢体,造成以皮下及深部组织为主的严重损伤,往往形成皮下组织、筋膜、肌腱、肌肉组织与神经、血管的复合性损伤,且易造成局部的感染和坏死。

2.根据筋伤的病理变化分为瘀血凝滞、筋位异常和筋断裂

(1)瘀血凝滞:系指筋膜、肌肉、韧带的络脉损伤,但无实质性断裂,或只有微小的撕裂,不至于引起严重的功能障碍。

(2)筋位异常:是指外力的作用产生筋歪、筋翻、错缝等,局部出现瘀肿,仔细触摸可发现肌腱、韧带等位置发生变化。

(3)筋断裂:主要包括肌肉、肌腱、韧带的实质性断裂。伤后出现明显的功能丧失,或有畸形和异常活动等。

3.根据筋伤的病程分为急性筋伤和慢性筋伤

(1)急性筋伤:一般是指2周内的新鲜损伤,外伤史明显,局部肿痛、瘀斑、伴有不同程度的功能障碍。

(2)慢性筋伤:一般是指超过2周的损伤,多为急性筋伤失治或误治,或筋伤断裂,或年老体弱,或职业性劳损,日久多有肌肉僵凝萎缩,局部苍白浮肿等慢性筋伤症状。

【筋伤的诊断要点】

急性筋伤大多具有明确的受伤史,慢性筋伤的病史一般不十分明确,需仔细的询问其外力作用和外邪伤害的病史。

1.筋伤的主要症状　疼痛、瘀肿和功能障碍。

(1)筋伤早期:损伤处气血瘀滞,络脉受阻,疼痛剧烈,可出现不同程度的功能障碍。

(2)筋伤中期:伤后3~4天后,瘀血渐化,肿胀有所消退,瘀斑转为青紫,皮肤温热疼痛趋缓;至伤后10~14天,伤筋轻者,大多康复;伤筋重者,肿胀明显消退,疼痛逐步减轻,功能部分恢复。

(3)筋伤后期:一般2周以后,伤筋重症的瘀肿大部分消散,瘀斑转为黄褐色,疼痛已不明显,功能轻度障碍,仅存残余症状;经过3~5周,症状全部消失,功能大多恢复。少数患者,由于多种因素的影响,残存症状维持时间较长,或硬结如块,隐隐作痛,动作欠利,迁延日久,进而

转为慢性筋伤。

慢性筋伤往往缺乏典型的症状特征和演变过程。由于损伤部位不同,组织结构存在差异,临床症状表现不尽一致,或隐痛,或酸楚,或肿胀,或功能障碍,症状可随劳累受凉或天气变化而加重。因此,治疗必须根据不同部位的特殊症状辨证论治。

急性筋伤与慢性筋伤的诊断,均需仔细辨认和确认主要的压痛点,压痛点往往就是病灶所在,尤其慢性筋伤更为重要。在关节检查中要注意健侧与患侧的功能对比和判断有无异常活动。特别是严重筋伤患者,如膝内侧副韧带完全断裂时,膝外翻角度必然增大等,必要时应进行 X 线检查,重在排除骨折可能(影像学检查)。

2.鉴别诊断

(1)急性筋伤的诊断必须与风湿肿痛、湿热流注进行鉴别:风湿肿痛一般没有明显外伤史,局部虽有红肿但不青紫,也无全身发热等状况;湿热流注则有较重的全身症状,如发热、汗出而热不解,神情委靡而食欲不振等。同时注意局部有无波动感,结合实验室等相关项目检查,可明确诊断。

(2)慢性筋伤应与骨痨、骨肿瘤等进行鉴别:虽然 X 线片有助于观察和辨认骨痨、骨肿瘤所引起的骨破坏情况,但对于一些关节结核起自滑膜,病程进展缓慢,仅有微肿疼痛,骨骼未发生明显破坏的非典型患者,有时难以早期明确诊断;某些良性或恶性程度较低的骨肿瘤,由于症状轻,骨骼变化不明显,也不易早期诊断,应加以防范,应对全身状况、局部症状及结合实验室检查等全面考虑,以防误诊和漏诊。

【筋伤的并发症】

筋伤在早期或晚期均可引起程度不同的各种并发症,在检查和治疗中需加注意和防范。

1.早期并发症

(1)小骨片撕脱:由于间接暴力的作用,使肌腱或韧带附着点受到牵拉而引起撕脱骨折。

(2)神经损伤:由于牵拉、挫压等外力造成损伤,可依据肢体运动、感觉功能丧失范围,肌肉有无萎缩等,判定神经损伤的部位和程度。

2.晚期并发症

(1)损伤性骨化:位于关节部位的严重扭挫伤,血肿机化,处理不当,软组织可出现骨化现象,又称骨化性肌炎,引起疼痛和功能障碍,X 线片可见显示不均匀的钙化阴影。常见于肘部。

(2)关节内游离体:关节内软骨损伤,脱落后钙化形成游离体,常随关节屈伸而发生位置变化,出现弹响或关节绞锁等表现,又称"关节鼠"。

(3)骨关节炎:位于关节部位筋伤,早期治疗处理不当,后期易出现关节软骨面的磨损、变薄及骨刺形成,产生疼痛和功能障碍。

【筋伤的治疗】

筋伤的治疗是中医学在辨证论治指导下体现的特色疗法,包括理筋手法,内、外用药以及针灸、拔火罐、功能锻炼等内容,可根据筋伤的不同类型、病程、部位,分别选择应用。

1.理筋手法　理筋手法一般以按、摩、推、拿四法为主,辅之以搓、揉、捏、擦等手法。贯彻"辨证施法"的原则,根据不同的病情和治疗需要分别选用拔伸牵引、屈曲按压、摇晃抖动、旋转斜扳等方法以增进疗效。这些手法的主要目的在于活血化瘀、消肿止痛、舒筋活络、松解粘连、软化瘢痕等作用。适用于急、慢性筋伤;关节错缝,滑膜嵌顿以及创伤后关节僵硬、粘连及组织挛缩、痿软;骨关节炎引起的肢体疼痛、活动不利等。需要强调指出的是一些感染性疾病(骨髓炎、骨结核)、恶性肿瘤、传染性皮肤病、妇女妊娠期以及精神病患者等,均不宜作理筋手法治疗。

理筋手法在操作时应注意以下几点。

(1)一般新伤、年老、体弱、形瘦、虚证者手法应用宜轻,旧伤、形体壮实、肌肉丰厚者手法可稍重。手法轻时不浮于表面,手法重时切忌暴力,只有灵活应用,才能达到有效的治疗目的。

(2)手法治疗总的要求是:均匀、柔和、持久、深透有力。实际应用时还需注意手法的感觉和患者的异常反应,做到心中有数,轻重适宜。

(3)手法治疗的顺序为:准备手法(按摩、擦揉、点穴)、治疗手法(旋扳、屈伸、弹拨)、结束手法(牵抖整理、舒筋展筋)三个阶段。

(4)治疗分清主次:骨折、脱位、筋伤并存者,先治疗骨折、脱位,而后治疗筋伤。理筋手法的运用自始至终要求做到稳、准、巧,并充分把握手法的连续性、节律性、自然性和灵活性,以求取得最佳治疗效果。

2.药物治疗　中医学对筋伤的治疗,主要体现在辨证论治原则指导下,将筋伤的发生、发展及转归的连续性与阶段性的特点运用三期辨证分治用药进行治疗。其早期治则大多为活血化瘀,消肿止痛;中期治以舒筋通络,和营止痛为主;后期治宜养血和络,温经止痛,补益肝肾为主。同时可根据患者具体情况辨证与辨病相结合,灵活运用药物加减治疗。

(1)内服药物

1)筋伤初期:气血瘀肿较重、疼痛剧烈者,治宜活血化瘀,行气止痛。多选用桃红四物汤、复元活血汤、云南白药、七厘散等。

2)筋伤中期:患部肿痛初步消退,治宜舒筋活血,和营止痛。多选用舒筋活血汤、和营止痛汤、补筋丸等。

3)筋伤后期或慢性筋伤:损伤日久、气血耗损、肝肾亏虚,常兼夹风寒外邪,局部疼痛乏力,活动功能受限,阴天劳累症状加重,或有肌肉萎缩,或见浮肿,治宜养血和络,祛风宣痹;对年老体弱者可补肝肾,祛风湿,药选大、小活络丹,独活寄生丸,补肾壮筋汤等。

(2)外用药物

1)筋伤初、中期:宜消瘀退肿,理气止痛,常用药膏有消瘀止痛药膏、三色敷药等;如红肿明显者,宜消瘀清热,解毒退肿,外敷四黄散、清营退肿膏等;症状较轻者,可用万花油、茴香酒等外用搽涂局部,以舒筋活血。

2)筋伤后期或慢性筋伤:由于疼痛持续不愈,活动功能欠利者,以活血止痛为主,用宝珍膏、万应膏等。如患处苍白不温,肌筋肿硬拘挛,可用外洗方煎汤熏洗,有温筋止痛、滑利关节的作用,对改善关节功能具有良好的效果。常用的熏洗方有四肢损伤洗方、八仙逍遥汤、海桐皮汤等。陈伤宿疾、隐痛不适及风寒痹痛者,可用蒸熟的药物在患处作腾熨治疗,具有温筋散寒,祛风宣痹,舒筋活血的功效。常用药方有腾药、熨风散等。

3.针灸治疗　筋伤初期可作针刺治疗,一般"以痛为腧",可留针5～10分钟,针灸手法以泻法进行操作。可起舒筋止痛作用。

筋伤中、后期或慢性筋伤者,可用平补平泻法,或补法,可收到消肿止痛,舒筋活络的功效,对于兼有风寒湿邪者,可在针灸以后,加以艾灸、拔火罐的方法以温经止痛,其效果更佳。

4.小针刀疗法　此疗法实际上是一种闭合性手术疗法,它使针刺疗法的针与手术疗法的刀融为一体,近年来作为一种新的治疗方法应用于临床。

小针刀施术是将筋伤后产生的筋的粘连、挛缩和瘢痕,通过小针刀机械施术的方法进行剥离和松解,达到疏通阻滞、柔筋通脉、促进气血流通的治疗目的,从而重新恢复人体组织的动态平衡。运用小针刀疗法,要掌握其适应证、禁忌证、操作方法和注意事项,并严格执行无菌操作规范,否则会发生感染及产生其他不良后果。

5.水针疗法　水针疗法是针灸治疗的一种发展,是将药物通过针筒直接注入病变部位或临近穴位,同时取得药物和针刺疗法的双重作用。对筋伤后期及一些慢性筋伤患者具有良好的治疗效果,但必须注意无菌操作,以防发生感染。

水针疗法在进行操作时,主要以压痛点为主,结合局部解剖避开血管神经,确定进针的深度和方向,如疼痛部位比较广泛,可以一次注射多个点位。也可用于特定部位的注射。常用的药物主要有当归注射液、红花当归川芎注射液、复方丹参注射液等。

6.固定和功能锻炼　固定和功能锻炼是相辅相成的两方面,筋伤患者既要适当限制受伤部位的活动,以免加重损伤,为筋伤的修复创造条件,又要根据具体情况督促患者作有益的活动,进行早期或晚期的功能锻炼,以促进血液的流通,加速功能的恢复。常用的固定方法有绷带固定法、弹力绷带固定法、胶布固定法、纸板固定法、夹板和石膏固定法。功能锻炼是加速损伤愈合和修复的重要组成部分,对防止肌肉萎缩、关节粘连和骨质疏松以及功能恢复具有举足轻重的影响。除局部功能锻炼外,还可配合广播操、太极拳等方式进行全身锻炼,用以增强体质,消除后遗症。

【筋伤的预防与调护】

筋伤作为临床上的常见病、多发病,其发病原因不外乎内外因素两方面。在预防、治疗及康复过程中均应注意来自这两方面因素作用影响。

外力伤害是筋伤的首要因素,应当在工作和日常生活中加以重视和预防,尽可能避免来自外力的伤害,避免长期、反复、单一的姿势和强迫固定体位及动作,以免引起过度劳损和职业性疾病的发生。风寒湿邪不仅是发病的重要因素,而且往往是发病的直接诱因和对加重病情产生不利影响,使得症状更加缠绵难愈,应加以预防。此外,人体各部的解剖结构、身体素质、生理特点和平时习惯等均对筋伤疾病的发生、发展和康复有着密切关系。

要重视调养和护理,减少一些不利的作用影响,避免病情的加重和复发。在医生的指导下,积极开展循序渐进的功能锻炼,促进关节功能的尽快恢复。提倡以广播操、太极拳的方式进行全身锻炼,提高身体素质。

(鞠兴华)

第二节　落枕

落枕是颈部常见的筋伤之一,又称失枕,是指睡眠后出现肩颈部疼痛、屈伸或转动不利等临床表现者。多见于青壮年,男多于女,冬春两季多发。

【病因病机】

多由睡眠时姿势不良,头颈过度偏转,或睡眠时枕头过高、过低或过硬,颈肩部的肌肉长时间处于牵拉紧张状态,持续牵拉而发生静力性损伤。常见受累的肌肉有胸锁乳突肌、颈前斜角肌、颈长肌或肩胛提肌、斜方肌等,并可出现颈肩部或一侧上肢的反射性疼痛。

中医认为,落枕常因平素缺乏锻炼,身体虚弱,气血循行不畅,舒缩活动失调,复遭受风寒侵袭,致经络不舒,气血凝滞而痹阻不通,不通则痛。

【临床表现】

多急性起病,晨起突感颈项强痛,头部被逼迫于强制体位,颈部歪斜,头歪向患侧,不能做点头、仰头、转头活动,转头时常与上身同时转动,以腰部代偿颈部的旋转活动,疼痛可向肩背部放射。病变累及颈肌时,可出现局部肌肉痉挛、僵硬,触之有条索状,有明显压痛,压痛点可出现在肌肉起止点,颈部前屈或向健侧旋转可牵拉受损肌肉加重疼痛;累及副神经时,沿着神经分布区有压痛与放射痛;累及关节突关节时,在棘突旁压痛或触及棘突、横突偏移,或有棘突间隙的改变。

【诊断要点】

1.病史　晨起或睡醒后出现症状。

2.症状　颈部疼痛、活动受限,以头颈部旋转受限最明显。

3.体征　颈部肌肉痉挛、压痛,颈部主动与被动活动均受限。

4.辅助检查　X线检查一般没有特异性征象。

【辨证论治】

落枕以手法、药物治疗为主,可配合针灸、理疗等。

1.手法治疗

(1)理筋手法:患者端坐位,术者站于其背后,一手扶住患者头部,一手用拇指揉捏颈部痉挛处,然后按压风池、风府、天柱、肩井等穴。术者再用鱼际或掌根推揉、提捏斜方肌。用手捏拿颈部肌肉,使其放松,并逐渐按压头部使其屈曲,以放松颈后肌肉。如属副神经痛者,则沿该神经行走方向行轻揉顺按手法,反复2~3次。有棘突偏歪者行手法复位。

(2)旋转手法:两手托住患者头部,作颈项牵引,慢慢旋转、屈伸,使颈部肌肉放松,然后旋转至肌肉感到最紧张时,乘患者不备,稍稍加速摇转,增加旋转度约为10°~15°,可放松牵拉紧张的肌肉(图5-1)。但动作要轻柔、正确,绝对不能用暴力硬摇,以免加重损伤,引起不良后果。

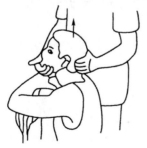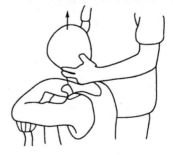

图 5-1　端项旋转法

2.药物治疗　治宜祛风散寒,解痉止痛,可选葛根汤、桂枝汤等。对于伴有头痛、恶寒、身酸痛等表证者,可用羌活胜湿汤加减。同时可外用坎离砂、伤湿止痛膏。西药可选用非甾体消炎止痛药。

3.针灸治疗　根据症状表现特点,以局部取穴为主,如大椎、风池、外关等穴,配以肢体远端穴位。疼痛集中在颈部,不能屈伸者,多与督脉和手、足太阳经有关;颈痛及肩、头颈强直弯曲,向患侧偏斜者,多与督脉和手、足少阳经有关。

4.物理疗法　可选用电疗、磁疗、超声波等,以局部透热,缓解肌肉痉挛。

5.功能锻炼　可作头颈的前屈后伸、左右旋转动作,以舒筋和络。

【预后与调护】

落枕一般起病较快,病程较短,2～3天内多可缓解,1周内多能痊愈。睡觉时选择合适的枕头,保持良好睡姿,使头颈部处于比较放松而又平衡的姿势,尽量不要斜靠在沙发、桌面睡觉,有助于预防落枕的发生。睡眠时不要贪凉,以免受风寒侵袭。

(鞠兴华)

第三节　颈椎病

【概述】

颈椎病是指颈椎骨质增生、颈项韧带钙化、颈椎间盘萎缩退化等改变,刺激或压迫颈部神经、脊髓、血管而产生的一系列症状和体征的综合征。颈椎病是一种常见病,中医学中虽然没有颈椎病的提法,但其相关症状散见于痹证、痿证、项强、眩晕等方面的论述。本病又称"颈椎综合征",是中老年人的常见病。

临床上根据受累的组织结构及症状的不同,将颈椎病相对地分为6种类型,即颈型、神经根型、脊髓型、椎动脉型、交感神经型和混合型。

1.颈型颈椎病　颈型颈椎病是颈椎病中最为常见的一种,它以颈部的症状为主,主要表现为颈部疼痛、板滞酸楚和颈部活动受限。少数患者出现肩臂疼痛、麻木,会有一过性的手麻感觉,并常常在晨起、过度劳累、工作或睡眠等姿势不正确和感受风寒后加剧或复发,病人常误认为自己"落枕"了。其实,这虽同因颈部肌肉痉挛而造成的"落枕"症状相似,但该型颈椎病症状常常反复发作,缠绵迁延。

临床检查:颈椎两侧的肌肉,以及斜方肌、胸锁乳突肌有明显的压痛,有的患者也可在棘突间有压痛。X线摄片检查时,会有"颈椎生理弧度变直"、"椎间关节失稳"及"骨质增生"等的征象描述。磁共振、CT检查也常会有"颈椎间盘膨隆"等结论。

2.神经根型颈椎病　多数无明显外伤史。大多患者逐渐感到颈部单侧局限性痛,颈根部呈电击样向肩、上臂、前臂乃至手指放射,且有麻木感,或以疼痛为主,或以麻木为主。疼痛呈酸痛、灼痛或电击样痛,颈部后伸、咳嗽,甚至增加腹压时疼痛可加重。上肢沉重,酸软无力,持物易坠落。部分患者可有头晕、耳鸣、耳痛、握力减弱及肌肉萎缩,此类患者的颈部常无疼痛感觉。

临床检查:颈部活动受限、僵硬,颈椎横突尖前侧有放射性压痛,患侧肩胛骨内上部也常有压痛点,部分患者可摸到条索状硬结,受压神经根皮肤节段分布区感觉减退,腱反射异常,颈椎5~6间病变时,刺激颈6神经根引起患侧拇指或拇、示指感觉减退,肌力减弱。颈6~7椎间病变时,则刺激颈7神经根而引起示、中指感觉减退。臂丛神经牵拉试验阳性,颈椎间孔挤压试验阳性。

X线片检查:颈椎正侧位、斜位或侧位过伸、过屈位时,椎间隙变窄,颈椎生理曲度减小、消失或反角,轻度滑脱,项韧带钙化和椎间孔变小等改变。

3.脊髓型颈椎病 缓慢进行性双下肢麻木、发冷、疼痛,走路欠灵、无力、打软腿、易绊倒,不能跨越障碍物。休息时症状缓解,紧张、劳累时加重,时缓时剧逐步加重。晚期下肢或四肢瘫痪,二便失禁或尿潴留。

临床检查:颈部活动受限不明显,上肢活动欠灵活,双侧脊髓传导束的感觉与运动障碍,即受压脊髓节段以下感觉障碍,肌张力增高,反射亢进,锥体束征阳性。

影像学检查:X线摄片显示颈椎生理曲度改变,病变椎间隙狭窄,椎体后缘唇样骨赘,椎间孔变小。CT检查可见颈椎间盘变性,颈椎增生,椎管前后径缩小,脊髓受压等改变。

MRI检查可显示受压节段脊髓有信号改变,脊髓受压呈波浪样改变。

4.椎动脉型颈椎病 主要见单侧颈枕部或枕顶部发作性头痛、视力减弱、耳鸣、听力下降、眩晕,可见猝倒发作。常因头部活动到某一位置时诱发或加重,头颈旋转时引起眩晕发作是本病的最大特点。椎动脉血流检测及椎动脉造影可协助诊断,辨别椎动脉是否正常、有无压迫、纡曲、变细或阻滞。

X线检查:椎节不稳及钩椎关节侧方增生。

5.交感神经型颈椎病 主要见头痛或偏头痛,有时伴有恶心、呕吐,颈肩部酸困疼痛,上肢发凉发绀,眼部视物模糊,眼窝胀痛,眼睑无力,瞳孔扩大或缩小,常有耳鸣、听力减退或消失。心前区持续性压迫痛或钻痛,心律不齐,心跳过速。头颈部转动时症状可明显加重,压迫不稳定椎体的棘突可诱发或加重交感神经症状。

单纯交感神经型颈椎病诊断较为困难,应注意与冠状动脉供血不足、神经官能症等疾病做鉴别。

6.混合型颈椎病 上述类型可相兼为病。

颈椎病的诊断并不困难,主要依据临床表现,再加以辅助检查,X线拍片,显示颈椎曲度消失、钩椎关节增生、椎间隙变小等;必要时做颈椎的核磁共振影像可确诊。

【辨证论治】

1.肝肾虚弱,风寒外袭

主症:长期伏案工作,颈肩疼痛,颈部活动受限,舌淡脉沉弱。

治法:补肝肾、祛风寒、活络止痛。

例方:五虎灵丹加减。

用药:炮穿山甲(代)、土鳖虫各9g,鹿角胶、龟甲胶各12g,地龙、威灵仙、丹参各10g。

加减:湿重者,加木瓜、薏苡仁;热重者,加桑枝、忍冬藤;风胜者,加乌梢蛇、防风;寒湿者,加桂枝、葛根;血瘀者,加乳香、鸡血藤;气血虚者,加黄芪、当归;肾阴虚者,加熟地黄、枸杞子;肾阳虚加淫羊藿、肉苁蓉。

2.风寒阻络,气血痹阻

主症:颈肩臂疼痛麻木,以痛为主,大多有感受风寒史,往往久治不愈,疼痛难忍,夜间尤甚。这一类神经根型颈椎病,多于神经根型颈病之早期,神经根水肿明显,疼痛亦最剧烈,有的患者甚至抱着患肢,彻夜端坐。恶风寒,全身肌肉酸痛。苔薄白腻,质紫,脉弦紧。

治法:活血舒筋,蠲痹止痛。

例方:搜风通络汤。

用药:葛根 20～30g,全蝎 6～9g,蜈蚣 1 条,乌梢蛇、赤芍、川芎、自然铜、合欢花藤、木瓜各 12～15g。黑木耳 10～12g,鹿衔草 30g,甘草 6g,制乳香、没药各 6g。

加减:气候变化时症状加重者,加稀莶草、防己;椎动脉型或合并冠心病者加丹参、红花;合并高血压者加丹参、钩藤;气虚者加黄芪;肾虚者加淫羊藿、补骨脂。

3.痰瘀阻络

主症:头晕头痛、颈项强痛,胸闷痛,心悸恶心,双上肢麻木,双臂及手指有电击样串痛。颈项活动不利,臂丛牵拉试验阳性;舌暗紫、苔白腻,脉沉涩。

治法:涤痰散结、宣痹通络、解肌止痛。

例方:宣痹通络汤加减。

用药:羌活、淫羊藿各 15g,姜黄、白芥子、当归、毛冬青各 10g,黄芪、葛根各 15～30g。

加减:法半夏、制天南星、乳香、没药、白芷各 10g,石菖蒲 15g。

4.痰瘀化火

主症:除颈项部板滞、疼痛外,咽喉肿痛,胸胁痞满,恶心,舌红,苔薄黄或黄腻,脉弦滑。

治法:益气和营、养阴清咽。

例方:益气和营清咽汤加减。

用药:生黄芪 15g,桂枝 9g,赤白芍(各)6g,川芎 10g,当归 10g,生熟地黄(各)10g,板蓝根 15g,玄参 10g,粉葛根 12g,防己 12g,鲜生姜 4 片,大枣 5 枚,生甘草 3g。

加减:疼痛明显加延胡索、姜黄。

【单验方】

1.羌活、独活、桑寄生、秦艽、川芎、赤芍、当归各 15g,细辛、桂枝、甘草各 12g,防风、杜仲、川牛膝各 10g。水煎服,每日 1 剂。瘀血阻络加红花、桃仁各 10g,延胡索 15g,鸡血藤 30g;痰浊阻络加制半夏、天麻、茯苓、葛根、炒白术、陈皮各 12g,石决明、生龙骨、生牡蛎各 30g。同时可辅以醋疗,方法是将醋适量均匀撒布于滤纸或纱布上,再放上一般直流电疗法的衬垫和铅板,接阴极固定于病人颈后部位,另一电极(不放醋)接阳极固定于病人肩、臂或手背处。按一般离子导入技术操作,每次 20～30min,10d 为 1 个疗程。适应证:颈椎病。

2.桑寄生、续断、熟地黄、川芎、僵蚕各 12g,牛膝 10g,丹参 20g,黄芪、葛根、威灵仙、木瓜各 30g,乳香、没药各 10g。水煎服。同时可将上方药渣用纱布过滤,包好,加白醋 50g,上笼蒸 20min,取出稍凉后热敷颈部,每日 2 次,每次半小时,30d 为 1 个疗程。适用于颈椎病。

3.紫贝齿(先煎)、磁石(先煎)各 30g,粉葛根、炒白芍、丝瓜络各 15g,炙甘草 9g。水煎服。

适用于颈椎病脊髓型。

【中成药】

1.骨刺宁胶囊

组成:威灵仙、急性子、山楂、红花、砂仁、白芷、乌梅。

主治:活血通络,消瘀止痛。用于颈椎病、腰椎骨质增生症。

用法:饭后口服,一次 4 粒,一日 3 次。

规格:胶囊剂。每粒装 0.3g。

2.颈复康颗粒

组成:威灵仙、丹参、秦艽、羌活、土鳖虫、花蕊石(煅)、王不留行(炒)、地龙(酒炙)、川芎、桃仁(去皮)、红花、乳香(制)、没药(制)、黄芪、党参、生地黄、白芍、石决明、苍术、黄柏、葛根。

主治:活血通络,散风止痛。用于颈椎病引起的供血不足,头晕,颈项僵硬,肩背酸痛,手臂麻木等症。

用法:一次 1～2 袋,一日 2 次,饭后开水冲服。

规格:颗粒剂。每袋装 5g。

3.根痛平冲剂

组成:地黄、续断、葛根、狗脊(砂烫去毛)、伸筋草、白芍、桃仁(去皮)、红花、乳香(醋炙)、没药(醋炙)、牛膝、甘草。

主治:活血,通络,止痛。用于风寒阻络所致颈腰椎病,症见肩颈疼痛,活动受限,上肢麻木。颈椎病、腰椎病等可选用。

用法:开水冲服,饭后服用,一次 8g,一日 2 次。或遵医嘱。

规格:颗粒剂。每袋装 8g。

【西医治疗】

1.布洛芬口服,每日 2 次,每次 1 片。氯唑沙宗:口服,每日 2 次,每次 1 片。复方丹参注射液 12ml,加入 5％葡萄糖盐水 250ml 静滴,每日 1 次,连续 7～10d。甲钴胺(弥可保):口服,每日 3 次,每次 1 片。

2.一般不需要手术治疗,仅少数非手术治疗无效,症状又非常严重的病人,才行手术治疗。

3.物理疗法:可采用超短波、磁疗、蜡疗、光疗、热疗等,以减轻疼痛、促进恢复。对老年患者,不可长期电疗,以防软组织弹性更加减低,反而有碍恢复。

4.牵引和按摩。

(鞠兴华)

第四节　肩峰撞击症

【概述】

肩袖损伤或肩关节发生退行性变时,肩袖肌腱会发生水肿等炎性改变甚至断裂,在肩关节外展活动时肩峰与肩袖肌腱发生摩擦,导致肩关节的疼痛、力量减弱以及活动受限。这类病症称为肩峰撞击综合征。本病中医属于"痹证"范畴。

肩峰下间隙又被称为"第二肩关节",它的上界由肩峰、喙突、喙肩韧带及肩锁关节构成,下界是肱骨头。间隙内包含冈上肌腱、冈下肌腱、二头肌腱长头、喙肱韧带及肩峰下滑囊等结构。肩峰下间隙的宽度因人而异,平均距离为9~10mm。

肩部前屈、外展或内旋时,肱骨大结节与喙肩弓反复撞击,导致肩峰下滑囊炎症,肩袖组织退变甚至撕裂,以及二头肌腱长头的病变,引起肩部疼痛、活动障碍。肱骨头并非与整个肩峰发生撞击,而是与肩峰前外缘发生撞击。

【诊断要点】

1.临床表现　大多数患者起病隐匿,许多患者有肩部过度活动的病史,部分患者有肩部外伤史。肩部疼痛是最主要的症状,疼痛通常位于肩峰外侧或位于二头肌腱沟处,有时可放射至三角肌止点区域。在病变初期,疼痛通常在肩部运动时出现,尤其是前屈、外展等动作,休息时无疼痛。随着病情的发展,逐渐出现静息痛和夜间痛。患者不能向患侧卧,睡眠翻身时经常被疼醒。

多数患者肩部活动范围是正常的,一些患者由于疼痛,主动活动受限,而被动活动往往是正常的。由于疼痛,部分患者会感觉力弱。如果疼痛不著,力弱往往提示肩袖撕裂的存在。另外,部分患者肩部活动时,肩部有响声,有人还有绞索感,这可能是由于肩峰下滑囊炎、肩袖或二头肌腱的病变导致。

压痛经常位于肩峰前外缘、二头肌腱沟及肩锁关节。除非急性损伤,一般无局部红肿等。当肩关节后伸内旋时,可以在肩峰前缘触摸冈上肌腱止点部。病程较长者会出现冈上肌和冈下肌的萎缩。

2.特殊检查

(1)疼痛弧试验:嘱患者肩外展或被动外展其上肢,当肩关节外展到60°~120°范围时,肩部出现疼痛为阳性。

(2)Neer征:检查者立于患者背后,一手固定肩胛骨,另一手保持肩关节内旋位,使患者拇指尖向下,然后使患肩前屈过顶,如果诱发疼痛,即为阳性。机制是人为使肱骨大结节与肩峰前下缘发生撞击,从而诱发疼痛。

(3)Hawkins撞击试验:前屈上臂到90°,并且强制内旋肩关节,这个动作是让大结节进一步在喙肩韧带下再出现撞击痛。

3.诊断标准

(1)肩峰前外缘压痛。

(2)上肢外展时痛弧征阳性。

(3)与被动活动相比,肩关节主动活动时疼痛明显。

(4)Neer撞击试验阳性。

(5)肩峰骨赘,肩袖部分撕裂或全层撕裂。

满足以上5项标准中的3项,可以诊断肩峰撞击综合征。

4.辅助检查和实验室检查　常规拍摄肩关节正位及冈上肌出口位X线片,典型改变包括肩峰下表面硬化和骨赘形成、大结节硬化及囊性变;有条件者进行肩关节MRI检查。

【鉴别诊断】

1.肩锁关节炎　患者肩锁关节疼痛,肩关节上举超过120°时疼痛明显,查体肩锁关节压痛,两上臂交叉内收时出现疼痛。关节腔内局部封闭试验疼痛消失,X线上一般显示有肩锁关节退变。

2.肩袖损伤　肩袖损伤会引起受累的特殊肌群力量减弱。行肌力测定,患侧与健侧相比,即使细微的差别也可以区分出来。主动前屈和外展的活动范围比被动的活动范围小。随着病程的进展,通常会出现肌肉萎缩。

3.肩关节周围炎　肩关节周围炎的发病率较低,肩关节及其周围组织因退行性变、劳损引起肩部关节活动受限统称肩周炎。由于关节腔内的关节液相对较少以及关节囊的滑膜下层出现慢性炎性改变而导致关节囊增厚挛缩,紧紧附着于肱骨头周围。患者主诉无明确诱因,查体除肩关节活动受限外无明显异常,X线片无明显阳性发现。

【治疗方法】

1.手法治疗　手法可起到活血化瘀、消肿止痛、疏通经络、理顺筋结的作用,急性期以轻柔的手法为主,慢性期手法宜稍重。患者正坐,坐者先用拿法,拿捏冈上部、肩部、上臂部,自上而下,以疏通经络;然后术者用拇指在肩部做弹拨、按揉、分筋法,以舒筋活络;最后术者一手按肩部,另一手拿腕部,相对用力拔伸肩关节,拿腕之手做肩摇法,以两手扣住患侧手大、小鱼际部,在向下牵引的同时做上肢的牵抖法,以滑利关节。

2.中药治疗

(1)中药辨证内服:急性期患者肩关节疼痛剧烈,肩关节活动不能,舌暗,苔薄白,脉弦,宜以舒筋活血、通络止痛为主,内服舒筋活血汤加减。

当归尾15g,赤芍10g,姜黄10g,绅筋草12g,海桐皮20g,落得打10g,路路通15g,羌活10g,防风10g,续断8g,甘草8g。日一剂,水煎服。

慢性期患者肩关节疼痛减轻,活动仍受限,活动时肩关节隐痛,舌淡,苔白,脉细弦,宜祛风除湿、舒筋活血,可内服舒筋丸。

马钱子80g(调制),麻黄80g,独活9g,羌活9g,桂枝9g,甘草9g,千年健9g,牛膝9g,乳香9g(醋制),本瓜6g,没药9g(醋制),防风9g,杜仲9g,地枫皮9g,续断9g。长时间煎煮,熬成膏状,制作成药丸服用。

(2)中药外敷:急性期疼痛较重者,外敷消瘀止痛膏或三色敷药;后期外贴伤湿止痛膏等,也可用熏洗或中药热熨患处。

3.针灸治疗　针灸通经活络、活血化瘀,是临床上治疗疼痛类疾病的特效方法,对肩峰撞击症主要取肩髃、曲池、外关、外劳宫、阳陵泉等穴位,用火针刺肩髃后再拔火罐,复用毫针刺后穴,阳陵泉穴多针对侧并加直接灸疗。

4.运动疗法　急性期肿痛难忍者可用三角巾悬吊,短期制动。肿痛缓解后进行功能锻炼,如肩外展、前屈、外旋、甩手、上举等活动,以舒筋活络,恢复肩臂活动功能,保持肩部肌肉力量的正常;每天全范围活动肩关节数次,避免出现关节粘连。

5.物理治疗　物理治疗可以消除肩峰下间隙的炎症,可以选用微波、红外线、超短波等照射,每次15min,每天2次。

6.西药治疗　药物治疗包括口服非甾体抗炎药,局部外用药及肩峰下间隙封闭治疗,封闭治疗不宜超过 3 次。

7.手术治疗　经过 3～4 个月的非手术治疗无效者应该考虑手术治疗。肩峰撞击症有两种手术可供选择的方案:开放手术和关节镜下手术。两种手术各有优缺点,但都要牢记 Neer 所描述的 4 点主要原则:①切断喙肩韧带;②切除肩峰的前唇;③切除肩峰在锁骨前缘以外的部分;④若发现有显著的退行性变,则切除锁骨远端 1～1.5cm。

(鞠兴华)

第五节　肩袖损伤

【概述】

肩袖又叫旋转袖,是由冈上肌腱、冈下肌腱、小圆肌腱和肩胛下肌腱包绕在肱骨头周围的一组肌腱复合体,肱骨头的前方为肩胛下肌腱,上方为冈上肌腱,后方为冈下肌腱和小圆肌腱,这些肌腱的运动导致肩关节旋内、旋外和上举活动,同时对维持肩关节的稳定和肩关节活动起着极其重要的作用。肩袖损伤的分类包括急性和慢性,部分和全层,创伤性和退行性。

【诊断要点】

1.临床表现　患者常感肩部疼痛,可放射至三角肌止点区域,主动活动时疼痛加剧,肩部主动外展、外旋或内收内旋活动受限,肩峰下肱骨头周围可有明显压痛点。日久可见肩部肌肉萎缩,以冈下肌为明显。

2.诊断标准

(1)青年患者常有明显外伤史;中老年患者常因退变合并外伤引起。

(2)肩部疼痛,主动活动时疼痛加剧,肩部主动外展、外旋或内收内旋活动受限,肩峰下肱骨头周围可有明显压痛点,冈下肌萎缩等。

(3)特殊体征

1)Jobe 试验:将肩外展 90°和前屈 30°,内旋使大拇指向下,肌肉抗阻力试验阳性表明冈上肌力量减弱和不足,由冈上肌损伤或疼痛所致。

2)Lift-off 试验:患者取坐位或站立位,上肢内旋,手背部紧靠下腰背部,如果患者不能将手背抬起离开下腰背部,则此试验为阳性,提示肩胛下肌腱损伤。

3)Belt 征(腰带征):患者坐位,双手置于腹部前方,然后使双侧肘关节向前方移动,阳性患者肩关节往前倾而肘关节不能往前方移动,提示肩胛下肌损伤。

4)Lag 试验(松弛试验):患者坐位,患肢上臂贴于体侧,在被动情况下把上肢置于肩关节极度外旋位,如患者不能将上肢维持在该位置,则为阳性,提示冈下肌、小圆肌损伤。

5)吹号征:患者坐位,夹紧并外旋上臂,做吹号动作,如不能完成而以肩关节外展代替肩关节外旋,则为阳性,提示冈下肌、小圆肌损伤。

3.辅助检查

(1)常规肩关节正位及冈上肌出口位 DR 片:可以评估肩峰的形状,观察肩峰有无增生、肱骨大结节有无密度增高、有无钙化灶等。

(2)MRI 检查:最常用,能十分准确地显示详细的肩袖解剖结构,包括肩袖撕裂大小和肩袖肌肉状态,特别是对于肩袖部分撕裂和肌腱病,MRI 可提供非常清晰的图像。

(3)关节镜检查:是诊断肩袖损伤的金标准,在诊断的同时可以进行修复,但对关节镜设备和技术要求较高,绝大多数医院目前尚无法开展。

【鉴别诊断】

1.冻结肩　也称粘连性关节囊炎,是一种自限性疾病,主要的病理表现是由滑膜炎继发关节囊的囊挛缩、增厚和纤维化,临床表现为除肩关节活动受限外查体无明显异常,X 线片无阳性发现,临床分为疼痛期、僵硬期和融冻期,病程持续 12～18 个月。

2.钙化性肌腱炎　好发部位为大结节冈上肌腱止点近端 1.5～2cm 处,临床可分为钙化前期、钙化期和钙化后期,临床症状在钙化期的吸收阶段最为明显,可出现剧烈疼痛,钙沉积物像奶油或牙膏状。

【治疗方法】

1.手法治疗　急性损伤患者予冰敷,肩袖裂口不大的新鲜损伤,采用上举位皮肤牵引或外展架固定治疗,有利于损伤的肌腱在低张力下修复和愈合,3 周后解除外固定,顺肩袖走向以手法弹拨或揉按。

2.中药治疗

(1)中药辨证内服

1)早期:伤后 1 周内。

治法:消肿止痛、活血化瘀。

处方:桃红四物汤。

桃仁 12g,红花 10g,川芎 9g,赤芍 9g,当归 9g,生地黄 6g。水煎服,日一剂。

2)中期:伤后 2 周内,气滞瘀凝、肿痛尚未尽除。治法:和营止痛。

处方:和营止痛汤。

桃仁 6g,红花 12g,川芎 6g,赤芍 9g,当归尾 9g,紫苏朱 6g,陈皮 6g,续断 12g,乌药 9g,乳香 6g,没药 6g,木通 6g,甘草 6g。水煎服,日一剂。

3)晚期:伤后 3～4 周。

治法:舒筋活络。

处方:舒筋活血汤。

伸筋草 9g,海桐皮 9g,秦艽 9g,独活 9g,当归 9g,钩藤 9g,乳香 9g,没药 9g,川红花 9g。水煎服,日一剂。(2)中药外敷

1)五方散外敷,每次 50g,每天 1 次。

2)熏洗舒筋汤:应用于损伤中后期,舒筋活络,活血止痛。

豆豉姜 30g,两面针 30g,络石藤 30g,半枝莲 30g。路路通 30g,宽筋藤 30g,穿破石 25g,予年健 20g,两面针 25g,千斤拔 25g,九节风 20g,透骨草 25g,鸡血藤 25。水煎外洗,日一剂。

3.针灸治疗　肩袖损伤患者疼痛重,针灸通经活络、活血化瘀,主要取肩髃、肩井、合谷、外劳宫、阳陵泉等穴位,用火针刺肩髃后再拔火罐,复用毫针刺后穴。

4.运动疗法　固定 3 周后逐渐行肩关节的旋转、外展、上举、前屈、后伸功能训练,并逐步开始加强肌力训练,3 个月内避免提举重物及攀援动作。

5.物理治疗　物理治疗可以消除肩部炎症、解除疼痛,可以选用微波、红外线、超短波等照射,每次 15min,每天 2 次。

6.西药治疗

布洛芬 0.2g　bid

或　美洛昔康 7.5mg　bid

通过抑制环氧化酶的活性,从而抑制花生四烯酸最终生成前列环素(PGIl)、前列腺素(PGE1、PGE2)和血栓素 A2(TXA2)而达到抗炎止痛、改善症状的作用。

7.手术治疗　经保守治疗无效的肩袖部分撕裂伤或肩袖全层撕裂伤患者。

(1)关节镜下肩袖修补、肩峰成形:不需切开三角肌,具有损伤小、微创、康复快、疗效佳等优点,是今后手术的趋势,但手术技术及设备要求高。

(2)传统的切开肩袖修补手术:不能开展关节镜手术的地区或关节镜下无法完成修补的巨大型肩袖损伤,宜用该治疗方案。

(倪新丽)

第六节　肩关节不稳定

【概述】

由于保持盂肱关节平衡的动力或静力稳定机制失效,肱骨头无法维持在关节盂中心位置,出现过度的移动。包括前方不稳定、后方不稳定及多向不稳定。肩关节由肱骨头及肩胛盂构成。在任何时候,肱骨头都仅有 1/4 与关节盂构成关节。这种小而扁平的关节盂对肱骨头并不像髋臼对髋关节那样能提供内在的稳定性。由于关节盂唇的存在,关节盂被加深了 50%。关节盂唇将肱骨的接触面增加到 75%。肱二头肌长头肌腱的止点是关节盂唇必不可少的组成部分之一,它止于关节的上端,逐渐与后关节盂合为一体。关节盂唇可作为一个"挡楔"阻止肱骨头的过度向后滚动。肩关节囊松弛且薄弱,其本身仅提供很小的抵抗力或稳定性。关节囊前方被三处关节囊的增厚部分或韧带所加强,这些结构又与关节盂周边的盂唇紧密地融合在一起。维持肩关节稳定的另一因素是关节周围韧带及肌肉的作用,如若肩关节的稳定机制失效,可破坏关节的相对稳定而导致肩关节不稳出现。

肩关节不稳的分型与治疗取决于以下因素:不稳的方向、程度和病程;引起不稳的创伤;患者的年龄、心理状态及其他相关病变,如癫痫、神经肌肉疾病、胶原缺乏及先天性疾病等。根据患者损伤的机制及患肢在受伤时的位置和哪些位置能诱发症状出现,可以将肩关节不稳定分为:①创伤性前方不稳定;②创伤性后方不稳定;③非创伤性多向不稳定。

【诊断要点】

1.临床表现　表现为肩部钝痛,在运动或负重时加重。关节失稳及弹响感;70%的患者自觉盂肱关节失稳及有弹响,常在上举或外展到某一角度时出现失稳感,并在负重时症状更明显。约半数以上患者有疲劳及乏力感,尤其是不能较长时间提举重物。约1/3患者有肩周围麻木感。在盂肱关节复发性前脱位,脱位发生时有典型的畸形及功能障碍等表现,在外旋、外展位后伸时易发生,且复位较易,但症状不如急性肩关节脱位明显。检查时使患者充分暴露双肩,端坐或站立于检查者对面。检查内容如下。

(1)肩部肌群有无萎缩:如三角肌、冈上肌、冈下肌、小圆肌以及上肢带其他肌肉。同时观察肩胛骨是否对称。

(2)关节活动范围:包括上举、外展、后伸以及被动内、外旋(和健侧同时进行,以便对比)的范围。在被动伸屈运动时及主动外展、上举时按触其关节前方以探知有无弹响或失稳振动感,如肩肱关节各方向均有过度活动则应进一步检查四肢其他关节。

(3)关节稳定性检查:前后方向推压肱骨头,以探知有无过度松动现象。在内旋位及外旋位分别向下牵引上臂,如肱骨头明显下移,肩峰与肱骨头之间出现明显凹陷,则说明有向下方向失稳。特发性肩松动症及肩袖间隙撕裂具有上述表现。肩前方及下方的不稳定是最常见的类型。少见的复发性肩后方脱位存在后方不稳定,肱骨头易被推向后方。

(4)压痛部位:复发性肩前方脱位肩盂前方及前下方可存在压痛;肩袖损伤压痛常位于肩峰下和大结节近侧。肩袖间隙分裂于喙突外缘有压痛,被动外旋时疼痛加重。先天性发育不良以及麻痹性、随意性肩关节半脱位所致的肩肱关节不稳定往往无固定性压痛点。

2.诊断标准　全身性关节及韧带松弛症或有明显麻痹原因等的明显肩关节不稳定的诊断并不困难。但是,盂肱关节松弛所致的半脱位及特发性肩松动症的临床诊断较困难。肩关节不稳定的诊断应根据发病年龄、病史、临床症状,详细的物理学检查、X线检查、关节造影、CT检查以及关节镜检查等方法作出病因诊断并确定不稳定的类型及程度。

3.辅助检查和实验室检查

(1)X线检查:肩胛骨正位和腋窝位是最基本摄片,其他特殊摄片包括斜位片等。常规X线前后位片上发现肱骨头后上方缺损(西洋斧状畸形)支持复发性肩关节脱位的诊断。患臂上举位的前后位X线片若有肱骨头滑脱现象则说明有侧方不稳定存在。如向下牵引患臂时,肱骨头有明显下移现象,则为肩关节下方不稳定的X线表现。关节造影目前仍是诊断肩袖撕裂及肩袖间隙分裂比较可靠的方法。前者可见对比剂自肩肱关节腔经肩袖破裂口溢入肩峰下滑液囊,后者则见对比剂在喙突外侧冈上肌和肩胛下肌之间溢出形成乳头状或带状的异常影。在关节造影时行肩肱关节的轴位或后切线位投照,可以观察到肩盂前、后缘的盂唇影像。在对习惯性肩关节脱位与半脱位所致的关节囊松弛及特发性肩松动症行关节造影时,在内旋位向下牵引患臂可见对比剂积聚于肱骨头上方,形成"雪帽征"。

(2)CT检查:可发现肩袖损伤以及肱骨干旋转不正常所致的肱骨头前倾角过大。

(3)B超检查:对完全性肩袖断裂及重度撕裂的诊断有帮助。

(4)肌电图检查及肩关节运动解析方法:对麻痹所致的肩关节不稳定有诊断价值,对特发性肩松动症及肩袖间隙分裂的诊断有一定参考意义。

(5)关节镜检查:对关节内不稳定的一些病理因素,如肩袖损伤、盂唇撕脱及肩肱韧带松弛、关节囊壁弛张等,以及继发于不稳定的肱骨头软骨剥脱都是一种直观的诊断方法。

【治疗方法】

1.手法治疗 肩关节不稳定的手法治疗分两方面。一方面是肩关节不稳定出现肩关节脱位时,主要采用脱位的手法,尽快将肩关节脱位复位。另一方面是肩关节不稳定没有出现肩关节脱位,此时主要是通过治疗加强肩关节的稳定性,可以采用一些轻柔的分筋、理筋手法,促进局部血液循环,加强运动疗法的效果。

2.中药治疗

(1)中药辨证内服:应内服补肝肾、壮筋骨的药物,如补肾壮筋汤、健步虎潜丸等。

补肾壮筋汤处方:熟地黄12g,当归12g,牛膝10g,山莱萸12g,茯苓12g,续断12g,杜仲10g,白芍10g,青皮5g,五加皮10g。水煎服,日一剂。肾阴虚者,加女贞子、龟甲(先煎)。肾阳虚者,加巴戟天、补骨脂、仙茅、淫羊藿。急性发作而疼痛较甚者,加乳香。挟瘀者加桃仁、红花。挟风湿者加羌独活、米仁。挟湿者加米仁、黄柏。

(2)中药外敷:并发肩关节脱位疼痛较重者,外敷消瘀止痛膏或五方膏;其余患者外贴伤湿止痛膏等,也可用熏洗或中药热熨患处。

3.针灸治疗 针灸治疗对肩关节不稳定本身没有很大的帮助,但对于并发肩关节脱位、复位后仍然疼痛、活动不便以及手术后的患者,可以配合针灸治疗,取肩贞、曲池、尺泽、肩陵、肩井等穴,进行深刺、透刺,得气后令患者稍微活动肩关节。

4.运动疗法 对保守治疗患者应加强肩关节周围肌肉的力量训练。肌肉功能训练包括加强三角肌、冈上肌、胸大肌、肱二头肌及肱三头肌的力量,以及应用肌肉运动生物反馈性复位的原理,利用肌电图检查反馈的结果进行长时间肌肉抗阻性康复训练,能取得良好反应。

对手术患者,术后0~2周,用肩关节支具固定于功能位或肩前臂吊带固定。即日开始肘、腕及手指关节的主动屈伸训练。进行手的主动握力训练。术后2~4周改善关节活动度,增强肩胛肌肌力训练;术后4~8周,去除支具或前臂吊带固定;增加肩关节主动、被动活动度,加强肩周肌肌力及本体感觉训练;术后8~12周,争取获得肩关节各个方向的正常活动范围;继续加强肩胛肌及肩关节周围其他肌肌力的渐进性抗阻训练、技巧训练、姿势矫正训练等;术后肩关节功能恢复的康复治疗,避免了肩关节粘连、僵硬,肌肉萎缩等术后并发症。但是急于求成的训练方式会造成新的损伤。

5.物理治疗 主要用于病情不重、肩关节有不适以及手术后的患者。物理治疗可以消除肩部炎症,可以选用微波、红外线、超短波等照射,每次15min,每天2次。

6.西药治疗 包括口服布洛芬、美洛昔康等非甾体抗炎药。

7.手术治疗 由于肩关节不稳定的多病因性,因此需从病史、临床检查入手,根据X线摄片及造影等有关盂肱关节不稳定的资料,明确病因及相关的病理特点,选择合理有效的手术方法。

(1)前关节囊紧缩及加强关节前壁的手术:常用于习惯性肩前方脱位及特发性肩松动症。

(2)利用肌肉移植构筑防止肱骨头脱位的肌肉防线。

(3)利用骨阻挡肱骨头脱位:这是治疗复发性肩关节脱位时经常被采用的方法。

(4)肩盂及肱骨头下截骨术:肩盂后下截骨术用于治疗肩盂发育不良及特发性肩松动症能取得较好效果。而肩盂水平方向旋转截骨术或肱骨头下旋转截骨术则被用于肱骨逆向旋转畸形(前倾角过大)的矫正术。

(5)肌腱修复术:继发于肩袖撕裂及肩袖间隙分裂的肩关节不稳定,在上述肌腱修复后稳定性得到恢复。

(6)肌肉移植术:主要用于麻痹性肩关节不稳定,如以胸大肌或背阔肌肩胛下角移植用于治疗特发性肩松动症。

(7)神经手术:神经吻合、移植及松解等手术用于臂丛及副神经损伤、肩胛上神经卡压征等。

(8)关节镜手术:随着关节镜技术的进步,目前关节镜下手术能够避免许多并发症的出现,已经开始逐步取代开放手术。

(倪新丽)

第七节　肩周炎

【概述】

肩周炎多发于 50 岁左右的中年人,又有"五十肩"之称,是肩关节周围肌肉、肌腱、滑囊和关节囊等软组织的一种非细菌性、慢性损伤性或退行性炎症性疾病。

临床以肩部疼痛、肩关节活动受限,甚至出现肌肉萎缩与痉挛等症状为主要特征。急性期以疼痛为主,呈钝痛或刀割样痛,夜间加重,可放射至颈、背、前臂、手部,甚至不能穿衣或梳头,但此时肩关节活动尚可。粘连期肩关节的活动严重受限,甚至影响日常生活,但疼痛明显减轻。

本病属于中医"痹证"范畴。中医认为,本病主要由于正气不足,感受风、寒、湿、热之邪所致。

【辨证论治】

1.正虚邪侵

主症:肩部痛,肿胀不明显,活动受限,怕凉,舌淡脉细弱。

治法:补气血、益肝肾、温经络、祛风湿。

例方:独活寄生汤或三痹汤、蠲痹汤加减。

用药:肉桂 5g,秦艽 10g,茯苓 12g,牛膝 18g,细辛 5g,杜仲 12g,桑寄生 18g,独活 12g,干地黄 15g,甘草 5g,川芎 12g,防风 12g,当归 12g,人参 15g,芍药 10g。

加减:若疼痛剧烈者,可酌加制川乌、制草乌、金钱白花蛇、地龙等,以增强搜风通络,活血止痛之功;寒邪偏胜者,可加附子、干姜以温阳祛寒;湿邪偏胜者,去地黄之滋腻,酌加防已、苍术、薏苡仁等以祛湿消肿;若正虚不甚,可去人参、干地黄等补益之品。

2.体弱血亏

主症:肩部酸痛,身体瘦弱,头晕面无华,舌淡瘦,脉虚弱。

治法:补血活血。

例方:当归鸡血藤汤。

用药:当归 15g,熟地黄 15g,龙眼肉 6g,白芍 9g,丹参 9g,鸡血藤 15g。

加减:身体素虚加黄芪、党参、白术、茯苓;四肢乏力怕冷加桂枝、牛膝。

【单验方】

1.小茴香、艾叶、韭菜子各 15g,水煎服。治疗肩周炎。

2.木瓜、鸡血藤各 30g,干姜 15g,水煎服。治疗肩周炎。

3.姜黄 15g,羌活、炒白术各 10g,炙甘草 10g 水煎服。病程久者加乌梢蛇、蜈蚣;寒凝痛甚者加桂枝,痛如针刺者加鸡血藤、炮穿山甲(代)、白芍;适用于肩周炎。

4.柴胡、当归、炒白芍、茯苓、秦艽、黄芩、制附子、陈皮、法半夏各 9g,白芥子、甘草各 6g,白酒适量。水煎服,每 1 日剂。寒气盛减黄芩,加干姜;气虚加黄芪;湿重加薏苡仁、防己、白术等。治疗肩周炎。

5.小辣椒不拘量。先把患处用温水洗净,然后将小辣椒在蜡烛上点燃,趁火未灭,在患处轻压,轻压时间不宜过长,以感到灼痛为止。为了不灼伤皮肤,可用青油浸过的草纸或包装纸垫在患处,然后用点燃的小辣椒在纸上轻压,可达到同样的疗法。治疗肩周炎。

6.川乌、樟脑各 10g。共研为细末,用醋调成糊状,均匀地摊在纱布上,涂药层约 5mm 厚。贴敷于疼痛部位,同时用热水袋热敷半小时,每日换药 1 次,连用 4～6 次见效。

7.穿山甲(代)适量。焙焦研末每次 1～2g,每日 2 次,温开水冲服。一般用药 10d 痛减,2 个月痊愈。

8.熟地黄、鹿角霜各 30g,桂枝、炮姜、麻黄各 9g,片姜黄、白芥子、没药、羌活各 10g,炙甘草 5g。水煎服。适应证:肩周炎寒湿流注,痰浊瘀阻证。

【中成药】

1.小活络丸

组成:胆南星、制川乌、制草乌、地龙、制乳香、制没药。

主治:适用于急性期肩周炎。

用法:口服,每日 2 次,每次 1～2 丸。

规格:丸剂,每丸 3g。

2.木瓜丸

组成:木瓜、当归、川芎、白芷、威灵仙、狗脊、牛膝、鸡血藤、海风藤、人参、制川乌、制草乌。

主治:适用于急性期肩周炎。

用法:口服,每日 2 次,每次 9g。

规格:丸剂,每丸 9g。

3.国公酒

组成:当归、川芎、独活、怀牛膝、佛手、玉竹、陈皮、防风、牡丹皮、广藿香等。

主治:适用于急性期肩周炎。

用法:口服,每日 2～3 次,每次 10～15ml。

规格:酒剂。

4.舒筋活血片

组成:炙黄芪、鸡血藤、鹿角片、当归、骨碎补、牛膝、鹿衔草、木瓜、龟甲、生地黄、熟地黄、淫羊藿、枸杞子。

　　主治:适用于慢性期肩周炎。

　　用法:口服,每日 2 次,每次 5 片。

　　规格:片剂。

　　5.虎潜丸

　　组成:黄柏、知母、熟地黄、当归、芍药、牛膝、龟甲、虎胫骨(代)、锁阳、陈皮、干姜、羊肉。

　　主治:慢性期肩周炎。

　　用法:口服,每日 2 次,每次 1 丸。

　　规格:丸剂,每丸 9g。

　　6.五加皮酒

　　组成:五加皮、川乌、草乌、川芎、当归、怀牛膝、红花、木香、砂仁、白术。

　　主治:慢性期肩周炎。

　　用法:口服,每日 3 次,每次 10～15ml。

　　规格:酒剂。

【西医治疗】

　　1.首选药物

　　①布洛芬:口服,每日 2 次,每次 1 粒。

　　②泼尼松 25～50mg,1%普鲁卡因 10ml,痛点封闭,每周 1 次,4 次 1 个疗程。

　　2.次选药物　天龙酸痛康喷剂,每日 2～3 次,每次 3～5 喷,并按摩至局部发热。

(倪新丽)

第八节　肘部扭挫伤

　　肘部扭挫伤是由于外力作用使肘关节超出正常活动范围,引起的周围软组织损伤。

【病因病机】

　　直接暴力作用以及间接暴力传导,如手掌着地,肘处过度外展、伸直或半屈位可致其扭伤。其原因是关节的稳定性主要依靠关节囊和韧带的约束,而侧副韧带又有防止其侧移作用,所以肘部扭挫伤会造成关节囊、侧副韧带和肌腱等软组织的损伤,甚至肌肉和筋膜的撕裂。并以关节囊、侧副韧带损伤多见。

【诊断要点】

　　有外伤史。肘关节常处于半屈曲位,呈弥漫性肿胀,疼痛、功能受限,压痛点多在肘后方或内侧韧带附着点。

　　X 线检查:排除骨折、脱位。值得注意的是儿童骨骺损伤较难区别,须与健侧对比诊断。

【治疗】

　　以手法、药物治疗为主,配合固定、练功治疗。

　　1.手法治疗　早期用轻柔的手法从肘部沿前臂背侧、肘内外侧和前臂部往返推揉或按揉,以舒筋通络,再作肘关节被动伸屈,纠正细微关节错缝。恢复期可用拿捏剥离手法,屈伸关节,松解粘连,不宜多次被动活动避免由此加重损伤,形成外伤性骨化,影响关节功能。

2.药物治疗　初期及中期以散瘀消肿,生新止痛为主,外敷、内服均可。恢复期以熏洗为主,宜祛风通络法,配合主动活动。

3.固定方法　初期患肢用三角巾悬吊,肘关节置于屈曲90°的功能位,以限制肘关节的伸屈活动,并督促患者多作手指伸屈、握拳活动,以利消肿。

4.功能锻炼　肿痛减轻后,以自主功能锻炼为主,可逐步练习肘关节的屈伸活动,使粘连机化逐步松解,禁止反复多次被动粗暴的屈伸活动。

【预防与调护】

严重的肘关节扭挫伤,治疗不及时或治疗不当,或因进行不适当的反复按摩,都可造成关节周围组织的钙化、骨化,形成骨化性肌炎。因此,肘关节损伤后功能恢复是不能操之过急的,否则常遗留关节强直的后患。

（倪新丽）

第九节　肘管综合征

肘管综合征是尺神经在肘部受到卡压所产生的一组临床综合征。以往将尺神经病变都简单地归结为肘外翻引起的"尺神经炎",事实上,尺神经病变主要是继发于肘部的慢性损伤。

Parnas(1878)首先报道因肘部骨变形而发生尺神经麻痹。Hunt 于 1961 年引入迟发性尺神经麻痹一词,用来表达肱骨远端外翻畸形愈合后形成的迟发性神经疾病,它往往由于尺神经受压而不是由于牵扯或摩擦引起的。Osborne(1957)发现此病系因尺侧腕屈肌两个头之间的纤维束带的压迫而引起。Feindel 和 Stratford(1958)进一步强调了肘部解剖结构使尺神经有受压的倾向,提出了肘管综合征一词。肘部尺神经损害是仅次于腕管综合征的第二常见的周围神经卡压疾病,其发病率约是腕尺管综合征的 5 倍。

【解剖】

1.尺神经　尺神经来源于臂丛颈 7 至胸 1,是内侧束的主要延续。尺神经内感觉纤维和运动纤维接近,运动占 46%,感觉占 54%。在腋部尺神经居腋动静脉之间内侧偏后,伴肱动脉下行,行于三头肌长头与喙肱肌之间的沟中,到达喙肱肌止点处。当其穿行于肘部时,可以在以下部位受压。

尺神经离开肱动脉后,向后行穿内侧肌间隔后方,伴尺侧上副动脉行于肱三头肌内侧头表面,并被深筋膜覆盖下行至尺神经沟,其浅面有尺侧腕屈肌的纤维膜,形成肘管。尺神经、尺侧上副动脉或尺侧后返动脉由肘管中通过。尺神经在尺侧腕屈肌的两个头之间通过,在两头之间为腱膜组织,在内上髁以远 4cm 内,尺神经分出支配尺侧腕屈肌的运动支,一般有 2 支在肌肉的深面进入,支配环指、小指指深屈肌的分支在尺侧腕屈肌支的稍远侧,在指深屈肌的前面进入。在腕部于豌豆骨之桡侧,尺神经位于腕横韧带浅面,并在此分成深浅 2 支。浅支除有小支至掌短肌外,主要为皮支支配尺侧 1/2 指皮肤感觉;深支为运动支,行于豆钩管中,与尺动脉深支伴行于手掌。

2.肘管　肘管位于肘后内侧，肱骨内上髁上方，是尺侧腕屈肌肱骨头和尺骨鹰嘴之间的显微型筋膜鞘和肱骨髁后沟形成的骨性纤维鞘管。由四壁及上下两口组成，顶是肘后弓状韧带，它位于尺侧腕屈肌两头之间，呈底向上尖向下的不规则三角形，其纤维由外上向内下走行；底是肘关节尺侧副韧带底中部，后部纤维以及尺骨冠突内侧结节；内侧壁为肱骨内上髁、尺侧腕屈肌与指浅屈肌底共同起始腱；外侧壁为尺侧腕屈肌尺骨头底起始腱。上口由弓状韧带上缘、肱骨内上髁、尺侧副韧带及尺骨冠突组成；下口由尺侧腕屈肌、指浅屈肌及尺侧副韧带组成。

【病因】

1.肘关节反复屈曲活动　肘管运动时肘管间隙的容积及形状发生改变。屈肘时肘管外侧的尺侧腕屈肌起始部收缩，纤维腱膜皱缩变厚，加之肘管后侧壁的尺侧副韧带向管腔内突出，加重肘管狭窄。肘关节的伸屈不仅使尺神经受到牵拉，肘管内的神经营养血管在神经受到牵拉时也受到挤压，加重神经缺血。Schuind 等发现在肘管从完全伸直到完全屈曲的过程中，肘管被拉长 45%，尺神经被相应拉长。另外，越来越多的证据表明重复性的工作是发生肘管综合征的原因之一。例如，键盘操作员肘管综合征发生的危险性较高。据推测，坐姿不良是人体工程学的一个显著的不良因素。键盘如果太高或太靠近操作员，可致肩部屈曲、肘部屈曲、腕部伸直，引起尺神经的牵拉。

2.尺侧腕屈肌两头之间的腱膜压迫　Macnicol 将 2mm 软管用油压系统，在 10 个新鲜尸体切开皮肤后在肩、肘不同位置上测定尺神经在尺神经沟处的压力，发现肘关节屈曲时，肘管内压力增高，而当肩关节外展则压力进一步增高。Apfelberg 观察屈肘时肘管约狭窄 55%。Vanderpool 发现肘关节屈曲每增加 45°，尺侧腕屈肌两头之间的腱弓加大 5mm，当屈肘 135°时，腱弓拉长近 40%。如睡觉时肩外展、屈肘将手垫于头下，则肘管内尺神经的压力 6 倍于松弛状态。而且，桡侧腕屈肌收缩也可增加尺神经的压力。正常情况下，尺神经在肘管内可延长 4.7mm，当神经外膜出现纤维化时，神经不能延长，神经内压将增加 2 倍。

3.肌肉变异　滑车上肘后肌起于鹰嘴的内侧缘和附近的肱三头肌腱，止于内上髁。在肘管后越过尺神经，是肱三头肌内侧部分的延伸。一旦存在此肌，它成为肘管的一部分，并加强了尺侧腕屈肌两个头之间的腱膜。此肌呈梭形或长方形，紧挨着尺神经，当肘关节屈曲时紧张，伸直时松弛。Chalmers 在 50 例肘部尺神经探查中发现有滑车上肘后肌者 8 例。

4.Struthers 弓形组织　它与髁上骨突相连的 Struthers 韧带无关，后者只占 1%，而 Kane 等在 20 个肢体解剖中发现有此弓形组织者占 70%。它系上臂远端深部周围的筋膜增厚而形成。此弓起自肱三头肌内侧头的表浅肌肉纤维，止于内侧肌间隔。肱内韧带从喙肱肌腱的部位至 Struthers 弓形组织，其前缘是内侧肌间隔，外侧为被肱三头肌内侧头的深部肌肉纤维所覆盖的肱骨内侧部分组成。手术时从内上髁处将尺神经向远侧牵拉，能看到肱三头肌内侧头的肌纤维斜行越过尺神经的浅部。当内上髁近侧 5~7cm 的尺神经的表面无肌纤维越过时，则不存在此弓形组织，它可以直接压迫神经或使尺神经受到牵拉伸展或摩擦。因为屈肘时，肱三头肌内侧头将尺神经向前内侧牵拉约 0.73cm，如神经是固定的就可产生牵拉性神经损伤。

5.尺神经反复性"脱位"或"半脱位"　Childress(1956)发现，屈曲肘关节时尺神经就从尺神经沟中向前方呈脱位或半脱位。在它研究的 2000 个尺神经中发现半脱位发生率为 16%，其中 85% 为双侧性。杨敏杰通过对国人的研究显示尺神经半脱位的发生率为 8.3%。而彭峰等调查发现,76 例存在尺神经半脱位的被调查者中,肘部尺神经半脱位的发生率为 8.9%,仅 2 例自觉有肘部尺神经卡压的症状。1990 年 1 月至 1995 年 12 月国内报道的 364 例肘部尺神经卡压的病例中,尺神经半脱位仅 21 例,发生率仅为 5.8%,可能尺神经半脱位与肘管综合征并无直接的关系。

6.陈旧性创伤 肘关节外伤后,肘管内出血,纤维瘢痕形成,局部骨质异常增生。如肱骨内上髁骨折不愈合、肘外翻、增生性关节炎等,肘管内骨质不平整,尺神经受到磨损、牵拉。

7.反射性交感神经萎缩 RSD 与肘管综合征可能有一定的关系。对 35 例 RSD 病例进行研究发现,30 例有神经卡压现象(一点或多点卡压)。Grunberg 和 Reagan 对 90 例 RSD 患者进行分析发现,29 例患者对 RSD 的标准治疗无效。进一步的研究发现,其中 22 例有腕管综合征,5 例有肘管综合征。经手术松解后,27 例症状完全缓解。

8.肘管周围的肿瘤及其他病变 如腱鞘囊肿、肘关节的慢性滑膜炎、类风湿性关节炎等也可对尺神经造成压迫。全身性疾病如糖尿病、麻风等并发肘管综合征。另外,医源性因素麻醉后引起的麻痹也是肘管综合征的因素之一。

【临床表现】

1.病史与症状 起病缓慢,往往在外伤后几周才出现尺神经受压的症状,有些患者没有外伤史。表现为患肢无力、沉重感、易疲劳等症状。随着活动量的增加而症状逐渐加重,出现前臂内侧及环小指的渐进性的感觉麻木与感觉迟钝、刺痛,并可牵涉到上臂的内侧,甚至腋窝和乳房,任何抬高上肢的活动,都会使症状加重。部分患者诉手易疲劳、笨拙、很难进行以前的某些动作。严重无力很晚才会出现,先累及手内在肌的功能,然后累及指深屈肌。肘管综合征患者可因夜间感觉异常而醒来,但此现象在腕管综合征患者中更为常见。

2.体征 下列检查有价值,检查时双侧对比。

(1)指腹的感觉:检查者用示指尖轻叩双指相应的指腹,健侧感觉明显而患侧迟钝。

(2)小鱼际及骨间肌萎缩。

(3)手指内收、外展功能:环小指指深屈肌、尺侧腕屈肌、小指展肌、骨间肌肌力减弱,严重的有爪形手畸形。检查骨间肌、小指展肌的肌力及手指夹纸试验均应作双手对比,对于拇收肌的功能可用 Froment 试验来判断。

(4)肘以下前臂上部肌萎缩,较重者前臂上端尺侧凹陷。

(5)肘下 3cm 处尺神经有 Tinel 征,约 25% 的无症状患者 Tinel 征可呈阳性。

(6)尺神经沟内尺神经的压痛、增粗感以及有无尺神经半脱位。

(7)两点辨别觉增大,其异常明确提示神经已受损害。振动觉和用 Semmes-Weinstien 单丝测定的轻触觉,在疾病的早期更为敏感。

(8)肘关节屈曲试验阳性(肘管的 Phalen 征):当屈曲肘关节时,手部感觉异常加重。但在正常人群中此检查的假阳性率高达 24%。屈肘试验时,用示指和中指轻压尺神经沟可增加试验的敏感性,但也会进一步增加假阳性率。

（9）病变程度划分见表 5-1。

表 5-1　肘管病变的程度

程度	感觉	运动	试验
轻度	间隙性感觉异常,震动感增加	感觉肌力减退,动作不协调	肘部屈曲试验和 Tinel 征可以是阳性
中度	间隙性感觉异常,震动感正常或减弱	可测定捏力和抓握力减弱	屈肘试验和 Tinel 征阳性,指夹捏力可异常
重度	持续性感觉异常,震动感觉减弱,两点辨别觉异常(静止＞6mm,运动＞4mm)	可测定捏力和抓握力减弱,肌萎缩	屈肘试验和 Tinel 征阳性,指夹捏力异常

3.特殊检查

（1）电生理检查:通过对尺侧腕屈肌、小指展肌、第一背侧骨间肌的肌电图检查可以出现失神经电位。此外,运动和感觉神经传导速度减慢,潜伏期的延长有助于诊断。当经过屈曲的肘关节的速度为 50m/s 时,或经肘关节的速度比相邻前臂的速度慢 10m/s 时,才考虑运动神经传导速度减慢。复合肌肉动作电位减少时(特别是小指外展肌),经常伴有运动神经传导速度减慢。感觉神经传导速度和振幅测定与生理方向相反。感觉神经的动作电位振幅减小是尺神经早期病变的敏感征象,可逐段检查尺神经的传导速度并准确定位。但当临床诊断十分明确时,不必进行这些检查,因其结果可能误导。患者的症状典型,但临床上未能测出感觉和运动异常时,假阴性率可达 50%。同样,正常的电生理检查结果并不能完全排除卡压综合征。

肌电图检查:①短节段检测:用表面电极以每 2cm 的间隔给予刺激。中点在内上髁。表面电极于小指展肌记录。手背接地。②检测注意点:关键在发生于邻近反应的变化,最好重复数次,并将记录到的反应进行比较,以找到突然发生的变化(即某一点刺激的潜伏期异常延迟)。各点之间的反应波形都应相似。由于内上髁远侧尺神经位置较深,所以应注意要给予超强刺激。必要时可增加刺激的时限至 0.5ms 甚至 1ms,然后将这些反应与腕部刺激的反应进行比较。

（2）影像学检查:肘部 X 线检查可发现有无肘外翻畸形,肘管区有无异常骨质增生。研究发现:肘管综合征患者 20%～29% 有骨性结构异常,而对照组为 6%;

【鉴别诊断】

肘管综合征常与以下一些疾病相混淆,临床应予以鉴别:

1.颈椎节段的脊髓病变　特别是颈 8 神经根受压,可出现小指和环指感觉异常、手内肌肌力减弱等症状,不会表现为单一的尺神经症状,伸直还可有下肢的感觉、运动障碍以及病理反射。影像学及肌电检查有助于鉴别。

2.胸廓出口综合征　临床上除表现为尺神经功能障碍外,常有前臂内侧皮神经支配区域的感觉障碍及锁骨下动脉受压的症状与体征,同时可能伴有其他神经损伤的表现。Adson 试验、Wright 试验、屈肘试验等有助于鉴别诊断。

3.腕尺管综合征　由于尺神经在腕尺管不同平面受到卡压,可以表现为部分或全部尺神经所支配的手内肌功能障碍及尺侧一个半指的感觉障碍,Guyon 管处压痛,但环指、小指背侧的感觉和尺神经所支配的手处在肌功能是正常的。

肘管综合征有时合并双卡压综合征。临床诊断比较困难，可根据临床表现和电生理变化进行鉴别诊断。治疗时应对两个卡压同时进行减压。

误诊和延迟诊断可明显影响肘管综合征的预后。Gabel 和 Amadio 研究发现，卡压松解疗效不佳的患者，从发病到治疗的时间平均为 35 个月（8～180 个月）。由于神经累及受损时间较长，往往影响了感觉和运动功能的恢复。

【治疗】

1.非手术治疗　非手术治疗的目的是减轻神经组织的炎性反应，改善神经的血液循环以恢复神经的轴浆运输。因此病程短、病情轻的肘管综合征患者可行保守治疗，包括应用神经营养药物、局部封闭、针灸等。疼痛严重时可口服非类固醇消炎药。由于部分患者因夜晚睡眠中屈曲肘关节而加重症状，可采用支架固定以避免剧烈和反复屈曲肘关节，衬垫可以避免直接压迫神经，避免可刺激神经的肘关节姿势和位置。压板固定技术的简单方法是在夜间用毛巾包绕肘关节。将肘部衬垫翻转至肘前窝，也可以限制肘关节于轻度屈曲位（70°），可能有助于缓解症状，促进愈合。

Dellon 认为，89％早期肘管综合征患者非手术治疗效果良好。但有些病例不同于腕管综合征，压迫原因主要是机械性的，因此多数学者仍然赞同尽早进行手术治疗。

2.手术治疗　由于肘部压迫和牵拉因素同时存在，影响局部神经内循环，造成充血、水肿，随后成纤维细胞浸润。当神经已形成纤维化，即使做神经前移或松解均不能使症状消失。故经 2～4 周的保守治疗无效，或病情严重，有肌肉瘫痪、萎缩、肌电图检查有异常表现，应及早手术解除压迫。目前可采用神经松解、尺神经前移术，对同时伴有肘外翻者，还需进行肱骨髁上截骨矫正。研究发现，神经前移术后 72h，尺神经出现局部缺血，而神经松解术对神经没有影响。因此如何选择手术方法存在一定的争论。Urbaniak 和 Gabel 认为，应根据以下原则确定手术方法：①对肘管结构无明显异常者（如无结构异常、骨性关节炎或无骨折史者），可选择神经松解术或内上髁切除术；②如果选择神经前移术，应避免发生因手术造成的新的卡压因素。

（1）神经松解术（单纯减压术）：Osborne 在 1957 年首次描述，松解尺侧腕屈肌的两肌头间的纤维束而无须神经移位就可达到尺神经减压。这种手术也可以称为原位减压术，相对简单，对神经及其血运影响较小。因尺侧腕屈肌两头之间的腱膜压迫或 Struthers 弓压迫者，从尺神经沟中点向远侧 6cm 切开尺侧腕屈肌两头之间的腱膜压迫或向近端松解 Struthers 弓形组织及肱内韧带，即使尺神经周围有粘连者，亦可适用。但对尺神经沟有骨质增生或松解后活动肘关节有尺神经脱位者不适用。

（2）内上髁切除术：1950 年，King 和 Morgan 设计了肱骨内上髁切除术，治疗肘部尺神经炎。Dellon 认为，该手术对 90％的轻度患者疗效较好。对中度以上患者，仅 50％疗效较好。而且，该手术术后复发率较高。Heithoff 等发现，扩大或完全内上髁切除术可明显提高疗效，但相反可引起中部侧副韧带的不稳。O'Driscoll 根据中部侧副韧带的解剖，设计了斜向切除内上髁的方法，不仅提高了疗效，而且消除了中部侧副韧带不稳的手术并发症。

从理论上讲，该术式神经移位时神经游离少，神经可位于原位，因而减少了因内上髁突出引起的神经张力和刺激。不利之处在于骨骼压痛、屈肌-旋前肌无力、异位骨化和尺神经失去内上髁的保护容易受伤。

该术式仅松解尺神经表面结构,神经在原位置不移动。松解长度不一,一般不小于内上髁上下 5cm。骨膜下分离屈肌和旋前肌前部起点,暴露内上髁。用窄骨刀敲除内上髁,注意不要进入关节腔或切断内侧副韧带。骨表面磨平后用附近的软组织覆盖,为神经提供一个平滑表面。鼓励早期活动。

(3)尺神经移位术:尺神经移位术有如下优点:神经从原位分离;减少肘关节屈曲时神经的张力。尽管神经移位损害其血液供应,但影响短暂,而且连同伴行血管一起移位可以将其影响减少到最低。

A:剥离屈肌-旋前肌群的内上髁起点;B:小心切除内上髁,保护内侧副韧带;C:重新缝合屈肌-旋前肌群的起点,覆盖粗糙的骨面神经移位术主要有 3 种:皮下前移、肌肉下前移和肌肉内前移。对于尺神经有反复半脱位、脱位或滑车上肘后肌切除尺神经松解后有明显脱位者、骨关节有明显改善者、病程长且术中尺神经肉眼观正常、原因不明者主张尺神经移位。移位时神经的近端尽量高位暴露,从内上髁起至少要游离 8cm,否则可能引起继发性尺神经炎。

1)皮下前移术:因为皮下前移术方法简单、可靠,并发症少,所以是肘管综合征最常见的治疗方法。该术式神经游离必须从 Struthers 弓开始,到深屈肌-旋前肌筋膜结束,如此移位的神经有柔和的曲线,不至于在其远端或近端扭曲。特别是内侧肌间隔必须充分切除;神经游离到尺侧腕屈肌,包括束间游离其背侧分支。将神经移位到内上髁前 2~3cm 处,在内上髁前缝合皮下组织和肌肉筋膜,或者在神经后面制造一筋膜皮下索来固定神经。无论使用何种固定技术,必须不能产生新的压迫。表皮下缝合,早期进行肘部运动,但 3 周内避免完全伸直。

2)肌肉下前移术:仍有外科医师常规进行肌肉下前移术,但由于肌肉下前移术分离多,康复时间长,最好的适应证是年轻、活动多的患者(如运动员),以及很瘦的患者。皮下前移术后有再次受伤的危险。翻修术时推荐使用此术式。

自从 Learmonth 在 1942 年第一次描述该技术后,一直没有很大变动。同皮下前移术一样,需要全程松解神经,包括切除内侧肌间隔。肌下前移可以将前臂屈曲旋前肌群内上髁起点处"Z"字形切开,尺神经前移于肌内或肌下,将切开的肌肉延长缝合;或将前臂旋前肌群从内上髁处切开向下翻转尺神经前移后,将切开的肌群再缝回内上髁前远端缘;亦有人将内上髁连同其附着的肌肉一并凿开向下翻转,神经前移后缝合内上髁骨膜或用克氏针固定骨片。在翻修术中,先在伤口两端寻找神经后,再到瘢痕区域分离神经。保护好正中神经和桡神经后,将大止血钳在内上髁远端处放置于肌肉下。在内上髁远端 1~2cm 处切开屈肌-旋前肌,达到近端松解。尺神经前移后,再使用合适的技术修补屈肌-旋前肌群。

对于已做过神经松解或尺神经皮下前移失败者,应做肌下前移,肌下前移的功能恢复率高于皮下前移。笔者认为肌下前移比皮下前移更为可靠、安全,尺神经的行径更为合理,神经周围软组织床的血运更佳。因为皮下前移时如遇到支配尺侧腕屈肌的运动支分支部位较高或肌支进入肌肉的距离较短时,会影响尺神经前移的程度,为防止继发性牵拉性神经炎,需做干支分离。对于有明显的手内在肌萎缩或术中见尺神经有局限性狭窄及触摸质地坚韧者,在前移的同时需做神经束间松解。

术后将肘关节固定在屈曲 90°。为减少神经粘连和肘关节屈曲挛缩,2 周内开始肘部活动,2 个月内避免抗阻力活动。

3）肌肉内前移术：有些外科医师选择该术式是因为它避免了将神经放置在容易受伤的皮下，而且与肌肉下术式相比手术创伤小。但由于神经肌肉间有形成瘢痕的危险，肌肉内移位术逐渐被淘汰。由于皮下和肌肉下移位术效果相似，并发症同样少，肌肉内移位术的适应证仅在于术者的选择。

神经前移术虽能减轻神经牵拉和神经受压，但可导致神经局部缺血，使神经瘢痕形成增多，影响疗效。Dellon认为，皮下前移术，疗效较好者轻度患者占90％，中度占70％，重度占50％。肌下前移术，疗效与皮下前移术相似。肌内前移术，由于瘢痕形成较多，疗效最差。

（4）尺神经皮下前移手术步骤：

1）沿上臂内侧肌间隔绕经尺神经沟至前臂上段尺侧做一14～16cm长的切口，切开皮下组织。

2）于内侧肌间隔内显露、分离尺神经并用橡皮条保护牵开，检查有无滑车上肘后肌和Struthers弓，如果存在应予以切除。

3）切开尺神经沟及尺侧腕屈肌起始部，将神经彻底松解，如果影响前移可将尺侧腕屈肌肌支切断一个。将纤维化的神经外膜做彻底松解，视情况对神经做神经松解。

4）于肘前方分离一筋膜瓣或皮下组织瓣，将尺神经前移后用该瓣缝合固定在迁移的位置，以防止尺神经脱回尺神经沟，用血管钳确认缝合的组织瓣未形成新的狭窄口。

5）彻底止血后缝合尺神经沟以防止尺神经脱回尺神经沟。

6）尺神经前移后也可用屈肌起点将尺神经深埋固定，其方法是将屈肌起点呈弧形切开，将尺神经前移后缝合固定于肌肉内。术中注意保护尺侧腕屈肌的肌支。

术后一般将肘关节用颈腕吊带或石膏固定于屈肘90°位，术后2d拔除引流条，术后2～3周去除吊带或石膏后开始活动。

3.并发症

选择最简单有效的术式且正确操作时，并发症很少见。手术失败的最常见原因包括：

（1）减压不彻底：特别是在远近两端，或者是神经周围瘢痕产生的压迫或牵拉性神经炎。因而手术必须确保完全减压、无神经扭曲或手术产生的压迫，神经活动自如。早期肘部活动促进神经滑动，康复更快。

（2）血肿形成：故应在关闭切口前松止血带，并推荐使用电刀止血。如仍有渗血，可放置负压引流，术后尽快拔除。

（3）神经损伤：如损伤前臂内侧皮神经可引起痛觉减退。

（4）术后尺神经半脱位：这可通过神经完全松解、足够和制造合适的皮瓣来预防。原位松解术中发现神经有向前脱位的倾向时，最好行神经前移。

（赵　龙）

第十节　肱骨外上髁炎

肱骨外上髁炎，又名肘外侧疼痛综合征，是以肘关节外侧疼痛，用力握拳及前臂作旋前伸肘动作(如绞毛巾、扫地等)时可加重,局部有多处压痛,而外观无异常为主要临床表现。疼痛有时向前臂放射。因网球运动员常见此病,故又称"网球肘"。

【病因病机】

肱骨外上髁部附着有桡侧腕长伸肌、桡侧腕短伸肌、肱桡肌、旋后肌等,主要功能为伸腕、伸指,其次使前臂旋后。当腕背或前臂旋前过度都会使附着于肱骨外上髁部的腕伸肌腱、筋膜受到牵拉而致伤。气血虚弱,血不荣筋,肌肉失去温煦,筋骨失于濡养为其内因。本病多见于家庭主妇、打字员、电脑操作人员、文秘人员殁网球运动员。

本病的病理变化较为复杂,常有肌纤维在外上髁部分的撕裂、关节滑膜嵌顿、滑膜炎、支配伸肌的神经分支的神经炎、环状韧带变性以及肱骨外上髁骨膜炎等其局部反应,多有局部组织的充血水肿或渗出粘连等。

【诊断要点】

患者多无明确外伤史,绝大多数是中年人,表现为肘外侧疼痛酸重无力,疼痛逐渐加重,如提重物、扭毛巾、甚至扫地等。疼痛可向上臂及前臂放射,晨起时肘关节有僵硬现象,劳累或阴雨天加重,静息时疼痛减轻。肱骨外上髁、环状韧带或肱桡关节间隙处有明显压痛点,肘关节无红肿,局部可微热,病程长者可有轻度肌萎缩。做抗阻力腕关节背伸和前臂旋后动作可引起患处疼痛加重,腕伸肌紧张试验阳性。

X线检查:一般无异常表现。病程长者可见肱骨外上髁处轻度骨膜反应或可见钙化阴影。

鉴别诊断:本病与肱桡滑膜囊炎、神经根型颈椎病相鉴别。肱桡滑膜囊炎局部压痛外,肘部旋前、旋后受限。前臂旋前引起剧烈疼痛,其疼痛点的位置比肱骨外上髁炎略高,压痛比肱骨外上髁炎为轻。局部可有肿胀和触痛,穿刺针吸可见有积液。神经根型颈椎病则表现上肢外侧疼痛,多为放射性痛、手及前臂有感觉障碍区无局限性压痛。

【治疗】

以手法治疗为主,配合药物、理疗、针灸、小针刀和水针疗法等治疗。急性期应使用颈腕带悬吊制动1～2周,后期配合手法治疗。治疗期间应避免腕部背伸以及前臂过度旋转等易造成前臂伸肌群牵拉的活动。

1.手法治疗   在肘外侧痛点部作揉捻法,使局部有发热感,然后用指作按法点按曲池、外关等穴位,使之"得气"。以达到行气活血、舒通经络的作用。用拨络法弹拨刺激桡侧腕伸肌等,以达到剥离局部粘连的作用,如有明显压痛点可用拇指剥筋。

2.药物治疗   内治法根据辨证论治的原则,加减应用。外用青硼膏揉擦或用热醋外敷以及海桐皮汤熏洗患处。

3.物理疗法   可采用超短波、磁疗、蜡疗、光疗、离子透入疗法等,以减轻疼痛、促进炎症吸收。

4.针灸治疗   取阿是穴、手三里、曲池、外关、尺泽、少海及痛点,隔日1次,留针30分钟。或用梅花针叩打患处,再加拔火罐,3～4天1次。或以水针疗法行痛点局部注射;对一些顽固性肱骨外上髁炎患者,可试用小针刀疗法。

5.固定与功能锻炼   尽量避免剧烈活动,疼痛发作期应减少活动,必要时可作适当固定。

6.手术疗法   本病绝大多数病例经非手术疗法均能治愈,对极少数治疗无效者,痛苦较大,影响本职工作或生活十分不便时,可考虑施行前臂伸肌起点切开术。切除自伸肌总腱穿出的血管、神经束,或作桡侧腕伸短肌肌腱延长术。

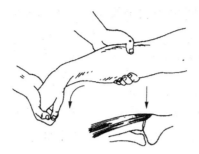

图 5-2　腕伸肌紧张试验示意图

【预防与调护】

本病发病与慢性损伤有关,中老年人常常由于劳累引起,因此,劳动强度不宜过大,不要长时间提拎重物。平时注意肘关节的活动,增强肌力,有助于防止本病的发生。

（米田田）

第十一节　腕管综合征

腕管综合征又称腕管狭窄症、正中神经挤压症,是一种由于正中神经在腕管中受到卡压,而引起的以手指麻木乏力为主的症候群。腕管系指腕掌横韧带与腕骨所构成的骨——纤维管。腕管中有正中神经、拇长屈肌腱和4个手指的指浅、深层肌腱。正中神经居于浅层,处于肌腱与腕横韧带间。

【病因病理】

当腕部有骨折脱位(桡骨下端骨折、巴通氏骨折、腕骨骨折脱位)或腕管内有骨病(脂肪瘤、腱鞘囊肿)等,而引起韧带增厚、腕管内肌腱肿胀、压力稍有增高时,均可导致腕管内腔改变而出现正中神经症状。

【诊断要点】

本症主要表现为正中神经受压,患者常主诉桡侧3个半手指异常感觉,如刺痛、灼痛、麻木、肿胀感、手力减弱、拇指笨拙无力。劳动后、入睡前,局部温度增高时,症状可加重;寒冷季节患指可有发冷、紫绀或活动不便,活动或甩手后减轻。病程久者,大鱼际萎缩,拇、食、中3指和环指的桡侧半感觉减退,拇指与小指对掌时,第一掌骨无力旋转、外展和对掌,病指出汗减少,皮肤干燥脱屑。临床特殊体征检查,叩击掌长肌桡侧之正中神经或掌屈腕关节,1分钟后出现窜电样刺痛[为 Tinel(蒂纳尔)征],或是在上臂缠以血压计气囊带,充气1分钟后,病侧手即出现充血、疼痛加剧。肌电图检查可见大鱼际出现神经变性。X 线检查可能有陈旧性骨折或月骨脱位等征象。

本病应与颈椎间盘突出症,特别是颈6、7神经根受压和胸廓出口综合征相鉴别。

【治疗方法】

（一）手法治疗

局部不宜过重过多施用手法，以减少已增加的腕管内压。手法运用一般先在外关、阳溪、鱼际、合谷、劳宫及痛点等穴位处施以按压、按摩，后将患手在轻度拔伸下，缓缓旋转、屈伸腕关节数次。最后，术者以左手握住腕上，右手拇、食二指捏住患手拇指及其第 2、3、4 指，依次行拔伸弹刮法，以上手法可每日作 1 次。

（二）局部制动

初期轻症患者，可用石膏托或夹板固定腕部于背伸功能位 1～2 周，症状可缓解。

（三）药物治疗

对早期病例可用消瘀止痛膏或三色敷药外敷，亦可用海桐皮汤熏洗。

（四）封闭治疗

以醋酸氢化可的松 0.5～1ml 加 0.5％普鲁卡因 2ml 作腕管内注射，5～7 天 1 次，共 4～5 次。勿将药物直接注射在正中神经内。

（五）手术治疗

适用于以上疗法无效或多次发作的病例，可用小针刀切开腕横韧带；或在腕部掌侧作"S"形手术切口，切开腕横韧带，探查正中神经，不缝合韧带。术后效果良好。

（米田田）

第十二节　腱鞘囊肿

【概述】

由于劳损或外伤而致关节囊或腱鞘内发生囊性肿物，称之为腱鞘囊肿。本病可发生在任何年龄，女性多于男性，发生部位多在腕背部中央。偶有发生于前臂手腕的掌侧、踝前足背等处。初起囊肿呈半球形隆起，柔软可推动，时大时小，轻者几天内可自行消散。触之皮下饱满并有波动囊样感，有胀或痛感，逐渐增大，日久囊肿则变为橡皮样硬，肿块基底固定或推之可动。腕背部囊肿在屈腕时隆突尤为明显，自觉腕部无力并伴随一定的功能障碍。囊肿之出现常与洗衣等诱因有关。

腱鞘囊肿在中医属于"筋结"、"筋聚"、"筋瘤"的范畴。由于经常劳累，外伤，伤及筋膜，造成气血运行不畅；或因筋脉松弛，痰液凝聚所致。

【辨证论治】

1.药物治疗　本病的治疗原则为化瘀散结，消瘤止痛。

（1）内服药：可内服"七厘散"。本方是由血竭 30g，儿茶 7.2g，红花、乳香、没药各 4.5g，麝香、冰片各 0.36g，朱砂 3.6g 所组成，以上各味研为细末，每服 2g，黄酒或温开水送服。

（2）外用药：对于囊肿变小囊壁已破者，可用小茴香酒擦洗，其方是由小茴香、樟脑各 15g，红花、丁香各 15g，白酒 180g 组成，把诸药浸泡在酒中，1 周后去渣取酒擦洗患处即可。

2.针灸治疗

(1)治法:活血散瘀。

(2)处方:阿是穴。

(3)操作

常规消毒,以 28 号粗针或三棱针在囊肿的中央顶部及周围行扬刺法(正中直刺 1 针,四周斜向病位中心透刺 4 针的针刺方法):顶部直刺,深度以囊肿大小而定。在囊肿的四周各取一点,针尖向囊肿部斜刺入内,出针后用于棉球挤压局部,令胶状液流出流尽;如囊肿较大者,可于局部常规消毒后,注入 2% 普鲁卡因少量,以注射器反复抽吸。以上操作完毕后,均可复用加拔火罐,留 5～10min,以使内容物流尽,多数囊肿可平复。术毕,用乙醇棉球擦净,用敷料加压包扎。

局部常规消毒,以火针刺囊肿顶部 2～3 针,然后挤压局部,使液体自针孔流出,亦可加拔火罐,留 5～10min,使内容物排尽,以乙醇棉球擦净,敷料加压包扎。不愈者,3d 后可复行此法。1～3 次为 1 个疗程。

【单验方】

1.海桐皮汤熏洗。

2.阳和解凝膏掺黑退消外敷患部。

3.白芥子、生天南星、白附子各等份共研细末,以米醋调成糊状外敷患部。

【中成药】

万应宝珍膏

组成:刘寄奴、羌活、川芎、独活、续断、威灵仙、海风藤、细辛等。

主治:舒筋活血,解毒。用于跌打损伤、风湿痹痛、痈疽肿痛。

用法:加温软化,贴于患处。

规格:膏药。

【西医治疗】

1.封闭治疗　先用粗针头在患部隆起处抽出胶冻样囊液后,注入可的松类药物。

2.手术治疗　在清晰的暴露下,将整个囊肿连同周围部分正常的腱膜、腱鞘等组织进行彻底切除。

3.手法治疗

(1)指揉法:患者取端坐位,医者用拇指指腹在囊肿处由浅入深,由轻而重进行按揉 3min。

(2)扣挤法:患者取端坐位,手背向上,医者以双手分握患腕两侧,双拇指重叠按压在囊肿一侧,不让其滚动,其他四指与拇指同时对挤按压。

（张　杰）

第十三节　桡骨茎突狭窄性腱鞘炎

本病又称德奎尔韦恩病,是外展拇长肌和伸拇短肌两肌腱通过桡骨茎突部的腱鞘发生狭窄性的无菌性炎症。在解剖关系上,由于肌腱在桡骨茎突处浅沟内滑动,此处弯曲角较锐,当腕部或拇指活动时,此弯角可进一步加大,故长久的间接摩擦易造成劳损以至创伤,为一种职业性损伤。

【病因病理】

手腕部过度劳动及运动可导致本病的发生,任何需要持续拇指的操作,如育婴抱婴妇女、草帽编织者、刻缮人员、细纱纺工等工作,使肌腱在腱鞘管道中频繁磨动,日久劳损,即可使腱鞘发生损伤性炎症,造成纤维管的充血、水肿、鞘壁增厚、管腔狭窄,肌腱变粗在管内滑动困难而产生相应的症状。

体弱血虚,血不荣筋者更易发生本病,如局部病变迁延日久,腱鞘纤维化和挛缩,腱鞘腔更加狭窄,将使症状更为顽固。

【诊断要点】

本病多见于中年妇女,发病后,桡骨茎突处及舟状窝之桡侧有疼痛及压痛,偶可触及小的结节隆起,局部不红肿。疼痛可向手及前臂放射,亦可因拇指外展或内收动作而加剧。拇指活动无力,持重时乏力,尤其不能做提热水瓶倒水等动作。转为慢性时有挤轧感,尺侧活动受限,或见大鱼际肌萎缩。

若令病员内收拇指并握拳尺偏时,可在桡骨茎突顶部引起剧痛,此即芬克斯坦试验阳性。

【治疗方法】

(一)手法治疗

患者正坐,术者一手托住患手,另一手于腕部桡侧疼痛处及其周围作上下来回的推拿及揉捏,并弹拨肌腱 3～5 次。最后将患手拇指握持,在向远心端牵拉的同时,向尺桡侧摇晃腕关节。可起到舒筋解粘,疏通狭窄的动作,每日或隔日 1 次。

(二)固定治疗

若患者手部缓慢动作,谨慎保护下可以自愈。初期患部可外敷消肿止痛膏或三色敷膏,纸板或夹板将拇指伸展,腕关节桡侧偏 15°角固定 2～3 周。

(三)封闭治疗

醋酸氢化可的松 0.5ml 加入 1％～2％普鲁卡因 2ml 内作鞘内注射,5～7 天 1 次,共 3～4 次。术后配合手法治疗,疗效更佳。

(四)小针刀疗法

无菌操作,小针刀刀口线和桡动脉呈平行刺入,在鞘内纵行疏剥,病情严重者,亦可刺穿腱鞘使刀口接触骨面,刀身倾斜,将腱鞘从骨面上剥离铲起,出针,针孔按压至不出血为止。注意勿伤桡动脉和神经支。

(五)手术治疗

用以上方法治疗未见效果者,可在局麻下纵行切开腕背韧带和腱鞘(不缝合),解除卡因,缝合皮肤切口。有时外展拇长肌与伸拇短肌腱各有一个腱鞘,此种解剖变异,在术中应探查清楚。

(张　杰)

第十四节 指屈肌腱腱鞘炎

指屈肌腱腱鞘炎，又称"扳机指"或"弹响指"，系指屈肌腱在肥厚的腱鞘内受到摩擦与卡压，手指屈曲时出现弹响及疼痛的病症。本病可发生于不同年龄，多见于妇女及手工劳动者。亦可见于婴儿及老年人。任何手指均可发生，但多发于拇指、中指及无名指，少数患者为多个手指同时发病。

【病因病机】

本病因手部劳作过度，积劳伤筋，或遭受寒凉，气血凝滞，气血不能濡养经筋则发病。手指频繁的伸屈活动，使屈肌腱与骨性纤维管反复摩擦、挤压；长期用力握持硬物，使骨性纤维管受硬物与掌骨头的挤压，致骨性纤维管发生局部充血、水肿，继之纤维管变性，使管腔狭窄，指屈肌腱在狭窄的管腔内受压而变细，两端膨大呈葫芦状。屈指时，膨大的肌腱部分通过腱鞘狭口受到阻碍，使屈伸活动受限，勉强用力伸屈患指或被动伸屈时，便出现扳机样的弹跳动作，并伴有弹响声(图 5-3)。小儿屈肌腱狭窄性腱鞘炎多为先天性。

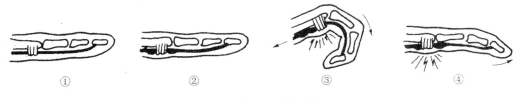

① ② ③ ④

图 5-3　指屈肌腱腱鞘炎

【诊断要点】

起病多较缓慢，早期在掌指关节掌侧局限性酸痛，晨起或工作劳累后加重，活动稍受限，逐渐发展，疼痛可向腕部及手指远侧放散。随着腱鞘狭窄和肌腱变性增粗的发展，肌腱滑动时通过越来越困难，手指屈伸时便产生扳机样动作及弹响。检查所见，患指掌骨头掌侧皮下可触及一结节状物，手指屈伸时可感到结节状物滑动及弹跳感，有时有弹响。局部明显压痛。如狭窄严重时，手指多固定于伸直位不能屈曲或固定于屈曲位不能伸直。

【治疗】

采取手法、药物、针灸、小针刀、手术等方法治疗。

1.手法治疗　术者左手托住患侧手腕，右手拇指在结节部做按揉弹拨、横向推动、纵向拨筋等动作，最后握住患指末节向远端迅速拉开，如有弹响声则效果较好。每日或隔日 1 次。

2.药物治疗　初期宜活血祛瘀，消肿止痛，内服活血止痛、跌打七厘散等。后期或解除固定后，外用中药熏洗，如海桐皮汤等。

3.针灸治疗　取结节部及周围痛点针刺，隔日 1 次。

4.水针疗法　腱鞘内注射糖皮质激素等，注射时需严格无菌操作。一般只注射 1 次或 2 次，不可多次注射，以免引起广泛粘连。早期病例，一次注射即可治愈，如未痊愈，间隔 1 周后再注射 1 次。

5.小针刀疗法　局麻后,用小针刀平行于肌腱方向刺入结节部,沿肌腱走行方向作上下挑割,不要向两侧偏斜,否则可损伤肌腱、神经和血管。如弹响已消失,手指活动恢复正常,则表示已切开腱鞘。若创口小者可不缝合,以无菌纱布加压包扎即可。

6.手术治疗　非手术治疗无效者或反复发作腱鞘已有狭窄者,应采用指屈肌腱腱鞘切开手术疗法。

【预防与调护】

患者平时做手部动作要缓慢,避免劳累,用温水洗手,养成劳作后用温水洗手的习惯,适时活动手,并自行按摩。对发病时间短、疼痛严重的患者更要充分休息,有助于损伤筋腱的恢复。施用理筋手法要适当,对晚期硬结明显者尽量不用,可采用手术治疗。

(赵忠磊)

第十五节　急性腰扭伤

【概述】

本病系指腰部肌肉、筋膜、韧带、椎间小关节、腰骶关节的急性损伤,多由突然遭受间接外力所致。俗称闪腰、岔气。若处理不当或治疗不及时,也可使症状长期延续而变成慢性。多发生于青壮年和体力劳动者。此病为骨伤科的常见病。

【诊断要点】

1.临床表现　有明确的外伤史。伤后腰部即现剧烈疼痛,不能伸直,仰俯转侧均感困难,常以双手撑住腰部,防止因活动而发生剧痛。严重者不能坐立和步行,有时伴下肢牵涉痛,深呼吸、咳嗽、喷嚏、用力大便时均感阵痛,脊柱多呈强直位。

检查时,可见患者腰肌紧张,腰生理前凸改变,拒按。腰肌及筋膜损伤时,腰部各方向活动均受限制,动则痛剧,在棘突旁骶棘肌处,腰椎横突或髂崎后部有压痛。椎间小关节损伤时,腰部被动旋转活动受限,尤伸活动明显受限并使疼痛加剧,脊柱可有侧弯,有的棘突可偏歪,棘突两侧较深处有压痛。一般无下肢痛,但有时伴下肢牵涉痛,多为屈髋时臀大肌痉挛,骨盆有后仰活动,牵动腰部的肌肉、韧带所致;所以,直腿抬高试验阳性,而加强试验为阴性。

2.诊断标准

(1)有明确腰部外伤史。

(2)腰部疼痛、活动受限,负压增高时症状加重,不伴有下肢放射痛。

(3)查体:腰肌紧张,腰生理前凸民变,拒按;腰部活动受限,强迫体位;双下肢肌力、皮肤感觉正常。

(4)X线片、CT显示腰椎生理前凸消失和肌性侧弯,不伴有其他改变。腰椎MRI有或无软组织损伤改变。

3.辅助检查和实验室检查

(1)X线片及CT:主要显示腰椎生理前凸消失和肌性侧弯,不伴有其他改变。

(2)MRI:显示腰部肌肉或韧带有时可见有长 T1、长 T2 的软组织损伤信号改变,不伴有其他改变。

【鉴别诊断】

1.腰椎间盘突出症　本病多见于青壮年,起病较急,咳嗽及腹压增加时疼痛加重,有反复发作的病史。腰痛合并下肢放射痛。体征上多显示腰椎姿势性侧弯,生理前凸减小或消失,下腰部棘突旁有压痛及下肢放射痛,直腿抬高试验和加强试验阳性。腰椎 CT 及 MRI 显示腰椎间盘突出,压迫神经根及硬膜囊。

2.腰椎失稳症　本病多反复发作,每次发作可因轻微扭伤腰部而出现,症状可因腰部姿势固定后缓解,腰部活动时加重。腰椎正侧位十过伸过屈位可见腰椎失稳表现,腰椎 MRI 多显示腰椎间盘变性。

【治疗方法】

1.中医治疗

(1)中药辨证内服

1)早期:腰部疼痛剧烈,动则尤甚,纳差,大便秘结,舌薄白,脉弦紧。

治法:泻下逐瘀、活血行气、消肿止痛。

处方:桃红大将逐瘀汤加减。

红花 10g,桃仁 10g,大黄 18g(后下),槟榔 10g,生姜 6g。水煎服,日一剂。

本方较为寒凉,对于年老体弱者注意减量使用。本方泻下为主,患者泻出大便后即停药,一般此时患者症状会有明显好转。

2)中后期:腰部疼痛减轻,但仍有活动受限,纳差,大便调,舌薄白,脉弦。

治法:行气活血止痛。

处方:舒筋活血汤加减。

羌活 10g,防风 10g,荆芥 10g,独活 10g,当归 12g,续断 10g,青皮 6g,牛膝 12g,五加皮 10g,杜仲 10g,红花 10g,枳壳 10g。水煎服,日一剂。

3)中成药

七厘胶囊 3 粒　po　tid

或　活血止痛胶裳 2 粒　po　tid

(2)中药外敷:本病多采用药膏、药酒等局部贴敷外擦活血化瘀、行气止痛治疗;药物中多含有桃仁、红花、当归等行气活血化瘀药物。

十一方药酒 10ml　外用　tid

或　消瘀止痛膏 1 贴　外用　qd

2.手法治疗　本病手法治疗疗效显著;临床上多采用手法治疗。

患者取俯卧位,术者用两手从胸背部至腰骶部的两侧,自上而下轻轻揉按,做 3～5min,以松解腰肌的紧张痉挛。接着按压揉摩阿是穴、腰阳关、命门、肾俞、大肠俞、次髎等穴,以镇静止痛。最后术者用左手压住腰部痛点用右手托住患侧大腿.同时用力做反向扳动,并加以摇晃拔伸数次如腰两侧俱痛者,可将两腿同时向背侧扳动。在整个推拿过程中,痛点作为手法重点区,急性期症状严重者可每日推拿 1 次,轻者可每 2 日推拿 1 次。

3.针灸治疗

主穴:肾俞、委中、后溪、大肠俞、腰阳关、阿是穴。

手法:强刺激,留针 3~5min。

可在腰部、骶部等痛点加拔火罐及三棱针放血。

4.西药治疗

(1)非甾体抗炎药(NSAID):NSAID 可迅速改善腰扭伤患者的腰部疼痛及增加活动范围,并可减轻局部炎症刺激。

双氯芬酸钠双释放肠溶胶囊 75~150mg　po(饭后服)　bid

塞来昔布胶囊 200mg　po(饭后服)　bid

洛索洛芬钠片 60mg　po(饭后服)　tid

布洛芬缓释胶囊 400mg　po(饭后服)　bia

美洛昔康片 7.5mg　po(饭后服)　bid

处方 NSAID 时,需权衡心血管、胃肠道及肾功能损伤的风险。相比非选择性 NSAID,长期应用选择性 COX-2 抑制剂对胃肠道损伤较小,具有较好的全胃肠道安全性。此类药物的不良反应中最常见的是胃肠不适,少数可引起溃疡,而栓剂是通过直肠吸收,可以减少胃肠的副作用,塞来昔布对胃肠的副作用亦较小;其他较少见的有头痛、头晕,肝、肾损伤,血细胞减少,水肿,高血压及过敏反应等。

(2)解痉止痛药:盐酸乙哌立松片可强效改善本病所引起的肌紧张状态,多方位打破"肌肉强直—疼痛"的恶性循环,有效缓解全身各部位骨骼肌的紧张疼痛,联合止痛药治疗疼痛可提高疗效、缩短疗程。

盐酸乙哌立松片 50mg　po　tid

一般注意,服用本剂时,有时会出现四肢无力、站立不稳、嗜睡等症状。当出现这些症状时,应减少用量或停止用药。用药期间,应注意不宜驾驶车辆等有危险性的机械操作。肝功能障碍患者应谨慎用药。

【预后与调护】

伤后宜卧硬板床休息 2~3 周,以减轻疼痛,缓解肌肉痉挛,防止继续损伤,期间配合各种治疗。后期宜加强腰部的各种功能锻炼,以促进气血循行,防止粘连,增强肌力。

(赵忠磊)

第十六节　腰肌劳损

腰部劳损系指腰部肌肉、筋膜、韧带、骨与关节等组织的慢性积劳性损伤,是腰部慢性疼痛的常见原因。多因长期弯腰工作,腰背部经常负重,过度疲劳,工作时姿势不正确,或原有腰部解剖结构缺陷等所致,也可因腰部急性损伤治疗不当,或反复受伤后迁延不愈而成慢性腰痛者。多见于青壮年体力劳动者和坐位工作人员。本病往往无明显的外伤史,常在不知不觉中出现腰痛,发病无明显职业特点。

【病因病机】

1.腰部长期过度负重或姿势不良　　如搬运工腰背部经常过度负重,过度疲劳,长期伏案工作者姿势不良,弯腰持续工作时间太长等,使腰部肌肉、韧带持久地处于紧张状态,导致肌肉、韧带慢性撕裂,出现炎性反应,以致腰痛持久不愈。

2.急性腰扭伤后失治、误治　　急性腰扭伤后,局部肌肉、韧带等组织受损,若失治误治,损伤未能恢复,迁延成为慢性。反复多次腰肌轻微损伤亦可导致慢性腰肌劳损。

3.先天性畸形或脊柱损伤后　　腰椎先天性畸形的解剖缺陷,如腰椎骶化、骶椎腰化、椎弓根裂等,以及后天性损伤,如腰椎压缩性骨折、腰椎脱位和腰椎间盘突出、腰椎滑脱等,这些都可造成腰部肌肉、韧带的平衡失调,而引起慢性腰肌劳损。

【临床表现】

有腰部急性损伤迁延或慢性劳损病史。腰部隐痛反复发作,范围较广,劳累后加重,休息后缓解。腰部肌肉僵硬,弯腰困难,持久弯腰时疼痛加剧,适当活动或经常变换体位后腰痛可减轻。睡觉时用小枕垫子腰部能减轻症状,常喜用两手捶腰,可使腰部感觉舒服并减轻疼痛。腰部生理前曲可变小。单纯性腰肌劳损的压痛点,常位于棘突两旁的竖脊肌、髂嵴后部或骶骨后面的竖脊肌附着点处。若伴有棘间、棘上韧带损伤,压痛点则位于棘间、棘突上。腰部活动功能多无障碍,严重者可稍有受限。直腿抬高试验阴性,神经系统检查一般无异常。

【诊断要点】

1.病史　　腰部急性损伤迁延或慢性劳损病史。

2.症状　　腰部酸痛,肌肉僵硬,弯腰困难,持久弯腰时疼痛加剧,有沉重感,受寒湿加重,休息后减轻,有时可有下肢放射痛,腰部肌肉僵硬。

3.体征　　压痛点,常位于棘突两旁的竖脊肌、髂嵴后部或骶骨后面的竖脊肌附着点处。若伴有棘间、棘上韧带损伤,压痛点则位于棘间、棘突上。直腿抬高试验阴性,偶可阳性,但加强试验为阴性。

4.辅助检查　　X线片多无异常,或可有脊柱腰段生理性弯曲改变,或有轻度侧弯。有时可发现先天性异常,如第5腰椎骶化、第1骶椎腰化、隐性骶裂,或可见有骨质增生现象等。

【治疗】

症状重者,卧硬板床休息,待病情缓解后,戴腰围保护下活动,并配合手法、练功、药物等方法治疗。

1.理筋手法　　揉拿腰背肌法:患者俯卧位,以单手或双手拇指与余四指指腹对合,着力于腰背肌,一松一紧,一揉一拿地反复操作,着力由浅逐渐加深,以通筋活络,活血化瘀,消除疲劳,增进肌力;推按腰背法:俯卧位,医者双手交叉横置于脊柱两侧同时反方向用力推而按之,边推边移动,从上至下,顺序推按,以理气和血,开导闭塞,镇痛化滞。肩髋推拉法:患者侧卧位,上腿屈膝,下腿伸直。医者站于患者背后,一手扶于患者肩部,另手扶于患髋,双手先轻晃肩髋,再交叉用力逐渐加大活动范围。待腰部充分放松后以寸劲巧力反方向推而按之,牵动腰脊,患腰"咔咔"作响,再反之施力,以捺正理筋,消肿散瘀,强腰壮骨。提拿足三阳经(足阳明胃经、足太阳膀胱经、足少阳胆经)以疏通经络、强健腰膝。提踝抖腰以通利腰脊、舒展肌筋,活血散瘀。手法宜轻快柔和、灵活稳妥,忌用暴力,以免加重损伤。

2.药物治疗

(1)内服药:寒湿证治宜祛风散寒、宣痹除湿、温经通络,可选羌活胜湿汤或独活寄生汤;湿热证治宜清热化湿,可选二妙汤;瘀滞证治宜活血化瘀、行气止痛,可选地龙散。

(2)外用药:可选海桐皮汤熏洗腰部,外擦正骨水或外贴伤湿止痛膏、狗皮膏等。

3.其他疗法

(1)针灸治疗:常用针刺取穴有阿是穴、腰段华佗夹脊、命门、腰阳关、十七椎下、关元俞、八髎、肾俞、气海俞、大肠俞、小肠俞、志室、腰眼、委中等穴,针刺后可加艾灸、火罐等。

(2)局部封闭疗法:对腰肌上出现固定、压痛点明显的压痛点则可使用封闭注射治疗。但对压痛点不固定,疼痛呈弥漫性,压痛不明显者或只感有腰酸略带疼痛者不宜采用封闭治疗。

(3)物理疗法:可采用红外线、超短波、频谱仪或中药离子导入等法。

4.功能锻炼　应避免长时间过度弯腰工作,同时增强腰背肌的功能锻炼,如仰卧位的"五点式"、"拱桥式",俯卧位的"飞燕式"锻炼。

【预后与调护】

腰部劳损经积极治疗,症状多能缓解,但较容易复发。平时应注意避风寒,并加强腰背肌功能锻炼,应注意坐姿并经常变换腰部体位。腰痛加剧时应卧床休息。

（赵　龙）

第十七节　腰椎间盘突出症

腰椎间盘突出症,又称腰椎间盘纤维环破裂髓核突出症,是指腰椎间盘退变后,在外力的作用下,使纤维环破裂、髓核突出,刺激或压迫神经根而引起腰痛及下肢坐骨神经放射痛等症状为特征的腰腿痛疾患。该病是临床最常见的腰腿痛疾患之一,好发于30~50岁青壮年,男性多于女性,男女之比约为20∶1,发病部位以第4~5腰椎最为多见,腰5骶1次之。

【病因病机】

随着年龄的增长,以及在日常生活工作中,椎间盘不断遭受脊柱纵轴的挤压力、牵拉力和扭转力等外力作用,使椎间盘不断发生退行性变,髓核含水量逐渐减少,而失去弹性,继之使椎间隙变窄,周围韧带松弛,或产生裂隙,形成腰椎间盘突出的内因;急性或慢性损伤是发生腰椎间盘突出的外因,当腰椎间盘突然或连续受到不平衡外力作用时,如弯腰提取重物时,姿势不当或准备欠充分的情况下搬动或抬举重物,或长时间弯腰后猛然伸腰,使椎间盘后部压力增加,甚至由于腰部的轻微扭动,如弯腰洗脸时、打喷嚏或咳嗽后,发生纤维环破裂、髓核向后侧或后外侧突出。少数患者无明显外伤史,只有受凉史而发病,多为纤维环过于薄弱,肝肾功能失调,风寒湿邪乘虚而入,腰部着凉后,引起腰肌痉挛,促使已有退行性变的椎间盘突出(图5-4)。

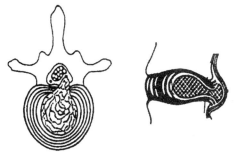

图 5-4　腰椎间盘突出症示意图

椎间盘突出后,以刺激压迫腰 4、腰 5 或骶 1 神经根为主,因而多表现为坐骨神经痛。后外侧突出型者多为单侧发病;中央型突出,髓核位于椎管前方,压迫马尾神经,严重者同时压迫两侧神经根。纤维环破裂髓核突出后,椎间关节位置多有改变,可继发椎间隙变窄、椎间韧带松弛及小关节错缝等病变,久之则加重腰椎的退行性变,使腰腿痛加剧。

【临床表现】

发病前多有不同程度的腰部外伤史,少数有腰部受凉史。

1.主要症状　腰痛和下肢坐骨神经放射痛。腰腿疼痛可因咳嗽、打喷嚏、用力排便等腹腔内压升高时加剧,步行、弯腰、伸膝起坐等牵拉神经根的动作也使疼痛加剧,腰前屈活动受限,屈髋屈膝、卧床休息可使疼痛减轻。重者卧床不起,翻身极感困难。病程较长者,其下肢放射痛部位感觉麻木、冷感、无力。中央型突出造成马尾神经压迫症状为会阴部麻木、刺痛、二便功能障碍,阳痿或双下肢不全瘫痪。少数患者的起始症状是腿痛,而腰痛不甚明显。

2.主要体征

(1)腰部畸形:腰肌紧张、痉挛,腰椎生理前凸减少或消失,甚至出现后凸畸形。有不同程度的脊柱侧弯,突出物压迫神经根内下方时(腋下型),脊柱向患侧弯曲,突出物压迫神经根外上方(肩上型),则脊柱向健侧弯曲(图 5-5)。

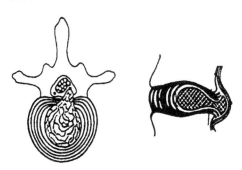

图 5-5　脊柱侧弯与髓核突出位置的关系

(2)腰部压痛和叩痛:突出的椎间隙棘突旁有压痛和叩击痛,并沿患侧的大腿后侧向下放射至小腿外侧、足跟部或足背外侧。沿坐骨神经走行有压痛。

(3)腰部活动受限:急性发作期腰部活动可完全受限,绝大多数患者腰部伸屈和左右侧弯功能活动呈不对称性受限。

(4)皮肤感觉障碍:受累神经根所支配区域的皮肤感觉异常,早期多为皮肤过敏,渐而出现麻木、刺痛及感觉减退。腰 3、4 椎间盘突出,压迫腰 4 神经根,引起小腿前内侧皮肤感觉异常;腰 4、5 椎间盘突出,压迫腰 5 神经根,引起小腿前外侧、足背前内侧和足底皮肤感觉异常;腰 5 骶 1 椎间盘突出,压迫骶 1 神经根,引起小腿后外侧、足背外侧皮肤感觉异常;中央型突出则表现为马鞍区麻木,膀胱、肛门括约肌功能障碍。

(5)肌力减退或肌萎缩:受压神经根所支配的肌肉可出现肌力减退,肌萎缩。腰 4 神经根受压,引起股四头肌(股神经支配)肌力减退、肌肉萎缩;腰 5 神经根受压,引起伸拇肌力减退;骶 1 神经根受压,引起踝跖屈和立位单腿翘足跟力减弱。

(6)腱反射减弱或消失:腰 4 神经根受压,引起膝反射减弱或消失;骶 1 神经根受压,引起跟腱反射减弱或消失。

(7)腰 4~5 及腰 5 至骶 1 椎间盘突出者,直腿抬高试验阳性,加强试验阳性;腰 3~4 椎间盘突出者,股神经牵拉试验阳性,屈颈试验可为阳性。

【诊断要点】

1.病史　有外伤、积累性损伤和受寒湿病史。

2.症状　腰痛伴有一侧或双侧下肢放射痛,腰椎活动受限。腰部活动、屈颈、咳嗽、打喷嚏使疼痛加重。

3.体征　腰肌紧张、脊柱侧弯、棘突旁压痛可伴有放射痛。患肢肌肉萎缩、受累神经根区的皮肤感觉减退或迟钝,踝及拇趾背伸力减弱,腱反射减弱或消失。直腿抬高及加强试验阳性。股神经牵拉试验、屈颈试验可阳性。

4.辅助检查　腰椎 X 线可显示腰椎侧弯、病变间隙狭窄。CT 或 MR 检查可显示突出的椎间盘压迫神经或硬膜囊征象。

【治疗】

大多数腰椎间盘突出症非手术治疗有效。以手法治疗为主,配合牵引、药物、卧床及练功等治疗,必要时行手术治疗。

1.手法治疗

(1)理顺筋脉:患者俯卧,先用按摩法,术者用两手拇指或掌部自上而下按摩腰背部两侧膀胱经,至患肢环跳、承扶穴处改用揉捏法,直到殷门、委中、承山穴等;再用推压法,术者两手交叉,右手在上,左手在下,手掌向下用力推压腰背部,从胸椎至骶椎;最后用攘法,从背、腰至臀腿部,着重于腰部,缓解、调理腰臀部的肌肉痉挛。

(2)拔伸按压法:2~3 位助手分别抱双腋窝及双踝部作腰部拔伸,同时术者用掌根按压病变腰椎棘突部(图 5-6)。

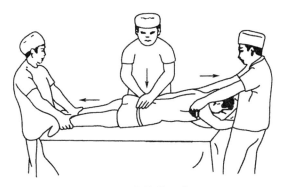

图 5-6　拔伸按压法

（3）推腰扳腿法：患者侧卧，患侧在上，术者站于患者背后，以一侧手臂托起患侧之大腿，另一手掌推顶住患侧腰部，先转动髋关节 2～3 圈后顺势将髋关节在外展 30°位置下向后过伸活动 3 次，变换体位扳健腿（图 5-7）。

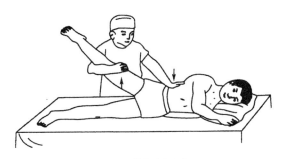

图 5-7　推腰扳腿法

（4）托腿运腰法：患者俯卧，术者一手压住腰部，另一手臂将双下肢托起摇动 2～3 圈，然后作腰过伸活动 3 次（图 5-8）。

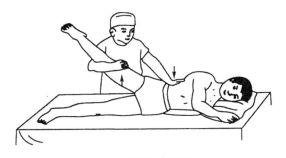

图 5-8　托腿运腰法

（5）斜扳法：取侧卧位，其上侧的下肢屈曲，下侧的下肢伸直，术者一手按其髂骨后外缘，一手推其肩前，两手同时向相反方向用力斜扳，使腰部扭转，有时可听到或感觉到"咔嗒"响声，接着换另一侧同法操作（图 5-9）。

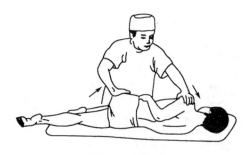

图 5-9　斜扳法

（6）直腿抬高法：患者仰卧，术者将患肢作直腿抬高动作，并在能抬至的最高位置用力将踝关节背伸 3～5 次，健肢同法操作 3～5 次（图 5-10）。

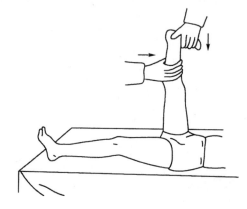

图 5-10　直腿抬高法

（7）牵抖法：患者俯卧，两手抓住床头，术者双手握住患者两踝，用力上下抖动下肢，带动腰部，操作 3 次（图 5-11）。

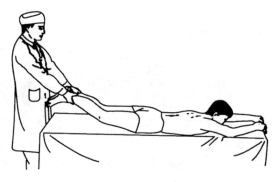

图 5-11　牵抖法

2.固定方法　恰当地使用腰围固定，可维持脊柱的稳定，起到保护腰椎的作用，但应避免长期依赖，以免产生腰背肌肉的萎缩，宜同时加强腰背肌和腹肌的功能锻炼。其中以石膏腰围最佳，其次为皮腰围或帆布腰围。

3.手术疗法

（1）适应证：①诊断明确，经正规非手术疗法无效，并影响工作和生活者，应及早施术，以防继发粘连性蛛网膜炎;②以马尾神经受累症状为主,病情严重,已影响基本生活者;③症状虽不严重,但久治无效、影响步行或剧烈活动,诊断明确者;④有椎管探查手术适应证者。

(2)手术选择:手术方式的选择,根据患者的病情、术者的经验及设备而定。目前开展较多的主要有以下几种:①经皮穿刺椎间盘切除术;②全椎板切除椎间盘摘除术;③半侧椎板切除椎间盘摘除术;④伴椎体间植骨的椎间盘切除术;⑤经椎间隙髓核切除术(前路);⑥椎体间植骨术及髓核切除术(前路);⑦椎节融合术(前路或后路)。

4.药物治疗

(1)内服药:急性期或初期治宜活血舒筋,可选舒筋活血汤;慢性期或病程久者,治宜补益肝肾、宣痹活络,可选补肾壮筋汤、大活络丹等。

(2)外用药:气滞血瘀者,可选消瘀止痛膏外敷;寒湿者可选温经通络膏。

5.其他疗法

(1)牵引治疗:多采用骨盆牵引法,适用于初次发作或反复发作的急性期患者。患者仰卧,在腰胯部缚好骨盆牵引带后,每侧各用10~15kg重量作牵引,并抬高床尾增加对抗牵引力量。

(2)针灸治疗:取大肠俞、秩边、次髎、环跳、承扶、委中、阳陵泉、承山、悬钟、足三里、三阴交、昆仑、阿是穴等,可配合火罐、理疗、电针。

6.功能锻炼　腰腿痛症状减轻后,应积极进行腰背肌的功能锻炼,可采用飞燕点水、五点支撑练功,经常后伸、旋转腰部,直腿抬高或压腿等动作,以增强腰腿部肌力,有利于腰椎的平衡稳定。

【预后与调护】

腰椎间盘突出症的疗效较好,但容易复发。急性期应卧硬板床休息,理筋手法治疗后也应卧床休息,使损伤组织修复。疼痛减轻后,应注意加强锻炼腰背肌,以巩固疗效。久坐或久站时可佩戴腰围保护腰部,避免腰部过度屈曲、劳累或感受风寒。应用正确的弯腰姿势搬重物等,避免腰部扭伤。

(赵　龙)

第十八节　腰椎管狭窄症

腰椎椎管狭窄症又称腰椎椎管狭窄综合征,是指腰椎椎管、神经根管及椎间孔变形或狭窄并引起马尾及神经根受压而产生相应的临床症状者。该病多发于50岁以上的中年人,好发部位为腰4、5,其次为腰5骶1,男性较女性多见,体力劳动者多见。

【病因病机】

腰椎椎管狭窄症的病因主要分为原发性和继发性两种。

原发性多为先天性所致,是椎管本身由于先天性或发育性因素而致的腰椎椎管狭窄,表现为腰椎管的前后径和横径均匀一致性狭窄,此类型临床较为少见。

继发性多为后天性所致,其中退行性变是主要发病原因。中年以后腰椎发生退行性改变,如腰椎骨质增生,黄韧带及椎板肥厚,小关节突增生或肥大,关节突关节松动,椎体间失稳等均可使腰椎椎管内径缩小,椎管容积变小,达到一定程度后可引起脊神经根或马尾神经受挤压而发病。

原发性和继发性两种因素常常相互联系,相互影响。即在先天发育不良,椎管较为狭小的基础上再发生各种退变性因素,使椎管容积进一步狭小而导致本病。这种混合型的腰椎椎管狭窄症临床比较多见。

此外,还有其他因素导致的椎管狭窄,如腰椎间盘突出、脊椎滑脱、腰椎骨折脱位复位不良、脊柱融合术后或椎板切除术后等也可引起腰椎椎管狭窄。

腰椎椎管狭窄症属中医"腰腿痛"范畴。中医认为本病发生的主要内因是先天肾气不足,后天肾气虚衰以及劳役伤肾等。而反复外伤、慢性劳损和风寒湿邪的侵袭则为其常见外因。其主要病理机制是肾虚不固、邪阻经络、气滞血瘀及营卫不和。

【临床表现】

腰椎椎管狭窄症的主要症状为逐渐发生持续性下腰痛和腿痛,间歇性跛行。腰痛在下腰部、骶部,腿痛多为双侧,可左、右交替出现,或一侧轻一侧重。疼痛性质为酸痛、刺痛或灼痛。间歇性跛行是其特征性症状,即当站立和行走时,出现腰腿痛或麻木无力,跛行逐渐加重,甚至不能继续行走,下蹲休息后缓解,若继续行走其症状又出现,骑自行车无妨碍。

临床检查可见腰部后伸受限,背伸试验阳性,可引起后背与小腿疼痛,这是本病的一个重要体征。部分患者可出现下肢肌肉萎缩,以胫前肌及拇长伸肌最明显,足趾背伸无力。小腿外侧痛觉减退或消失,跟腱反射减弱或消失。直腿抬高试验可出现阳性。但部分患者可没有任何阳性体征,其症状和体征的不一致是本病的特点之一。病情严重者,可出现尿频、尿急或排尿困难,两下肢不完全瘫痪,马鞍区麻木,肛门括约肌松弛、无力或阳痿。

【诊断要点】

1.病史 有慢性腰腿痛病史。

2.症状 间歇性跛行和腰后伸受限为特征性症状,可伴有腿痛或下肢无力、大小便困难、阳痿甚至两下肢不全瘫痪等症状。

3.体征 临床症状重而体征较少是腰椎椎管狭窄症的另一特征。腰过伸试验阳性。重症患者下肢肌肉萎缩无力,皮肤感觉减退,跟腱反射减弱或消失。部分患者可没有任何阳性体征,其症状和体征不一致。

4.辅助检查 X线检查显示腰椎退变。CT和MR检查有助于明确诊断及量化标准。X线平片测量横径小于18mm,矢状径小于13mm即可考虑为椎管狭窄;CT检查软组织窗矢状径、横径分别小于11.5mm和16.5mm或骨窗分别小于13mm和17mm时为中央管狭窄。

【治疗】

病情轻者采用手法、中药、练功等综合方法治疗。非手术治疗无效,影像学显示腰椎管严重狭窄者,应考虑手术治疗。治疗需与功能锻炼、康复训练相结合应用。

1.理筋手法 常用的理筋手法有以下几种。①搓运夹脊法:点按肾俞、脾俞、腰阳关,以补益肾气,补益气血,强壮腰脊;②疏松肌筋、揉拿腰背肌法:以通经活络,消除疲劳,增进肌力;提拿足三阳、足三阴法:点按委中、阳陵泉、阴陵泉、足三里、太溪,以补中益气,培补肾气,强健筋骨,通利腰脊,祛风散寒,活血舒筋,温通经络;③施运颤法:点按中极、关元、气海,以温补下元,通调冲任,益气固涩,通利小溲;④拢腿运腰法:以顺理肌筋,通经活络,强腰壮脊;⑤提拿双筋法:以疏通经络,祛风散寒,消除痉挛,缓解疼痛,补益肾气,理气活血。

2.药物治疗

(1)内服药:中药治疗此病立足于辨证论治。肾虚者,治宜壮腰补肾,可选右归丸、左归丸等;寒湿腰痛者,治宜祛风除湿、温经通络,可选独活寄生汤等。

(2)外用药:外贴伤湿止痛膏、狗皮膏等。

3.手术治疗

(1)适应证:经上述治疗无明显效果,或病情严重的患者,如疼痛剧烈,下肢肌无力和肌萎缩,行走或站立时间不断缩短,影响日常生活者应手术治疗。

(2)手术选择:常用的手术方式为椎板切除、神经根减压,以解除椎管内、神经根管内或椎间孔内的神经组织和血管的压迫。

4.其他疗法

(1)针灸治疗:针刺与艾灸相结合,局部取穴与循经取穴配合,取肾俞、志室、命门、腰阳关等。

(2)硬膜外腔注药治疗:适用于急性或顽固性腰腿痛、神经根粘连的患者。

5.功能锻炼　腰腿痛症状减轻后,应积极进行腰背肌的功能锻炼,可采用飞燕点水、五点支撑练功,以增强腰部肌力;练习行走、下坐、蹬空、侧卧外摆等动作,以增强腿部肌力。

【预后与调护】

经合理治疗,多数患者的症状可缓解,但病情可能反复发作并逐渐加重。

急性期应卧床休息2~3周。症状严重者可佩带腰围,以固定腰部,减少后伸活动。腰部勿受风寒、勿劳累。后期要行腰背肌、腰肌及腰屈曲功能锻炼,以增强腰椎稳定性,改善症状。行手术治疗者,术后卧床休息1~2个月,若行植骨融合术者,应待植骨愈合,然后腰部功能锻炼,以巩固疗效。

（赵　龙）

第十九节　梨状肌综合征

梨状肌综合征在临床上较常见,是指骶丛发出的臀上神经、臀下神经、阴部神经、股后皮神经、坐骨神经在通过髋后部梨状肌时受到卡压或慢性损伤,引起其支配区域出现不同程度感觉、运动功能障碍的综合征。也有学者认为梨状肌综合征是以单纯的坐骨神经受压,以坐骨神经痛为主要临床表现的疾病。

【病因病机】

1.解剖特点　梨状肌与其周围神经血管的解剖关系是梨状肌综合征的发病基础。梨状肌以分散的肌束于S2~4骶前孔外侧起自骶骨前面,以及坐骨大切迹,穿坐骨大孔斜向外下止于大转子尖前内侧,将坐骨大孔分为梨状肌上孔和梨状肌下孔。梨状肌腹侧由外向内神经分布依次有:坐骨神经、股后皮神经、臀下神经、臀下血管、阴部神经、阴部内血管。梨状肌与坐骨神经的关系分为 6 型:第Ⅰ型为坐骨神经以 1 条总干从梨状肌下孔穿出,约占 66.3%,为正常型;第Ⅱ型为胫神经从梨状肌下缘,腓总神经从梨状肌肌腹穿出,约占 27.3%;其他 4 型为变异型,约占 6.4%。在解剖变异的基础上,外伤或劳损引起梨状肌的炎性反应,水肿渗出,肌肉痉挛,刺激卡压包在其中的腓总神经,引起臀部、小腿外侧疼痛,也可引起胫神经分布区的小腿后侧与足底痛。时间过长,神经受挤压粘连,可出现小腿麻木。另外,臀下神经紧贴梨状肌下缘穿出反折向后支配臀大肌,梨状肌炎症充血水肿时,同样可刺激卡压臀下神经。时间长久,臀大肌功能减弱消失,臀大肌萎缩。阴部内血管和神经的受压也会引起会阴部感觉不适,甚至会出现性功能障碍。

2.梨状肌损伤　患者因为髋关节急剧地外展、外旋、抗阻力内旋运动使梨状肌过度牵拉,导致肌肉筋膜破裂,部分肌束断裂,早期出血、水肿、炎性渗出及肌肉痉挛。后期出现变性、肌肥大和瘢痕挛缩,逐渐形成一硬性条索状肿块。体积增大的梨状肌卡压其周围神经及血管,致使局部血液循环障碍而致淤血、肿胀,并出现相应的症状。

3.各种炎症刺激　部分妇科疾患如盆腔、卵巢或附件炎,以及骶髂关节炎的存在有可能波及梨状肌,影响通过梨状肌下孔的神经而出现相应的症状。因此对于此病的女性患者还需了解有无妇科炎症疾患。

【临床表现】

1.症状　大部分患者都有外伤史,如闪、扭、跨越、站立、肩扛重物下蹲、负重行走及受凉等。主诉臀部疼痛,或有放射至大腿后侧小腿足外侧的疼痛、麻木感,有时存在会阴部感觉不适。严重者可呈烧灼样、刀割样疼痛,有时疼痛难忍致使患者坐卧不安或呈胸膝卧位。疼痛可因腹压增大(如咳嗽、喷嚏)和体位改变(如内旋关节)而加重。

2.体征

(1)触诊:梨状肌在臀部体表投影区深压痛,并放射痛。有时可触及条索状隆起的梨状肌束,局部变硬。发病久者可伴有臀大肌萎缩。

(2)梨状肌紧张试验阳性:患者呈仰卧位,将患肢伸直,做内收、内旋动作,如坐骨神经有放射性疼痛,再迅速将患肢外展外旋,疼痛随即缓解,即为梨状肌紧张试验阳性。

(3)患侧直腿抬高试验<60°时可出现阳性,因损伤的梨状肌被拉长紧张使得对周围神经的压迫刺激加重,所以疼痛明显;>60°时,损伤的梨状肌不再被拉长,疼痛反而减轻或消失。若在直腿抬高的过程中内旋大腿,疼痛会加重,外旋时疼痛减轻。

【鉴别诊断】

1.腰椎间盘突出症　本病与腰椎间盘突出症因都有臀部及下肢放射性疼痛症状而容易相混淆。主要鉴别点为:①梨状肌综合征患者,腰部无明显压痛和畸形,活动不受限;②梨状肌紧张试验阳性;③用长针头局部封闭压痛点后,疼痛立即解除。

2.臀上皮神经卡压综合征　本病为单侧腰痛及臀部疼痛,可扩散至大腿,极少涉及小腿;腰背筋膜在髂嵴上缘附着处有明显压痛点,有时可触及条索状硬结或小脂肪瘤;梨状肌处无压痛。直腿抬高试验时疼痛仅波及臀部或大腿后侧,直腿抬高加强试验(一),梨状肌紧张试验(一)。

【治疗】

1.保守治疗

(1)中医推拿按摩：以疏筋解痉,祛瘀通络。常用穴位及部位有次髎、中髎、下髎、环跳、殷门、委中、阳陵等穴,臀部、股后部及小腿外侧等部。可采用掌根按揉法、按压法、指揉法、弹拨法、擦法和热敷法。

(2)针刺疗法：以阿是穴为主穴并针刺环跳、秩门、殷门,可起到局部镇痛的效果,疗效明显、疗程短、经济安全。

(3)局部封闭：用普鲁卡因加地塞米松或透明质酸酶注射液封闭,也可用 5% GS、复方丹参注射液作局部注射。

2.手术治疗　主要用于神经血管变异,保守治疗无效者。方法：①彻底松解梨状肌上下孔处肌腱的粘连；②粘连严重者,可考虑切断梨状肌外加松解梨状肌上下孔处肌腱粘连,以解除病变组织对神经、血管的压迫。

（赵　龙）

第二十节　髋部扭挫伤

髋部扭挫伤是指髋关节在过度外展、外旋、屈曲、过伸姿势下,发生扭挫,致使髋部周围肌肉、韧带和关节囊撕裂、水肿等而出现一系列症状。临床上依据损伤的时间而分为新伤与陈伤,以儿童和青壮年为多见,早期的明确诊断和针对性强的治疗措施对疾病的转归有良好的作用。

【病因病理】

青壮年多因摔跤或高处坠下时,髋关节姿势不良受到扭挫损伤,其肌肉、韧带和关节囊或有撕裂、断裂伤,或有嵌顿现象。

小儿髋臼及股骨头尚未发育成熟,外展外旋扭伤后,股骨头受到顶撞或松弛之关节囊短暂嵌入关节腔,可引起关节内滑膜炎、关节囊水肿或关节内侧软组织肿胀。多见于跳跃、奔跑、跳皮筋、劈叉、体操等运动损伤。

【诊断要点】

多有外伤史或过度运动史。损伤后患侧髋痛、肿胀、功能障碍。患肢不敢着地负重行走,呈保护性姿态,如跛行、拖拉步态、骨盆倾斜等。体查时髋关节内侧之内收肌处于腹股沟处有明显的压痛和肿胀,髋膝微屈,病肢取外展外旋半屈曲位,骨盆向病侧倾斜,病肢呈假性变长,患髋各方向运动受限并现疼痛加剧,托马斯征阳性。X线检查多无异常表现。若经久不愈,髋关节功能进行性障碍,或伴有低热,则应注意与股骨头骨骺炎、髋关节结核相鉴别。

【治疗方法】

（一）手法治疗

患者取仰卧位,术者在髋部痛处做按摩揉拿等理筋活络法,然后一手固定骨盆,一手握膝在屈膝屈髋下边摇转边下压,并外展外旋伸直下肢数次,可使嵌顿的圆韧带或关节囊松解,消除肌肉痉挛,恢复髋活动度。

(二)固定治疗

不须严格的固定,但患者应卧床休息,减少负重及行走。对于小儿不愿卧床,可令坐凳上,屈膝屈髋,脚上踩一粗圆柱,来回滚动,以活动下肢,有助于症状与功能恢复。

(三)药物治疗

治宜活血祛瘀、消肿止痛,内服桃红四物汤,外贴消肿止痛膏。也可服用芬必得、氯唑沙宗片。后期患者可选用海桐皮汤外洗、热敷,以促进血液流通,解除肌肉挛缩。

(四)封闭治疗

用醋酸强的松龙 0.5ml 加 1‰普鲁卡因 5~10ml 做局部封闭,有助于病情之恢复。

(张　萌)

第二十一节　髋关节暂时性滑膜炎

本病是一种非特异性炎症所引起的短暂的以急性疼痛、肿胀、跛行为主的病症。目前对其发病机理尚无统一认识,故临床病名称谓很多,如暂时性滑膜炎、单纯性滑膜炎、小儿髋关节半脱位等。多见于 3~10 岁儿童,女略多于男;本病发生后,有些患儿可以自行恢复,多数患儿需针对性治疗方可痊愈,否则有继发股骨头无菌性坏死,所以早期诊断,及时治疗是本病的关键。

【病因病理】

可能与外伤或细菌、毒素及过敏反应有关。当跳跃、滑倒、跳皮筋等使下肢过度外展或内收时,由于股骨头与髋臼的间隙增宽,关节腔内的负压力将关节滑膜或韧带嵌夹所致。再者患儿发病前有上呼吸道感染、痢疾史。祖国医学认为是正气受损,卫外不固,风寒湿毒乘虚而入,致使关节脉络不通,气血运行受阻而致。

【诊断要点】

患儿多有蹦、跳、滑、跌等伤史及有上呼吸道感染、痢疾史。多数人发病急,表现为髋关节疼痛、肿胀、跛行,可伴有同侧大腿内侧及膝关节疼痛,个别病例发热,持续数天。检查可见髋关节处于屈曲、内收、内旋位,运动受限并有肌痉挛,拒绝移动患肢;身体摆正可见骨盆倾斜,两腿长短不齐。X 线表现为髋关节囊肿胀,关节间隙稍增宽,无骨质破坏。髋关节穿刺检查为穿刺液透明,细菌培养阴性。关节囊滑膜组织检查为非特异性炎症变化。化验检查白细胞总数可增高,血沉略快。

本病应与以下疾病鉴别。

髋关节滑膜结核:有明显的结核中毒症状,初起症状为髋痛,儿童多诉膝内侧痛,患髋活动受限,行走跛行,托马斯征阳性。X 线片可见关节囊肿胀,关节间隙稍宽或窄,晚期可发展为骨关节结核,骨质破坏明显,甚者可形成死骨及窦道,或有脱位征象。

化脓性髋关节炎:起病急,高热,寒颤,白细胞总数及中性粒细胞升高,血沉加快,有败血症表现。髋痛、活动受限,患肢短缩屈曲畸形,关节穿刺可抽出脓液,培养可得化脓菌。

股骨头缺血性坏死:髋关节活动轻、中度受限,X 片股骨头骨骺有密度增高或碎裂,股骨颈变短而宽。

【治疗方法】

治疗在于避免负重和限制活动,髋关节伸展和内旋可增加关节囊内压力而危及股骨头血供。中医认为本病做手法治疗,配合内服及外用中药,能获得满意的效果。

（一）手法治疗

患者仰卧床上,术者立于患侧,一手握踝部,一手握膝部,先轻轻做屈髋屈膝,无痛下加以摇髋,腿长者作屈髋内收内旋患肢,腿短者做屈髋外展外旋,随即伸直患腿,手法即完毕。卧床休息。

（二）药物治疗

一般初期可内服活血祛瘀中药肢伤一方,病久者可服用舒筋汤;也可口服少量水杨酸制剂,以止痛。患髋周围可外敷消肿止痛药膏。

（三）牵引治疗

多采用皮肤牵引,重量为体重的 1/7,维持牵引时间 2～3 周。

（张　萌）

第二十二节　膝关节侧副韧带损伤

膝部外伤后,引起侧方韧带损伤,关节不稳定及疼痛者,称为膝关节侧副韧带损伤。膝侧副韧带位于膝关节两侧,它与交叉韧带是维持膝关节稳定的重要结构。内侧副韧带起于股骨内髁结节,止于胫骨内髁的侧面,与内侧半月板相连,其主要作用是防止膝外翻,同时还有限制外旋的作用。外侧副韧带起于股骨外髁结节,止于腓骨小头,不与外侧半月板相连,其主要作用是防止膝内翻。伸膝时侧副韧带最紧张,可阻止膝关节的任何外翻与小腿旋转活动;在膝关节屈曲时,侧副韧带松弛,使关节有轻度的内收、外展和旋转活动。膝关节侧副韧带损伤,可分为部分断裂与完全断裂。

【病因病机】

正常的膝关节约有 10°左右的外翻。膝关节外侧易受外力的打击,或膝关节在滑跌时,小腿突然外展、外旋,迫使膝关节过度外翻,膝内侧间隙拉宽,造成内侧副韧带的扭伤、部分撕裂或完全断裂,以及合并内侧半月板和交叉韧带的损伤。外力迫使膝关节过度内翻,可发生外侧副韧带损伤或断裂,严重者可伴有关节囊撕裂,周围肌肉紧张劳损。临床以内侧副韧带损伤为常见。

【诊断要点】

有明显外伤史,多发生于体力劳动者或运动员。膝关节内侧副韧带损伤后,膝关节呈 135°左右半屈曲位,功能活动受限。局部肿胀,皮下瘀血,继而出现广泛性的膝关节局部瘀斑,压痛明显。内侧副韧带压痛点在股骨内上髁;外侧损伤压痛点在腓骨小头或股骨外上髁。侧向挤压试验阳性,髌骨研磨试验阳性。若合并半月板损伤,膝关节可出现交锁现象;若膝部急性严重损伤合并半月板和前交叉韧带损伤,称为"膝关节损伤三联征"。若有"开口样"感觉,常是韧带完全断裂的征兆。

X线检查:在膝关节极度外翻位或内翻位摄双膝关节正位片,若发现韧带损伤处关节间隙增宽,提示韧带断裂。X线检查还可明确是否伴有骨折。

【治疗】

1.手法治疗　膝关节侧副韧带部分撕裂者,早期手法不可多做,以免加重损伤,可以屈伸膝关节1次,以理顺筋骨,恢复轻微之错位。急性期后,可使用手法治疗,达到解除粘连、恢复关节功能的目的。患者仰卧,术者立于患侧,用拇指或掌在损伤处横行拨动数遍;点按梁丘、血海、阳陵泉、阴陵泉、足三里等穴,配合做膝关节屈伸动作;最后擦损伤部位,以透热为度。

2.药物治疗

(1)内服药:早期治宜消肿祛瘀,内服三七粉;后期治宜温经通络为主,内服小活络丹。

(2)外用药:早期局部外敷消瘀止痛膏,后期用四肢损伤洗方或海桐皮熏洗患处。

3.固定治疗　早期应卧床休息,肿胀明显者可先将膝关节内血肿抽吸干净,用弹力绷带包扎,选用夹板固定2～3周。

4.练功疗法　损伤轻者在2～3日后鼓励患者做股四头肌功能锻炼,防止肌肉萎缩和软组织粘连;后期做膝关节屈伸运动和肌力锻炼。

5.其他疗法　如有内侧韧带完全断裂,应及早施行手术修补。

（张　萌）

第二十三节　膝关节半月板损伤

半月板损伤以年轻人为主,老年人半月板退行性变并不少见。是膝关节损伤中最常见的损伤。

半月板为位于股骨髁与胫骨平台之间的纤维软骨,附着于胫骨内外髁的边缘,因其边缘较厚而中央较薄,故能加深胫骨髁的凹度,以适应股骨髁的凸度。半月板具有缓冲作用和稳定膝关节的功能。正是由于半月板的这种功能,才保证了膝关节长年负重运动而不致损伤。但是由于长期的磨损和挤压,老年人的退行性改变,这种积累性损伤超出了半月板的承受力,造成膝关节半月板损伤。

【病因病机】

半月板损伤多见于球类运动员、矿工、搬运工等。当膝关节完全伸直时,内外侧副韧带紧张,关节稳定,半月板损伤的机会少。当膝关节处于半屈曲位时,半月板向后方移位,此时半月板容易损伤。突然的外伤和积累性损伤或长期风寒湿刺激是其外在因素,气血凝滞、肝肾亏损、筋骨不健则是其内在因素。

引起半月板破裂的外力因素有撕裂性外力和研磨性外力两种。撕裂性外力发生在膝关节半屈曲状态下的旋转动作,股骨牵动侧副韧带,韧带牵动半月板的边缘而发生撕裂;研磨性外力多发生在外侧半月板,因正常膝关节有3°～5°外翻,外侧半月板负重较大,若为先天性盘状半月板,长期受关节面的研磨(如长期下蹲位工作),可产生外侧半月板慢性损伤,常见为分层破裂。膝关节半月板损伤可发生在半月板的前角、后角、中部或边缘部。其临床类型较多,有边缘性撕裂、中心型纵行撕裂(有如桶柄式撕裂,此型易套住股骨髁发生绞锁)、横行撕裂(多在中偏前,不易发生绞锁)、水平撕裂及前、后角撕裂。严重创伤,可同时出现膝关节半月板、十字韧带和侧副韧带的联合损伤。

【诊断要点】

多数患者有膝关节扭伤史。伤后膝关节立即发生剧烈的疼痛,关节肿胀,屈伸功能障碍,早期由于剧痛,难以作详细的检查,故早期确诊比较困难。

慢性期或无明显外伤史的患者,病程较长,持续不愈,主要症状是膝关节活动痛,以行走和上下坡时明显,部分患者可出现跛行。屈伸膝关节时,膝部有弹响,约有 1/4 的患者出现"绞锁征",即在行走的情况下突发剧痛,膝关节不能屈伸,状如绞锁,将患膝稍作晃动,或按摩 2～3 分钟,即可缓解并恢复正常。

临床检查:患膝不肿或稍肿,股四头肌较健侧萎缩,膝关节不能过伸或屈曲,关节间隙处的压痛点常为诊断半月板破损的重要依据。回旋挤压试验阳性、研磨试验阳性,提示半月板可能有损伤。

MRI 可明确诊断。普通 X 线片对鉴别诊断有意义,可以排除骨折、骨关节炎、关节内游离体等病变。必要时行关节空气造影、碘溶液造影、关节镜检查。

【治疗】

1.手法治疗　急性损伤者,可作一次被动的屈伸活动。嘱患者仰卧,放松患肢,术者左拇指按摩痛点,右手握踝部,徐徐屈曲膝关节并内外旋转小腿,然后伸直患膝:可使局部疼痛减轻。进入慢性期,每日或隔日作 1 次局部推拿,先以拇指按压关节边缘的痛点,继而在痛点周围作推揉拿捏,可促进局部气血流通,使疼痛减轻。

2.药物治疗　早期宜消肿止痛,内服桃红四物汤或舒筋活血汤,外敷三色敷药;局部红肿较甚者,可敷清营退肿膏。后期治宜温经通络止痛,内服补益肝肾、强筋壮骨中药,并可外用四肢损伤洗方或海桐皮汤熏洗患膝。

3.固定治疗　急性或损伤早期可用夹板或石膏托固定于屈膝 10°位,限制膝部活动,并禁止下床负重。

4.功能锻炼　固定 3～5 天后,肿痛稍减,应早期鼓励患者进行股四头肌的舒缩锻炼、防止肌肉萎缩。3～4 周后解除固定,可指导进行膝关节的伸屈活动和步行锻炼。

5.手术治疗　因半月板边缘部血运较好,所以损伤在边缘部分者,通过综合治疗多能治愈。半月板碎裂严重者或对于其他类型的半月板损伤,如迁延日久不见好转者可考虑手术治疗,以防止继发创伤性关节炎。

6.关节镜治疗　目前,膝关节镜也是一种常用于诊断与治疗半月板损伤的措施。

【预防与调护】

半月板损伤后,如果治疗正确、及时,恢复期注意适度锻炼,则膝关节功能可以获得较好恢复,否则可能遗留较长时间的膝关节的功能受限。半月板损伤的患者应积极使用护具,加强保护,避免负重,减少伤肢运动,避免膝关节骤然的扭转、伸屈动作。手术治疗的患者术后 1 周,早期开始股四头肌舒缩锻炼,术后 2～3 周如无并发症,可保护性下地步行锻炼。

(张　萌)

第二十四节　膝关节交叉韧带损伤

膝交叉韧带位于膝关节腔内,交叉如十字,又称十字韧带,中医学称之为骨骱的"内连筋"。前交叉韧带起于股骨髁间窝的外后部,向前内止于胫骨髁间隆突的前部,防止胫骨上端前移;后交叉韧带起于股骨髁间窝的内前部,向后外止于胫骨髁间隆突的后部,防止胫骨上段后移,因此,交叉韧带对于膝关节的稳定有重要作用。

【病因病机】

膝交叉韧带位置较深,非严重的暴力不易引起损伤或断裂。一般单纯的膝交叉韧带损伤少见,多伴有其他损伤,如膝关节脱位、侧副韧带断裂等。

当暴力撞击小腿上端的后方时,可使胫骨向前移位,造成前交叉韧带损伤,有时伴有胫骨隆突撕脱骨折、内侧副韧带及内侧半月板损伤,当暴力撞击小腿上端的前方时,使胫骨向后移位,造成后交叉韧带损伤,可伴有膝后关节囊破裂、胫骨隆突撕脱骨折、外侧半月板损伤。临床以前交叉韧带损伤为多见,主要发生于体力劳动、舞蹈、体育运动等人群。

【诊断要点】

有明显的外伤史。交叉韧带的损伤常是复合损伤的一部分,伤后膝关节有严重肿胀及疼痛,不能屈伸,功能丧失,后期关节松弛,不稳定。

抽屉试验是诊断交叉韧带损伤的重要方法。当前交叉韧带断裂或松弛时,患膝向前移动度明显增大,当后交叉韧带断裂或松弛时,患膝向后移动度明显增大(即前一前、后一后)。

X线检查有时可见胫骨隆突撕脱骨片或膝关节脱位;膝关节造影及关节镜检查可协助诊断。MRI已经成为诊断交叉韧带损伤的常用方法。

【治疗】

1.手法治疗　适用于后期。以膝部为中心按摩推拿,并可帮助作屈伸膝关节锻炼,改善膝关节屈伸功能活动度。

2.药物治疗　根据辨证论治的原则,早期治宜活血祛瘀,消肿止痛,内服舒筋活血汤,外敷消肿止痛膏或清营退肿膏。后期治宜补养肝肾,舒筋活络,内服补筋丸或活血酒,肌力软弱者可服健步虎潜丸或补肾壮筋汤,外贴宝珍膏。

3.固定方法　不全断裂的交叉韧带损伤,抽尽关节腔内积血,将患膝固定于屈膝20°～30°位6周,使韧带处于松弛状态,以便修复重建。合并髁间嵴骨折轻度移位者,可将患膝固定于屈膝10°～15°位6周。

4.功能锻炼　固定后早期进行股四头肌舒缩锻炼,以防肌肉萎缩。解除固定后,练习膝关节屈曲,并逐步练习扶拐行走。

5.手术治疗　对于交叉韧带完全断裂或伴有半月板、侧副韧带损伤者,须手术治疗,联合处理。

【预防与调护】

不全损伤的膝关节交叉韧带,经过6周良好的固定,可以逐步进行膝关节屈伸功能的恢复锻炼。关节镜下交叉韧带重建术后的患者,术后应常规使用膝关节保护支具,以增加膝关节的稳定性,逐步恢复伤肢功能。并注意保暖,避免风寒湿刺激。

（王　玉）

第二十五节　膝关节创伤性滑膜炎

膝关节是全身关节中滑膜面积最大者,除股骨远端内外侧髁、胫骨平台和髌骨的软骨面外,其余大部分为关节滑膜所遮盖。因此,在全身关节中,膝关节滑膜反应最为显著,膝关节创伤性滑膜炎一般有急性创伤和慢性劳损两种。急性创伤多见于青年人,而慢性劳损则多见于肥胖之人。

【病因病机】

膝关节的关节腔滑膜有丰富的血管,血液供给好,滑膜细胞分泌滑液,使关节软骨面滑润,减少摩擦,增加关节活动范围,同时可散发关节活动时产生的热量。一旦滑膜受损,若不能及时、有效地处理,滑膜则发生功能障碍,影响关节活动,继而成为慢性滑膜炎,并可逐渐演变成增生性关节炎。

由于暴力打击、跌仆、扭伤、过度劳损等,使滑膜受伤充血,产生大量积液,滑膜损伤破裂时大量血液渗出。积液、渗血增加了关节内压力,导致酸性代谢产物堆积,如不及时清除积液或积血,则关节滑膜在长期慢性炎性刺激下逐渐增厚、纤维化,并引起关节粘连,功能活动受限。

慢性滑膜炎常由急性创伤性滑膜炎误治、失治后转化而成;或因慢性劳损导致滑膜产生炎性物质的积聚逐渐形成。此病属于"痹证"范畴,多因风寒湿邪下注膝关节所致。

【诊断要点】

有急性外伤史或劳损史。一般外伤后膝关节逐渐肿胀、疼痛,多表现为胀痛或隐痛不适,关节活动时欠灵活,膝关节伸直或完全屈曲时疼痛明显。常无固定压痛点,可见肤温增高,按之有波动感,浮髌试验阳性。关节穿刺液为淡粉红色液体,表面无脂肪滴。X线摄片骨质无异常改变。

创伤性滑膜炎要与创伤性关节积血进行鉴别。积血在受伤后立即发生,疼痛明显;滑膜炎常在伤后 6～7 小时才逐渐出现,无明显疼痛。关节内积血常伴有局部或全身温度增高;关节穿刺,滑膜炎是淡红色液体,积血则为血性液体。

【治疗】

1.手法治疗　急性损伤后,可先将膝关节伸屈 1 次。然后患者仰卧位,术者立于伤侧,一手虎口向下,拇、食二指捏紧血肿两侧的股骨内、外侧髁处,手掌按压在髌上,另一手握踝部,先伸直膝关节,然后充分屈曲,再自然伸直,可使局部的肿胀消散,疼痛减轻。慢性期先以拿揉手法在膝关节上下部往返操作 3～5 遍,重点拿揉血海、梁丘、阴陵泉、阳陵泉、足三里。按揉膝关节周围,以酸胀为度,屈伸活动膝关节,搓揉、搓擦膝部两侧以透热为度。

2.固定治疗　急性期应卧床休息,用长腿石膏托或夹板把膝关节固定于伸直位 2 周。

3.药物治疗

(1)内服药:瘀血积滞者,治宜活血化瘀、消肿止痛,方用桃红四物汤加减;寒邪较盛者,宜散寒祛风除湿,方选乌头汤加减;风寒湿阻者,治宜祛风除湿散寒,方用三痹汤加减。

(2)外用药:急性滑膜炎瘀血积滞者,外敷消瘀止痛药膏,应加压包扎;慢性滑膜炎用下肢熏洗方,或外贴万红膏。

4.练功疗法　从固定开始即练习股四头肌收缩活动,同时练习直腿抬高活动。固定解除后,练习蹬空增力及膝关节屈曲活动。

5.关节腔穿刺法　在严格无菌操作下,于髌骨外缘行关节穿刺。穿刺针达到髌骨后侧,抽吸完积液,注入1%普鲁卡因胺注射液3~5ml及醋酸泼尼松龙注射液12.5~25mg之后,用消毒纱布遮盖穿刺孔,再用弹力绷带加压包扎。

6.针灸疗法　取内膝眼、外膝眼加阳陵泉、三阴交等,可用艾条或艾绒行温针灸疗法。还可加用脉冲电流或高频电针刺激。对慢性滑膜炎患者有明显缓解症状的作用。

7.理疗　各种热疗、中药离子导入治疗等。

(王　玉)

第二十六节　髌骨软骨软化症

髌骨软骨软化症是髌骨软骨面因慢性损伤,软骨发生退行性改变而形成的骨关节病。又叫髌骨软骨病、髌骨劳损是膝部较常见的疾病。其患病率高达36.2%,该病可见任何年龄,多见于30~40岁,且女性发病率高于男性。

【病因病机】

髌骨的后侧面大部分为软骨结构,与股骨两髁和髁间窝形成髌股关节。当膝伸直而股四头肌松弛时,髌下部与股骨髁间窝轻轻接触;当膝关节屈曲90°时,髌上部与髁间窝接触;当膝关节完全屈曲时,整个髌骨关节面紧贴髁间窝。膝关节在长期屈伸中,髌股之间反复摩擦,互相撞击,致使软骨面磨损而致本病。如田径、登山运动员、舞蹈演员膝部的过度屈伸活动,使髌股之间长期剧烈摩擦而引起劳损。与此同时,关节滑膜及髌韧带也可有一定程度的充血,渗出增加等变化。

【诊断要点】

患者常有膝部外伤史。起病缓慢,患者自觉膝部疼痛或疲软无力,以上下楼梯最为明显,尤以下楼最困难。休息后症状消失,活动则加重。严重者影响步行。

检查膝部无明显肿胀,髌骨两侧偏后部有压痛。患膝伸直,用拇、食二指将髌骨向远端推压,嘱患者用力收缩股四头肌,此时会引起髌骨部疼痛者为阳性。此项伸膝位抗阻试验为"挺髌试验",髌骨劳损者多为阳性。

X线检查早期没有明显改变,后期的侧位及切线位片可见髌骨边缘骨质增生,髌股关节面粗糙不平、囊性变,软骨下骨硬化,髌骨关节间隙变窄等改变。

【治疗】

1.手法治疗　患者仰卧,患肢伸直,股四头肌放松。术者用手掌轻轻按压髌骨体做研磨动作,以不痛为度,每次 5～10 分钟;然后用拇、食指扣住髌骨的两侧,做上下捋顺动作,以松解髌骨周围组织,减轻髌股之间的压力和刺激;再于膝关节周围施以按法、揉捻法、捋顺法等舒筋手法。

2.药物治疗　内服药治宜补肝肾、温经通络止痛,可选用健步虎潜丸或补肾壮筋汤。外用熨风散作局部热熨或海桐皮汤等熏洗膝部。

3.物理治疗　如超短波、中药离子导入等。

4.固定方法　疼痛较轻者可佩戴护具;较重时可将膝关节固定于伸直位制动,卧床休息,以减轻症状。

5.功能锻炼　加强股四头肌舒缩锻炼和空蹬自行车活动。

【预防与调护】

平时要减少膝关节承重下的反复屈伸活动。症状明显时要减轻劳动强度或减少运动量,膝关节屈伸动作宜缓慢,尤其要避免半蹲位。注意膝部的保暖,勿受风寒,勿劳累。

（王　玉）

第二十七节　踝关节扭伤

踝关节由远端胫骨、腓骨远端和距骨滑车形成的屈戌关节,其周围的韧带在稳定踝关节中起重要作用,主要的韧带有内侧韧带、外侧韧带和下胫腓联合韧带。踝关节扭伤以外侧韧带损伤最为多见,下胫腓韧带单独损伤较为少见,常与踝关节骨折脱位合并存在。本病是日常生活中最常见的损伤,多见于青壮年人。

【病因病机】

多因行走或跑步时突然踏着不平的地面,或上下楼梯、走坡路不慎踏空;或骑自行车、踢球等运动中不慎跌倒,使足过度内翻或外翻而产生踝关节扭伤。

跖屈内翻损伤时,容易损伤前外侧的距腓前韧带;单纯内翻损伤时,则容易损伤外侧的跟腓韧带。外翻姿势损伤时,由于内侧韧带比较坚强,较少发生损伤,但可引起胫腓韧带撕裂。若为直接暴力打击,除韧带损伤外,多合并骨折和脱位。

【临床表现】

伤后踝部肿胀、疼痛、功能障碍。外踝扭伤时肿胀与疼痛局限于外踝的前下方,可有瘀斑,足被动跖屈内翻时疼痛加重,外翻时则减轻。韧带断裂时,可摸到有凹陷甚至移位的关节面。内踝扭伤常有内踝前下方肿胀,皮下瘀斑,压痛,足被动外翻时疼痛加重。内侧韧带完全断裂时多合并有外踝骨折或腓骨下端骨折,并可伴有下胫腓韧带损伤,出现下胫腓分离。

【诊断要点】

1.病史　有明显的外伤史。

2.症状　伤后踝关节骤然出现肿胀、疼痛,不能走路或尚可勉强行走,但疼痛剧烈,功能障碍。

3.体征　踝部皮下瘀斑、肿胀或畸形,压痛,踝关节被动内翻或外翻活动时疼痛,关节侧方的活动度异常增大,韧带牵提试验阳性。

4.辅助检查　X线检查在踝关节内翻或外翻应力位可显示受伤侧关节间隙增宽,下胫腓韧带断裂可显示内外踝间距增宽。

【治疗】

以手法治疗为主,严重者外固定,配合药物、练功等治疗,必要时手术治疗。

1.理筋手法　对单纯韧带扭伤或韧带部分撕裂者,可进行理筋。瘀肿严重者,则不宜重手法。

(1)外踝扭伤:患者仰卧位,助手双手握住患者伤侧小腿下端,固定伤膝,术者双手相对,拿住足部,作踝关节摇法。然后徐徐使足跖屈内翻,牵引下将足背伸、外翻,同时双手拇指向下按压伤处,最后以手拇指在韧带损伤处作捋顺法(图 5-12)。

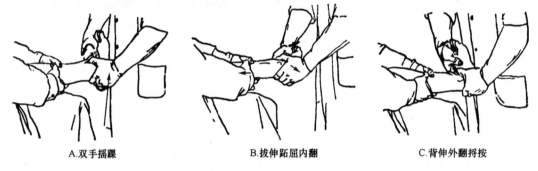

A.双手摇踝　　　　　　B.拔伸跖屈内翻　　　　　　C.背伸外翻捋按

图 5-12　外踝扭伤治疗手法

(2)内踝扭伤:患者平卧,医者一手托住足跟,另一手握住足尖部,环旋摇晃踝关节,并作踝关节的背伸、跖屈及内翻、外翻动作(图 5-13)。

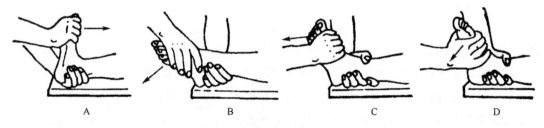

A　　　　　　B　　　　　　C　　　　　　D

图 5-13　内踝扭伤理筋手法

2.固定方法　损伤严重者,根据其损伤程度可选用绷带、胶布或石膏外固定,保持踝关节于受伤韧带松弛的位置。内翻扭伤采用外翻固定,外翻扭伤采用内翻固定,并抬高患肢,以利消肿,暂时限制行走。一般固定 3 周左右。若韧带完全断裂者,固定 4~6 周。

3.药物治疗　早期治宜活血化瘀、消肿止痛,可选跌打丸或三七片。后期治宜舒筋活络、温经止痛,可选小活络丹。外用初期肿胀明显者,可选正红花油或伤湿止痛膏外用。中、后期肿胀较轻,可选骨科外洗二方、下肢损伤洗方等熏洗。

4.其他疗法

（1）针灸治疗：腓侧副韧带损伤者，取穴有压痛点、昆仑、申脉、仆参、金门、京骨、解溪、足临泣。

胫侧副韧带损伤者取穴有阿是穴、照海、商丘、中封、解溪等。可用艾条灸，以温通经脉。

（2）封闭治疗：韧带损伤后期，肿胀消退，踝关节局限性疼痛的患者，可用局部封闭治疗。方法是用曲安奈德 40mg 加 2% 利多卡因 3ml 作局部痛点封闭，加速疼痛的消除。

5.手术治疗　对于伴有下胫腓韧带断裂，距骨倾斜可达 20°，并向外侧移位，踝关节内侧间隙增宽，对踝关节稳定性影响大，临床上需手术进行三角韧带修补，同时用加压螺丝钉固定下胫腓联合，使胫腓骨靠拢，以恢复正常踝穴，再用石膏托外固定。

6.功能锻炼　早期在外固定保护下，应尽早练习跖趾关节屈伸活动；去除外固定后，行踝关节背伸、跖屈及内翻、外翻功能活动，逐渐负重行走。

【预后与调护】

多数经 10～14 天治疗可恢复正常。治疗不当可后遗关节不稳，容易反复扭伤，日久可继发关节粘连或创伤性关节炎，造成关节功能障碍。

踝部扭挫伤早期，瘀肿严重者可局部冷敷，注意休息，抬高患足，忌行理筋手法，以利于消肿。踝关节陈旧性损伤者可经常行踝部热敷或熏洗。踝关节的严重扭伤、韧带撕裂伤，易造成韧带松弛，要注意避免反复扭伤以免形成习惯性踝关节扭伤。

（米田田）

第二十八节　跟腱损伤

跟腱是人体最强有力的肌腱之一，由小腿的腓肠肌与比目鱼肌腱联合组成，止于跟骨结节，能使踝关节作跖屈运动。在行走、奔跑、跳跃等活动中，跟腱承受很大的拉力。

【病因病机】

跟腱损伤可由直接暴力或间接暴力导致，临床上分为完全性断裂与不完全性断裂。

直接暴力损伤常发生于锐器切割伤，因此，多为开放性损伤，其断面较整齐，腱膜也同时受到损伤。在跟腱处于紧张状态时，受到垂直方向的外力，如被踢伤或器械击伤亦可发生断裂，多为横断，局部皮肤挫伤较严重，周围血肿较大。

间接暴力损伤常发生于活动量较大的青壮年、运动员、演员或搬运工人等，在剧烈运动或劳动时，由于小腿三头肌的突然收缩，使跟腱受到强力牵拉，而引起跟腱部分撕裂或完全断裂，此种撕裂伤的断面参差不齐，其主要断面多在跟腱附着点上方 3～4cm 处，腱膜可以完整，少数有断裂在跟腱附着部或近于肌腹部。

【诊断要点】

有明显外伤史。跟腱断裂时，可有断裂声，跟腱部疼痛、肿胀、压痛、有瘀斑。足跖屈无力，活动受限，跛行，但由于足趾的屈肌和胫后肌腱的代偿，跖屈功能不一定丧失。如系完全断裂，断裂处可摸到凹陷空虚感；如系陈旧伤，因跟腱撕裂时腱鞘多数仍完整，腱鞘内积血机化时，空虚感可不明显。跟腱部分撕裂者,各项症状均较轻。开放性跟腱断裂者,在检查创口时要注意回缩的跟腱。

【治疗】

跟腱部分撕裂者,可用非手术治疗;完全断裂者,应尽早手术修复。

1.手法治疗　将患足跖屈,在肿痛部位作较轻的按压、揉摩,并在小腿三头肌肌腹处作揉摩,使肌肉松弛以减轻近段跟腱回缩,促进功能恢复。亦可用于手术后期的恢复。

2.药物治疗　初期治宜活血祛瘀止痛,内服续筋活血汤、舒筋丸等;后期治宜补益肝肾,强壮筋骨,内服壮筋续骨丸,外用四肢损伤洗方、海桐皮汤熏洗。

3.固定方法　跟腱部分撕裂损伤者,在理筋手法后,可用夹板或石膏托在膝关节屈曲、踝关节跖屈位固定3～4周。跟腱修补缝合术后,应用石膏管型将膝关节在上述位置固定4～6周。

4.手术治疗　适用于新鲜的跟腱完全性断裂损伤或开放性断裂损伤,宜早期施行手术修补缝合。

【预防与调护】

固定期间抬高患肢以利消肿,禁止踝部背伸活动。解除固定后,改穿高跟鞋,使跟腱处于松弛状态,开始锻炼踝关节伸屈功能,并逐步练习行走,半年内不作足踝部剧烈运动。

（米田田）

第二十九节　跟痛症

跟痛症是指引起跟骨及周围软组织疼痛的各种疾患的统称,多发生于中年以后的男性肥胖者,可一侧或两侧同时发病。本症与劳损和退化有密切关系,引起跟痛症的常见病因有跟骨骨刺、足跟脂肪垫炎、趾筋膜炎、跟骨骨折畸形愈合、跟骨高压症等。

【临床表现】

跟骨跖面及周缘疼痛、肿胀,下地行走时疼痛加重,休息后缓解,疼痛可向足心放射,跟骨跖面或周缘局部有压痛,有时可触及跟下脂肪纤维块。X线检查可明确跟骨的形态和骨刺的大小。病程长者可有跟骨脱钙现象。

【治疗】

嘱患者穿软底鞋,或垫跟部掏空的橡皮海绵跟垫,防止跟部受压。局部热疗、理疗,压痛点局部注射0.5%利多卡因、曲安奈德混合液2～5ml。为减少疼痛,可依跟骨跖面压痛点定位,从跟骨侧面进针,将药物注射于压痛处,每5～7dl次。经2～3次治疗,足跟脂肪垫炎、趾筋膜炎多可治愈。对跟骨骨刺、跟骨骨折畸形愈合、跟骨高压症引起的跟痛症,如非手术治疗无效,可行骨刺切除术、跟底矫正术、跟骨钻孔减压术,疗效可靠。

（米田田）

第三十节　趾痛症

趾痛症又称趾神经痛,是指引起趾部疼痛的各种疾患的统称。本病在中老年人群中发病率高,尤以中年女性高发。该症多与局部慢性、机械性压迫和缺血有关。常见病因有下列几种。

一、行军足

亦称行军骨折,以第 2 跖骨最为常见,其次为第 3、4 跖骨,患者多有长途行军的病史,早期为前足痛,休息后可缓解,跖骨头处有局限性压痛。早期 X 线检查为阴性,2 周后方可明确诊断。一经确诊,软垫垫高足横弓石膏托外固定 4 周。

二、跖、趾部滑囊炎

常为跖、趾局部反复与鞋摩擦引起,起病时足底前部疼痛和感觉异常,当走路时或站立时疼痛感加剧,尤其在穿着不合适的鞋时疼痛更为显著,疼痛好发在第 3、4 趾骨之间,其次为第 2、3 趾骨之间,局部压痛明显。X 线检查无阳性发现。治疗上嘱患者穿宽松、软垫鞋,少站立、少走路;痛点局部注射 0.5% 利多卡因、曲安奈德混合液 2~5ml,每 5~7d1 次,2~3 次可治愈。

三、踇外翻

踇外翻好发于成年人,女性多于男性。踇外翻常由患者自己发现,主要症状为外囊炎引起的第一跖骨头内侧疼痛,疼痛严重时可向趾端放射,局部肿胀畸行,触痛明显,但畸形并不与疼痛成正比。X 线检查表现为第一跖骨内翻,第一跖、趾关节半脱位,第一跖骨头内侧骨突出及硬化;晚期,第一跖、趾关节发生退行性变,关节间隙变窄,关节周缘骨质增生。治疗上嘱患者穿鞋跟较低的宽松鞋,局部按摩、热敷。第一跖、趾关节囊内穿刺排液后注射曲安奈德 1ml,每 5~7d 1 次,2~3 次可缓解症状。经非手术治疗无效可考虑手术治疗。

（米田田）

第六章 内伤

第一节 概述

凡暴力引起人体内部气血、经络、脏腑受损或功能紊乱,而产生一系列症状者,统称内伤。清·沈金鳌《杂病源流犀烛·跌打闪挫源流》指出:"跌打闪挫,卒然身受,由外及内,气血俱伤病粤。""夫至气滞血瘀,则作肿作痛,诸变百出。虽受跌受闪挫者,为一身之皮肉筋骨,而气既滞,血既瘀,其损伤之患,必由外侵内,而经络脏腑并与俱伤。"说明皮肉筋骨的损伤可伤及气血,引起脏腑、经络功能紊乱,出现各种损伤证候。

骨伤科的内伤由外力损伤引起,而中医内科的内伤则是由七情、六欲、劳倦、饮食等原因所致,两者须加以鉴别。

【内伤的分类】

1.根据损伤的病理变化分类

(1)伤气:由于负重用力过度,或举重,屏气闪失,以及跌仆闪挫,击撞胸部等,以致气机运行失常而发生的一系列病证,统称伤气。伤气又分为气机运行不畅而发生的气滞;气机卒然震激壅滞,闭阻不宣的气闭;气机循行失常而向上冲逆的气逆;气伤虚弱而导致全身或其一脏腑、器官、组织的功能不足或衰退的气虚以及因骤然损伤,正气耗竭而脱的气脱。

(2)伤血:当机体受到跌打冲撞,辗轧挤压等外力作用伤及经脉血络,以致损伤出血,血溢脉外,或离经之血不去导致瘀血内停而产生的一系列症状,即为伤血。包括血液在损伤局部循行不畅,或停积于皮下、肌肤之间,或蓄积于脏腑、体腔之内的瘀血;损伤后离经之血从窍道向外溢出的出血(如咳血、吐血、尿血、便血)以及向胸腔、腹腔等大量溢出者;损伤失血过多,或素体虚弱营养至足,久伤不愈而发生的血虚;严重创伤或大量出血而致的血脱;损伤后瘀血郁而化热,或损伤又兼感邪热而发生的血热。

(3)气血两伤:由于气与血关系极为密切,两者互为依存不可分离,伤血必伤气,伤气必及血,故虽有偏重,但临床气血两伤之证常同时并见。

(4)伤经络:经络为气血的通道,外力作用人体,可伤及经络导致出现相应部位的证候。

(5)伤脏腑:伤脏腑包括外力直接作用和外力间接作用两个方面。直接作用,指外力由外入内直接引起了脏腑器官的实质性伤害,如挫伤、破裂伤等;间接作用,指外力作用人体发生损伤后,引起人体某些脏腑功能发生的病变,如伤后咳喘、伤后呕吐、伤后失眠、伤后癃闭等。

2.根据受伤部位分类

（1）头部内伤：头部内伤的病变较多，主要有脑震荡、颅内血肿、脑挫裂伤和脑干损伤等。

（2）胸胁部内伤：胸胁部的内伤主要包括胸胁部脏器的挫伤、屏气伤、胸壁破损等。

（3）腰腹部内伤：由于该部为人体多种脏器内居之处，所以，不论腹壁挫伤或其他损伤，多可导致脏器的直接损伤或功能障碍而发生严重的内伤病证。

【病因病机】

导致内伤发生、发展的因素，无非内在与外在两个方面。这些因素作用于人体时，便产生一系列病理反应，而出现相应的症状。其中外在因素是致病的主要因素。

1.外在因素　外在因素是指从外界作用于人体的伤病因素。内伤的产生与外力作用的性质、特点密切相关，外力作用可为直接的或间接的，一时性或持续性的。

外来暴力直接作用人体而致使遭受暴力的局部产生损伤，常由跌仆、坠落、撞击、压轧、殴打而致，多为伤血或气血两伤证，其损伤程度决定于作用力的大小和受伤的部位，严重时可造成脏腑器质性损伤，危及生命。

外来暴力间接作用人体而致远离外力接触部位的损伤，常由于负重、闪挫或扭撼等引起，易发生在胸胁及腰背等部位。因用力过度屏气而引起的内伤，俗称屏伤；因用力时体位不正，动作不协调而突然闪挫或强力扭撼所引起的内伤，称为扭伤。

过度疲劳或较轻微损伤外力的长期作用，致成内伤，如小儿嬉戏跑跳不止，成人长时间劳作后不注意休息，超越机体耐受能力而受伤。

肌肉紧张收缩亦可造成损伤。如老年人强力打喷嚏、咳嗽，以致肋间肌强烈收缩，可引起肋骨骨折，造成胸部的气血两伤；又如人体在毫无准备的情况下，腹肌骤然强力收缩可致腹部伤气，甚至气血两伤。

筋骨皮肉或其他软组织损伤，通过气血、经络等的传导，可以影响脏腑功能。中医有"筋伤内动于肝"、"骨伤同动于肾"之说，都明确地指出因外伤筋骨皮肉，影响脏腑气血而成内伤。

2.内在因素　内在因素是指从内部影响于人体的伤病因素。如体质强弱、生理特点、病理因素、职业工种与内伤的发生均有一定的关系。内伤的发生，外因固然重要，但同一外因在不同的情况下可引起不同的内伤，体质强壮者伤轻，体质虚弱者则伤重；胸部外伤由于骨骼的保护，内脏不易损伤，而腹部外伤由于腹腔脏器无骨骼保护，则易受损伤；腹部受到外力撞击时，可移动性脏器损伤的机会就较少，而固定的脏器损伤的机会则较多。

内伤的发生与原有病变因素也有很大的关系，在同一外力作用下，正常的脏器与病变脏器损伤之程度、性质可能不同。例如，当右季肋部被拳击损伤时，虽然外力作用完全相同，但肝肿大或病变的患者，则易引起肝脏的破裂而危及生命。

内伤的发生与职业工种也有一定的关系，如运动员、舞蹈、杂技、武打演员容易发生各种运动损伤；经常弯腰负重操作的工人容易发生慢性腰部劳损。

损伤的病因比较复杂，往往是内外因素综合的结果。因此，必须正确理解内因与外因这一辩证关系，才能认识内伤疾患的发生与发展规律，更好地掌握内伤的辨证论治方法。

【临床表现】

人体遭受外力作用发生损伤后，由于气血、经络、脏腑受影响而产生病理变化，因而出现一系列临床症状。

1.一般症状

(1)全身症状:轻微的损伤一般无全身症状。一般内伤,由于气滞血瘀,经络阻滞,脏腑不和,常有神疲纳呆,夜寐不安,便秘,舌紫暗或有瘀斑,脉浮数或弦紧;若气逆血蕴于肺脏,则胸胁满闷,喘咳少气;若亡血过多,则口渴烦躁,小便短少;若瘀血攻心,则昏愦不知人事。严重的内伤还可出现烦躁不安或意识淡漠,面色苍白,肢体厥冷,汗出如油,呼吸低微,尿量减少,血压下降,脉芤或微细甚至消失等厥逆现象。

(2)局部症状

1)疼痛:是内伤临床最常见的症状之一。由于损伤的病因病机不同,故出现不同部位、不同程度的疼痛。气滞者,痛无定处,范围较广,无明显压痛点;血瘀者,痛有定处,范围局限,有明显的压痛点;伤在头颅,则可见头痛、晕厥、烦躁、失眠、昏迷等症;伤在胸胁者,除局部压痛、胸胁胀痛、牵掣作痛外,常伴有咳嗽、呼吸不畅等。

2)肿胀青紫:损伤后,因经脉受伤,营血离经,阻塞络道,瘀滞于肌肤腠理,故出现肿胀;若血行之道不得宣通,"离经之血"较多,透过撕裂的肌膜与深筋膜,溢于皮下,一时不能消散,则呈青紫瘀斑。但肿胀青紫症状在临床上表现不尽相似,应细辨。气虚者,青肿不消;气滞血瘀者,肿黯不消;血虚内热者,焮肿胀痛瘀血作脓;气血两虚者,肿不消,青不退。

3)功能障碍:由于损伤后气血阻滞引起剧烈疼痛,肌肉反射性痉挛以及组织器官的损害,可引起肢体、躯干或组织器官发生不同程度的功能障碍。伤在腰背则俯仰不便;伤在手臂则活动受限;伤在下肢则步履无力或行动困难;伤在关节则屈伸不利。

2.特殊症状　内伤除了一般症状外,尚有特殊临床表现,必辨别清楚,以助诊断。

(1)气血损伤

1)伤气:气滞则疼痛,闷胀;气闭则昏迷不醒,意识失常;气逆则喘咳、呃逆、呕吐、呕血;气虚则头晕目眩、少气懒言、疲倦乏力、自汗;气脱则晕厥、四肢冷冰、口唇发绀。

2)伤血:血瘀则肿胀青紫,疼痛拒按;血热则身热心烦,口渴,甚者可高热昏迷;血虚则面色苍白,唇色淡白,头晕眼花,心悸失眠,手足发麻;亡血则吐血、呕血、衄血、便血、尿血;血脱则面色白,四肢冰冷,汗出如油,意识不清。

(2)经络损伤:不同经络的损伤有不同的临床表现。例如,肾经、膀胱经损伤,可表现为腰背、臀部及下肢疼痛,或小便功能障碍;肺经、肝经损伤,可表现为胸满气促,咳嗽牵掣,胁肋胀痛等。

(3)脏腑损伤:不同的脏腑有不同的功能,不同的脏腑损伤,有不同的特殊症状。

1)脏腑功能病变:如肝伤则胸胁小腹胀痛不适,喘咳,善太息,神情沉默,不欲饮食;心伤则疼痛不止,胸胀气促,心悸自汗,默默不语,或烦躁、心悸、失眠;膀胱伤则小便不利,尿频,尿急,尿痛。

2)脏腑器官实质损伤:脏腑器官的实质性损伤临证诊断时,应结合损伤史、损伤处的解剖部位、临床症状以及与这些脏器相关的窍道情况。如腹腔内脏破裂时,空腔脏器破裂表现为持续性疼痛、触痛、反跳痛、腹肌紧张等腹膜炎症状;实质脏器破裂,表现以内出血为主,可有进行性贫血,固定性压痛,反跳痛与腹肌紧张,严重者甚至休克。

【治疗】

由于内伤主要是由外力作用所致,病理变化主要是体内气血失调和脏腑受损,治疗内伤应以气血为纲,同时调理脏腑为基本治疗原则,运用整体观采用辨证施治方法进行以内外药物疗法为主,兼配以针灸、按摩、理疗等治疗。

内伤急救对内伤发展和预后影响极大,实际上是对损伤的第一步治疗,与其他各种治疗方法有着同等的重要性,故进行及时而有效的急救,应分秒必争。

1.闭证　闭合性颅脑与严重肢体损伤,往往会产生闭证。闭证属实证,是由于伤后气机不利,闭塞机窍所致,其临床表现主要为伤后立即出现昏迷,牙关紧闭,气粗痰鸣,四肢痉厥,脉弦劲有力。骨伤科内伤的闭证多为气闭,其治疗以开闭通窍为主,一般急救措施如下。

(1)一般处理:患者平卧,保持安静,避免过多搬动;迅速检查伤情,密切监视血压、脉搏、呼吸等生命体征;注意保暖和防暑,维持正常体温。

(2)对症治疗:若呼吸、心跳停止应立即予以心肺复苏等急救措施。

(3)开窍通关法:若伤员气闭昏迷不醒,可采用取嚏开窍及熏鼻开窍等急救方法以及急灌服苏合香丸使之苏醒。

(4)针灸疗法:体针选取涌泉、足三里、人中为主穴,内关、太冲、百会为配穴,昏迷加十宣,呼吸困难加素髎,心律不齐加内关;耳针可选取内分泌、皮质下、肾上腺、神门、肺、心、脑等;艾灸选取百会、关元、气海、神阙等。

2.脱证　脱证是内伤临床十分危重的一种病证,类似现代医学的休克,是由于机体遭受到强烈袭击后,出现的多种重要功能严重障碍的综合征。机体遭受到严重损伤后,由于大量出血,剧烈疼痛,组织坏死、分解,代谢产物的释放和吸收等有害因素,使神经、循环、内分泌、新陈代谢等正常生理功能紊乱而致脱证。脱证的临床特征为面色苍白,四肢厥冷,呼吸急促,血压下降,脉细欲绝,甚至昏迷不醒。脱证临床可分为亡阳与亡阴。脱证的治疗以回阳固脱,救阴敛阳为主要法则,其治疗措施如下。

(1)一般处理:保持安静,避免过多的搬运,注意保温与防暑,维持正常体温。让患者平卧,头部略微放低,以增加头部气血畅流的速度。头部损伤引起的虚脱伤员则应取头侧偏位,以防舌后坠或呕吐物阻塞呼吸道而致窒息。

(2)对症处理:内出血者,应立即采用有效的止血方法进行止血,必要时手术治疗;对因剧烈疼痛引起的脱证,适当给予止痛剂;虚脱者往往感到寒冷,必须注意适当保温,以免受寒;对因亡血引起的脱证,应及时、快速、足量补充有效循环量;某些系统的功能衰竭常常是脱证的并发症,故在治疗脱证同时,应及早考虑到某些功能衰竭的预防和治疗。

(3)针灸治疗:针灸可行气活血,镇痛解痉,回阳固脱,调和阴阳。常用穴位可选择人中、十宣、涌泉、百会、劳宫、中冲、内关、中脘、足三里、合谷,也可灸百会、关元、神阙、足三里、中脘、气海等穴。

(4)中药内治:气脱宜补气固脱,急用独参汤;血脱宜补血益气固脱,用当归补血汤或人参养荣汤加减;亡阴宜益气养阴,用生脉散合增液汤加减;亡阳宜回阳固脱,用参附汤加减。

总之,闭脱之证,均属危急重症,临证时应予以区分。一般内伤闭证比较多见,脱证比较少见,有时二者兼见。对于闭证、脱证以及闭脱互见者,须注意病情的发展与转归,闭证可因失治、误治,正不胜邪,而发展为脱证,使病情进一步加重,也可经过救治,正气渐复,使脱证症状逐渐消失,病情有好转之机。在治疗上,闭证以开闭通关开窍,祛邪治标为主;脱证以扶正固脱治本为主。

【预后与调护】

闭证、脱证属于内伤重症,治疗不当预后不良。发病后应加强护理,绝对卧床,尽量避免移动患者。为了预防休克,应保温并抬高床脚,必要时给氧吸入,随时测量血压、脉搏和呼吸次数,密切观察病情变化。为保持患者安静休息,减少紧张心理,酌情选用镇静药。要对患者进行必要的心理辅导,使之对内伤有正确认识,积极配合治疗,并进行有序地练功康复。

(赵　龙)

第二节　损伤内证

一、损伤出血

外力作用于人体,引起经脉破损,导致血液离经妄行,溢出体外或积于体内,称为损伤出血。

损伤出血按出血来源可分为动脉出血、静脉出血、毛细血管出血和内脏(多为肝、脾、肾等实质性脏器)出血。

按出血的部位可分为外出血和内出血。外出血可见血液自伤口向外流出;内出血指血液流入体腔,形成颅、胸、腹腔枳血,或停积于筋肉之间形成血肿;五官和二阴出血又称九窍出血,有些内出血可通过九窍溢出体外,如目衄、耳衄、脑衄等。

按出血时间可分为原发性出血和继发性出血。原发性出血是受伤当时出血;继发性出血是伤后一段时间内所发生的出血,多因堵塞血管破口的血凝块被冲开或伤口感染所引起。

按出血的多少可分为小量、中量和大量出血。小量出血不引起明显的全身证候;中量出血将引起明显的全身证候,如治疗及时,大多可得救;大量出血是危重证候,如抢救不及时,可迅速死亡。

【病因病机】

直接暴力或间接暴力作用于人体均可导致出血。

1.钝器损伤　由于钝器打击、重物挤压、车轮压轧、高处堕坠、跌仆等原因,导致出血。出血分为开放性和闭合性两种。有时外观出血较轻,但是内在出血却甚重,这种潜在的危险,应引起警惕。

2.利器损伤　因刀剑、玻璃、弹片等锐利器械割伤肌肤,损伤血管而导致的出血,常在损伤后发生,多为开放性损伤。如伤及主要血管,出血势猛、量多,危害性甚大,需立即止血。

【诊断要点】

1.病史有外伤史。

2.临床表现及体征

（1）全身症状：全身症状的轻重与出血量和出血速度有关。慢性少量出血可有面色苍白，头晕目眩，心悸气短，舌质淡白，脉微细数。若大量出血，早期头晕眼花，面色苍白，脉细数或芤。随着出血量的增多，患者血压下降，四肢厥冷，唇甲青紫，表情淡漠，尿量减少。继而意识模糊，神志不清，目合口张，手撒遗尿，舌质淡白，脉微欲绝。

（2）局部症状：动脉出血，色鲜红，势凶猛，出血量随心脏的搏动而呈喷射状，多发生于血管断裂的近端。在肢体内大动脉出血形成的血肿可呈搏动性，若大动脉断裂则可使肢体远端急性缺血或坏死。静脉出血，色黯红，势稍缓，持续溢出，多发生于血管断裂的远端。

毛细血管出血，色虽鲜红，但来势较缓，多从伤口组织中缓慢渗出；若出血而表皮未破裂，可形成血肿，局部出现肿胀、疼痛、瘀斑。头皮血肿的中央，扪之可有波动感而周围硬实；头部损伤、颅骨骨折可致眼、耳、鼻等出血；胸部损伤常可见咯血；上腹部损伤常可见吐血；腹内损伤常可见便血；伤及肾、膀胱，常可见尿中带血。

【治疗】

1.局部急救止血　局部急救止血的原则是立即压迫止血，堵住伤口，根据不同的解剖位置和情况选择相应的止血方法。用手压迫伤口近侧的动脉干，或直接压迫伤口出血处，是最方便快捷的止血法，但不能持久，随后应用敷料覆盖伤口，再用绷带加压包扎。四肢大出血的有效止血方法是采用止血带，由于它完全阻断肢体的血循环，有增加感染和坏死的危险，所以需要定时放松，以防肢体坏死。急救止血后，对大血管出血应争取时间尽早结扎或修补断裂的血管，以彻底止血。

2.药物止血　对大出血的危候，须补血与止血并用，除用独参汤、参附汤或当归补血汤外，常需输血输液，以补充血容量，并选用止血药，如大蓟、小蓟、仙鹤草、白及、白茅根、地榆等。对积瘀生热，血热妄行的出血，治宜凉血止血。上部诸窍出血，可用犀角地黄汤，吐血咯血可用四生丸，尿血可用小蓟饮子，便血可用槐花散。伤后血虚，面色苍白，心悸气短，少气懒言，头晕眼花，舌质淡白，脉微细数者，可用四物汤加减，气虚者加黄芪、党参、白术，阴虚者加阿胶、龟板、鳖甲等。使用止血药物不宜过于寒凉或干燥，同时应注意配伍活血药，防止寒凝瘀留，使止血而不留瘀。此外，还可用十灰散、云南白药等外用止血。

二、损伤瘀血

损伤瘀血，又称蓄血、留血、恶血、败血，是由于损伤而血液离开经脉，滞留于脏腑、肌肤腠理及体腔之间，未能排出所致。

【病因病机】

1.直接暴力　由打击、碰撞、挤压、跌仆等，导致脉络受损，血离经脉。

2.强力负重　如举重、挑担、抬重物用力过度而导致胸胁损伤，血蓄胸胁。

3.血液流注　他处损伤因血液流注而导致瘀血，如脊柱或骨盆骨折可引起腹部瘀血，颅底骨折可引起眼部周围瘀血等。

【诊断要点】

1.病史　有外伤史。

2.临床表现　大量瘀血,可出现头晕目眩,面色苍白,耳鸣健忘,心烦神疲,脉微弱等出血症状;皮下瘀血斑先呈现黯红色,数日后呈青紫色,以后逐渐消退成黄色;因瘀血部位不同出现不同的症状。

(1)颅脑瘀血:头昏头痛,昏迷时短即醒,或清醒后再度昏厥,恶心呕吐,烦躁不安,睡卧不宁,甚则昏不识人,此为危重之象。

(2)胸胁瘀血:气急,气促,不能平卧,胸部刺痛,压痛明显,呼吸加剧,局部饱胀,叩诊浊音或实音,呼吸音减低,语颤减弱,可有发热,纳差,舌紫黯,脉弦或弦涩。

(3)腹部瘀血:腹胀,腹痛,腹硬,压痛、叩击痛及反跳痛,恶心,呕吐,便血,大汗淋漓,面色苍白,舌黯,苔薄腻,脉弦涩或虚数无力。

(4)肌肤瘀血:局部肿痛、刺痛,青紫瘀斑,压痛点明显,范围局限,部位固定,患部功能障碍,舌紫黯,脉沉涩。

【治疗】

1.颅脑瘀血

治法:祛瘀行气,启闭开窍。

方药:苏合香丸灌服,后用通窍活血汤。

颅脑瘀血严重者常需配合手术治疗。

2.胸胁瘀血

治法:活血化瘀,疏肝理气。

方药:血府逐瘀汤、复元活血汤等加减。

3.腹部瘀血

治法:活血祛瘀,行气通利。

方药:膈下逐瘀汤、少腹逐瘀汤、桃仁承气汤、鸡鸣散等加减。

4.肌肤瘀血

治法:行气活血,通络止痛。

方药:活络效灵丹加减。

实证者,治宜行气活血,祛邪通络;虚证者,治宜益气养血,通络止痛;虚实夹杂者,治宜攻补并用。

三、损伤血虚

损伤血虚是损伤后出血过多或久病气血亏耗、脏腑虚衰引起的血虚。

【病因病机】

1.损伤失血　损伤后大出血或出血时间较长,或内出血未能及时发现而出现血虚。

2.伤久耗血　损伤日久不愈,气血耗损,或积瘀化热,伤津耗血所致。

3.素体虚弱　平素体弱,肝肾不足,损伤之后,多易伤及肝肾,肝气不舒,气血失调,血不归肝,肾火衰弱,气化无权,血气愈加虚弱。

4.生化不足　脾胃为后天之本,气血生化之源。损伤后脾胃功能受扰,运化失常,气血化生不足,导致血虚。

【诊断要点】

1.病史　有外伤史。

2.临床表现及体征

(1)气虚血脱:损伤较重,大出血及持续内出血,心慌,心悸,气短,肢冷汗出,或口张手撒,二便失禁,神志昏迷,脉微细或浮大无根。

(2)气血两虚:头昏目眩,视物模糊,心悸气短,少气懒言,面色苍白,或有微热,喜静少动,倦卧嗜睡,舌淡白无华,脉缓小。

(3)肝肾不足:胁肋隐痛,腰膝酸软,面红目赤,耳鸣,日晡发热,或骨蒸潮热、盗汗,舌红少苔,脉细数。

(4)脾不生血:胃纳不佳,饮食减少,便溏,面色萎黄,四肢疲乏,肌肉消瘦,舌淡,苔薄,脉细缓。

【治疗】

1.气虚血脱

治法:益气固脱。

方药:独参汤合生脉散。

及时局部急救止血非常关键。

2.气血两虚

治法:补气养血。

方药:八珍汤。

3.肝肾不足

治法:补肾益肝。

方药:大补阴丸。

4.脾不生血

治法:补脾生血。

方药:归脾汤或补中益气汤加减。

四、损伤疼痛

损伤疼痛是指外力伤害的刺激而引起的疼痛,是损伤最常见的症状之一。疼痛一般可分为虚、实两类。实者是损伤后气血瘀滞或感受外邪,郁结不畅所致;虚者为气血不足,筋脉失养而成。

【病因病机】

1.气滞血瘀　伤气则气滞,伤血则血凝,气滞血凝则痹阻不通,两者均可引起疼痛。由于气血关系密切,气滞血凝,血凝气阻,都是损伤波及气血,而引起的疼痛。

2.感受外邪　损伤后正气受损,若久居湿地,或感受风寒之邪,可导致气机失宣,而反复发作疼痛。

3.热毒内蕴　开放性损伤或伤后积瘀,邪毒深蕴于内,气血凝滞,阻塞经络,而引起疼痛。

4.瘀阻挟痰　瘀阻气血失和,痰湿凝聚,痰瘀交阻,闭塞脉络,而致疼痛。

5.气血两亏　开放性损伤,亡血过多,或耗伤阳气,气血运行无力,以致瘀积不散,而致疼痛。

【诊断要点】

1.病史　必须详细询问有无外伤史,仔细辨别疼痛的部位、性质。如气滞痛有闪伤、凝伤、岔气病史。瘀血痛有跌打、碰撞病史。夹风寒湿痛常有伤后居住湿地或受风寒病史。

2.临床表现　瘀肿者疼痛部位固定,咳嗽及转侧时疼痛加剧,损伤早期,气血两伤,多肿痛并见,血瘀滞于肌表为青紫肿痛。至中后期或陈伤,可分为:

(1)气滞痛:主要表现为胀痛,痛多走窜、弥漫,或痛无定处,甚则不能俯仰转侧,睡卧时翻身困难,咳嗽、呼吸、大便等屏气时,常引起疼痛加剧。

(2)瘀血痛:主要表现为疼痛固定于患处,刺痛,拒按,局部多有青紫瘀斑或瘀血肿块,舌质紫黯,脉细而涩。

(3)风寒湿痛:常反复发作,局部酸痛重着,固定不移,屈伸不利或肌肤麻木不仁,遇阴雨天发作或加重,喜热畏冷,得热痛减,舌苔白腻。

(4)邪毒痛:起病较急,多在伤后3～5天出现,局部疼痛逐渐加剧,多为跳痛、持续痛,并可见高热、恶寒、倦怠,病变部红肿、皮肤焮热,舌质红,苔黄,脉滑数。

(5)痰瘀痛:损伤不重,疼痛逐渐加重并伴有骨关节漫肿,牵掣痛,或见身热,纳呆,舌质黯,苔滑腻,脉弦滑。

(6)虚痛:出血过多,患者隐痛,面色苍白,头汗眩晕,短气无力,舌淡脉细。

【治疗】

1.气滞痛

治法:理气止痛。

方药:复原通气散加减。

痛在胸胁部者,可用金铃子散加独圣散;痛在胸腹腰部者,可用柴胡疏肝散等。

2.瘀血痛

治法:活血祛瘀止痛。

方药:四物止痛汤、和营止痛汤加减。

若头部血瘀,用柴胡细辛汤;瘀积腹中,用桃仁承气汤;骨断筋伤,肢体伤痛,用新伤续断汤;皮肤无破损者,可外敷双柏散或消瘀止痛膏等。

3.风寒湿痛

治法:祛风散寒除湿,佐以活血化瘀。

方药:羌活胜湿汤、蠲痹汤或独活寄生汤加减,配合针灸按摩。

4.邪毒痛

治法:清热解毒,活血化瘀。

方药:五味消毒饮合桃红四物汤。

5.痰瘀痛

治法:活血通络,化痰止痛。

方药:牛蒡子汤加减。

6.虚痛

治法:益气养血。

方药:八珍汤加减,外敷温经膏。

兼有肝肾不足者,合用六味地黄丸;阴虚及阳者,合用左归丸。

五、损伤发热

损伤后由于脏腑功能紊乱,积瘀日久化热,或感受邪毒而引起的发热。

【病因病机】

因瘀血内停,郁而发热;或邪毒外侵,热盛肉腐而发热者,属实证;而失血过多、气血内损引起的血虚发热,属虚证。

1.瘀血发热　损伤后脉络破裂,离经之血瘀滞于体腔、经脉、皮下、肌腠之中,壅遏积聚,郁而发热。

2.邪毒发热　创口污染,邪毒外侵,处理不当而致肌肉溃烂而发热,或因伤后气滞血瘀,郁久化热。如创伤感染、开放性骨折感染、血肿感染等引起的发热,以及破伤风、气性坏疽等的发热,均属此范围。

3.血虚发热　损伤后失血过多,气血亏虚,阴不制阳,阳浮于外而发热。

【诊断要点】

1.病史　有外伤史,如瘀血发热多为头、胸、腹损伤或挤压伤等较重损伤引起。血虚发热一般有大出血病史,出血量在500~1000ml即可出现发热。

2.临床表现及体征

(1)瘀血发热:发热多于损伤后24小时出现,体温在38~39℃,无恶寒,痛有定处或肿块,口干舌燥不欲饮,心烦,夜寐不宁,不思饮食,口苦,甚则肌肤甲错,面色黧黑,唇舌青紫或瘀斑,或舌红有瘀斑,苔白厚或黄腻,脉多弦数、浮数或滑数。

发热特点为夜热早凉,发热程度和时间与损伤轻重成正比。损伤轻者热度低,持续时间1周左右;损伤重者发热高,一般可持续2~3周。此外,脉证不一致,有时可出现自觉发热而体温不高的现象。

(2)邪毒发热:初起发热,恶寒,头痛,全身不适,苔白微黄,脉浮数。病势进一步发展,邪毒壅于肌肤积瘀成脓者,症见局部赤红、肿胀、灼热、疼痛。若脓肿破溃,则流出黄白色稠脓,伴有全身发热、畏寒、头痛、周身不适等症。若热入营血,则出现高热,可超过39℃,甚至40℃以上,夜间尤甚,烦躁不安,夜寐不宁,神昏谵语,斑疹,舌质红绛或紫黯,脉细数或滑数。

（3）血虚发热：体温或高或低，面色无华，头晕目眩，视物模糊，眼发黑或眼冒金星，食少便溏，气短懒言，肢体麻木，倦怠喜卧，脉虚细或芤等。

【治疗】

1.瘀血发热

治法：活血化瘀。

方药：血府逐瘀汤加减。

头部损伤者，可用通窍活血汤；腹部受损者，可用膈下逐瘀汤；少腹受损者，可用少腹逐瘀汤；四肢损伤者，可用身痛逐瘀汤。若新伤瘀血发热，局部肿胀、疼痛者，加丹皮、栀子；伤后积瘀发热，热邪迫血妄行而咯血、衄血、尿血者，治宜清热凉血，加犀角地黄汤、小蓟饮子等；阳明腑实证，胸腹满痛、大便秘结者，宜攻下逐瘀泻热，加桃仁承气汤；对凉血积于胸胁者，宜祛瘀活血，疏肝清热，用丹栀逍遥散。

2.邪毒发热

治法：卫分证宜疏风清热解毒；气分证宜清热解毒泻火法；营分证宜清营凉血；血分证宜凉血止血，固脱开闭。

方药：卫分证可用银翘散、五味消毒饮或仙方活命饮加减；气分证可用黄连解毒汤或白虎汤加减；营分证可用清营汤加减；血分证可用犀角地黄汤合黄连解毒汤，伴有出血者，用犀角地黄汤加田七、十灰散，兼见高热、气血两燔者，可用犀角地黄汤合白虎汤加减。

3.血虚发热

治法：气虚者宜补中益气；气不摄血宜健脾补血；气血两虚宜益气生血；阴虚阳亢者宜滋阴潜阳。

方药：气虚者用补中益气汤；自汗多，加牡蛎、龙骨；时冷时热，汗出恶风者，加桂枝、芍药；伴有湿邪者，加苍术、伏苓、厚朴。气不摄血、气血两虚用当归补血汤。阴虚阳亢用大补阴丸。若伤后血虚兼有遍身瘙痒者，为血虚不能濡养肌肤，血虚生风所致，可用四物汤加首乌、蝉蜕、防风等。

六、损伤昏厥

损伤昏厥是指因损伤而引起的意识障碍或丧失，以意识丧失和不省人事为特点，又称昏愦、晕厥、昏迷等。多见于严重损伤的患者，大多伤后立即出现，但一部分初时无昏厥，但由于某些原因继发昏厥，如出血不止、剧烈疼痛等。多见于脑部损伤、损伤出血过多、脂肪栓塞综合征等。本病为损伤的危重证，应及时处理。

【病因病机】

1.气闭　高处坠下或头部受外伤刺激，脑组织受到损伤性刺激，气机逆乱，心窍闭塞，猝然昏倒。

2.瘀滞　外伤后瘀血扰及神明、逆乱气机所致。头部损伤颅内积瘀，元神受损而致昏厥；或伤后瘀血攻心，神明受扰后则昏厥；或伤后瘀血乘肺，气机受阻，清气不入，浊气不出，宗气不能生成而致昏厥。

3.血亏 损伤后亡血过多,心神失养,神魂散失而成昏厥。

【诊断要点】

1.病史有外伤史。

2.临床表现及体征 昏厥分为闭证和脱证。闭证属实,昏厥时牙关紧闭,两手握固,面赤气粗;脱证属虚,以四肢厥冷、汗出、目闭、口张、二便失禁、舌淡唇干、脉细微等为特征。昏厥程度有深浅之分,浅者仅暂时意识障碍,深者长时间不省人事,知觉丧失。

(1)气闭:伤后立即出现一时性不省人事,呼吸气粗,在半个小时左右苏醒,醒后常有头晕头痛、恶心呕吐诸症。

(2)瘀滞:伤后逐渐发生神昏谵语,重者昏迷不醒,肢体瘫痪,躁动不安,多伴头痛呕吐。有些患者偶可清醒,但片刻后可再昏迷。甚则呼呼浅促,二便失禁,瞳孔散大,舌质红绛,或有瘀点,苔黄腻,脉弦涩。若瘀血乘肺,急者在伤后数小时,慢者在伤后 1 周,可有呼吸困难、咳嗽、咳痰(经常有血性)、头痛、神志不清,昏迷,发热,尿失禁,抽搐等。

(3)血亏:严重损伤,失血过多又未能及时补充而突然出现意识丧失,目闭口张,二便失禁,冷汗淋漓,四肢厥冷,面色爪甲苍白,呼吸气微,口唇发绀,舌淡暗,脉细数。

【治疗】

1.气闭

治法:开窍通闭。

方药:苏合香丸或苏气汤加减。

可配合醋热气熏,蒸口鼻,针刺水沟、十宣、合谷等。

2.瘀滞

治法:逐瘀开窍。

方药:黎洞丸加减。

3.血亏

治法:补气固脱,回阳。

方药:急用独参汤灌之,并可用参附汤合生脉散加当归、黄芪、牡蛎等回阳救逆。

如能及时输液输血,同时寻找出血部位作出相应处理,则更为有效。

七、损伤眩晕

损伤后出现目视昏花,头觉旋转为损伤眩晕,常见于颅脑损伤、损伤性贫血、颈椎病等。

【病因病机】

1.瘀阻清窍 头部损伤后瘀血内留,则清气不升,浊阴不降,蒙闭清窍发为眩晕。

2.肝阳上亢 头部损伤的早、中期,瘀血停积,败血归肝,瘀滞化火,使肝阴暗耗,风阳升动,上扰清窍,出现眩晕。

3.络脉阻遏 多见于损伤日久或慢性累积损伤,气血渐亏,平素积劳,气血失和,阴血留滞积瘀,兼挟痰浊,积瘀痰浊交阻,则络脉被阻,清浊升降失司,以致眩晕。

4.气血虚亏 伤后耗伤气血或失血之后,虚而不复,以致气血两虚,气虚清阳不展,血虚则脑失所养,眩晕随之而生。

【诊断要点】

1.病史　有外伤史或外伤出血史。

2.临床表现及体征　头晕、目眩,活动或烦恼时加剧,卧床或闭目养神后可得到缓解,严重者神疲、健忘、失眠、头痛、耳鸣、心悸、纳差或伴有恶心、呕吐、汗出,甚至猝然昏倒。

(1)瘀阻清窍:头晕目眩,耳鸣有声,饮食难进,恶心呕吐,颈项强直,四肢无力,或头痛频发,头面伤处青紫肿胀,舌黯,苔薄,脉弦细或涩。

(2)肝阳上亢:晕痛并见,每因烦劳、恼怒而增剧,面色潮红,急躁易怒,少寐多梦,泛泛欲吐,纳呆口苦,舌红,苔黄,脉弦数。

(3)络脉阻遏:起病缓慢,颈项转动时往往眩晕加重,或有心悸泛恶,或兼肩臂麻痹疼痛,舌淡,苔腻,脉细或涩。

(4)气血虚亏:头晕眼花,动则加剧,面色苍白,唇甲无华,心悸失眠,神疲倦怠,纳差,舌质淡,脉细弱。

【治疗】

1.瘀阻清窍

治法:祛瘀生新,升清降浊。

方药:柴胡细辛汤加减。

吐甚,加玉枢丹;有抽搐痉挛者,用羚角钩藤汤;陈伤积瘀者,用补阳还五汤加天麻、钩藤。

2.肝阳上亢

治法:平肝潜阳,祛痰清火。

方药:天麻钩藤饮加减。

3.络脉阻遏

治法:益气活血,化痰通络。

方药:补阳还五汤合半夏白术天麻汤加减。

4.气血虚亏

治法:补养气血。

方药:芎归汤加桃仁、红花、枸杞、桑椹、阿胶、首乌等。

八、伤后健忘

伤后记忆力明显减退者称伤后健忘。临床上常见于头部内伤,或其他较重的损伤之后。多由瘀血、血虚、精亏所致。健忘主要与心、脾、肾三脏关系最为密切。

【病因病机】

1.瘀阻清窍　头部内伤,瘀血蔽阻清窍,早期则神明扰乱,神志不清,或昏迷,或谵妄。由于失治,或治未彻底,瘀血祛而未尽,窍隧通而未畅,致伤后出现头晕、头痛、遇事健忘。

2.血虚阴亏　重伤,亡血、失血后,失于治疗,或调摄不当,或素体虚弱,可致血虚阴亏,阳气逆乱,心神不明,发为健忘之证。

3.肾精亏损　肾主骨,藏精生髓。骨折、脱位或颅脑损伤后,伤骨伤髓,致精髓虚亏。或患者素体不足,或伤后房室不禁,或过用温阳燥热之品,均可加重肾精亏耗,造成多梦遗精,虚阳外越,记忆减退。

【诊断要点】

1.病史　头部外伤史,或其他较重损伤病史。

2.临床表现及体征

(1)瘀阻清窍:头晕头痛,烦躁不安,心胸痞闷,胁肋胀痛,心悸健忘。常有近事遗忘,不能记忆受伤前后的情况,对过去的事情则能清楚回忆。

(2)血虚阴亏:记忆力减退伴肢体倦怠,面黄肌瘦,头眩心悸。

(3)肾精亏损:记忆力明显减退伴耳鸣耳聋,头晕头痛,视物模糊,多梦遗精,腰膝酸软。

【治疗】

1.瘀阻清窍

治法:通窍活血。

方药:通窍活血汤加减。

对中后期有气虚患者,可加益气之品。

2.血虚阴亏

治法:补气养血,安神益智。

方药:八珍汤或天王补心丹加减。

3.肾精亏损

治法:滋肾补髓。

方药:肾阴虚用左归丸;肾阳虚用右归丸。

九、损伤不寐

损伤不寐是指伤后引起的神志不安、夜卧不宁。轻者入睡艰难,或时寐时醒,严重者可彻夜不眠。

【病因病机】

1.瘀扰神明　伤后瘀血内停,阻滞经脉,血运不畅,扰及神明,导致心烦不寐。

2.痰瘀内热　瘀血内留,积瘀酿痰,痰瘀化热,上扰神明,以致不得安卧。

3.心血不足　伤后出血过多或日久体虚,气血不足,致心失血养,心神不安,神不守舍,则夜难成眠,神志迷乱,则入睡多梦。

【诊断要点】

1.病史　有外伤史。

2.临床表现及体征

(1)瘀扰神明:心烦不安,难以入睡,甚则通宵达旦不寐,患处肿胀、刺痛、瘀斑,甚则肌肤甲错,指(趾)青紫,舌质紫黯、瘀斑,脉涩。

(2)痰瘀内热:夜寐不安,胸闷头重,目眩口苦,患处肿痛,舌黯,苔腻而黄,脉滑数。

（3）心血不足：多梦易醒，心悸健忘，头晕目眩，面色无华，倦怠无力，舌淡，苔薄，脉细弱。

【治疗】

1.瘀扰神明

治法：活血祛瘀。

方药：血府逐瘀汤加减。

2.痰瘀内热

治法：祛瘀化痰清热。

方药：温胆汤加黄连、山栀、当归、桃仁。

3.心血不足

治法：补养心血，益气安神。

方药：归脾汤。

若脉结代，气虚血少者，用炙甘草汤；心阴亏损者，可用生脉饮。

十、损伤痹证

损伤痹证是指气血因损伤而阻闭，引起肢体或关节疼痛等为主要表现的病证。

【病因病机】

1.损伤复感外邪　机体遭受损伤，正气虚弱，风寒湿邪侵袭肌表经络，致使气血运行不畅，形成着痹、痛痹、行痹。

2.损伤积瘀化热　伤后瘀血凝聚，郁而化热；或邪毒从伤口入里，流注经络关节，而表现为热盛的证候，则为热痹。

【诊断要点】

1.病史　有外伤史。

2.临床表现及体征

（1）行痹：肢体关节疼痛，游走不定，关节屈伸不利，可伴有恶寒，发热，苔薄白，脉浮。

（2）痛痹：肢体关节疼痛较剧，痛有定处，遇热痛减，关节屈伸不利，皮肤不红不热苔薄白，脉弦紧。

（3）着痹：关节重着疼痛或肿胀，痛有定处，手足沉重，活动不利，头身困重，肌肤不仁，苔白腻，脉濡缓。

（4）热痹：关节疼痛，局部灼热红肿，屈伸不得，得寒痛减，可伴有发热，恶风，口渴，心烦，小便黄热，舌于，苔黄，脉滑数。

【治疗】

1.行痹

治法：祛风通络，散寒除湿。

方药：防风汤加减。

2.痛痹

治法：散寒止痛，祛风除湿。

方药:乌头汤加减。

3.着痹

治法:除湿通络,祛风散寒。

方药:薏苡仁汤加减。

4.热痹

治法:清热通络,疏风胜湿。

方药:白虎加桂枝汤。

红肿痛甚者,可加黄芩、连翘、黄柏、生地、赤芍、丹皮等;如局部青紫,肿痛日久,舌青紫,脉沉涩,可加桃仁、红花、乳香、没药等,并可配全蝎、土鳖虫、穿山甲等搜风通络之剂。

十一、损伤喘咳

伤后呼吸急促,甚至张口抬肩,鼻翼煽动为喘;痰涎阻滞气道或肺气不畅引起有声无痰为咳,有痰作咳为嗽。喘、咳是两种证候,均与肺经关系密切,但两者常可并见。

【病因病机】

1.瘀阻气道　胸胁损伤、肋骨骨折或严重挤压伤后,经脉破损,气血瘀阻,气道不通,肺失清肃,气上逆而为咳,气不顺而为喘。若瘀积胁下,致肝失条达,反侮肺金,发为喘咳。

2.痰瘀化火　胸部损伤后,积瘀生热,加之伤后损伤肺气,风、痰、瘀三者壅滞化火,发为咳呛不止。

3.血虚发喘　伤后出血过多,血虚气无所附,则气短气逆,发为喘咳。出血愈多,喘咳则愈重。

【诊断要点】

1.病史　有外伤史。

2.临床表现及体征　患者憋气,呼吸困难,气息短促,患者常因不能平卧而取半坐位,面色苍白,口唇发绀,鼻翼煽动,脉细数。若胸胁伤损有瘀血者,可咳出血痰;陈伤血凝胁下者,咳喘时胸胁疼痛。

(1)瘀阻气道:咳嗽频频,气闭气憋,疼痛固定,咳嗽时痛苦异常,常咳出血痰,不能平卧。

(2)痰瘀化火:发热、恶寒、咳嗽、气促,痰黄稠黏,不易咳出,尿黄,舌红,苔黄,脉数。

(3)血虚发喘:面色㿠白,气息短促,唇口紫绀,呼吸困难,舌淡,脉细弱。

【治疗】

1.瘀阻气道

治法:降气平喘,活血祛瘀。

方药:苏子降气汤合失笑散。

若瘀积胁下,可用三棱和伤汤加减。

2.痰瘀化火

治法:下气止咳,清金化痰。

方药:清气化痰丸加减。

3.血虚发喘

治法:益气补血。

方药:二味参苏饮加当归、白芍、首乌、阿胶。

合并气虚者,加黄芪、白术、怀山药;伴阴虚者,宜养血补气,以四物汤加人参、黄芪、五味子、麦门冬等。

十二、损伤腹胀

正常人胃肠道内存在 100～150ml 的气体,分布于胃及结肠部位。损伤后,胃肠道内存在过量的气体时,腹部胀大或胀满不适,称为损伤腹胀。

【病因病机】

1.瘀血内蓄　脊柱骨折脱位、骨盆骨折时,瘀血停蓄于腹后壁;腹部挫伤,肝、胃、脾、肠出血,血蓄腹腔之中或肠道之内。不论腹中蓄血还是腹后壁瘀血,遏久生热产气,浊气积聚,腑气不通,则发为腹胀。

2.肝脾气滞　损伤肝脾,致使肝脾两经气滞郁结,脏腑功能紊乱。脏腑气机逆乱,升降失常,清浊不分,致脏不能藏谷纳新,腑不能推陈去腐。久之,气滞则壅,气壅则胀矣。

3.脾虚气弱　损伤日久,气血虚损,阴血亏耗,阴损及阳。加之伤后出血、瘀血;或过用寒凉、滋腻之品,克伐脾胃,导致脾胃虚弱,运化无权,可致腹胀。

【诊断要点】

1.病史　有外伤史。

2.临床表现及体征

(1)瘀血内蓄:腹胀满,多在伤后 1～2 日逐渐发生,腹部疼痛难忍,大便不通,舌红,苔黄干,脉数。

(2)肝脾气滞:腹部胀满疼痛不适,胸胁疼痛,入夜痛甚,暖气,舌黯,苔白,脉弦。

(3)脾虚气弱:腹胀喜按,按之则舒,面色萎黄,四肢无力,食少便溏,舌淡,脉虚细。

【治疗】

1.瘀血内蓄

治法:攻下逐瘀。

方药:腰伤瘀停腹后壁者,用桃仁承气汤;瘀停腹中者,用鸡鸣散合失笑散。

对大出血造成的腹胀,应速请专科会诊。

2.肝脾气滞

治法:理气消滞。

方药:柴胡疏肝散。

3.脾虚气弱

治法:健脾和胃,兼益中气。

方药:香砂六君子汤、补中益气汤、归脾汤。

十三、损伤呕吐

损伤后,胃内容物经食道从口腔吐出,称为损伤呕吐。头、胸、腹损伤均可出现呕吐。

【病因病机】

呕吐为胃失和降,气逆于上而发的病证。胃主受纳和腐熟水谷,其气主降,若伤损扰胃或胃虚失和,气逆于上,则发生呕吐。

1.瘀阻于上　伤后瘀血阻滞,气血壅塞,致升降失司,气逆上冲,发为呕吐。

2.瘀阻中焦　胸胁脘腹损伤,则脾胃气机不顺,胃失和降,水谷随气上逆,引起呕吐。

3.肝气犯胃　跌仆打击,跳跃举重,闪腰岔气,造成肝气郁滞,横逆犯胃,胃气上逆,以致暖气频繁,出现呕吐。

4.脾胃虚弱　损伤耗劫中气,脾胃不健,运化失司,脾虚不能承受水谷,胃气上逆而发呕吐。

【诊断要点】

1.病史　有外伤史。

2.临床表现及体征

(1)瘀阻于上:食后即吐,呕吐呈喷射性。

(2)瘀阻中焦:呕吐伴上腹部疼痛,痛有定处,拒按,或脘腹胀满,胃纳不佳,舌苔黄腻。严重者伴有吐血等症状。

(3)肝气犯胃:呕吐伴胸胁痛闷,暖气吞酸,胃失和降,烦躁易怒,脉弦数或弦紧。

(4)脾胃虚弱:损伤日久,饮食稍不慎即呕吐;或劳倦之后,困惫乏力,眩晕作呕,舌质淡,脉濡弱。

【治疗】

1.瘀阻于上

治法:活血祛瘀,调和升降。

方药:柴胡细辛汤合左金丸。

2.瘀阻中焦

治法:逐瘀生新,和胃降逆。

方药:代抵当丸加减。

3.肝气犯胃

治法:疏肝理气,和血泻火。

方药:逍遥散合左金丸。

4.脾胃虚弱

治法:健脾益气。

方药:补中益气汤。

十四、伤后癃闭

伤后癃闭是指损伤后排尿困难,甚至小便闭塞不通的一种病证。点滴短少,病势较缓者称为癃;小便不通,欲解不得,病势危重者称为闭。临床上一般合称为癃闭。健康成人,每 24 小时排尿量在 1000～2000ml 之间。当人体受到较重损伤之后,常常出现尿量异常,少尿或无尿,或排尿困难。

【病因病机】

1.经络瘀滞　严重外伤或脊柱骨折脱位合并截瘫,瘀血遏阻于经脉之间,致经络闭阻,膀胱气化功能障碍,水道不通,而产生癃闭。

2.津液亏损　伤后出血量多或者疼痛剧烈,精神紧张,大汗淋漓,阴液大耗,化水之源枯竭,水道通调不利,不能下输膀胱,亦可致成本证。

3.下焦湿热　损伤之后,湿热之邪蕴结膀胱;或邪毒入里,酿成湿热,湿热阻遏膀胱,致使气化失常,小便滴沥难行。

【诊断要点】

1.病史　有外伤史。

2.临床表现及体征

(1)经络瘀滞:小便不利,腹部胀满,烦躁易怒,渴不思饮,脉细或涩。

(2)津亏液耗:小便点滴而下,或点滴全无,汗出,渴而能饮,口咽干燥,苔薄黄少津,脉细。

(3)下焦湿热:小便不通或滴沥尿少,小腹胀满,或热赤尿血.舌绛,苔少,脉虚大。'

【治疗】

1.经络瘀滞

治法:逐瘀利水,活血通闭。

方药:代抵当丸。

对脊柱骨折脱位合并截瘫的癃闭,可结合本病辨证论治。

2.津亏液耗

治法:补气生津。

方药:生脉散。

3.下焦湿热

治法:清利湿热,通利小便。

方药:八正散或小蓟饮子。

十五、痿软麻木

痿软是指筋肉痿废失用、瘦削无力;"麻"指自觉肌肉内有如虫行感,按之不止;"木"指皮肤无痛痒感觉,按之不知。

【病因病机】

1.经脉瘀阻 损伤积瘀,瘀血滞凝,阻滞经脉,导致经脉功能障碍,产生痿软麻木。如骨折、脱位合并神经、血管的受挫、受压,都可引起肢体局部的痿软麻木。神经根型颈椎病、腰椎间盘突出症而致瘀阻经脉时,可引起肢体痿软麻木。

2.筋脉伤断 严重损伤,筋脉受外力伤害而伤断;或骨折、脱位严重移位,筋脉受过度牵拉撕裂伤断,均可产生肢体痿软麻木。

3.气血虚亏 损伤日久,耗气伤血,气血虚亏,血不养筋,筋骨失养,则可产生肢体痿软麻木。伤后患肢固定时间过长,或卧床过久,筋骨不用,局部筋骨失养,产生肢体痿软麻木。

【诊断要点】

1.病史 有急性损伤或慢性损伤病史。

2.临床表现及体征

(1)经脉瘀阻:伤后患肢麻木不仁,新伤多伴有局部疼痛、肿胀、瘀斑,陈伤多伴疼痛、麻木固定。

(2)筋脉伤断:若筋脉损伤断裂时,其所支配和营养的肢体范围可发生运动、感觉完全障碍,肢体不仁、不用。

(3)气血虚亏:多见肌筋挛缩、萎缩,四肢不知痛痒,关节活动受限,并见少气懒言,乏力自汗,面色苍白或萎黄,舌淡,脉细。

【治疗】

1.经脉瘀阻

治则:祛瘀通络。

方药:苏气汤合蠲痹汤加减。

对颈肩上肢麻木者,用舒筋丸;对腰臀下肢麻木者,用活络效灵丹加减;若神经、血管受压、受挫引起之痿软麻木,宜结合其病因辨证论治。

2.筋脉伤断

治则:活血祛瘀,疏通督脉。

方药:活血祛瘀汤合补肾壮阳汤加减。

3.气血虚亏

治则:补气血,通经脉。

方药:补阳还五汤或人参养荣汤加减。

痿软麻木治疗时,应加强功能锻炼,并配合按摩、针灸、药物熏洗等。

(鞠兴华)

第三节 头部内伤

头部损伤的发病率仅次于四肢损伤,严重者多会留有不同程度的后遗症,死亡率也较高。头部内伤可发生在头皮无损伤或颅骨完整的患者,按伤势轻重可分为脑震荡和脑损伤(脑挫裂伤、颅内血肿和脑干损伤)。

　　颅骨内有软脑膜、蛛网膜和硬脑膜3层膜状组织包裹头部内容物。软脑膜紧贴于脑组织表面且随之伸入脑沟内,蛛网膜覆盖于软脑膜表面,但不伸入脑沟内。蛛网膜和软脑膜之间,形成蛛网膜下腔,内充满脑脊液。硬脑膜为一层厚而坚韧的纤维膜,是保护脑组织抵抗外来直接伤害的屏障。硬脑膜与蛛网膜之间为一潜在间隙,称硬脑膜下腔。硬脑膜下积液或血肿即位于此腔,硬脑膜在颅腔内形成隔膜,将颅腔分为若干部分,颅顶部共分为内外2层。

　　头颅内部主要有3种内容物构成:即脑组织、脑脊液和血液。脑组织是中枢神经系统的主要组成部分,可分为左、右两大脑半球,以大脑纵裂为分界,每一大脑半球分为额叶(主管运动)、颞叶(主管听觉、嗅觉和味觉)、顶叶(主管感觉)和枕叶(主管视觉)。小脑由左右两小脑半球与中间的小脑蚓部所组成,主要是调节和维持身体在各种姿势中的平衡作用,使身体在运动时保持平稳。

　　脑干是脑部所有重要神经传导束的共同通道,含有除嗅、视两脑神经以外的所有脑神经核,是重要的中枢神经枢纽。它可以分为中脑、脑桥和延髓3部分,延髓支配呼吸、循环、心脏、胃肠道、吞咽、发音等功能,是重要的生命中枢。

一、脑震荡

　　脑震荡亦称"脑气震动"、"脑海震动",是指头部受到暴力伤害,大脑功能发生一过性功能障碍而产生的临床证候群。

【病因病机】

　　头部受到外力的震击,脑和脑气必然受损,扰乱静宁之府,出现神不守舍,心乱气越。同时头部脉络受损,血离经隧而渗溢,气滞血瘀,阻于清窍,压迫脑髓,使清阳不得上升,浊阴不能下降,气机逆乱,神明昏蒙,脑的功能就发生障碍或紊乱,使诸症皆发。

　　现代医学认为,头部被暴力打击后,中枢神经系统遭受过强的刺激,神经细胞震荡而功能障碍,发生了超常抑制,但在病理解剖上,无明显形态上的变化和器质性损害。

【临床表现】

　　1.意识障碍:损伤后有短暂的意识昏迷,持续时间可数秒或数分钟,一般不超过30分钟,意识清醒后可以恢复正常。

　　2.近事遗忘症:清醒后不能回忆受伤之时或受伤前后的情况,但对往事却能清楚回忆,故又称"逆行性遗忘症"。

　　3.清醒后可有头痛、头晕、目眩、耳鸣等症状,搬动头部或坐起时症状加重。

　　4.神经系统检查无阳性体征,体温、呼吸、脉搏和血压在意识障碍期间可出现变化,清醒后恢复正常,无脑脊液漏,颅骨摄片、颅脑CT、MR检查均正常。

【诊断要点】

　　1.有明确的头部外伤史,常可查到头部受伤处有软组织肿胀、压痛。

　　2.受伤后有明确的短暂意识恍惚或丧失。

　　3.有明显的逆行性健忘,神经系统检查无阳性体征,血压、脉搏和呼吸正常。

4.头痛、头晕在受伤后数日内明显,以后可逐渐减轻,可因情绪紧张,或在活动头部,变换体位时加重。

【治疗】

1.中药治疗　脑震荡中医辨证分为三期:昏迷期、苏醒期和恢复期。

(1)昏迷期:脑震荡昏迷不醒、瘀阻气闭者,以开窍通闭为主,方药可选用苏合香丸灌服。

(2)苏醒期:脑震荡苏醒后,主要症状是头痛、头晕、恶心,时有呕吐,夜寐不宁,治应舒肝活血安神,方药用柴胡细辛汤;头痛较剧者加丹参、川芎、藁本、蔓荆子;头晕较甚加白蒺藜、钩藤、龙齿、天麻;恶心呕吐者可加紫丁香、姜竹茹、姜半夏;夜寐不宁者,加夜交藤、炒酸枣仁、炙远志。

(3)恢复期:主要症状基本消失,但尚感头晕、疲惫、精神不振,治应益气补肾健脑,方用可保立苏汤、归脾汤等。

2.针灸治疗

(1)眩晕:针内关、百会、足三里,配风池、三阴交等穴。

(2)头痛:①偏头痛:针太阳、外关,配风池、四渎;②前头痛:针印堂、合谷,配上星、列缺;③后头痛:针哑门、后溪,配昆仑、风池;④顶头痛:针涌泉,配太冲、百会;⑤全头痛:针印堂、哑门,配足三里、合谷、四渎。

(3)呕吐:针内关,配足三里、天突。

(4)呃逆:针天突,配内关、中脘。

(5)失眠:针足三里、哑门或神门,配内关、三阴交。

【预后与调护】

脑震荡属于功能性疾病,预后良好。除适当的药物治疗和绝对卧床休息外,护理是治疗的重要环节,需要安静的环境和合理的调养,同时要帮助解除伤员对脑震荡的恐惧心理,促使患者早日康复。

二、脑挫裂伤

脑挫裂伤是脑组织的实质性损伤,分为脑挫伤和脑裂伤,因挫伤、裂伤同时存在,故常称为脑挫裂伤。

【病因病机】

头部直接受到暴力作用,或高处坠下,足部、臀部着地等间接暴力损伤,使脑组织在一定范围内发生出血和破坏。

由于脑器质性损害,在损害部位出现神经细胞变性、坏死,脑组织出血、水肿、液化及神经胶质增生继发性病理损害,最后在脑内遗留固定的痕迹,甚者可出现神经损伤的定位症状。

【临床表现】

患者伤后出现昏迷,伴有颅内压增高与神经损伤定位症状等危重表现。

1.颅内压增高的症状　主要是患者生命体征的变化,即意识、瞳孔、血压、脉搏、呼吸等方面的变化。当颅内压增高处于代偿期时,患者的意识和瞳孔无多大的改变,仅血压逐渐上升,脉搏减慢,脉缓而无力,呼吸仍可正常;当颅内压继续上升,接近于瘫痪期,则意识逐渐昏迷,瞳孔对光反射消失,并开始散大,脉搏渐渐增快,心搏减弱,血压逐步下降,呼吸不规则或出现潮式呼吸,接着自主呼吸停止,称为中枢衰竭危象。

2.神经损伤的定位症状　取决于脑损害的部位,对临床诊断和判定脑损伤的部位是很有意义。

(1)单瘫:即一个肢体(上肢或下肢)的瘫痪,通常是对侧大脑半球额叶损害的结果。

(2)偏瘫:一侧的上下肢都瘫痪,有3种情况:一是损害发生在对侧大脑半球的额叶,偏瘫常为不完全的,且不伴有偏盲与偏感觉障碍;二是损害发生在对侧大脑半球的深部内囊时,表现为较完全的偏瘫、同侧的偏盲及偏感觉障碍,即三偏症;三是损害发生在一侧的中脑的大脑脚处时,表现为交叉性偏瘫,出现较完全的对侧偏瘫及同侧的动眼神经麻痹,表现为瞳孔散大,对光反射消失,眼球外斜,上睑下垂等。

(3)抽搐:可发生在一侧或两侧肢体,这是大脑皮质受到刺激的一种反应。

(4)感觉障碍:大脑半球顶叶损害时,对侧躯体的深、浅感觉均减退。

(5)失语症:伤在大脑半球额下回的后部,常失去讲话能力,为运动性失语;伤在大脑半球颞上回后部及顶叶的缘上回及角回,失去语言理解能力,为感觉性失语。

3.脑膜刺激征　蛛网膜下腔出血,血液混杂在脑脊液内而引起脑膜刺激征,主要表现为颈项强硬和屈髋屈膝试验阳性。

4.脑脊液变化　脑挫裂伤者的脑脊液常为血性,其含血量不定,少者每立方毫米含红细胞数百个,多者可达200万～300万个($20～30×10^9$/L),色泽可自微红至完全血性。在陈旧的蛛网膜下腔出血中,因红细胞都已溶化,红细胞内的血红素都被释出,因此这时的脑脊液呈黄色至棕褐色。

【诊断要点】

1.病史　有明显的头部外伤史。

2.临床症状　轻者意识可无变化,重者意识昏迷,出现颅内压增高症状。

3.体征　神经系统检查可发现定位症状,脑膜刺激征阳性。

4.辅助检查　颅脑CT、MR检查可明确的损伤部位;腰椎穿刺脑脊液检查有助于诊断。

【治疗】

病情轻者,主要是卧床休息和对症治疗。一般需卧床1～2周,可参考脑震荡的治疗。病情严重者,按照以下方法处理。

1.一般处理　保持呼吸道通畅和吸氧,防治脑水肿,穿刺释放血性脑脊液,镇静治疗等。

2.手术治疗　如脑挫裂伤严重,或合并脑内血肿,颅内压增高明显者应立即手术治疗。重度脑挫裂伤合并脑水肿的手术指征:①意识障碍进行性加重或已有一侧瞳孔散大的脑病表现;②CT检查发现中线结构明显移位、脑室明显受压;③在脱水等治疗过程中病情恶化者。

3.中药治疗

(1)昏愦期:瘀阻清窍者,用通窍活血汤加减;湿蒙清窍者,用通脑汤加减;元气外脱者,用独参汤。

(2)清醒期与恢复期:瘀阻脑络者,用血府逐瘀汤加减;痰浊上蒙者,用涤痰汤加减;肝阳上亢者,用镇肝熄风汤加减;心脾两虚,用归脾汤;肾精不足者,用杞菊地黄丸。

4.针灸治疗　昏迷者,选用人中、十宣、涌泉等;呃逆或呕吐者,选用内关、足三里、天突等。

【预后与调护】

严重者,病情变化较快,预后凶险。故一旦发病,应及时采取最有效的治疗手段防止病情进一步恶化加重。长期昏迷卧床患者,须仔细护理,如口腔清洁、及时吸痰,保持床铺整洁与进食、进药、排尿等管道通畅,严防压疮发生等,适当地给予活动四肢关节,防止关节僵硬。

三、颅内血肿

外伤性颅内血肿是颅脑损伤的继发性病变,为出血积聚于颅腔内形成局限性占位病变,对脑组织产生压迫和造成颅内压增高。颅内血肿是一种严重的颅脑损伤,若抢救不及时可马上危及生命。

【病因病机】

头部外伤后颅骨骨折出血,或硬脑膜血管破裂出血,形成硬脑膜外血肿;脑组织浅部血管破裂出血常形成硬脑膜下血肿;脑深部血管破裂出血则形成颅内血肿。颅内血肿形成的初期,人体有一事实上的代偿能力,早期表现为颅内血管收缩,脑血流量减少,脑脊液产生速度减慢,脑室排空,脑脊液经脑池、蛛网膜下腔的吸收速度加快,使脑的体积相应缩小,此时颅内压可无显著升高。若血肿进一步发展,导致代偿性功能失调,造成颅内压增高,脑静脉回流阻滞,严重时脑脊液循环通路梗阻,脑组织受压移位进入颅脑裂隙,形成脑疝,压迫脑干,并使颅内压进一步增高。这种恶性循环如不及时纠正,脑疝压迫脑干较久后,终致发生生命中枢衰竭而死亡。

【临床表现】

基于颅内出血有溢血不止的倾向,为继发损伤,因此临床上有迟发性和进行性的特点,其主要症状是再昏迷和瘫痪进行性的加重。

1.意识障碍的特点　有 3 种情况:①昏迷逐渐至苏醒或好转后出现再昏迷;②昏迷进行性加重;③开始时清醒,以后逐渐进入昏迷。

2.锥体束征　伤后逐渐出现肢体瘫痪,并有进行性加重,如伤后开始一侧肢体正常,逐渐出现不全瘫痪,最后出现偏瘫。同时伴有肌张力增高,腱反射亢进,病理反射阳性,说明偏瘫对侧有颅内血肿。

3.瞳孔变化　血肿侧瞳孔进行性散大,对光反射消失,若病情发展速度快,另一侧瞳孔亦随之扩大。

4.颅内压增高　血肿引起颅内压增高发生早,往往在 24 小时以内达到高峰,而脑水肿引起的颅内压增高常在伤后 2～3 天内达到高峰。

5.脑疝征象　常见为颞叶疝,表现为昏迷进行性加重,瞳孔先轻度缩小,对光反射迟钝,进而迅速扩大,对光反射消失,甚至双侧瞳孔散大、固定;对侧肢体瘫痪和腱反射亢进,出现病理反射;严重者心跳、呼吸停止。

【诊断要点】

1.病史　有明显的头部外伤史。

2.临床症状　意识障碍变化,有继发的颅内压增高征象。

3.体征　有继发的脑受压局灶征象,甚至脑疝征象。

4.辅助检查　颅脑 CT 检查等显示颅内血肿的具体部位和征象,如硬脑膜外血肿、硬脑膜下血肿或脑内血肿。

5.鉴别诊断　颅内血肿与脑挫裂伤比较。

(1)脑挫裂伤定位症状在伤后即出现,而且比较稳定;颅内血肿的定位症状需隔一定时间出现,呈进行性加重。

(2)颅内血肿多有清醒期,而脑挫裂伤很少出现清醒期。

(3)颅内血肿常可出现颞叶疝,脑挫裂伤则很少出现,而颅压增高两者均有。

(4)脑挫裂伤在伤后即出现偏瘫,无进行性加重,自主活动少,颅内血肿则不然。

【治疗】

1.一般处理　保持呼吸道通畅,吸氧,应用止血药物,防治脑水肿,防治感染,维持营养、水、电解质及酸碱平衡,促进脑与神经功能恢复,对症处理等。

2.手术治疗　出血量较多、病情严重者,须手术治疗。颅内血肿的手术指征:①意识障碍程度逐渐加深;②颅内压的监测压力在 2.67kPa(273mmH$_2$O)以上,并呈进行性升高表现;③有局灶性脑损害体征;④虽无明显意识障碍或颅内压增高症状,但 CT 检查显示血肿较大,或血肿虽不大但中线结构移位明显、脑室或脑池受压明显者;⑤在非手术治疗过程中病情恶化者。

3.中药治疗　瘀阻清窍者,用通窍活血汤加减。气脱者,用独参汤或生脉散。

【预后与调护】

硬脑膜外血肿,如原发脑损伤较轻且无其他严重并发症者,及时手术,多数预后良好;部分血肿少于 30ml,病情平稳,保守治疗,血肿可完全吸收;如血肿巨大,脑疝严重,可因脑干继发性损害而死亡。急性硬脑膜下血肿、脑内血肿,多合并严重脑挫裂伤,病情急重,多数预后不良,尽管积极手术等治疗,患者仍可能死亡或遗留严重后遗症。

对昏迷患者,应加强护理,注意保持呼吸道通畅,防止呕吐物和痰液造成窒息等;适当翻身拍背,活动关节,预防坠积性肺炎、压疮和关节僵硬;保持会阴部清洁和排尿管管道畅,预防泌尿系感染。

四、脑干损伤

脑干损伤是指中脑、脑桥和延髓的损伤,是一种严重的脑损伤,分原发性损伤和继发性损伤。原发性脑干损伤常可见到脑干不同部位的挫裂、出血、水肿、局部缺血坏死、软化等。继发损伤常见于颅内血肿、脑水肿。本节重点讲述原发性脑干损伤。

【病因病机】

当外力作用于头部时,引起脑组织的移动和冲撞,脑干除了可直接撞碰坚硬的颅底斜坡外,还受到大脑和小脑的牵拉、扭转、挤压等致伤力的作用,尤以挥鞭式、旋转性或枕后暴力对脑干的损害最大,多见于中脑被盖区,病理改变通常为灶性出血和水肿,脑髓损伤,清窍阻闭,病理性质多为实证,伤势严重者可出现脱证。脑干损伤病情险恶,预后不佳。

【临床表现】

1.昏迷 时间长,恢复慢,轻者数周,重者数年,甚至终生昏迷。

2.去大脑强直 多呈角弓反张状态,即四肢张力增高,过度伸直,颈项后伸。

3.锥体束征 由于脑干内的锥体束损伤,可出现肢体瘫痪,肌张力增高,腱反射亢进,浅反射消失,或出现一侧或双侧病理反射。受伤后一切反射消失,肌张力由增高而变为松弛,常为死亡前兆。

此外,脑干损伤还可以出现高热、肺水肿、消化道出血、眼球和瞳孔的改变,如果出现一侧瞳孔散大,昏迷加深,对侧肢体瘫痪,血压升高,脉搏、呼吸减慢时,应考虑颅内血肿的存在。

【诊断要点】

1.病史 有明显的头部外伤史。

2.临床症状 伤后立即深度昏迷并进行性加重,较早出现呼吸循环功能紊乱。

3.体征 去大脑强直,双侧病理征阳性,出现瞳孔大小不等和多变。

4.辅助检查 头部CT或MR检查显示脑干损伤灶。

【治疗】

1.一般处理 按重型脑挫裂伤的处理原则进行治疗。

2.中药治疗 瘀阻清窍者,用通窍活血汤加减;元气外脱者,用独参汤治疗。

【预后与调护】

原发性脑干损伤,轻者有部分可获得生存;重者则疗效甚差,死亡率高,若脑桥、延髓平面受创,则救治希望甚微。脑干损伤患者应特别注意保持呼吸道通畅,防止肺部感染、压疮和泌尿系感染等。

(崔西泉)

第四节 胸部内伤

胸部内伤是指胸廓及其内脏受到外力打击或用力屏气而致内部气血、经络或内脏的损伤。

一、胸部屏挫伤

胸部由于负重屏气或受暴力撞击而致胸部气血、经络损伤者,称为胸部屏挫伤,是人们在日常生活和生产劳动中较常见的损伤。

【病因病机】

1.屏伤 因强力负重,突然过度用力屏气所致。如挑担、推举或搬运重物用力过度等原因引起。

2.挫伤 由于外来暴力直接作用于胸部所致,如跌打、碰撞、压轧、刀刃、爆炸气浪的打击,以及各种机械冲撞人体的胸部等原因而引起。

以上两种暴力作用于胸部均能导致气滞血瘀。胸部屏伤多以伤气为主,导致气机阻滞,经络受阻,不通则痛;胸部挫伤则以伤血为主,多因络脉受损,血溢于经络之外,瘀血停滞而为肿。由于气血关系密切,临床常见气血俱伤,但有时气先伤而后及于血,或血先伤而后及于气。若新伤失治,气滞不通,血瘀未化,可以反复发作而为陈伤。

【临床表现】

无论胸部屏伤或挫伤,它们均能导致气血损伤,因此在临床上可分为伤气、伤血与气血两伤。

1.伤气　胸胁胀痛,痛无定处,胸闷气急,外无肿胀及固定的压痛点。

2.伤血　胸部有固定性、局限性刺痛,深呼吸或咳嗽可使胸痛加剧,翻身转侧困难。伤处微肿,可有瘀斑青紫,压痛点固定。

3.气血两伤　伤气与伤血两种症状并见。伤后胸胁常有较剧烈的疼痛,心中烦闷;局部肿胀,有明显压痛,但其疼痛范围较压痛范围大,且常有走窜移动,甚则窜至背部。

胸胁隐痛,经久不愈,时轻时重,稍一劳累即能诱发者,为胸胁陈伤,其外无肿胀及固定压痛,脉多弦细或细涩。

【诊断要点】

1.病史　有强力负重,突然用力过度的屏伤史或直接暴力所致的挫伤史。

2.临床症状体征　伤气者,胸胁胀痛,痛无定处,无肿胀及压痛;伤血者,痛有定处,局部可扪及肿胀或压痛;气血两伤者,伤气与伤血症状并见;胸胁陈伤者,胸胁隐痛,经久不愈。

3.辅助检查　X线检查未见明显异常。

【治疗】

1.手法治疗

(1)伤气者,手法以摇拍为主。患者正坐,医者外展患者伤侧手臂,作圆圈形的摇动6～9次,然后快速地上下抖动该臂数次;胸闷、呼吸不畅者,医者将右手五指并拢,手掌部呈拱屈状用力拍击患者背部数下。

(2)伤血者,行按摩手法。患者取卧位,术者用手掌沿肋间隙由前向后施行揉摩2～3分钟,随后集中于疼痛部位施行揉摩。

2.中药治疗

(1)内治法

1)伤气:宜疏肝行气止痛,方用柴胡疏肝散加减。

2)伤血:宜活血化瘀止痛,方用复元活血汤加减。

3)气血两伤:宜气血同治,方用柴胡疏肝散、复元活血汤、活血止痛汤加减。

4)胸胁陈伤:宜行气破瘀,佐以调补气血。以气滞为主者,方用柴胡疏肝散、活血止痛汤加减;以血瘀为主者,方用三棱和伤汤加黄芪、党参。

(2)外治法:局部肿痛者,可在损伤部位外敷消瘀止痛膏;若咳呛震痛剧烈者,可用布条扎紧胸廓,以减少震动,减轻疼痛。

3.针灸治疗　胸胁疼痛者,针刺膻中、支沟,配期门、外关透内关;咳逆气喘者,针刺肺俞、定喘,配天突、丰隆等。

【预后与调护】

积极治疗,预后良好。预防当避免外伤、负重过度或骤然闪挫等。发病后应适当休息与练功活动,鼓励患者做深呼吸、咳嗽、唾痰。适当作上肢活动及扩胸动作,预防胸膜和筋膜等组织的粘连,以免长期遗留胸痛。

二、气胸

胸部损伤时,空气由胸壁伤口、肺或支气管破裂处进入胸膜腔者,称为损伤性气胸。

【病因病机】

胸膜腔是两层胸膜间的一个潜在的空隙,胸膜腔内的压力低于大气压,为负压。胸部受伤,如利器、子弹、弹片等刺破胸壁及胸膜,或肋骨断端刺破肺组织,或气管、食管破裂等,均可使空气进入胸膜腔而形成气胸。临床上根据损伤性质和气胸内压的不同,将气胸分为闭合性、开放性和张力性3类。

1.闭合性气胸　胸壁无伤口,气体自肺组织损伤的破裂口进入胸膜后,伤口迅速闭合,空气不再继续进入胸膜腔,称为闭合性气胸。此类气胸对胸腹腔内负压影响不大,仅使伤侧肺部分萎缩。

2.开放性气胸　胸壁有较大的伤口,多由刀刃锐器或弹片火器刺伤胸壁及胸膜形成,胸膜腔经胸膜和胸壁裂口与外界相通,空气随呼吸自由出入胸膜腔者,称为开放性气胸。吸气时大量气体进入胸膜腔,使伤侧肺受压萎缩,纵隔被推向健侧;呼气时空气由伤口排出,纵隔被推向伤侧,纵隔随着呼吸而移动,严重地影响呼吸功能,造成缺氧,引起胸膜肺休克。

3.张力性气胸　多见于胸壁有窄长的伤口或肺、支气管裂伤,伤口与胸腔呈活瓣状相通。吸气时空气进入胸膜腔,呼气时,活瓣闭合空气不能排出,胸膜腔内压力不断增高,形成张力性气胸。此时,伤侧肺被显著压缩,纵隔被推向健侧,使健侧的肺亦受压缩,造成严重的呼吸循环障碍,发生缺氧、窒息和休克。

【临床表现】

1.闭合性气胸　临床症状与气体的进入量有关,少量空气进入可无明显症状;如较多空气迅速进入胸膜腔时,则患者有胸闷、气促、咳嗽等症状,查体见伤侧呼吸音减弱,叩诊呈鼓音。

2.开放性气胸　胸壁有开放性伤口,在呼吸时可闻及气体出入的响声,并有胸胁疼痛,呼吸急促,面色苍白,脉搏细数,血压下降等表现。

3.张力性气胸　表现为进行性呼吸困难,喘息抬肩、鼻翼煽动,发绀,甚至休克,并可有皮下或纵隔气肿,患侧胸廓显著膨隆。胸腔穿刺时有高气压(在20kPa以上),穿刺抽出大量气体后,胸腔内压力很快又增高,变成高压。

【诊断要点】

1.病史　胸部有明显外伤史。

2.临床症状　常见胸闷、气促不适等,严重者呼吸困难、发绀,甚至休克等。

3.体征　伤侧呼吸音减弱,叩诊呈鼓音,严重者气管和纵隔移向健侧,患侧胸廓显著膨隆。

4.辅助检查　闭合性气胸X线检查可见不同程度的肺压缩。开放性气胸除肺有压缩外,尚有纵隔移位等。张力性气胸可见胸腔内有大量气体和瘀血存在,纵隔明显推向健侧,有时尚有纵隔气肿。

【治疗】

1.局部处理　治疗的关键是将胸膜内异常的正压转化为正常的负压,使肺迅速复张。

(1)闭合性气胸:少量气胸(肺压缩在30%以下者)可在1~2周内自行吸收,不必特殊处理;积气较多引起症状时,可在胸前第2~3肋间锁骨中线处,在消毒和局麻下进行胸膜腔穿刺,将气体抽出。

(2)开放性气胸:首要任务是封闭伤口,将开放性气胸转变为闭合性气胸。急救时用消毒厚纱布填塞伤口并加压包扎,使之不漏气;待一般情况改善后,经X线检查,施行清创修补,并用胸腔闭式引流。

(3)张力性气胸:首要任务是排除胸膜腔内高压,解除对肺和纵隔的压迫。急救时立即用粗针头于第2~3肋间锁骨中线处刺入胸膜腔内减压,或用一带孔的橡胶指套扎于针头的尾端,作为活瓣或单向排气装置,进行穿刺排气减压,进一步连接水封瓶排气减压。严重肺裂伤者,须开胸行修补术。

2.中药治疗　经急救处理,病情稳定后,若仍有呼吸困难,面色苍白,唇绀者,宜扶正祛邪平喘,方用二味参苏饮加减;若气促兼有发热,苔黄,脉数者,则宜宣肺清热,方用十味参苏饮、千金苇茎汤加减;若咳嗽痰涎壅盛者,宜祛痰平喘,方用三子养亲汤加减。

3.其他疗法　合并休克者,采用综合性抗休克治疗;呼吸困难者,给氧,必要时行气管切开;应预防和控制胸腔内感染;开放性气胸者,应给予注射破伤风抗毒素。

【预后与调护】

严密观察病情变化,注意保持呼吸道通畅。对严重休克患者,应平卧位,一旦血压恢复正常,应予半卧位,以利于胸腔引流。鼓励患者咳嗽、拍背排痰,定时超声雾化。

三、血胸

胸膜腔积血称为血胸,与气胸同时存在称为血气胸。

【病因病机】

多为刃器、火器或肋骨骨折断端直接刺伤胸内脏器和血管所致。血胸的出血来源:一是肺损伤,由于肺循环血压低,出血慢,多可自行停止;二是胸壁血管损伤,如肋间动、静脉破裂出血等,因体循环血压较高,出血一般不易自止;三是心脏或胸内大血管的损伤,出血凶猛,伤员常因来不及救治而死亡。

血胸发生后,不但因血容量丢失影响循环功能,还可压迫肺组织,减少呼吸面积,血胸推移纵隔,使健侧肺也受压,并影响腔静脉回流,因而严重地影响呼吸和循环功能。

当胸腔内迅速积聚大量血液,超过肺、心包和膈肌运动所起的去纤维蛋白作用时,胸腔内积血发生凝固,形成凝固性血胸。凝血块机化后形成纤维板,限制肺与胸廓活动,损害呼吸功能。血液是良好的培养基,经伤口或肺破裂口侵入的细菌,会在积血中迅速滋生繁殖,引起感染性血胸,最终可导致脓血胸。

【临床表现】

血胸的临床表现与出血量、出血速度及个人体质有关。一般而言,成人血胸量不超过500ml为少量血胸,500～1000ml为中量血胸,出血量在1000ml以上者为大量血胸。小量的胸膜腔积血可无明显自觉症状,仅感到胸部轻度闷痛不适。大量积血时,伤员会出现不同程度的面色苍白、脉搏细速、血压下降和末梢血管充盈不良等低血容量休克表现;并有呼吸急促、肋间隙饱满、气管向健侧移位、伤侧叩诊浊音和呼吸音减低等胸腔积液的临床和胸部X线表现。

【诊断要点】

1.病史　患者有明显胸部外伤史。

2.临床症状　少量血胸可无明显的症状和体征;大量血胸,可出现面色苍白,胸闷气促,血压下降等低血容量休克症状。

3.体征　可有胸腔积液的体征,即肋间隙饱满、气管移向健侧,伤侧叩诊呈实音,听诊时呼吸音减弱或消失。

4.辅助检查　胸膜腔穿刺抽出血液可明确诊断。X线检查则可了解血胸量的多少,有无合并伤的存在。少量积血仅有肋膈角消失,下胸部不清晰;较大量血胸则伤侧肺为液体阴影所掩盖,并见纵隔被推向健侧;合并气胸者,可见液平面。

具备以下征象则提示存在进行性血胸:①持续脉搏加快、血压降低,或虽经补充血容量血压仍不稳定;②闭式胸腔引流量每小时超过200ml,持续3小时;③血红蛋白量、红细胞计数和红细胞比容进行性降低,引流胸腔积血的血红蛋白量和红细胞计数与周围血相接近,且迅速凝固。

具备以下情况应考虑感染性血胸:①有畏寒、高热等感染的全身表现;②抽出胸腔积血1ml,加入5ml蒸馏水,无感染呈淡红透明状,出现混浊或絮状物提示感染;③胸腔积血无感染时红细胞白细胞计数比例应与周围血相似,即500:1,感染时白细胞计数明显增加,比例达100:1可确定为感染性血胸;④积血涂片和细菌培养发现致病菌有助于诊断,并可依此选择有效的抗生素。

【治疗】

1.胸膜腔积血的处理

(1)非进行性血胸:可根据积血量多少,采用胸腔穿刺或闭式胸腔引流术治疗,及时排出积血,促使肺膨胀,改善呼吸功能,并使用抗生素预防感染。

(2)进行性血胸:应在积极防治失血性休克的同时,及时作剖胸探查止血。

(3)凝固性血胸:应待伤员情况稳定后尽早手术,清除血块,并剥除胸膜表面血凝块机化而形成的包膜。

(4)感染性血胸:应及时改善胸腔引流,排尽感染性积血积脓,若效果不佳或肺复张不良,应尽早手术清除感染性积血,剥离脓性纤维膜。

2.中药治疗

(1)气血衰脱者,宜补气摄血,方用独参汤,当归补血汤加三七、白及、炒蒲黄等。

(2)瘀血凝结者,宜活血祛瘀,方用血府逐瘀汤。

(3)血瘀化热者,宜清热凉血化瘀,方用活血散瘀汤合五神汤加减。

3.其他疗法

(1)大量血胸,应输入足够的血液,以防止低血容量性休克。

(2)预防和控制胸部感染。

(3)必要时给予止血剂。

(4)处理胸部合并伤,如有肋骨骨折,应予以固定;胸壁软组织挫伤,局部外敷消瘀止痛药膏。

【预后与调护】

严密观察病情变化,预防出血性休克;进行性血胸,如未及时控制病情,预后凶险。治疗期间,应适当补充营养,增加高蛋白、高维生素及富铁食物。注意伤口卫生,防止胸腔感染。早期适当休息,中后期鼓励患者做深呼吸和主动咳嗽。

(倪新丽)

第五节　腹部内伤

腹部内伤是指腹壁及腹腔脏器(有肝、胆、脾、胃肠、膀胱、子宫等)的闭合性损伤。由于腹部体表面积较大,又不如胸部有胸廓保护,因此受伤机会较多,特别是肝脏和脾脏容易因外伤而致破裂。

一、腹部屏挫伤

腹部屏伤,因生理活动(如剧烈咳嗽)、劳动(如搬运重物)或体育运动(如举重、体操)时,用力过猛,致使腹内压骤然增加而引起的腹部损伤。当腹壁遭受撞击、碾挫等外力作用后,腹部皮肤完好无缺损,腹内出现瘀肿疼痛等症者,称之为腹部挫伤。

【病因病机】

腹部屏伤是由于患者体格瘦弱、肥胖、先天性腹壁组织缺损及手术后瘢痕粘连等使腹壁组织薄弱,因咳嗽或用力过猛导致腹内压急骤增加,致使腹直肌因急骤收缩使部分血管因过分牵拉而撕裂出血,导致腹直肌腱鞘血肿、腹直肌断裂和创伤性腹壁疝气,甚至出现肝、脾和肠破裂等。

腹部挫伤多因直接暴力(如拳打、脚踢、棍棒打击以及车祸、塌方等)使腹壁遭受机械性、钝性暴力的打击、压迫或碾压;或气浪、水浪等冲击波损伤腹壁。轻则气滞络阻,或血络损伤,产生瘀肿;重则气滞血瘀,肿痛并见,且损伤范围较广泛。

腹部屏挫伤若失治或误治,则气血凝滞,经络壅闭,病程迁延,日久导致内脏器官功能失调,体质虚弱征象。

【诊断要点】

有腹部骤然用力病史,伤后出现腹痛、包块、局部压痛明显、咳嗽等,腹内压增加时症状加剧。腹直肌断裂可有局部缺损及腹膜刺激征等。

　　腹部挫伤多表现为腹部钝痛,腹部皮下瘀血或有血肿,腹肌紧张,压痛点比较局限,一般无恶心、呕吐等消化道症状和腹膜刺激征。

　　根据腹部屏挫伤的临床表现,可分为以下几种类型:

　　1.伤气型　表现为腹痛走窜不定,腹软喜按,腹部胀闷,暖气或矢气后痛减等,脉弦。

　　2.伤血型　表现为腹壁刺痛,瘀肿拒按,重者腹壁坚硬,辗转不安,活动受限,脉多沉实。

　　3.气血两伤型　表现为腹部肿胀疼痛,青紫瘀血,按之痛甚,脉沉紧。

　　4.陈伤型　腹部隐痛,喜温喜按,闷咳,伴形体羸瘦,面色苍白或萎黄,腹部胀满,食欲不振,舌淡苔白腻,脉弦紧或濡细。

【治疗】

　　1.药物治疗

　　(1)内服药物

　　伤气型:治宜活血理气止痛,方用理气止痛汤或天台乌药散加减。

　　伤血型:治宜活血化瘀、消肿止痛,方用膈下逐瘀汤、橘术四物汤加减。

　　气血两伤型:行气活血、化瘀止痛,方用行气活血汤、当归导滞散加减。

　　陈伤型:①虚证:治宜攻补兼施,拟益气养血、化瘀生新,方用八珍汤、十全大补汤、理气补血汤加减;②实证:治宜破瘀散结、润肠通便,方用三棱和伤汤或少腹逐瘀汤合黎洞丸送服。

　　(2)外治法:新伤外敷消瘀止痛膏、三色敷药、紫荆皮散等。陈伤外敷狗皮膏、宝珍膏等。

　　2.加压包扎　早期冰敷、后期湿热敷,血肿较大可穿刺抽吸后,加压包扎患部。

　　3.手术治疗　腹壁血肿巨大,经非手术治疗无效,需手术切开排除血块,结扎出血血管,缝合撕裂的肌肉等。肝、脾、肠破裂等除少数裂口小或包膜下血肿外,原则上应及早进行手术治疗。

二、腹部挤压伤

　　腹部遭受重物碾压或挤压等造成严重创伤,称之为腹部挤压伤。多由于交通及工伤事故所致,尤以车祸、工程塌方或被搬运的重物压伤为多见。

【病因病机】

　　由于外力作用的方式及作用部位的不同,往往有以下几种情况:

　　1.前腹壁受力　暴力作用于前腹壁,将腹内脏器急骤挤向脊柱,使胃肠所占空间突然变狭小,可导致肠胃、胰腺、肾脏的挤压伤;若暴力猛烈,被挤压的内脏向四周冲击,膈肌可被冲破,腹腔内脏从破裂处进入胸腔,造成创伤性膈疝。

　　2.季肋部受力　可致下部肋骨折断,使肝脏、脾脏失去胸廓的保护被挤压而破裂。

　　3.下腹部受力　可致膀胱、直肠或后尿道损伤,常合并骨盆骨折。

【诊断要点】

　　根据受伤程度不同可分为内脏挤压伤、创伤性膈疝、合并骨折等。

　　1.内脏挤压伤　轻者引起内脏挤压伤或包膜下血肿,患处疼痛,十二指肠、脾、胰、胃损伤可向肩胛骨方向放射;泌尿系(肾、输尿管、膀胱、尿道)挤压伤可见尿血。挤压伤一般疼痛较局限,无明显腹膜刺激症状。

2.创伤性膈疝　破裂后,因胸腔负压使腹内脏器进入胸腔,心肺受压,纵隔移位,导致呼吸、循环障碍。X线检查可见伤侧膈肌明显升高或固定,胸腔内出现密度增高的块状阴影、不正常的空泡影、血气胸影、下叶肺不张等。

3.合并骨折　除腹部脏器挫伤症状外,合并肋骨骨折,伴有肋骨骨折处疼痛、肿胀,有血肿或有瘀斑,压痛明显,可触及骨擦音,胸廓挤压试验阳性,严重者骨折端刺破胸膜和肺脏,可产生血、气胸;合并骨盆骨折者,伤处剧痛,肿胀瘀斑,骨盆挤压试验和分离试验阳性,因出血过多,常发生出血性休克。

【治疗】

1.药物治疗

(1)腹内脏器挤压伤:治宜行气逐瘀,内治用膈下逐瘀汤、少腹逐瘀汤、橘术四物汤、当归活血汤等。外用消瘀止痛膏、三色敷药或紫荆皮散等。

(2)创伤性膈疝:以手术治疗为主,内治宜行气止痛、活血散瘀,方用复元通气散、理气止痛汤、复元活血汤、血府逐瘀汤等。

(3)合并骨折:治宜活血化瘀、续骨和伤,内服用新伤续断汤、续骨活血汤、生血补髓汤等。外用消瘀止痛膏、接骨续筋膏等。

2.固定治疗　肋骨骨折用胶布或多头带固定;骨盆骨折用骨盆兜固定。

3.手术治疗　凡腹内脏器破裂或创伤性膈疝,一经确诊应立即手术治疗。但有严重并发症者,术前应积极采取输血、输液以及其他抗休克措施,可根据具体病情合理使用呼吸器、胃肠减压和给氧等。

(米田田)

第七章　骨病

第一节　骨关节痹症

一、类风湿性关节炎

类风湿性关节炎是一种以多发性、对称性关节炎症为主，可引起肢体严重畸形的慢性全身性自身免疫性疾病。由于本病早期有较剧烈疼痛，祖国医学将其列入"尪痹"、"痛痹"范畴。本病多见于女性，男女之比为 1∶2～3。16～55 岁发病率最高。多隐渐发病。

【病因病理】

祖国医学认为，类风湿性关节炎系因正气不足，复感风寒湿邪所致。明·秦景明《症因脉治·痹证》论其病因曰："营气不足，卫外之阳不固，皮毛宣疏，腠理不充，感冒雨冲寒，露卧当风，则寒邪袭之而成。"李中梓《医宗必读·痹证》描述本病后期可出现"在骨则重不能举，尻以代踵，脊以代头"的严重畸形与功能障碍。

（一）正气不足

平素体弱，先天禀赋不足，或后天失于调养、外伤、产后，均可导致肝肾亏虚，气血失和，腠理开泄，卫外功能下降，六淫邪气乘虚而入，留滞关节而成痹证。

（二）风寒湿邪相搏

居地潮湿，外宿夜露，或涉水冒雨，风寒湿热诸邪气，直入筋脉关节，气血痹阻，关节出现疼痛、肿胀、活动受限；日久，使正气更加耗伤，关节僵直、变形，肌肉萎缩，少数病人可造成严重残废；如病变严重破坏颈椎并造成病理性半脱位和高位截瘫，或病变累及重要脏器的血管，可危及病人的生命。

尽管内分泌学、酶学、组织化学，特别是免疫病理学的进展，为进一步探讨类风湿性关节炎的病因和发病机理创造了比较好的条件，但是迄今本病的病因仍然不明。作为病因，与以下几方面可能有关：感染、过敏、内分泌失调、家族遗传、免疫反应或其他因素（营养不良、疲劳、寒冷、潮湿、外伤、精神创伤等）。

类风湿性关节炎的病理变化主要在关节，关节滑膜炎为该病的原发病变，滑液、软骨、软骨下骨质、关节囊、韧带和肌腱的病变都是继发病变，是类风湿肉芽由关节内向关节周围蔓延、腐蚀的结果。这些病变可以造成关节脱位、畸形或强直,使受害关节完全丧失功能;重症病人,也常出现关节之外的病理改变,如皮下结节、心脏、肺脏和眼等脏器及血管、神经组织的病变。因此,目前有倾向称其为类风湿病。

【诊断要点】

(一)临床表现

多数类风湿性关节炎病人起病缓慢而隐渐,少数病人发病较急骤。本病临床表现随发作方式、受累部位、病变程度和进展速度的不同而不尽相同,但大多病人可回忆起发病诱因,发病早期有低热、倦怠、全身肌肉酸痛、纳呆、消瘦、贫血等前驱症状。几周或几个月后,出现关节疼痛、肿胀和晨僵(晨起时病变关节僵硬、伸屈不利,活动后症状改善或消失)。随后,受累关节肿大日渐显著,皮肤红、热、疼痛加重,尤其是受累关节常呈对称性、多发性。最常见受累关节有手、腕、膝、趾关节,其中又以掌指及近节指间关节最常见;其次是踝、肘、肩关节,跟骨、颈椎及骶髂关节最少。每个病人受累关节、病情轻重不一致,受累关节少则1~2个关节,多则可达30~40个关节。症状常因天气变化、劳累反复发作;迁延日久,病人形体消瘦,受累关节呈梭形肿胀,疼痛并拒按,肌肉和皮肤萎缩,局部淋巴结肿大,手掌及足跖潮湿多汗及手掌红斑。后期,关节变形僵直、肌肉萎缩,导致腕关节掌屈或尺偏畸形、手指鹅颈和扣眼畸形、握力减弱;足部呈外翻畸形,行走速度减慢等。少数病人可出现皮下结节、血管炎等关节外结缔组织病损。

(二)实验室检查

可见血红蛋白减少,白细胞计数正常或降低。淋巴细胞计数增加。血沉加快,但久病者可正常。约70%的病人类风湿因子阳性。滑液较混浊,粘稠度降低,粘蛋白凝力差,滑液的含糖量降低。

(三)X线检查

早期可见关节周围软组织肿胀;骨质疏松,严重骨质疏松者的骨骼呈炭画样轮廓。关节间隙早期因积液而增宽;以后软骨面边缘骨质腐蚀,关节软骨下有囊腔形成,手足小骨及尺、桡骨远端可见到骨膜反应性新生骨形成,关节间隙因软骨面破坏而变狭窄。但手足小关节、肩锁关节等,因关节的破坏、骨端骨质被吸收,可见关节间隙增宽。骨盆和椎体的重度骨质疏松,可见到变形性改变,如三角形骨盆、髋臼内陷、椎体压缩和双凹样(鱼尾形)椎体。由于关节严重破坏和肌肉痉挛,可见关节脱位、半脱位和各种畸形(如腕下垂、膝屈曲挛缩、掌指关节尺偏,手指的鹅颈、扣眼及前足的拇外翻、爪形趾等)。晚期,关节软骨面完全破坏、消失后,关节即纤维或骨性强直于畸形位置。

类风湿性关节炎需与下列疾病鉴别:如强直性脊柱炎、风湿热、牛皮癣性关节炎、瑞特(Reiter)综合征、肠炎性关节炎、细菌感染性关节炎、关节结核、病毒性关节炎、痛风及假性痛风、骨性关节炎、创伤性关节炎、滑膜软骨瘤病等,都应一一与类风湿性关节炎鉴别,才不至于误诊或漏诊。

【治疗方法】

对类风湿性关节炎进行治疗前,必须让病人了解本病的性质和病程,鼓励病人与疾病作斗争,主动作好功能锻炼,与医生密切配合,坚持治疗。通过坚持不懈的治疗,大多数病人可取得减轻疼痛、推迟或制止关节破坏、预防和矫正关节畸形、改善或重建关节功能等较好疗效。总

的治疗原则是:早期积极治疗,中期控制发展,后期改善症状。其具体治疗包括以下几方面:

(一)支持疗法

多食富含蛋白质及维生素的饮食,补充铁剂、维生素 D 和钙剂。鼓励病人多晒太阳,配合服用强壮筋骨药物。适当休息,改善工作环境,避免遭受寒湿、过劳。疼痛和肿胀严重时,短暂(1～2 个月)和间断地(如白天定时取下 2～3 次)使用支架式夹板固定受累关节于功能位,既利于消肿止痛,又可避免引起关节强直。慢性期病人,可选用物理疗法或中药外敷,亦可配合按摩、练功、体操等治疗。

(二)内治法

1.辨证治疗

(1)风寒湿阻:关节肿胀、疼痛,痛有定处,晨僵,屈伸不利,遇寒则痛剧,局部畏寒、怕冷。舌苔薄白,脉浮紧或沉紧。

治则:祛风散寒,除湿通络。

方药:桂枝芍药知母汤、麻桂温经汤或乌头汤加减。

(2)风湿热郁:关节红肿疼痛如火燎,晨僵,活动受限。兼有恶风发热,有汗不解,心烦口渴,便干尿赤。舌红,苔黄或燥,脉滑数。

治则:清热通络,疏风胜湿。

方药:白虎加桂枝汤或当归拈痛汤加减。

(3)痰瘀互结:关节漫肿日久,僵硬变形,屈伸受限,疼痛固定,痛如锥刺,昼轻夜重,口干不欲饮。舌质紫暗,苔白腻或黄腻,脉细涩或细滑。

治则:祛瘀化痰,搜风通络。

方药:小活络丹、身痛逐瘀汤加减;或用桃红饮加穿山甲、地龙、地鳖虫、白芥子、胆南星、全蝎、乌梢蛇等。

(4)肾虚寒凝:关节疼痛肿胀,晨僵,活动不利,畏寒怕冷,神倦懒动,腰背酸痛,俯仰不利,天气寒冷时诸症加重。舌淡胖苔白滑,脉沉细。

治则:补肾祛寒,通经活络。

方药:补肾祛寒治尪汤或桂枝汤、真武汤加减。

(5)肝肾阴虚:病久关节肿胀畸形,局部关节灼热疼痛,屈伸不利,形羸消瘦,腰膝酸软。伴有头晕耳鸣,盗汗,失眠。舌红,少苔,脉细数。

治则:滋补肝肾,活血通络。

方药:健步虎潜丸、独活寄生汤加减;或用三痹汤、蠲痹汤加减。

(6)气血亏虚:关节疼痛,肿胀僵硬,麻木不仁,行动艰难,面色淡白,心悸自汗,神疲乏力。舌淡,苔薄白,脉细弱。

治则:补益气血,温经通络。

方药:八珍汤、归脾汤、大防风汤或人参养荣汤加减。

2.中成药治疗

(1)雷公藤制剂:长期使用西药一线药物,疗效有限或不能控制病变发展的重症,以及较重的早、中期病人;或长期服用皮质类固醇,疗效不佳或已发生不良反应,停药有困难者,可服用雷公藤制剂。如雷公藤片或雷公藤多甙片,每次 1~2 片,每日 2~3 次。亦可取雷公藤干根的木质部,每日 15g,水煎服。雷公藤不良反应较多,孕妇、肝肾功能不佳、心脏病、高血压、较重贫血(血红蛋白在 80g/L 以下)、溃疡病、过敏体质等病人应禁用雷公藤制剂。青年女病人服用雷公藤制剂,有导致闭经的副作用,亦应慎用或不用。

(2)昆明山海棠,每次 2~3 片,每日 3 次,饭后服。可连服 3~6 个月。

3.西药　水杨酸制剂、消炎痛、布洛芬、扶他林等非甾体消炎止痛药,作为对症治疗临床应用最广,为治疗本病的首选药物,又称之为一线药物。金制剂、抗疟药等药物可缓和症状,仅适用于长期使用一线药物不能控制病情发展的病人,故又称为二线药物。免疫抑制药一般都是在一、二线药物不能控制病情发展时才考虑使用,故又称其为三线药物。每种药物全量服用 2 周仍不满意,再试用其他药物;最后可选用两种合适的药物,继续服用。但必须注意掌握各类药物的药理、适应症、不良反应、用法和用量。

肾上腺皮质类固醇和垂体促肾上腺皮质素消炎止痛作用迅速、完全,但不能根治,也不能抑制病变的发展,停药后症状常迅速复发并加剧。长期大量服用后,不良反应颇多,而且停药困难,所以临床使用时应慎重。

(三)外治法

1.中药　可选用狗皮膏、宝珍膏等膏药,烊化后温贴;或采用麝香镇痛膏、伤湿止痛膏等敷贴。此外,还可应用骨科腾洗药、风伤洗剂熏洗,祛风水、活络水等外擦。

2.针灸治疗　一般采用皮肤针弹刺。其治疗原则是:按病取经,经穴相配,循经弹刺,远近结合,以及中、弹刺激结合,以皮肤充血为度。每日 1 次,15 次为 1 个疗程。

3.理筋手法　局部肿痛者可选用点穴镇痛及舒筋手法;关节活动不利、功能障碍者,可选用活节展筋手法。

4.物理疗法　急性期采用热疗等治疗,可能会加剧肿痛症状,须先用药物解除急性炎症后再进行。可选用 1%雷公藤或 2%乌头直流电离子导入,中、短波电疗,超声波疗法,放射线及同位素疗法,激光疗法,石蜡疗法、热水浴和泥疗法等。

(四)手术疗法

早期为防止软骨继续破坏,四肢关节病变,应用上述综合治疗 18 个月以上,关节肿痛仍无明显改善者,可行滑膜切除术。病变已静止者,可根据病变关节功能、畸形和破坏程度,选行截骨矫形术、关节融合术、关节成形术、人工关节置换术;足趾严重畸形,影响穿鞋、行走可行跖趾关节切除术。

二、强直性脊柱炎

强直性脊柱炎是一种慢性、炎症性、以脊柱关节为主的免疫性疾病。目前公认本病属结缔组织血清阴性疾病,其特征是从骶髂关节开始,逐渐上行蔓延至脊柱关节,造成骨性强直畸形;偶有从髋关节开始,但很少波及四肢小关节。从发病年龄、性别、患病部位、类风湿因子和组织相容抗原(HLA-B$_{27}$)以及对治疗的反应等各方面来分析,强直性脊柱炎与类风湿性关节炎不相同,是两个完全不同的疾病。它的发病率比类风湿性关节炎低,约占全人口的 0.1%~

0.3％。多见于男性青年,男女之比大约为 10：1。多发于 15～30 岁,其中又以 16～25 岁发病率最高。家族遗传的阳性率为 23.7％,比类风湿性关节炎家族遗传阳性率更高;10％以下的病人类风湿因子阳性。除心脏合并症、肾淀粉样变性以及颈椎病变导致骨折、脱位外,本病对病人的寿命无明显影响。

【病因病理】

本病的病因,祖国医学认为与机体肾虚督空、感受风寒湿等六淫邪气有关。

(一)肾虚督空

先天禀赋不足,后天失于调养,皆可使肾精空虚,督脉失充,筋骨不得温养而发病。

(二)淫邪阻闭

风寒湿诸邪入侵机体,凝滞于筋骨关节,阻闭气血,致使肢节失去濡养,萎废变形。

现代医学对本病病因、发病机制的认识,尚未完全明确。但目前认为:强直性脊柱炎是在遗传基础上,兼受损伤、感染、某些炎症致病菌的侵害,导致异常的免疫反应而发。另外甲状旁腺疾病、铅中毒、局部化脓性感染、内分泌及代谢缺陷、过敏等,都可能是本病的诱发因素。

强直性脊柱炎早期病理变化,与类风湿性关节炎很相似,二者都是以增殖性肉芽组织为特点的非特异性滑膜炎。不同于类风湿性关节炎的是:本病病变多始于骶髂关节,逐渐上犯腰、胸、颈椎的椎间盘、关节突间关节。肩、髋、肋椎、胸骨柄体等关节,大转子、坐骨结节、跟骨结节、耻骨联合也常被累及。约有 25％病人同时累及膝、踝等周围关节。在晚期,与类风湿性关节炎不同,强直性脊柱炎的滑膜肥厚和关节软骨面的腐蚀破坏较轻,很少发生骨质吸收和关节脱位,病变倾向于侵及韧带的附着处,致使骨质明显增生,关节囊和韧带的骨化突出,加之关节软骨面的钙化和骨化,极易发生关节骨性强直。

【诊断要点】

(一)临床表现

本病约有 80％的病人发病隐渐;20％的病人急骤发病,并有较高体温及明显的全身症状。

1.疼痛与腰僵 初起,病人下腰、臀、髋部疼痛及活动不便(腰僵),阴雨天或劳累后加重,休息或遇热减轻。随后,由于病变的进展,出现持续性的腰僵和深部钝痛或刺痛,疼痛严重者可影响睡眠;有疲劳感。部分病人因骶髂关节病变刺激,出现反射性坐骨神经的症状。数月之后,疼痛和活动受限症状逐渐上行到胸椎、颈椎;少数女病人呈下行性发展。病变扩展到胸椎时,病人出现胸痛、胸部有束带样紧缩感,呼吸运动减弱或消失,有的病人出现肋间神经痛。发展到颈椎时,头颈转动出现困难,整个脊柱完全僵硬。

2.畸形 在病变发展过程中,椎旁肌肉明显痉挛,由于屈肌较伸肌强和病人为了减轻疼痛而被迫处于脊柱前屈位,日久整个脊柱形成驼背畸形。早期此畸形久坐加重,平卧减轻;后期,由于脊柱周围韧带、纤维环、关节突间关节骨化,即使平卧畸形也不减轻。当脊柱及髋、膝关节强直于畸形位,病人常卧床不起,生活难以自理;若强直于功能位,病人可以直立,利用身体转动、踝关节的活动而缓慢行走。

另外,本病病人遭受外伤,易造成颈椎骨折、脱位,导致四肢瘫痪,甚则危及生命。约有 20％的病人,出现眼痛、视力减退等复发性虹膜炎。少数病人还出现膝、踝等处肿痛等。

3.常见体征

(1)脊柱僵硬:早期可见平腰(腰前凸减小或消失)及腰部后伸活动受限;晚期可见腰椎后凸,各方向活动受限。当整个脊柱纤维性或骨性强直时,脊背呈板状,活动完全丧失;严重驼背畸形病人,站立时脸向地面,不能向前向上看,常需别人牵手引路,才敢行走。

(2)呼吸运动改变:胸椎受到病变侵犯时,胸廓扩张活动受限,甚至消失,导致病人呼吸运动减弱或困难。一般认为,胸部周径扩张度少于 3cm 者为阳性,提示胸廓扩张受限。

(3)骶髂关节炎体征:骶髂关节炎是诊断本病的主要依据。骨盆分离试验、骨盆挤压试验和床边试验阳性,是骶髂关节炎的可靠体征。

(二)实验室检查

强直性脊柱炎实验室检查多无特异性。早期病变活动时,80%病人血沉增快。因此,临床表现、X 线检查不足以诊断本病时,血沉增快有一定的诊断参考价值。90%以上病人组织相容抗原(HLA-B$_{27}$)阳性。

(三)X 线检查

1.骶髂关节改变　本病早期骶髂关节的 X 线片改变比腰椎更具有特点,更容易识别,这是诊断本病的主要依据之一。一般根据改变分三期:

(1)早期:关节边缘模糊,并稍致密,关节间隙增宽。

(2)中期:关节间隙狭窄,关节边缘骨质腐蚀与致密增生交错,呈锯齿状。髂骨侧骨致密带增宽,最宽可达 3cm。

(3)晚期:关节间隙消失,骨致密带消失,骨小梁通过,呈骨性强直。

2.脊柱改变　病变发展到中晚期,X 线检查可见:

(1)韧带骨赘(即椎间盘纤维环骨化)形成,甚至呈竹节状脊柱融合。

(2)方椎畸形。

(3)普遍骨质疏松。

(4)关节突关节腐蚀、狭窄、骨性强直。

(5)椎旁韧带骨化,以黄韧带、棘间韧带和椎间纤维环的骨化最常见。

(6)脊柱畸形,包括腰椎及颈椎前凸消失,甚至后凸;胸椎生理后凸加大。驼背畸形多发生在腰段以及上胸段。

(7)椎弓和椎体的疲劳骨折及环枢椎半脱位。

3.髋、膝关节等改变　早期可见关节囊膨大、闭孔缩小及骨质疏松;中期可见关节间隙狭窄、关节面腐蚀破坏、髋臼外上缘和股骨头边缘骨质明显增生、髋臼内陷及骨盆变形;晚期可见关节间隙消失,骨小梁通过,骨性强直于各种畸形位。

在罗马和纽约会议上,分别确定过本病的诊断标准。两个诊断标准都强调腰痛、腰椎活动受限,胸痛、胸廓活动受限和骶髂关节炎在诊断上的重要性。因此,掌握上述要点,本病是不难诊断的。

临床上,应与下列病变鉴别:骶髂关节结核、脊柱结核、化脓性骶髂关节炎、化脓性脊柱骨髓炎、类风湿性关节炎、青年性驼背、椎间盘脱出症等。

【治疗方法】

本病目前无根治良方。为了减轻疼痛、缩短病程、预防畸形、改善功能,应取得病人的积极配合,采用妥善的综合疗法。

(一)支持疗法

应食用富含蛋白质及维生素的饮食。骨质疏松者应加服钙剂。保持良好的身体姿势,卧硬板床,低枕或不用枕,经常采用俯卧睡姿。注意劳逸适当,避免风寒湿邪的侵袭和长期弯腰的工作。积极参加深呼吸操、太极拳、扩胸运动、脊柱和髋关节伸肌的锻炼和温水中游泳等运动,长期坚持每日锻炼,直至病变静止,可防止畸形强直、肌萎缩和挛缩。

(二)内治法

1.辨证治疗

(1)肾虚督空:背脊酸痛,伴见胸胁疼痛,呼吸欠畅,周身酸困乏力,俯仰不利,腰脊强直如板,或背俯伛偻,活动受限。舌质淡胖,苔薄白。脉沉细。

治则:温肾补髓,舒筋通络。

方药:三痹汤、健步虎潜丸、补肾祛寒治尫汤加减。如加巴戟天、仙灵脾、山萸肉等。

(2)淫邪阻闭:腰骶部疼痛,背脊僵硬,伸屈不利,阴天、劳累加剧,得温熨则舒缓、痛减。舌淡苔薄腻。脉沉弦。

治则:祛风除湿,温经散寒。

方药:麻桂温经汤、乌头汤、蠲痹汤等加减。如痛重者加威灵仙、乳香、没药;风胜者加秦艽、防风、川芎;寒胜者加附子、肉桂、干姜;湿胜者加防己、泽泻、薏苡仁;骨质疏松者加龟版、鹿角胶。

2.西药 治疗类风湿性关节炎的一线药物都可用来治疗本病。阿司匹林适用于轻症病人。保泰松缓解本病症状特别有效,但对胃肠刺激等副作用较大;近来大多用扶他林片或乳剂(外用)来治疗本病。金制剂和抗疟药物对本病无效。对用其他抗风湿药不能控制症状的重症病人,可选用皮质类固醇和垂体促肾上腺皮质素,但宜从小剂量开始;不宜常规、长期使用。逐渐减量停药有困难者,可配合应用雷公藤制剂或中药。

(三)外治法

深部 X 线照射可以减轻疼痛,缓解肌肉痉挛;由于其副作用多而顽固,目前只选择性的应用于各种常规疗法无效的病例。

间断使用各种支架,对预防和矫正各种畸形有一定作用。

当关节畸形未发展到骨性强直时,给予适当的牵引措施,对于防治脊柱及关节畸形都有一定效果。牵引重量:髋关节 4～6kg,膝关节 2～4kg;对脊柱可用胸带、骨盆带作上下对抗牵引,总的牵引重量为 20～30kg。牵引时间:每日 2 次,每次 2 小时。

中药外用、针灸、理疗、拔火罐可参照类风湿性关节炎。按摩及手法有助于保持关节的功能,但必须取得病人主动配合,才能取得较好效果。

(四)手术治疗

对经过积极的药物等治疗无效病人,为挽救和改善关节功能,可行手术治疗。

三、痛风性关节炎

痛风性关节炎是以关节急性剧痛和红肿反复发作、血尿酸增高、痛风石形成为主要特征的痛风病的一种病症。祖国医学文献中对于"痛风"病因病理的阐述、临床症状的描述,包括了现代医学所说的痛风性关节炎,认为本病系因湿浊瘀阻,留滞关节经络,气血不畅所致。如《医学入门·痛风》认为痛风多因"血气疲劳不营养关节腠理"所发,并指出痛风后期有"痛入骨髓,不移其处"的临床表现。

【病因病理】

(一)湿浊瘀阻

湿热诸邪,乘虚内窜,阻闭经络,凝聚关节;外伤恶血留内不去,蕴久化热,瘀热流注关节;或形体肥胖,嗜食肥甘,气化失调,痰浊内生,阻滞经脉肢节而发病。

(二)脏气虚衰

人至中年,诸脏渐衰,尤其是脾气虚弱,肾精亏耗。脾虚运化失常,升清降浊无权;肾亏气化乏力,分别清浊失司,清浊代谢失调而发病。

现代医学认为,痛风系因嘌呤代谢紊乱,引起尿酸盐沉积在组织内所引发的病变。可分为原发性和继发性两类;原发者与家族遗传有关,有阳性家族史者约占所有病例的50%～80%。继发者可由肾脏病、血液病、恶性肿瘤等多种原因引起。近年来,有人报告痛风病人有过敏质的表现,如某些病人进食某种食物,可同时引发痛风和其他(如哮喘、荨麻疹等)过敏症状。此外,外伤、过劳、饮酒、进食过量多蛋白饮食、急性感染和外科手术等,都能诱发痛风。对于尿酸盐类因何由血中析出而沉淀于组织之中,目前解释有以下三种学说:血清碱性减低学说、同质异性物学说、外伤和局部坏死学说。

【诊断要点】

(一)临床表现

本病是一种忽发忽愈、有急性肿痛症状的慢性无菌性关节炎。多有家族史,好发于30～50岁的男性,男女之比约为20∶1。60%～70%始发于拇趾的跖趾关节,其次为踝、手、腕关节,其他关节、肌腱、腱鞘和滑囊亦可受累。约有1/3的患者可见肾脏损害的表现。

1.急性关节炎期   发作多在夜间,常因跖趾关节剧烈疼痛而惊醒,局部红肿,表皮干燥发亮,稍活动或轻触患处,即可引发难以忍受的疼痛。天亮后,疼痛大多可自行缓解。如即时给予适当治疗,症状可在12～24小时内完全消失。发作时,常伴有发热(38～39℃)、多汗、头痛、心悸等症状。这种日轻夜重的疼痛等症状,如不治疗,1～3周后亦渐减轻或自愈。

2.间歇期   可无自觉症状。间隔数月或数年后,症状可再次发作,多次发作后关节可变形、僵直。部分病人在耳轮、耳垂、耳软骨处或关节周围、骨骼附近的皮下组织中,出现玉米大小的珠白色结节(称痛风石),其质地较软,可逐渐增大,溃破后常流牙膏状物。

痛风的晚期并发症是肾脏内的尿酸盐沉积,10%～20%病人出现尿酸盐结石,引起血尿、肾绞痛;晚期还可出现肾炎、高血压病和心血管病等病症。

（二）实验室检查

血尿酸增高,若超过 $416\mu mol/L$ 对本诊病断有意义;但单纯血尿酸增高,无关节或肾脏病变时,临床意义则不大。急性发作期,白细胞计数可增高,血沉增快。痛风石镜检可见针状结晶;痛风石尿酸盐试验可呈阳性反应(痛风石末加稀硝酸五滴,加热蒸发干燥后,再加氨溶液,呈紫红色为阳性)。

（三）X线检查

早期多无异常。关节被尿酸盐破坏后,可见关节附近软组织肿胀影;关节边缘稍致密,附近骨质有边缘清晰的穿凿状破坏缺损区,缺损区附近骨质结构正常。这种缺损区常最先出现拇趾近侧趾骨或第1跖骨远端的边缘。晚期,关节间隙狭窄,关节面不规则,关节边缘有骨赘形成等退行性关节炎样改变。有时可见钙化的痛风石钙化影。

【治疗方法】

治疗本病,必须分清标本缓急,分型论治。

（一）内治法

1.辨证治疗

(1)湿热蕴结:足部小关节卒然红肿热痛、拒按,触之局部灼热,得凉则舒。伴发热,口渴,心烦不安,溲黄。舌红,苔黄腻,脉象滑数。

治则:清热利湿,祛风通络。

方药:宣痹汤去栀子、半夏,加萆薢、白花蛇舌草和牛膝、地龙等。

(2)瘀热阻滞:关节刺痛,红肿变形,屈伸不利,肤色紫暗,按之稍硬,病灶周围或有硬结。舌质紫暗或有瘀斑,苔薄黄,脉细涩或沉弦。

治则:活血化瘀,祛热通痹。

方药:化瘀通痹汤加萆薢、败酱草、薏苡仁、生地、黄柏、牛膝等。

(3)痰浊阻滞:关节酸麻疼痛,周围漫肿,或见块瘰硬结,肤色不红。伴有面浮,目眩,胸脘痞闷,足肿。舌胖质黯,苔白腻,脉缓或弦滑。

治则:祛瘀通络,化痰泄浊。

方药:桃红饮加穿山甲、地龙、白芥子、胆南星、全蝎、乌梢蛇等。

(4)肝肾阴虚:病久屡发,关节痛如被杖,局部关节变形,昼轻夜重,肌肤麻木不仁,步履艰难,筋脉拘紧,屈伸不利。伴头晕耳鸣,颧红口干。舌红少苔,脉弦细或细数。

治则:滋补肝肾,通经活络。

方药:补肾壮阳汤、虎潜丸或独活寄生汤加减。

2.西药治疗

(1)控制急性发作期症状:秋水仙碱 0.5mg,每小时 1 次,一般连服 4～6mg,至症状控制或出现恶心、腹泻等胃肠反应,改服维持量,每次 0.5mg,每日 2～3 次。

(2)增加尿酸排泄:丙磺舒每日服 0.5g,分两次服;逐渐增至每日 1～2g,直至症状消失。此药使尿内尿酸排出量大量增加,故对泌尿道结石和肾功能不全的病人不宜使用。

泌尿道结石和肾功能不全的病人,可服别嘌呤醇,每日 200～600mg,分 3 次口服。此药可降低血尿酸量,使痛风石缩小、肾脏损害进程停止,但其副作用较大,服用期间要定期检查血象和肝功能。

（3）可酌情选用保泰松、消炎痛、皮质类固醇和垂体促肾上腺皮质素，后二者不宜常规和长期使用。

（二）外治法

1.外用药　　可选用如意金黄散、四黄散、金黄散、双柏膏等外敷；或用舒筋活络、止痛消炎药水外擦。

2.其他　　可配合针刺、理筋手法。亦可用山慈菇、生南星各 10g 加 75％酒精浸泡，作疼痛区离子导入治疗。

（三）手术治疗

局部痛风石巨大，影响关节功能或破溃经久不愈，可手术摘除。若关节面已有严重破坏，可行关节融合术。手术必须在间歇期内进行；术前 3 日和术后 1 周内，应服用秋水仙碱（每日服 0.5mg）；同时长期服用丙磺舒维持量。

（四）预防与护理

高血尿酸症虽非本病的直接病因，但它的存在可引起复发。所以，设法减少体内尿酸的产生、沉积和促使尿酸的排泄，是预防痛风发作的中心环节。其具体措施有：

1.节制饮食：控制食量，适当限制动物脂肪的摄入，禁食富含嘌呤和核酸的食物（如豆类、鱼子、蟹黄，动物的肝、脑、肾等），避免精神刺激、受凉或过劳等。忌饮酒（尤其是啤酒、甜酒）和咖啡，可喝碱性饮料，促进尿酸转化。当血尿酸超过 475μmol/L 或尿液 pH 值 6 以下时，应限制酸性食物、醋等。

2.急性发作时，应卧床休息，局部固定、冷敷，并鼓励病人大量饮水。

3.为防止复发，可长期服用小剂量秋水仙碱，也可服用小剂量丙磺舒。

4.应妥善治疗高血压、肾炎、泌尿道结石等合并症。局部破溃者，按一般外科处理方法给予治疗。

5.有阳性家族史的男性，应经常检查血尿酸；如有可疑，即可予以预防性治疗。

四、神经性关节炎

神经性关节炎是继发于中枢神经或周围神经深感觉神经损害而引起的关节病变。本病于 1868 年由 Charcot 首先描述，故又称 Charcot 关节，临床上较少见。其特征是关节出现进行性严重骨质破坏和大量新骨形成，形成无痛性、有异常活动之关节；属祖国医学"痿证"范畴。

【病因病理】

祖国医学认为本病系因脾胃虚弱、肝肾亏虚，肢体失去气血津液滋养而发病。

现代医学认为，由于脊髓痨、脊髓空洞症、脊髓膜膨出、糖尿病性神经炎、脊髓炎、截瘫和麻风等中枢或周围神经病变，使关节的本体感觉和痛觉丧失，关节失去正常的防御反应，容易受到严重或积累损伤，软骨及骨质广泛破坏，关节囊、韧带松弛；加上神经营养障碍，失去修复能力，关节破坏逐渐加重而引发本病。

【诊断要点】

本病多发于 40~60 岁。男性多见,男女之比约为 3∶1。多为单发(70%),80%的病人与脊髓痨有关。

起病多隐渐,常有外伤诱因。常见有原发神经系统疾病的表现,如脊髓痨病人可出现瞳孔改变(即对光反应消失而调节反应仍存在,又称 Argyll-Robertson 瞳孔)和共济失调,约半数病人血清和脑脊液华-康氏反应呈阳性。脊髓空洞症病人有感觉分离体征,即痛、温觉消失,但触觉存在。

受累关节进行性肿胀、积液、乏力,随后出现动摇不稳,活动范围异常增大,并有半脱位、脱位及各种畸形。尽管关节破坏严重,但无疼痛或有轻微疼痛,亦无局部压痛及发热。由于原发神经疾病的不同,好发部位各异:脊髓痨常见于下肢大关节和脊柱,特别是跖跗关节;脊髓空洞症多累及上肢各关节;糖尿病病人多见于跖跗关节和跗骨间关节。总之,神经性关节炎病变以四肢大关节多见。

X 线检查早期与创伤性关节炎相似。晚期则出现关节明显肿胀,软组织阴影的密度增高,关节间隙增宽,关节内有大小不等的骨碎块,关节缘骨赘形成,关节脱位或半脱位等典型表现。

【治疗方法】

(一)内治法

1.脾胃虚弱 面色少华,肢体倦怠,关节痿软乏力,形体消瘦,食少便溏,少气懒言,自汗。舌淡苔白,脉细缓。

治则:益气健脾,和胃渗湿。

方药:六君子汤或参苓白术散加减。

2.瘀阻脉络 四肢痿软,麻木不仁,肌肤甲错,时有拘挛疼痛感。舌质紫暗,苔薄白,脉细涩。

治则:活血化瘀,通经舒络。

方药:身痛逐瘀汤、化瘀通痹汤加减;或四物汤加桃仁、红花、姜汁、竹沥等。

3.肝肾亏虚 病久肢体痿软不用,肌肉萎缩,形瘦骨立,腰膝酸软,头晕耳鸣或二便失禁。舌红绛少苔,脉细数。

治则:益精补肾,滋阴养肝。

方药:虎潜丸、六味地黄汤加减。

(二)外治法

1.外用药 用回阳玉龙膏、舒筋活络膏外敷;风伤洗剂、旧伤洗剂熏洗或风伤药水、麝香正骨水外擦。亦可用坎离砂热熨。

2.针灸治疗 可采用体针、电针,配合拔火罐治疗。

3.物理疗法 可采用直流电醋离子导入,超短波、电疗、泥疗、蜡疗等,每日 1 次,每次 20~30 分钟,20 次为 1 个疗程。

4.理筋手法 选用点穴、舒筋等手法。

(三)手术治疗

严格掌握手术适应症,可选行加压关节融合术或其他术式。

（四）预防与其他

1.积极治疗原发疾病,如脊髓痨、脊髓空洞症等。

2.保护病变关节:上肢应尽量少用患侧手工作;下肢病变应尽量少站立、行走,行走时可使用拐杖。破坏稍重、明显不稳定的关节,可用支架保护,以防止畸形和骨破坏发展。

3.对各种关节疼痛的治疗,应严格掌握关节内注射强的松龙等药物的指征,以免发生神经性关节炎。关节积液过多时可行穿刺抽液术。

五、创伤性关节炎

因创伤造成关节面不平整或承重不平衡,关节软骨发生退行变性,出现关节疼痛、功能障碍等一系列症状者,称为创伤性关节炎。本病临床症状、病理改变与退行性关节炎相似,但二者又有所不同:创伤性关节炎均有明显创伤史,虽可见任何年龄,但最多见于青壮年,好发于膝、踝及髋关节;退行性关节炎多见于中、老年人,好发于颈、腰椎、手指、跟骨、髋和膝关节。

【病因病理】

（一）劳损伤骨

外伤、感染或其他的病变,造成关节面严重损伤;关节内骨折,关节面光滑平整性遭到破坏;先、后天畸形或骨干骨折畸形愈合,关节面承重失衡;截肢术后和职业要求,单肢负重过多;或劳作过度,皆可导致筋骨损伤、气滞血瘀,肢节失养。日久,疼痛诸症并现。

（二）体虚失荣

年高肾亏,久病伤肾,肾精衰减,气血不足;或先天禀赋不足,后天疏于调养,脾失健运,化源不足,肢节得不到充足的气血津液的温煦、濡养,劳损不能得到修复而发病。

现代医学认为,本病因创伤导致关节面不平整,承重失衡,负重较大,或遭扭闪后而发生。其基本病理变化是关节软骨的退行性改变和继发的软骨增生、骨化。

【诊断要点】

本病多见于精力旺盛的青壮年,多有明显外伤史;以负重较大、活动频繁的关节发病最多,症状最明显。如下肢的髋、膝、踝、第一跖关节和跗骨间关节;上肢的肘、腕关节;以及腰骶关节等。其中又以下肢关节发病最常见。

临床症状主要表现为关节疼痛及功能活动受限;运动后疼痛往往加重,休息后减轻;严重者肢体肌肉萎缩,关节肿大;滑膜丰富的关节可出现关节积液。

X线检查早期可无明显改变,或只有关节间隙狭窄;继而逐渐可见关节间隙进一步变窄,关节边缘有骨刺形成,负重处骨质增生、硬化,骨端松质骨内因囊性变而呈现密度减低影。

【治疗方法】

（一）内治法

1.损骨血凝　病变关节肿痛,动则加剧,活动不利,身倦乏力,少气懒言,自汗,舌质暗或有瘀斑,脉涩。

治则:活血搜损,通络止痛。

方药:风伤丸或搜损寻痛丸加减。

2.体虚劳损　关节隐痛酸重,甚者关节畸形,劳累后疼痛加重,面色苍白,头晕目眩,乏力,自汗,舌质淡,苔薄白,脉虚。

治则:补虚续损,通脉止痛。

方药:八珍汤加鹿衔草、怀牛膝、制乳没等。

3.阳虚寒滞　形寒肢冷,关节剧痛,遇寒痛增,不能屈伸,腰膝酸冷,舌淡苔白,脉沉细无力。

治则:补肾壮阳,祛寒镇痛。

方药:增生汤或乌头汤加减。

此外,可选用壮骨伸筋胶囊、骨刺丸,以及消炎痛、芬必得、扶他林等西药。

(二)外治法

1.外用药　可选用回阳玉龙膏、舒筋活络膏外敷;亦可用麝香正骨水等外搽或中药熏洗。

2.其他　针灸、理筋手法、物理疗法等对本病均有一定的疗效。可参见退行性关节炎的治疗,选择应用。受累关节应注意休息。

(三)手术疗法

关节面破坏严重、关节疼痛剧烈、影响工作、生活自理能力者,可行关节融合术或人工关节置换术。

(四)预防

本病重在预防,具体措施有以下

1.关节内骨折或波及到关节面骨折,应及时予以解剖复位;严重粉碎关节内骨折,可行关节融合术。骨干骨折应争取达到解剖复位,最起码亦要达到功能复位的标准。

2.髋、膝、踝等负重关节内骨折,应尽可能推迟负重时间;避免过多负重或超限活动。

3.尽可能尽早地矫正关节先、后天畸形。

六、退行性关节炎

退行性关节炎是一种以关节软骨退行性变和继发性骨质增生为主的慢性关节病变。临床上又称增生性关节炎、骨关节病或骨性关节炎;脊柱退行性关节炎又称肥大性脊柱炎。本病属祖国医学"痹症"、颈肩腰腿痛范畴。

【病因病理】

祖国医学认为退行性关节炎是由于年老体衰、劳伤瘀滞或外邪痹阻,骨失滋养而发病。

(一)肾虚髓亏

人到中、老年,肝血肾精不足,骨髓失充,络脉空虚,筋肉、骨骼、关节营养乏源而发病。

(二)阳虚寒凝

素体阳虚,筋骨肌肉得不到阳气温煦;或寒邪直中形体肢节,凝滞气血而现形寒怯冷,酸痛等症。

(三)瘀血阻滞

外伤劳作,损筋伤骨,气血运行失畅而瘀滞,日久筋骨失去气血滋养而发病。

现代医学认为,由于局部损伤、炎症或慢性劳损,导致关节软骨变性、软化和裂碎,逐渐脱落;软骨消失后,裸露的骨面继发硬化、增生;晚期滑膜增生、肥厚,同时绒毛也变得异常肥大。根据发病情况,本病可分为继发性和原发性两种。继发者常继发于关节的先天或后天畸形、关节损伤、关节炎症等;原发者多见于老年人,其发生往往与遗传、体质有关。

【诊断要点】

原发性退行性关节炎的发病年龄多在 50 岁以上;女性稍多于男性;受累关节常为多个关节,多见于颈、腰椎和髋、膝、踝、第一跖趾关节,以及肘、第一腕掌关节和远侧指间关节。继发性退行性关节炎的发病年龄平均在 40 岁左右;除继发于多发关节畸形病人外,受累常为单个关节,以膝、腰椎、肘、髋、踝等关节最为常见。

(一)临床表现

发病缓慢,初起关节疼痛,且有运动后加重、休息后减轻的特点;或为持续性钝痛;或为活动时突然刺痛,并伴有腿软欲跌的感觉。随后,受累关节出现"胶着现象",即间隔较长时间后变动体位时,开始有关节僵硬、疼痛的感觉,活动稍多后症状缓解;随着活动增多或较久时,疼痛、僵硬又复加重。关节周围有压痛。部位表浅的关节可见骨性粗大,偶可触知滑膜肿胀。滑膜丰富的关节可出现关节积液。关节功能轻度或中度受限,但极少发生骨性或纤维性强直。主动或被动活动受累关节时,常可昕到或触摸到捻发声、捻发感或碎裂样摩擦声。

在发病早期,上述症状、体征常因轻微外伤、劳损或寒冷而发作。每次发作历时较短而间隔时间较长,有的 1～2 年才发作一次。间歇期一般无明显症状。多次发作后,间歇期逐渐缩短而发作的症状持续时间延长。后期,症状可持续、加重。

(二)实验室检查

一般无阳性发现。少数病人血沉增快,但很少见到每小时超过 30mm。关节液检查偶见红细胞、软骨碎片和原纤维碎片。

(三)X 线检查

早期无任何病理变化显示。随着病情的进展,逐渐可见关节间隙变狭窄,软骨下骨质致密,关节边缘有唇样骨质增生。在邻近关节面的骨端松质骨内可见散在囊样透亮区,其直径一般都在 1cm 之内。后期骨端变形,有的可见到关节内游离体。

CT、MRI 检查有助于脊柱病变的诊断,可更明确地了解骨质增生、黄韧带肥厚等病变程度以及它们与脊髓、神经根之间的关系。

(四)不同部位的退行性关节炎的临床特征

1.膝关节   继发者较常见。多见于女性。多继发于膝部内、外翻畸形,半月板破裂,剥脱性骨软骨炎,髌骨习惯性脱位或关节内骨折和韧带损伤之后。受累膝关节常有"胶着现象",可触及到摩擦感,有时浮髌试验阳性。

2.髋关节   继发性多见,常继发于髋臼发育不良、股骨头坏死、髋部炎症和骨折、脱位之后。多为单侧关节。X 线片上在髋臼上缘,或在股骨头内常见较大的囊样透亮区,关节间隙狭窄,半脱位。

3.指间关节   多属原发性。常见于远侧指间关节,偶见于近侧指间关节;常见多个关节受累。可见骨性粗大和 Heberden 结节。多见于老年妇女。

4.肘关节　继发性多见。常与慢性劳损有关,木工、矿工、体操运动员、杂技演员及关节内骨折、脱位病人发病率高。若骨折发生于骨骺闭合之前的儿童时期,常见桡骨头增大。

5.脊柱　颈椎的钩椎关节、脊椎的后关节突、椎间盘都可发生退行性关节炎。常见于活动多、承重大的颈椎下段和腰椎下段。可伴有脊髓或神经根受压症状。病变在颈椎更多见神经或附近交感神经受累症状。X线检查可见椎体上下缘骨质增生,甚者可见骨桥;椎间隙及关节突间隙变窄,椎管狭小。

临床上,退行性关节炎应与创伤性关节炎、类风湿性关节炎、神经性关节炎、腰椎间盘突出症、慢性腰肌劳损等病患鉴别。

【治疗方法】

(一)内治法

1.辨证治疗

(1)肾虚髓亏:关节隐隐作痛,腰膝酸软,腰腿俯仰转侧活动不利。伴有头晕、耳鸣、耳聋、目眩。舌淡红,苔薄白,脉细。

治则:滋补肾阴,养精益髓。

方药:六味地黄汤或知柏地黄丸加减。如加龟板、首乌、玄参、枸杞、怀牛膝、天冬、女贞子等。

(2)阳虚寒凝:肢体关节疼痛、重著,屈伸不利,天气变化加重,昼轻夜重,遇寒痛增,得热稍减。舌淡,苔白,脉沉细缓。

治则:温补肾阳,通络散寒。

方药:金匮肾气丸加枸杞、杜仲、仙茅、巴戟天、桑寄生等。

(3)瘀血阻滞关节刺痛,痛处固定,关节畸形,活动不利,或腰弯背驼,面色晦暗。唇舌紫暗,脉沉或细涩。

治则:活血化瘀,理气止痛。

方药:补肾活血汤加当归、鸡血藤等;或风伤丸、身痛逐瘀汤加减。

2.中成药治疗　可选用壮骨伸筋胶囊、骨刺丸等中成药。

临床上,还可选用消炎痛、布洛芬、扶他林或水杨酸制剂。激素的使用必须慎重,不宜长期服用。关节内激素注射可使症状明显减轻,虽对全身影响小,但有可能促使病变进展,仅限于疼痛比较严重或关节内有积液、且便于注射的关节。一般每周1次,注射3~4次,症状缓解即停止。

(二)外治法

1.外用药　可用骨刺膏局部敷贴;或风伤洗剂加黄酒熏洗、旧伤洗剂加陈醋熏洗;或用麝香正骨水等药外擦。

2.针灸治疗　能缓解疼痛,改善症状。

3.理筋手法　根据病情,可选用点穴、弹筋、拨筋、活节展筋手法。

4.牵引疗法　有神经根刺激症状病人可行牵引疗法,如颌枕带牵引、骨盆牵引。

5.物理疗法　理疗可促进炎症吸收、消除肿胀,有镇痛、缓解症状的作用。通常可选用直流电醋离子导入或20%乌头离子导入法、超短波电疗法、超声波疗法或磁疗、激光等。

（三）手术疗法

关节边缘骨刺巨大，影响关节活动，关节内有游离体者，可行关节清理术。疼痛重，但关节面破坏较轻，关节活动尚好者，可行神经关节支切除术。此外，根据病人年龄、病情等不同，可选行关节成形术、关节融合术或人工关节置换术。

（四）预防与其他

1.避免外伤或劳损。若发病与职业有关，应适当减轻受累关节的负重，必要时可作短期休养或改变工种。参加体育活动要注意方法。

2.及早地矫正畸形，避免发生创伤性关节炎。

3.身体过胖者，应当减轻体重。

4.要避免长期或滥用肾上腺皮质激素，应注意调节饮食、休息与活动的关系，以防止发生骨质疏松，和继发退行性关节炎。可考虑手术治疗，切除感染椎间盘、坏死组织，彻底清创使病灶得到控制与稳定。

（赵　龙）

第二节　骨痈疽

骨病学是研究人体骨骼、关节、筋肉等运动系统疾病发生、发展及其防治规律的一门临床学科。

本节重点论述化脓性骨髓炎、化脓性关节炎、骨与关节结核、类风湿性关节炎、痛风性关节炎、股骨头坏死、骨性关节炎、骨质疏松症、骨肿瘤等常见或疑难骨病的病因病机、临床诊断、鉴别诊断、治疗、预后和调护。

一、化脓性骨髓炎

化脓性骨髓炎是指骨组织受到细菌感染而引起的炎症，中医称为"骨痈疽"。本病的感染途经可由细菌从身体其他部位的化脓性病灶经血流传播至骨骼，引发血源性骨髓炎；或由开放性骨折细菌直接感染而引起；或由软组织感染直接浸润邻近的骨骼。急性化脓性骨髓炎若治疗不及时或治疗不当，往往可转变为慢性骨髓炎。

（一）急性化脓性骨髓炎

急性化脓性骨髓炎是由金黄色葡萄球菌或溶血性链球菌引起的骨组织的化脓性炎症，属中医学"附骨痈"范畴。《诸病源候论·附骨痈肿候》曰："附骨痈，亦由体盛热而当风取凉，风冷入于肌肉，与热气相搏，附结近骨成痈，其状无头，但肿痛而阔，其皮薄泽，谓之附骨痈也。"本病多见于10岁以下儿童，好发于四肢长骨，尤以胫骨多见，股骨、肱骨和桡骨次之。

【病因病机】

1.热毒注骨　患疗毒疮疖或乳蛾等化脓性疾病，余毒未尽，热毒深蕴于内，伏结入骨成痈，繁衍聚毒为病。

2.损伤感染 跌打、金刃所伤,皮破骨露,邪毒从创口侵入,蕴热化脓,附骨成痈;或因跌打闪挫,气滞血瘀,经络阻塞,积瘀成痈,循经脉流注入骨。

3.正虚邪侵 中医学认为"正气存内,邪不可干","邪之所凑,其气必虚",正气内虚,毒邪侵袭,正不胜邪,毒邪深窜入骨,致病成骨疽。

总之,热毒是骨髓炎的致病因素,正虚是其发病的基础,损伤是其常见的诱因。

血源性骨髓炎大多数发生在长骨的干骺端。细菌经血液循环,引起菌血症并传播至骨内,在于骺端生长繁殖,形成感染病灶,发病与否取决于机体抵抗力、局部抵抗力以及细菌毒力之间的平衡转归。随着病情的继续发展,可出现3种转归。①炎症吸收:由于身体抵抗力强,细菌毒力低,治疗及时,感染灶迅速被控制,炎症得以吸收痊愈;②形成局限性脓肿:身体抵抗力与细菌毒力抗争相当,炎症局限,形成局限性脓肿;③形成弥漫性骨髓炎:身体抵抗力弱,细菌毒力强,治疗不及时,则病灶迅速扩大而形成弥漫性骨髓炎。此时病灶内的脓液首先在骨髓腔内蔓延,再经哈佛管和福尔克曼管达骨膜下,形成骨膜下脓肿。此后急性炎症的症状逐渐消退,转入慢性骨髓炎阶段。脓肿还可穿入关节,形成化脓性关节炎。血源性骨髓炎的病理特点是早期以骨质破坏、坏死为主,后期以新骨形成为主。

骨膜下脓肿形成时被剥离的骨膜形成一层新骨,逐渐增厚形成包壳,骨干因失去来自骨膜的血液供给,骨内的供血滋养血管因炎症形成血栓,骨内供血被阻塞,形成死骨,小块死骨可被吸收或经窦道排出,大块死骨则无法排出,使窦口不能闭合,成为慢性骨髓炎的病理基础。

【临床表现】

1.初期 起病急,感染中毒症状明显,高热,寒战,烦躁,体温高达39～40℃,患肢剧痛,1～2日内即不敢活动,动则痛剧,压痛明显,食欲减退,脉洪数,舌质红,苔黄腻。重者可出现感染性休克和昏迷。

2.成脓期 约在起病3～4日后,患部持续性剧烈疼痛,不敢活动,继而肢体有弥漫性肿胀形成,皮肤掀红热灼,当脓肿穿破骨膜时,剧痛可骤然减轻,穿刺可抽出脓液。

3.窦道形成期 由骨膜下脓肿溃破至软组织,形成皮下脓肿;约为3～4周后,脓肿破溃,穿出皮肤,形成窦道。

身热及肢痛逐渐缓解,出现神疲乏力,面色苍白,舌淡苔少,脉象细数等。

【诊断要点】

1.病史 近期有感染病灶或上呼吸道感染等病史。

2.临床症状 发病突然,出现周身无力、寒战、高热、食欲减退、脉搏急速等全身中毒症状,患部红、肿、热、痛。

3.体征 患肢肿胀明显,功能障碍,局部压痛明显,皮肤破溃时伴有脓液渗出,并有窦道形成。

4.辅助检查 血液检查可见白细胞总数增高,红细胞沉降率增快,血及局部穿刺液细菌培养呈阳性。X线检查早期仅见病灶周围软组织肿胀;2周后可见骨质广泛脱钙,骨质疏松,骨质呈虫蚀样破坏和明显的骨膜反应;数周后可见大小不等的死骨和骨壳形成,有时并发病理性骨折。

【鉴别诊断】

1.急性化脓性关节炎　全身症状与急性化脓性骨髓炎相似,但化脓性关节炎病变在关节,局部肿胀,压痛多在关节而不在干骺端,关节活动明显受限,关节穿刺可明确诊断。

2.骨结核　多数发病隐匿,初起全身症状和局部症状均不明显,X线表现以骨破坏为主,全身呈慢性消耗性病容,脓液有干酪样物质,关节穿刺有助于鉴别,而骨髓炎往往破坏和增生并存。

3.尤文(Ewing)肉瘤　多见于儿童及少年,好发于四肢长骨和骨盆,主要症状是局部进行性疼痛,X线示骨干或干骺端骨质破坏较广泛,呈虫蚀样,可有葱皮样骨膜反应。

4.软组织急性化脓性感染　与化脓性骨髓炎一样都有化脓性感染的全身症状和局部红肿热痛及功能障碍的表现,除深部脓肿外,大多数软组织化脓性感染红肿热痛较表浅,且局限在肢体一侧的一个范围,而化脓性骨髓炎的患肢呈弥漫性红肿热痛。软组织急性化脓性感染的全身症状大多数较轻。虽然有少数患者X线检查也可见骨膜反应,但骨小梁不紊乱,骨质及髓腔无变化。

【治疗】

急性化脓性骨髓炎早期有严重的感染中毒症状,如不及时正确治疗,可以危及生命,或者演变成慢性骨髓炎。治疗的关键在于早期控制感染和切开减压引流,防止骨质广泛破坏和死骨形成。同时强调局部与整体并重、内外兼顾的治疗原则。

1.一般治疗　注意休息,加强营养,提高机体抵抗力。如中毒症状严重,可少量多次输鲜血。患肢应制动,以防止感染扩散,有利于炎症的吸收和预防病理性骨折。

2.药物治疗

(1)中医治疗

1)内治法:初期脓未形成热毒炽盛者,以消法为主,治清热解毒,活血通络,方用五味消毒饮或黄连解毒汤合仙方活命饮加减;脓成未溃者,治宜托里透脓,方用托里消毒饮;脓已溃且体质虚弱者,治宜补益气血,方用十全大补汤加减。

2)外治法:初期、成脓期局部外敷如意黄金膏、双柏散等;溃脓期,疮口可用冰黄液冲洗,并根据有无腐脓情况,选用九一丹、八二丹、七三丹、五五丹或生肌散药捻,外敷玉露膏或生肌玉红膏。疮口腐肉已脱,脓水将尽时,选用八宝丹、生肌散换药,促进其生肌收口。

(2)西医治疗:正确运用抗生素是控制病情发展的重要环节,一旦诊断明确,应采用及时、足量、联合用药的原则。初期细菌属性不明时,可先选用广谱抗生素,再根据细菌培养和药物敏感试验结果,选用敏感抗生素。

3.手术治疗　切开引流是常用而有效的治疗方法,手术目的是减压引流,排除脓液,减少毒素吸收,可减少发生败血症的机会,同时可减少骨质破坏。急性化脓性骨髓炎早期,病变尚局限于髓腔内时,行局部骨质钻孔减压手术;对已形成骨膜下脓肿或穿破骨膜致软组织脓肿者应及时作切开排脓引流手术。有死骨形成时,需凿开骨皮质摘除死骨。

【预后与调护】

早期诊断和及时治疗是影响预后的关键,如诊断治疗不及时,易形成慢性骨髓炎。行闭式灌注引流术时,术后要注意保持引流管通畅,防止引流管堵塞。对体温高于 39℃者,配合使用物理降温。限制患肢活动,必要时用石膏托固定患肢,防止发生病理性骨折。溃脓期,窦道及窦道周围皮肤需保持清洁,应及时更换敷料。

(二)慢性骨髓炎

慢性骨髓炎属于中医学"附骨疽"范畴,多由急性骨髓炎治疗不及时或者不彻底发展而来;亦有低毒性骨感染,在发病时即表现为慢性骨髓炎。本病病程长,由数月至数十年不等,多伴有窦道经久不愈、反复发作。

【病因病机】

附骨疽的发病多由病后正气虚弱、余毒未尽所致。正气虚弱多表现为血虚寒凝,气血两虚和肝肾亏虚。

慢性化脓性骨髓炎的致病因素与急性化脓性骨髓炎相同:①绝大多数由急性骨髓炎治疗不及时或不彻底转变而成;②少数为开放性骨折合并感染所致;③邻近组织感染直接蔓延到骨组织而成。慢性骨髓炎病理及影响伤口愈合的因素有以下几种。

1.死骨　游离的死骨留在体内引起异物反应,使伤口不愈合。

2.骨内空腔形成　骨质破坏,死骨自行排除或溶解吸收,或大块死骨经摘除后残留的空腔,腔内积脓引流不畅时,伤口不易愈合。

3.瘢痕组织　慢性感染,脓液及其他炎性分泌物长期刺激伤口,使骨空腔内或周围软组织产生坚硬的瘢痕组织,瘢痕组织缺乏血液供应,影响伤口愈合;瘢痕组织有细菌潜伏,也是引起反复发作的一个原因。

【临床表现】

身体消瘦,面色㿠白,神疲乏力,自汗或盗汗,舌质淡,苔薄白,脉细弱等全身症状。患肢隐痛、酸胀,时轻时重。局部可有压痛;有窦道,时有死骨和脓肿排出;患肢皮肤上留有凹陷的窦道瘢痕,紧贴于骨面,可触及病骨表面凹凸不平整,轮廓不规则,皮下组织变硬。可出现关节强直、肢体畸形、病理性骨折或脱位等并发症。

【诊断要点】

1.病史　有急性化脓性骨髓炎或开放性骨折合并感染的病史。

2.临床症状　身体消瘦,面色㿠白,神疲乏力,自汗或盗汗;患肢隐痛、酸胀,时轻时重。

3.体征　皮肤上留有凹陷的窦道瘢痕,局部肌肉萎缩,伴有关节功能受限。局部有压痛、叩击痛,局部有窦道,时有死骨及脓液经窦道排出。

4.辅助检查　血液检查多属正常范围。急性发作时,白细胞数增高、红细胞沉降率加快。X 线检查可见骨干增粗,轮廓不规则,密度不均匀,以增生改变为主,周围有新生的包壳,其内有死骨及空腔。

【治疗】

1.中医治疗　由于慢性骨髓炎病变经年累月不愈,消耗大,导致正气虚弱,其总体病机是虚中夹实,故治疗上应局部与整体结合,法以扶正祛邪,内外兼治。

（1）内治法

1）急性发作期：治宜清热解毒，托里排脓，方选透脓散合五味消毒饮加减。

2）非急性发作期：治宜扶正祛邪，托毒生肌。方选托里消毒散加减。正气虚弱、气血两亏者，宜用十全大补汤、人参养荣汤加减。

（2）外治法

1）急性发作期的局部处理：初起局部微红微肿，外敷金黄膏、玉露膏、拔毒消疽散；成脓后，即行切开排脓引流；已溃破或切开的疮口，用冰黄液或三黄液冲洗，黄连液纱条填入疮口内，外用玉露膏或生肌玉红膏敷盖。卧床休息，患肢采用制动固定。

2）非急性发作期的局部处理：局部皮肤无疮口或窦道，虽有骨坏死但无大块游离死骨者，外敷拔毒消疽散；皮肤窦道经久不愈者，用七三丹或八二丹药线插入窦道内，外贴生肌玉红膏；外有窦道内有死骨难出者，宜腐蚀窦道使疮口扩大，便于死骨和脓腐排出，宜用千金散或五五丹药线插入窦道内，脓尽后改用生肌散；死骨、死腔、窦道并存，脓腐甚多时，可用中药制剂持续冲洗疮口，用冰黄液灌洗引流。

2.西医治疗　慢性骨髓炎急性发作，有全身症状，局部红肿时应考虑使用抗生素。全身用药与局部用药结合可明显提高疗效。

3.手术治疗　凡有死骨形成并已分离清晰，有死腔伴流脓，包壳已充分形成，能代替原有的骨干者，应手术治疗，常施行病灶清除术。

【预后与调护】

慢性化脓性骨髓炎的病史，可长达十多年，甚至数十年，缠绵不愈，反复不止，最后可能出现肢体功能丧失，极少数患者窦道口周围软组织可出现癌变。

患者注意饮食营养，增强体质。伤口流脓，需及时更换敷料，保持引流畅通。必要时用石膏托固定患肢，防止发生病理性骨折。灌注治疗者，要密切观察引流管是否通畅。

二、化脓性关节炎

化脓性关节炎是关节的化脓性感染，属中医学"关节流注"和"骨痈疽"范畴，可发生于任何年龄，多见于儿童。最常发生于髋、膝关节，其次为肩、肘、踝关节。一般为单发，若在儿童可累及多个关节。

【病因病机】

明·汪机《外科理例》指出："或腠理不密，寒邪客于经络，或闪扑，产后，瘀血流注关节，或伤寒余毒未尽为患，皆因真气不足，邪得乘之"。

1.正虚邪乘　真气不足，腠理不密，暑湿邪毒客于营卫之间，阻于经脉肌肉之内，与气血搏结，流注于关节。

2.余毒流注　患疔疮疖痈或患麻疹、伤寒之后毒邪走散，流注于关节；或外感风寒，表邪未尽，余毒流注四肢关节所致。

3.瘀滞化热　因积劳过度，肢体经脉受损，或因跌仆闪挫，瘀血停滞，郁而化热，热毒流注关节而发病。

化脓性关节炎致病菌多为金黄色葡萄球菌,其次为溶血性链球菌、肺炎双球菌和大肠埃希菌等。

发病途径包括以下 3 个方面。①血行感染:常为细菌通过血运从全身其他感染部位传播至关节腔;②直接蔓延:为开放性损伤、关节手术或穿刺继发感染以及周围软组织感染蔓延而来;③有时为化脓性骨髓炎骨质破坏,脓液进入关节腔所致。病变发展大致可分为 3 个阶段,但在发展过程中有时并无明确的界限。

(1)浆液渗出期:关节滑膜充血、水肿,有白细胞浸润。关节腔内有浆液性渗出液,关节软骨尚未被破坏,这一阶段若治疗正确,渗出液可被吸收,关节功能不受影响。

(2)浆液纤维蛋白渗出期:渗出液增多且黏稠混浊,关节内纤维蛋白沉积而造成关节粘连。由于中性多核细胞释放大量溶酶体类物质,关节软骨遭破坏,导致关节功能障碍。

(3)脓性渗出期:滑膜和关节软骨被破坏,关节活动有严重障碍,甚至完全强直。

【临床表现】

1.初期　全身不适,食欲减退,恶寒发热,舌苔薄白,脉紧数。关节疼痛、肿胀、灼热、压痛、不能完全伸直、活动受限。

2.成脓期　全身呈中毒性反应,寒战、高热、出汗,体温可达 40～41℃,彻夜难眠,口干、舌红、苔黄腻,脉数。关节红、肿、热,剧痛、胀痛或跳痛,拒按,病变关节不能活动。

3.脓溃期　全身热毒壅盛,症状如上,局部红肿热痛更加显著,关节穿刺为脓液。脓肿突破皮肤而外溃,形成窦道,经久不愈,全身症状急剧减退,而出现神情疲惫、面白无华、舌淡苔少、脉细而数等虚弱体征。

【诊断要点】

1.病史　常有外伤史、局部病灶感染或全身感染病史。

2.临床症状　高热寒战,全身不适,受累关节红、肿、热,剧痛,关节功能受限。

3.体征　受累关节压痛明显;患肢处于关节囊较松弛的位置以减轻胀痛,如髋关节呈屈曲、外展、外旋位等;关节内有积液,在膝关节则浮髌试验阳性;随着关节内积液积脓增多,关节周围肌肉痉挛,可并发病理性脱位或半脱位;关节内积脓向外溃破,可形成窦道;未得及时正确的治疗者,最终可出现关节强直。

4.辅助检查　白细胞总数增高明显,红细胞沉降率增快。关节液检查可见大量白细胞、脓细胞和革兰阳性球菌等。X线检查早期可见关节囊肿胀,关节间隙增宽;后期则关节间隙变窄甚至消失,关节边缘骨赘增生,关节呈纤维性或骨性融合。

【鉴别诊断】

1.急性化脓性骨髓炎　两者在病变部位可见红肿热痛,但化脓性骨髓炎主要表现在骨干周围的软组织;化脓性关节炎的红肿热痛部位在关节周围,为减轻关节胀痛,患肢放在特殊的体位,化脓性骨髓炎无此特殊表现。

X线片变化,化脓性骨髓炎在于骺端及骨干,化脓性关节炎在发病关节。

2.关节结核　早期全身症状不明显,发展缓慢,病程长,继而出现午后潮热、自汗。关节肿胀,但不红,溃破后脓液清稀且夹有干酪样絮状物,肢体萎缩,关节活动度小和(或)消失。

3.类风湿性关节炎　常为多关节发病,手足小关节受累,关节肿胀不红;患病久者可有关节畸形和功能障碍;类风湿因子试验常为阳性。

【治疗】

急性化脓性关节炎一般起病急骤,早期诊断,及时正确处理,是治疗的关键。

1.一般治疗　加强全身支持疗法,输血输液,纠正电解质代谢紊乱,给予高能量、高蛋白饮食,提高全身抵抗力。对儿童和重症患者应注意降温。

2.药物治疗

(1)中医治疗

1)初期:治宜清热解毒,利湿化瘀,方选黄连解毒汤合五神汤;热毒余邪重者加生地、丹皮,蓄瘀化热者加桃仁、红花、丹参、三七等。

2)成脓期:治宜清热解毒,凉血利湿,方用五味消毒饮合黄连解毒汤;热毒内盛症见高热神昏,甚或谵妄属危候,上方加水牛角、生地、丹皮,配服安宫牛黄丸或紫雪丹等;若炽热伤阴致气阴两伤,舌光红无苔者加生脉散。

3)溃脓期:脓将溃未溃或初溃不畅,治宜托里透脓,方选托里消毒饮或透脓散;热毒盛者加连翘、蒲公英、败酱草等。溃后正虚者治宜补益气血,方用八珍汤或十全大补汤。

未成脓时,局部选用金黄膏、玉露膏等外敷,有助于缓解关节红肿热痛等;收口期可外用生肌散等。

(2)西医治疗:早期正确合理地选择有效的抗生素,不仅可以保全患者的生命,而且还可以保留患肢关节的功能。选用对致病菌敏感的抗生素,用药期限为体温恢复正常后继续使用2周。全身中毒反应重,出现休克表现者,按中毒性休克处理。

3.外治法　初期应用石膏、夹板或牵引于关节功能位制动,有助于减轻肌肉痉挛和疼痛,防止感染扩散,预防畸形和病理性脱位。

病变关节积液肿胀,有波动时行关节腔穿刺引流术。可予抽出脓液后注入抗生素,每日或隔日一次,亦可用生理盐水加入抗生素,进行关节灌注,边灌注边引流。

4.手术治疗

(1)关节切开排脓术:急性化脓性关节炎发病1周左右,关节腔穿刺液已成脓性,应及时行切开排脓,彻底清除关节腔的坏死组织及其他病理组织。术后可行闭式持续灌注引流术。

(2)矫形术:对于非功能位关节强直畸形,可选用关节成形术、关节融合术甚至关节置换术以矫正畸形,改善关节功能。

【预后与调护】

本病一般起病急骤,早期及时诊断治疗,可无后遗症。若诊断治疗不及时,病变到了中晚期,会出现关节强直、病理性脱位和周围软组织瘢痕挛缩等后遗症。治疗期间加强饮食营养,注意观察病情的发展,避免发生菌血症等。治疗期间注意保持良好的生理姿势,防止出现肢体的非功能位强直。

(鞠兴华)

第三节　代谢性骨病

一、佝偻病

佝偻病是一种维生素 D 不足,以致骨质缺钙、变软、骨骺发育障碍或发生畸形的营养缺乏症,俗称软骨病。多见于 3 岁以下的幼儿,以 6 个月至 1 岁最多见。本病属中医"五迟""五软"、"龟背"、"鸡胸"、"解颅"、"肾疳"等范畴。"五迟"是指立、行、发、齿、语迟;"五软"是指头软、项软、口软、手足软、肌肉软。中医认为本病多为先天不足或后天失养所致。

【病因病理】

1.先天不足　肾主骨生髓,脑为髓海,肝主筋、藏血。先天禀赋不足,肾气亏损,不能充养骨骼;肝血不足则筋缓乏力,筋骨不健,故有五软之患,体力与智力发育迟缓。肝肾俱虚则五心发热、盗汗、烦躁不安、易惊惕、多汗。《医宗金鉴·幼科心法》曰:"多因父母气血虚弱,先天有亏,致小儿生下即筋骨软弱,步行艰难,齿不速长,坐不能稳,皆肾气不足之故。"

2.后天失养　小儿"脾常不足",运化功能薄弱,再加饮食、喂养失调,损伤脾胃,则脾胃运化失职,水谷精微不能吸收、输布,无以濡养肌肉、筋骨。"脾气虚则四肢不用",故形体消瘦,足胫无力。

现代医学认为,由于接受日光照射不足,体内维生素 D_3 形成减少;或摄入维生素 D 不足;或者受其他疾病影响(如胃肠、肝胆、肾脏等疾患)等,引起维生素 D 的缺乏,破坏体内血清钙和血清磷的平衡,导致钙不能及时沉着于骨样组织和骨前期软骨内而出现病变。

基于引起佝偻病的病因不同,邓特(Dent)将本病分为 5 类:

(1)营养性佝偻病:摄入食物内缺乏维生素 D 和缺乏阳光照射。

(2)肠性佝偻病:见于腹部疾患、特发性脂肪痢、胃次全或全切除后、肠道瘘、胆道闭锁、胰腺炎、慢性胰腺功能不全等所引起的消化或吸收不良。

(3)遗传性肾性佝偻病:主要是肾小球与肾小管功能紊乱。如伴性染色体低磷酸盐症、常染色体低磷酸血症、维生素 D 依赖症、神经纤维瘤病、范康尼综合征,眼脑-肾综合征、远端肾小管酸中毒等。

(4)后天性肾病性佝偻病:慢性肾功能衰竭、高钙尿症、重金属中毒、肾病综合征、尿道梗阻性疾病、丙种球蛋白病、骨髓瘤病、输尿管结肠吻合术等。

(5)其他:新生儿佝偻病、骨软化症、瘤性佝偻病、原发性甲状旁腺机能亢进,抗惊厥治疗后、服氢氧化铝或其他不能吸收的氢氧化合物所引起的磷酸盐缺少等。

现代医学研究发现,佝偻病的病理改变是以生长最快的长骨的两端干骺端为著,如腕、踝、膝和肋骨前端与软骨交界处。其主要病理是软骨和骨样组织不能钙化,使骨的生长停止在软骨和骨样组织阶段。

从大体上看,急性佝偻病骨脆弱而柔软,随体重的应力和肌肉的牵拉而变形。最早畸形发生在骨端；以后因骨骼继续生长，畸形移至骨干中部；至后期，长骨出现弯曲畸形，胸廓和骨盆也发生畸形。

【诊断要点】

1.临床表现　本病的全身表现有：形体消瘦或虚胖，痿软乏力，起步晚，面色、肤色无华，毛发稀少而枯黄，精神萎靡，或烦躁不安，夜寐不宁，易惊惕，易出汗，食欲不振，大便失调，或溏或秘。

除上述表现外，如不及时治疗，可出现以下骨骼畸形改变：

早期患儿头部增大，囟门迟闭（多超过 1 岁）。额、颞部向外膨出，枕、顶部扁平，形成"方颅"。胸骨隆起，呈"鸡胸"。胸廓因肋骨下缘沿水平方向凹陷，形成横沟，即哈里逊（Harrison）沟。肋骨软骨处增大，在前胸两侧形成"串珠"畸形。四肢远端因骨样组织增生，使腕及踝部膨大似"手镯"、"脚镯"畸形。患儿开始行走后，下肢由于较软的长骨受体重压应力，可发生膝内翻或膝外翻畸形。

2.实验室检查　血清钙可正常或稍偏低，血磷下降明显，可低至 1.13mmol/L（正常值 1.3～1.9mmol/L），钙磷乘积小于 30。血清碱性磷酸酶升高（小儿正常为 5～15 布氏单位或 15～20 金氏单位）。尿钙一般都减少，24 小时尿钙常降至 3mg/kg 体重以下。

3.X 线表现　X 线的最早改变为长骨骨骺端的临时钙化带不规则，模糊和变薄。此处干骺端有一定程度的凹陷。病变进展，预备钙化带消失，干骺端扩张，其中心部位凹陷，呈杯口状，边缘模糊，并有毛刷状密度增高，自干骺端向骨骺方向延伸。骨骺出现迟缓，而且与干骺端的距离增大。骨皮质密度减低，骨小梁粗糙，长骨骨干可因骨膜下钙化不全而变粗。四肢常呈"O"形或"X"形畸形。肋骨远端由于骺软骨的堆积，呈圆形的中等密度阴影（"串珠"症）。

恢复期，干骺端边缘清楚、规则，但干骺端仍宽阔。骨骺相继出现，但严重畸形仍存在。

【治疗方法】

（一）内治法

中医认为本病主要累及肾、脾两脏，证候多属气阴不足，脾肾亏虚。

1.气阴不足型　见于发病初期。面色苍白，神情烦躁，形体消瘦，痿软无力，毛发稀少枯黄，盗汗，纳差，夜寐不宁而神疲，囟门迟闭，独自站立，行走较迟。舌淡苔薄白，脉细缓。

治则：益气养阴。

方药：生脉散加减。如有虚火潮热可加知母、黄柏；夜寐不宁及夜惊者可加枣仁、夜交藤、钩藤；自汗者加黄芪、大枣；骨软者加杜仲、怀牛膝；齿迟者加骨碎补、补骨脂；发迟者加龟板、何首乌；立迟者加鹿茸；行迟者加五加皮、牛膝；语迟者加菖蒲、远志。

2.脾虚肾亏型　见于发病晚期，患儿形体瘦小或虚胖，四肢乏力，精神萎靡或呆钝，易惊惕，立、行困难，齿生过缓，语言迟发，面白唇淡多汗，头颅方大，毛发枯落，肋骨串珠样，甚至鸡胸、龟背，下肢弯曲，大便或溏或秘。舌质淡白，少苔，脉细无力。

治则：培补脾肾，补益气血。

方药：补天大造丸加减。

此外，对佝偻病患儿，应给予牛奶，蛋类食品；同时给予维生素 D 治疗，每日口服 2000～3000 国际单位。并加服钙剂、晒太阳或紫外线照射。

维生素 D 不可服用过量,特别是与钙质同时给予时,有发生高血钙的危险。

(二)预防畸形

患儿衣服要宽大,勿束胸部。急性期,由于体重应力和肌肉牵拉可导致畸形,不可强使患儿坐和立,应仰卧位,直到急性期停止。同时给予中西药抗佝偻病治疗。

(三)手术治疗

畸形可采用穿矫形鞋或手法矫正或夹板矫正;亦可行折骨术或截骨术。对 4 岁以内患儿,病变尚未痊愈、畸形较轻的膝内、外翻,可采用手法矫正、夹板维持的方法来治疗。由于支架使用时间较长,应密切注意监护,以免因夹板固定不合适而使畸形加重或压迫溃疡。

佝偻病治愈后,对主要畸形在胫腓骨的 4 岁以内儿童,可行折骨术。行折骨术时,应保护胫骨上下端的骨骺,避免在折骨时损伤。可将小腿外侧中央放在用棉花垫好的楔形木块上,两手握紧小腿两端,然后用力垂直向下压,先折断腓骨,后折断胫骨,造成青枝骨折,纠正小腿畸形,术后管形石膏固定,待骨折愈合后拆除石膏,约需 6~8 周。若患儿已超过 4 岁,骨质已坚硬,或畸形最显著处位于关节附近,可行截骨术。

(四)预防与护理

注意孕妇保健。大力宣传母乳哺养优点。对人工喂养的婴儿,为预防佝偻病的发生,应每日给维生素 D400 国际单位;对早产儿,尤其在出生后 3 个月内,维生素 D 的剂量应适当增大些。同时给服葡萄糖酸钙,每日 1~2g。给予富含钙质食物,如鱼类、牛奶、蛋类等。纳谷不多者,可给龙牡壮骨冲剂冲服。多接触阳光,但勿曝晒,避免受凉。积极治疗慢性腹泻。

二、骨质疏松

骨质疏松是指骨量减少,即单位体积内骨的重量减少,骨小梁的数目减少。本病存在的骨组织有正常的钙化,一般矿物质与有机物的比例正常,化学组成未改变。中医则把骨质疏松归属于虚劳、骨痿之范畴。

【病因病理】

中医认为本病发病与脾肾两脏有关。《灵枢·本神》有"脾气虚则四肢不用"、《素问·痿论》有"肾者,水脏也,今水不胜火,则骨枯而髓虚,故足不任身,发为骨痿"之说。

1.脾气虚弱 系饮食不节,损伤脾胃,久则脾胃功能日益衰弱,影响水谷精微之化生,气血之生长,内不能和调于五脏六腑,外不能洒陈于营卫经脉,加上病人年老体弱,肢体少动,日久酿成本病。《医门法律·虚劳门》云:"饮食少则血不生,血不生则阴不足以配阳,势必五脏齐损。"

2.肾阴不足 肾主藏精,其充在骨,肾阴不足则骨无以充,故骨骼疼痛酸楚;而甚者,可见骨折。

此外,久卧亦能损伤神气,引起脏腑不荣,气血亏虚,卫外不固,外邪入侵,而渐致本病。

现代医学则认为本病是由骨吸收和骨形成不平衡所造成的。根据病因的不同,将本病分为原发性、继发性两类型。原发性骨质疏松症多见于老年人或绝经后妇女,病变的发生与生殖腺机能减退和运动量减少有关;继发性骨质疏松症可见于任何年龄的人,其发生与废用(固定或活动减少)、失重、营养失调(维生素 C 缺乏或铁过多)、内分泌失调,或疾病、性激素减少、酒精中毒、肝和胃肾疾患,或因病应用肝素、皮质类固醇等药物有关。此外,还有特发性青年骨质疏松症,原因不明。

现代研究发现,在致病因素作用下,骨质吸收的速率超过骨形成的速率,即骨质丧失超过新骨形成,致松质骨、皮质骨都减少,结果使骨的厚度变薄,特别是骨内膜面变薄,髓腔增大,但骨外膜下的成骨细胞仍缓慢地产生新骨,故骨的周径略有增加。椎体内横的骨小梁吸收较快,承重的直骨小梁有的消失,有的因代偿而变粗。

【诊断要点】

1.临床表现　本病主要临床表现为局限性疼痛、畸形和骨折。疼痛多见于胸段及下腰段,一般与疏松程度平行,在登楼、体位改变以及震动时可使疼痛加重。随着骨质疏松的发展,可发生椎体压缩性骨折,使疼痛加重,椎体压缩、骨折也可发生在突然用力后。

身高的短缩主要是椎体压缩骨折所致,为最多见的畸形。椎体压缩可加重胸椎后突,肋弓和髂峰之间的距离缩短。因胸椎畸形和疼痛,呼吸幅度锐减,肺气体交换量受限,使肺部易感染。胸廓畸形还可影响心肺功能。

四肢一般无明显症状,有时可有酸痛。长骨骨折时引起局部疼痛,出现畸形、骨擦音等。

2.实验室检查　血生化无明显异常,血清钙和血清磷含量正常,碱性磷酸酶往往正常,尿磷、尿钙检查一般无异常发现,但尿羟脯氨酸可能增高。有骨折时,血清碱性磷酸酶略增高。如伴有软骨病,血磷、血钙偏低,碱性磷酸酶增高。

3.X 线表现　胸椎、腰椎以及骨盆是明显的脱钙区域。在 X 线平片上骨质疏松早期不太明显。一般说来,骨钙量至少损失 25% 时,才能在 X 线上表现出脱钙。椎体所见的特点是密度减低以及沿应力线保存的稀疏骨小梁呈垂直栅状排列。椎体受椎间盘压迫而出现双凹畸形,常有一个或几个椎体呈楔形压缩骨折。其它骨骼密度亦降低。管状骨皮质自外向内逐渐变薄,周径增宽,髓腔有扩大现象。

辛氏认为:股骨上端和椎体同样承受重量,凡承受机械压应力大的骨小梁不易消失,受压应力小的骨小梁首先消失。股骨上端是松质骨,和椎体内骨小梁改变一样,可利用股骨的骨小梁排列来估计骨质疏松程度。根据股骨上端骨小梁在 X 线片上显示的多少将骨质疏松轻重分为 6 级,第 6 级为正常。

4.其他　确定骨质疏松症方法很多。如用单、双光子骨矿物仪,单、双能 X 射线骨密度计,可较精确测定骨矿物的含量。必要时可作骨的活组织检查。

5.鉴别诊断

(1)骨质软化症:因钙化功能发生障碍而发,特点为骨有机质增多,而钙化骨质甚少,临床上常有脂肪痢、胃大部切除术或肾病史。X 线可见假性骨折线,即路塞线。

(2)骨髓瘤:常为多发性,X 线的典型表现呈边缘清晰的脱钙病变区,血清免疫球蛋白(免疫球蛋白 M)增高及尿中出现凝溶蛋白。

(3)遗传性成骨不全:可能由于成骨细胞功能缺陷,产生的骨基质较少并难以成骨,血钙、血磷及碱性磷酸酶均正常,尿钙、尿磷也正常,但患者一般伴有其他先天缺陷,如耳聋等。

【治疗方法】

(一)内治法

1.辨证治疗　脾为百骸之母,肾为性命之根。骨质疏松因脾虚肾亏而发,故治疗上当遵古训"虚则补之",以调补脾、肾为主。

(1)脾气虚弱:腰脊疼痛,活动不利,四肢疲惫,身渐佝偻,胸闷气短,纳呆,舌淡苔薄白,脉虚弱无力。

治则:健脾益气

方药:参苓白术散或健脾养胃汤加减。

(2)肾阴不足:腰背酸痛,腿膝乏力,神疲倦怠,眩晕健忘,咽干唇燥,盗汗颧红,五心烦热,舌红苔少,脉细数。

治则:滋阴补肾壮骨。

方药:六味地黄丸、左归丸或河车大造丸加减。方中可加血肉有情之品,如鳖甲、鹿茸等。

2.西药　根据不同原因,可选用下列药物,一方面对症治疗,另一方面对有明确致病原因者,进行治疗,只有致病原因改善或消除,骨质疏松才能得到改善或痊愈。

(1)钙剂:补充钙剂可使病人钙的负平衡转变为钙的正平衡,以改善症状。可口服乳酸钙,每日 2～4g。有人采用静脉滴注葡萄糖酸钙治疗特发性骨质疏松,每次剂量以每 kg 体重 15mg 钙计算,加入 5%葡萄糖溶液 1000ml 内,4 小时滴完。间歇应用 12 次为 1 个疗程。对老年性骨质疏松,单独使用此方法,疗效不理想。

(2)性激素:绝经后女性病人,可口服乙烯雌酚,每日 1mg,连服 4 周后停服 1 个月,可改善骨基质形成。为了增加疗效,减少副作用,可同时肌肉注射丙酸睾丸酮,每次 25mg,每隔 3～5 天注射 1 次;女性病人应用时,应注意男性化副作用。在使用雌激素治疗期间,应定期作妇科和阴道涂片细胞学检查,注意撤退性出血。男性骨质疏松病人,可选用睾丸酮治疗,如甲基睾丸素 5mg,每日 1 次,连用 2 周后停用。

(3)维生素 D:维生素 D 对单纯骨质疏松无效。若同时伴有骨软化症,可每日给服维生素 D 1000 国际单位及钙剂。服药期间,应注意定期检查血钙,防止发生高钙血症和尿路结石。

(4)氟化物:可每日口服氟化钠 50～75mg,疗程可达 1 年。氟可与羟磷灰石晶体结合,对骨盐晶体结构有稳定作用,可抑制骨质吸收,减轻疼痛和减少病理骨折的发生。但服用期间注意勿过量,以免引起氟中毒。

(二)病因治疗

若病因明确,如甲状旁腺功能亢进引起的早期颅骨、脊椎的骨质疏松,可采用手术去除其原发因素后,再用上述疗法方能取效。

(三)对症处理

脊柱发生骨折的骨质疏松病人,应卧床或使用外固定支架制动,固定时间应尽量缩短。另外,止痛药物、热敷等物理疗法,可减轻肌肉痉挛、缓解疼痛。

(四)其他

1.饮食调养　骨质疏松症病人的骨骼中,蛋白质和钙盐均有损失,因此,中老年人必须纠正不合适的饮食习惯,多食富含蛋白质、钙及维生素的食物。

2.体育活动　适当的体力活动或体育运动,可刺激成骨细胞活动,有利于骨质形成。应鼓励病人多作室外活动,多照日光或紫外线。对卧床制动病人,亦应进行四肢的主动或被动活动;鼓励病人早日起床活动,但应防止外伤。

骨质疏松5年以上,方在X线平片上出现阳性征象,因此治疗后,X线显示明显好转需要相当长时间;目前临床上,大多以疼痛缓解、症状好转程度,以及出现钙正平衡、尿羟脯氨酸排泄减少来评估疗效。

三、股骨头缺血性坏死

由于股骨头血液循环障碍,导致骨质坏死,称之为股骨头缺血性坏死。与小儿股骨头骨骺炎不同,本病发病年龄多在30～60岁,男性病人多见,多为双侧性发病,两侧发病间隔多在1年以内,预后差,是骨科常见的、病因复杂的、可出现严重残疾的一种疾患。属祖国医学"骨蚀"范畴。

【病因病理】

祖国医学认为本病的主要病因是肝肾亏损、邪瘀痹阻。

1.肝肾亏损　肝主筋,肾主骨,筋与骨相互联系、相互依赖,而筋骨的强壮,有赖于肾精的滋养和推动。先天禀赋不足,肝肾亏虚;后天失于调养,气血不足,筋骨肢节失去滋养而发病。

2.邪瘀痹阻　六淫邪气侵入人体,深入凝聚于髋部;或外伤、劳作过度,导致营卫失和,气滞血瘀,都可造成股骨头失去气、血、精、津的温煦和濡养,发生缺血性坏死。

现代医学目前认为:骨坏死病因很多,发病机理各异。病因大体可归纳为三大类:创伤性、(股骨颈骨折或髋关节损伤)、非创伤性(应用肾上腺糖皮质激素、长期酗酒、辐射性损伤、潜水员病、镰状细胞性贫血、高雪病、肾移植术后、类风湿关节炎、血友病及某些血管病等)、儿童股骨头骨骺缺血性坏死。根据病因的不同,本病可分为创伤性、医源性、辐射损伤性、气压病性、血液系统疾患引起的以及特发性(病因不明)股骨头坏死6型。病理上,Marcus据髋痛程度及X线表现将本病分6期:

Ⅰ期:髋部无症状,X线片显示股骨头内上方有轻微密度增高,或有点状密度增高区。

Ⅱ期:髋部无症状,X线片示股骨头密度明显增高(全部或部分),头无塌陷。

Ⅲ期:症状轻微,X线片示股骨头负重区有软骨下骨折或新月征。一般扇形骨折较新月征多见。

Ⅳ期:髋部疼痛,呈阵发性或持续性,跛行及功能受限,X线片示股骨头扁平或死骨区塌陷。

Ⅴ期:髋部疼痛明显,X线片示坏死骨碎裂,髋关节间隙变狭窄,骨密度更加硬化。

Ⅵ期:髋部疼痛严重,有的疼痛较Ⅴ期减轻,X线片示股骨头肥大变形,半脱位,髋臼不光滑,甚或硬化增生。

【诊断要点】

(一)临床表现

本病病人可能有使用大剂量或较长时间激素、酗酒史,或有血液系统疾病、放射病、减压病等病史。

病人在初期，一侧（或两侧）髋部隐渐性疼痛，有的在此期诉膝痛。随着病情发展，髋部疼痛加重，出现跛行，患侧髋关节外展、内外旋等动作受限，重者行走需扶拐。双侧股骨头坏死患者行走困难。经治疗，有的病人症状可逐渐缓解，关节活动大部恢复；有的病人髋关节各方向活动受限，肢体短缩、屈曲、内收挛缩畸形，肌肉萎缩，甚至有半脱位体征。"4"字试验、托马（Thomas）征、艾利（Allis）征阳性。

（二）X 线及其他检查

1.缺血期　开始阶段，X 线检查无阳性征象。MRI 及 SPECT 能较早发现股骨头缺血性坏死，骨内压测定、骨内静脉造影可了解股骨头静脉循环情况；其后阶段，X 线片上可见关节囊阴影增大，关节间隙增宽，股骨头中心骨质疏松，或疏松与硬化混合存在，此时行病理学（核心活检）检查可确诊。

2.血供重建期　在 X 线片上可见股骨头骨质普遍致密，并变扁平，逐渐骨质密度不匀，有囊状间隙或呈"碎裂"现象，股骨颈变宽并短缩。

3.愈合期　股骨头骨质密度逐渐恢复正常，有的股骨头、颈轮廓接近或恢复正常；有的股骨头扁平，密度较深，"无碎裂"，颈宽粗。

4.畸形残存期　股骨头扁平，颈宽粗、关节间隙变狭窄，大小转子相对地向上移位，或呈现半脱位征象。日久并见骨性关节炎征象。

【治疗方法】

本病的治疗原则是：辨证施药调治，限制患肢负重，避免继续损伤，防止发生关节畸形。

（三）内治法

1.气滞血瘀型　髋部疼痛，夜间痛剧，刺痛不移，关节屈伸不利。舌暗或有瘀点，脉弦或沉涩。

治则：活血化瘀，通络止痛。

方药：桃红四物汤或身痛逐瘀汤加减。

2.风寒湿痹型　髋部疼痛，每于天气转变而加剧，关节屈伸不利，伴麻木，喜热畏寒，苔薄白，脉弦滑。

治则：温经通络，祛湿散寒。

方药：独活寄生汤或当归四逆汤加桑枝、姜黄等。

3.痰湿型　髋部沉重疼痛，疼痛不移，关节漫肿，屈伸不利，肌肤麻木，形体肥胖，苔腻，脉滑或濡缓。

治则：祛痰通络。

方药：指迷茯苓丸加白术、桑枝、姜黄、白芥子等。

4.气血虚弱型　髋部疼痛。喜按喜揉，筋脉拘急，关节不利，肌肉萎缩，伴心悸、气短、乏力，面色不华，舌淡脉弱。

治则：温补气血。

方药：蠲痹汤或黄芪桂枝五物汤加减。

5.肝肾不足型　髋痛隐隐，绵绵不休，关节强硬，伴心烦失眠，口渴咽干，面色潮红，舌红，脉细数。

治则:补肾益精,养肝柔筋。

方药:三痹汤或虎潜丸加减。

(二)外治法

1.制动　目的在于减轻或消除股骨头表面塌陷、变形,有利于血液供应的重建,股骨头骨质恢复正常结构。应卧床休息,亦可用皮肤牵引或用外展夹板、支架或石膏将两下肢固定于外展内旋位。

2.外用药　可选用消瘀止痛膏、双柏散外敷,亦可用中药熏洗。

3.理疗。

4.高压氧治疗　通过提高血氧含量,增加局部代谢,促进坏死组织的吸收及正常组织的再生。

(三)手术

病变早期可行中心钻孔减压术、血管束植入术、自体松质骨移植术、骨软骨移植术、肌蒂骨瓣或血管带骨瓣移植术等。畸形残存期可行截骨术,人工关节置换术等。

(四)预防

重视股骨颈骨折,外伤性髋关节脱位和其他髋部损伤的治疗,尤其要尽可能推迟患肢负重时间。慎用肾上腺糖皮质激素。减少饮酒量,不酗酒。

(崔西泉)

第四节　骨软骨病

骨骺和关节面下局部缺血坏死或无血供坏死叫骨软骨病。这是一种自限性疾病,破坏的骨骼经过一定时期有自然修复的趋势。大多数发生在儿童和青年期,男孩较多见。本病又称骨骺炎、骨软骨炎、骨骺无菌性坏死。祖国医学认为属"骨蚀"范畴。

骨软骨病的真正发病原因尚不明确。祖国医学认为本病系因虚邪入骨及外伤致使骨骺失去气血温煦濡养而发生。如《灵枢·刺节真邪》曰:"虚邪之入于身也深,寒与热相搏,久留而内著,寒胜其热,则骨疼肉枯;热胜其寒,则烂肉腐肌为脓,内伤骨,内伤骨为骨蚀"。即是对本病病因、症状的阐述。目前大多学者认为骨软骨病发病可能与急慢性创伤、炎症、遗传和环境等因素有关;病理上主要是骨骺中央骨化中心缺血、坏死、塌陷和修复重建几个阶段。几乎所有骨骺都可发生,以股骨头、胫骨结节、脊椎、腕月骨、足舟状骨、跖骨头、跟骨结节等处发病多见,其中又以股骨头骨骺炎、胫骨结节骨骺炎最常见。

本病发病隐渐,可有轻微外伤史。初期全身无明显不适,受累关节和肢体有疼痛、活动受限或跛行,继而疼痛加重,关节伸屈等功能进一步受限,患肢肌肉萎缩,甚至出现畸形。骨的同位素扫描(ECT)、磁共振(MRI)检查有助于本病早期诊断;骨内压测定、骨内静脉造影和动脉造影,以及 CT 检查,对诊断亦有一定帮助。但费用昂贵或操作繁杂,目前临床上仍以 X 线检查为主,摄 X 线平片、断层片,作为诊断本病的主要依据。实验室检查对本病诊断、尤其对鉴别诊断,有一定参考价值。

对骨软骨病的治疗,关键在于早期诊断、及时治疗、防止骨骺变形。在病变急性活动期,应行患肢固定或牵引,症状消失后进行功能锻炼;在坏死期和修复期,应对患肢作保护性制动,减少病变骨骺承受异常压力。在修复期前确诊,同时结合中医辨证施治,给予中药内服、外敷等治疗,病变骨骺大多能复原。另外,物理治疗、手术治疗、某些部位可的松局部封闭,亦有一定疗效。

一、股骨头骨骺炎

本病又称股骨头缺血性坏死、股骨头无菌性坏死、股骨头软骨炎、扁平髋或 Legg-Calve-Perthes 病、巨髋症等。多见于 4～10 岁儿童,患儿 80% 为男孩。双侧患病占 15% 左右。女孩患本病预后较男孩差。

【病因病理】

股骨头骨骺炎的真正病因,目前尚未完全明确,大多学者认为,股骨头局部缺血、外伤是本病发病主要原因。祖国医学认为,少年儿童为纯阳之体,易虚易实,若先天禀赋不足,素体虚弱;加上儿童活泼好动,髋关节过度劳累或跌扑扭闪,导致局部气血凝滞,营卫不得宣通,使股骨头骺失去气血温煦濡养而发病。其病理进程,从坏死到修复,股骨头骺再骨化形成,常需 2 年或更长的时间。

【诊断要点】

本病起病缓慢,病程长。初期症状不显著,偶有髋部、大腿部或膝部轻微酸痛、跛行,活动后加重,休息后症状减轻,若未引起重视,症状日趋持续加重。至活动期,疼痛、跛行增剧,患肢短缩,大腿、臀部肌肉萎缩,髋关节活动明显受限。修复期症状逐渐缓解,以至消失,关节活动可恢复正常,或残留患肢旋转活动受限。

检查初期患肢有轻度屈髋、内收畸形,伸髋时外展、内旋活动受限。活动期,可见患肢短缩或显著的屈曲内收畸形,髋关节外展、内旋、屈曲和伸直均明显受限。经治疗至修复期,关节活动正常或外展、旋转受限,大转子隆起上移。

X 线检查是目前临床诊断的主要依据。初期表现为关节囊阴影增大,关节间隙增宽,股骨头骺密度增高,干骺端骨质疏松。活动期,股骨头骨质普遍致密、变扁平,或股骨头骺密度不均,有囊状间隙或裂为碎块,股骨颈变宽并短缩。恢复期的股骨头骺骨质密度逐渐恢复正常,股骨头、颈轮廓接近或恢复正常;修复期前未能及时确诊、治疗的患儿,大多数遗有股骨头骺扁平,或呈蘑菇状,股骨颈变短宽,大小转子相对上移、半脱位。

同位素^{99m}锝扫描,可为本病早期明确诊断提供可靠依据。CT、MRI 也有助于本病诊断。

【治疗方法】

本病的治疗原则是限制患肢负重、避免继续损伤、防止发生关节畸形和药物调养亏虚。

(一)内治法

可服健步虎潜丸,每次服 10g,早、晚各服 1 次。

（二）外治法

1.休息与制动　本病一经确诊，应绝对卧床休息，患肢禁止负重，坚持3～6个月不负重，可获好转。对病程长、病情重、合作差的患儿，可行患髋外展45°、内旋10°位行走石膏或行走支架固定。亦可采用皮肤牵引治疗。

2.外用药物　可选用阳和解凝膏、消瘀止痛膏等外敷。

另外，还可配合物理疗法。

（三）手术治疗

根据病情选用滑膜切除术、股骨头骺钻孔术、截骨术或带蒂肌移植、骨内血管移植等手术。

二、胫骨结节骨骺炎

本病又称奥斯古德-施拉特病、胫骨结节无菌坏死。多见于10～15岁青少年，男孩居多，尤其是常参加剧烈运动者。

【病因病理】

青少年肾气未充，筋骨未坚，胫骨结节骨骺未融合，剧烈跳跃、奔跑及球类运动时，股四头肌强力收缩，通过髌韧带牵拉胫骨结节骨骺，引起慢性损伤，致使局部气滞血瘀、血运障碍，胫骨结节骨骺失去气血濡养，发生缺血坏死。

【诊断要点】

起病大多缓慢，常有近期内剧烈运动史。初期行走较多或运动后膝部前下方疼痛，休息后消失。随后，胫骨结节处疼痛、肿胀，有明显压痛，但无全身不适，活动多、上下楼梯时疼痛更重，休息后疼痛减轻。病程较久或严重者出现跛行、乏力。

检查：胫骨结节隆起，压痛明显，股四头肌抗阻力伸膝时，局部疼痛加剧。

X线检查，早期胫骨结节前上方（髌韧带附着处）有软组织肿胀和肥厚，偶见钙化或小碎片。中期，可见胫骨结节骨骺增大、外形不规则，骨质致密或碎裂，且与骨干分离和呈高位髌骨。晚期，胫骨结节呈不规则增生融合成一骨性隆凸，偶尔在髌韧带处有一个疼痛小骨，或高位髌骨。

【治疗方法】

（一）内治法

1.辨证治疗

（1）气滞血瘀：多有外伤史。胫骨结节骨骺处疼痛、肿胀，有压痛，频繁运动时疼痛诸症加重。舌暗红，苔薄黄，脉数。

治则：行气活血，和营止痛。

方药：活血止痛汤、和营止痛汤加减。

（2）瘀热入络：病程迁延日久，局部肿胀、隆突、灼热、红肿，运动后疼痛加剧，口干不欲饮。舌暗红，苔薄黄，脉数。

治则：活血祛瘀，消肿止痛。

方药：活血散瘀汤或桃红四物汤合五味消毒饮加减。

2.中成药　病程迁延,疼痛、肿胀诸症不甚显著者,可选服补肾壮筋丸或健步虎潜丸。

（二）外治法

1.局部外敷万应膏或双柏散等。

2.休息与制动　根据症状的轻重,酌情限制或禁止运动,多数在数月内自愈;症状较重时应卧床休息。个别症状严重者,可作长腿石膏固定,固定时间或限制膝关节屈曲活动常需5～6周,甚至更长时间。

（三）手术治疗

少数病人行上述治疗失败者,可行手术治疗。

（倪新丽）

第五节　骨肿瘤

骨肿瘤是指发生在骨骼或其附属组织(骨髓、骨膜、血管、神经等)的肿瘤。属中医的"骨疽"、"石疽"和"石痈"的范畴。

骨肿瘤的发生男性比女性稍多。原发性良性肿瘤比恶性多见。良性肿瘤中以骨软骨瘤、软骨瘤多见。恶性肿瘤以骨肉瘤、软骨肉瘤和纤维肉瘤多见。

【病因病机】

1.邪实正虚　虚邪侵袭,体质强弱与本病的发生、发展、预后有着密切关系。正虚体弱,腠理不密,虚邪侵入,脏腑功能失调,气虚血亏,气血不和,气血壅塞,邪居瘀结,结聚成瘤。

2.气滞血瘀　气血瘀滞,经络阻隔,蕴结日久,骨与气并,日以增大,凝结成块。

3.肾虚精亏　先天禀赋不足,髓不养骨,或禀承遗传,易生骨肿瘤。

现代医学认为骨肿瘤的发病与遗传、体质、营养、免疫功能、外界环境等因素有关。另外有些骨肿瘤的发生与损伤有关;有些与感染有关;人体长期接受大量放射性物质亦可滋生本病。

【诊断要点】

（一）发病情况

1.发病年龄对骨肿瘤诊断有参考价值　如尤文肉瘤发病年龄在8～12岁的少年;骨肉瘤发病年龄在15～25岁的青年;骨巨细胞瘤主要发生于成人;而老年人则以骨转移癌和骨髓瘤常见。

2.发病部位　多数骨肿瘤有各自的好发部位,如骨肉瘤好发于长骨干骺端,而且多见于股骨远端及胫骨近端;尤文肉瘤好发于长骨干骺部、骨干部及骨盆;骨巨细胞瘤好发于四肢长骨的骨端;骨转移性肿瘤发生在骨盆最多。

3.病程　一般良性骨肿瘤发病病程长,进展速度慢;恶性骨肿瘤发病病程短,进展速度快。

（二）临床表现

1.全身症状　良性骨肿瘤多无明显变化。恶性骨肿瘤后期出现全身衰弱,食欲不振、形体消瘦、精神委靡、神疲乏力、面色苍白等。

2.骨肿瘤的局部症状和体征　主要是肿块、肿胀、功能障碍、疼痛与压痛等,以及由于瘤体所产生的压迫与梗阻症状。

(1)疼痛与压痛:疼痛是生长迅速的肿瘤最显著的症状。良性肿瘤多无疼痛,但有些良性肿瘤,如骨样骨瘤,可因反应骨的生长而产生剧痛。恶性肿瘤几乎均有疼痛,开始为间隙性、轻度疼痛,以后发展为持续性剧痛,夜间加重,并可有压痛。良性肿瘤恶变或合并病理性骨折,疼痛可突然加重。

(2)肿块和肿胀:良性骨肿瘤肿块一般边界清楚,周围软组织无肿胀,硬度如骨样,无活动度;恶性骨肿瘤肿块常出现在疼痛之后,生长迅速,边界不清楚,周围软组织肿胀。位于骨膜下或表浅部位的肿块容易被发现,骨髓内或深层部位的肿块,常在晚期才能发现。

(3)功能障碍:骨肿瘤患者常因疼痛和肿块影响,而出现一定的功能障碍。生长迅速,疼痛剧烈的恶性骨肿瘤大多功能障碍明显。一般良性骨肿瘤无功能障碍。良性肿瘤恶变或病理骨折时功能障碍明显。接近关节部位的骨肿瘤,常因关节功能障碍来就诊。不论是良性的或是恶性的脊髓肿瘤都能引起截瘫。

(三)X线检查

1.发病部位　每一种骨肿瘤,都有一定的好发部位。

2.单发与多发　原发性骨肿瘤多为单发,转移性骨肿瘤多为多发。

3.骨质破坏　良性肿瘤一般无骨质破坏,若有破坏,多是膨胀性、规则的破坏,界限清晰;恶性骨肿瘤为浸润性骨质破坏,边界不清,界线模糊。

4.骨皮质　恶性肿瘤时出现虫蚀样、筛孔样或缺损破坏。

5.恶性骨肿瘤产生瘤骨　特点是密度高、结构紊乱,可呈现均匀毛玻璃样、斑片状硬化或针状瘤骨。

6.骨膜改变　良性骨肿瘤一般无骨膜反应。恶性骨肿瘤常有骨膜反应,常见的骨膜反应有葱皮状、日光样、放射状、毛发样、花边样、波浪样以及科德曼(Codrnan)三角(袖口征)等改变。

7.软组织中阴影　在X线检查中,如软组织中出现肿瘤样阴影,说明肿瘤突破骨质、骨皮质已侵入软组织。常见的有棉花样、棉絮团样、斑点状、象牙样。提示肿瘤恶性程度高,或有恶变倾向。

(四)实验室检查

1.良性骨肿瘤患者的血、尿、骨髓检查一般都正常。恶性骨肿瘤可出现血沉加快,晚期大多数出现贫血。骨肉瘤、成骨性转移瘤因形成大量新生骨,所以碱性磷酸酶数值增高。

2.同位素骨扫描:虽然不能确诊良、恶性肿瘤,但它可发现多发病灶,并且比X线摄片早发现病灶,有助于早期诊断。

3.病理检查病理组织检查在骨肿瘤诊断中居很重要的位置,但病理组织检查结果必须结合病史、症状、体征、实验室检查、X线检查等综合分析加以诊断。

(五)良性骨肿瘤与恶性骨肿瘤的鉴别诊断(表7-1)

表7-1　良性骨肿瘤与恶性骨肿瘤的鉴别

	良性骨肿瘤	恶性骨肿瘤
病史	成年,生长慢,无症状	青少年,肿块生长快,疼痛严重,发热,消瘦
全身反应	多无全身症状	血沉加块,白细胞增多,恶病质

	良性骨肿瘤	恶性骨肿瘤
局部体征	肿块无压痛,皮肤正常,无转移	肿块有压痛,皮肤发热,静脉怒张,晚期有转移
X线表现	边缘清楚,无骨膜反应	边缘不清楚,骨质有破坏,骨膜反应明显
实验室检查	正常	贫血者碱性磷酸酶可增高
细胞状态	近乎正常	异形的多,大小不等,核大深染,有核分裂

【治疗】

对于骨肿瘤的治疗,应做到早期发现,早期诊断,早期治疗。良性骨肿瘤及肿瘤样变,以手术为主,在保存功能的情况下,彻底切除,防止复发及恶变。恶性肿瘤治疗以救命为主,争取保存一定的功能,以手术、中药、化疗、放疗、免疫等综合治疗。

(一)中药治疗

肿瘤早期以攻为主,攻中兼补;肿瘤中期攻补兼施;肿瘤晚期先补后攻。

临床实践证明,中药黄芪、灵芝、人参、党参、女贞子、山慈菇、半枝莲、白花蛇舌草、水蛭、蜈蚣等对各类骨肿瘤有一定的疗效,可在辨证施治中参考使用。

(二)化疗

是利用化学药物抑制或杀死肿瘤细胞,以达到治疗目的的方法。

1.烷化剂　能作用于细胞内的蛋白和核酸中的某些成分,达到破坏细胞分裂,导致肿瘤细胞死亡。

(1)盐酸氮芥:用做体外循环动脉灌注,每10分钟注入10mg,一次总量为40～60mg。

(2)环磷酰胺:静脉滴注,一次剂量为600～1000mg,总量为8～10g。

(3)塞替派:局部注射,每次用10～20mg,总量为300mg。

2.抗代谢药　以甲氨蝶呤(MTX)为主,且以大剂量为佳,一般用量为100～150mg/kg体重,一次可用3～10g左右,注射6小时后,必须用亚叶酸钙解毒。给药前1日及当日都需输液和碱化尿液,每日维持尿量在3000ml左右。

3.抗生素　肿瘤在中晚期,或在治疗过程中常合并感染,所以应根据病情,适当应用有效抗生素,以预防和控制感染。肿瘤患者常用的抗生素有博来霉素、丝裂霉素、长春新碱等。

化疗药物常能抑制骨髓造血功能,所以在化疗过程中必须定期检查血常规。凡白细胞总数低于$3×10^9$/L,血小板计数低于$50×10^9$/L时,应立即停药。

(三)免疫治疗

免疫疗法是骨肿瘤切除后的辅助疗法之一,只有在原发骨肿瘤切除后才更有效。免疫疗法的作用在于使机体产生免疫反应,抑制肿瘤细胞的生长。中药也具有调整、提高机体免疫的能力,所以在骨肿瘤的治疗中可配合中医辨证施治,提高治疗作用。

(四)放射治疗

是利用放射线或放射性同位素对肿瘤细胞的直接杀伤作用,以达到治疗目的的一种方法。

1.适用放疗者

良性:血管瘤、动脉瘤样骨囊肿。

恶性:尤文肉瘤、恶性淋巴瘤、骨髓瘤等。

2.辅助性放疗 手术不彻底,可放疗以减少复发,有些恶性肿瘤,需放疗、化疗同时应用以取得良好效果。

3.姑息放疗 发展快、症状严重的肿瘤,应用放疗可暂时缓解症状。

4.禁用放疗者 良性骨来源肿瘤、软骨来源肿瘤者禁用放疗,因为放疗可促进其恶变。

(五)手术治疗

1.刮除术 适用于良性肿瘤及瘤样病变(图7-1～图7-3)。

2.切除术 适用于良性和生长缓慢的低恶性度肿瘤。

3.截除术 适用于低恶性度及早期发现的恶性骨肿瘤(图7-4～图7-5)。

4.截肢及关节离断术 对恶性度高或复发恶性肿瘤,防止肿瘤扩散、转移、挽救患者生命,应考虑牺牲肢体,采用此种手术。

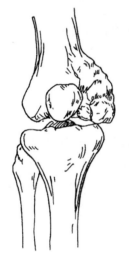 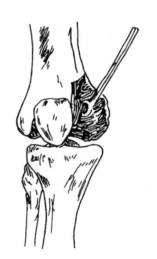 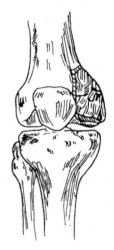

图 7-1 股骨内髁肿瘤　　图 7-2 刮除肿瘤　　图 7-3 植入碎骨块

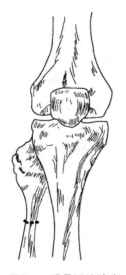 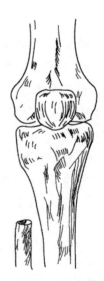

图 7-4 腓骨近端肿瘤　　图 7-5 腓骨近端肿瘤截除术后

【预防与调护】

1.讲究卫生,增强体质,提高机体的抗病能力。

2.在工作及生活环境中消除或减少化学、物理及生物等致癌因素对身体的影响。

3.预防及治疗癌前期病变。

（冷世同）

附录(泰安市中医二院自制剂)

一、活血急救丸(Huoxue Jijiu Wan) 鲁药制字再 Z09080118

【处方】当归 60g　赤芍 90g　桃仁 60g　红花 60g　乳香 60g　延胡索 90g　穿山甲 60g
土鳖虫 60g　木香 60g　川芎 60g 三棱 60g　三七 60g　茜草 120g　枳实 60g　甘草 40g

【制法】以上十五味,粉碎成细粉,过筛,混匀,用水泛丸,低温干燥,即得。

【性状】本品为黄棕色至棕色的水丸;味微苦。

【鉴别】取本品 5g,研细,加乙醚 20ml,超声处理 5 分钟,滤过,滤液挥至约 2ml,作为供试品溶液。另取当归、川芎对照药材各 1g,分别同法制成对照药材溶液。照薄层色谱法(中国药典 2010 年版一部附录ⅥB)试验,吸取上述三种溶液各 5μl,分别点于同一硅胶 G 薄层板上,以环己烷-乙酸乙酯(9∶1)为展开剂,展开,取出,晾干,置紫外光灯(365nm)下检视。供试品色谱中,在与对照药材色谱相应的位置上,显相同颜色的荧光斑点。

【检查】应符合丸剂项下有关的各项规定(中国药典 2010 年版一部附录 IA)。

【功能主治】活血化瘀,消肿止痛。用于骨折早期、各种软组织损伤之肿胀疼痛。

【用法用量】口服。一次 6g,一日 3 次;或遵医嘱。

【注意事项】孕妇慎用。

【规格】每 35 丸重约 1g

【贮藏】密闭,防潮。

二、活血救急膏(Huoxue Jiuji Gao) 鲁药制字再 Z09080157

【处方】当归 750g　红花 750g　木瓜 750g　牛膝 750g　杜仲 750g　白芷 750g　荆芥 750g　防风 750g　苍术 750g　续断 750g　麻黄 750g　乳香 750g　没药 750g　川乌 750g 草乌 750g　独活 750g　土鳖虫 750g　乌梢蛇 750g　自然铜(煅)300g　细辛 300g　儿茶 300g　血竭 600g　冰片 100g

【制法】以上二十三味,血竭、儿茶粉碎成细粉与冰片粉末配研,过 100 目筛,混匀。其余当归、红花、木瓜、牛膝、杜仲、白芷、荆芥、防风、苍术、续断、麻黄、川乌、草乌、独活、土鳖虫、乌梢蛇、自然铜十七味酌予碎断,与麻油 25000g 同置锅内炸至药枯浮起为度,加入乳香、没药、细辛稍炸,去渣,直火加热熬炼,不断加以搅拌,炼至滴水成珠,油温达 280℃以上(从白烟转为青烟),停止加热,放置温度约 100℃左右,取红丹 11500g～12500g 缓缓加入,不断沿一个方向搅拌,以文火加热,待油与丹作用完全,充分搅匀。将熬好的热膏徐徐倾入冷水中,搅拌,冷后将膏坨撕碎,再于流动水中浸泡一周。从水中取出膏块,置锅内以文火加热溶化后,待温度约70℃时加入上述血竭、儿茶、冰片粉搅匀,分摊于裱褙材料上,涂成直径 8 厘米的圆形,透凉,折叠保存,共得 1000 贴。

【性状】本品为乌黑色膏剂;气香。

【检查】应符合膏药项下有关的各项规定(中国药典 2010 年版一部附录 IP)。

【功能主治】祛风止痛,舒筋活血,消肿散结,解痉镇痛。用于筋骨疼痛,跌打损伤,四肢麻木,关节疼痛,腰肌劳损,肩周炎等。

【用法用量】外用。将膏药揭开,微火加温至软后粘敷;或遵医嘱。三天换一次。

【注意事项】过敏型体质患者可能有药物接触性瘙痒等过敏性反应。若出现过敏性反应,应立即停药。孕妇慎用。开放性创伤忌用。

【规格】每张净重 50g

【贮藏】密闭,置阴凉干燥处。

三、麒麟接骨丹（Qilin Jiegu Dan）　鲁药制字再 Z09080084

【处方】　血竭 60g　丹参 75g　当归 60g　熟地黄 90g　自然铜 60g　枸杞子 60g 桃仁 60g　红花 60g　土鳖虫 60g　川芎 30g　白芍 75g　苏木 90g　牛膝 90g　延胡索 90g　乳香 60g　全蝎 60g

【制法】以上十六味,粉碎成细粉,过筛,混匀,用水泛丸,低温干燥,即得。

【性状】本品为棕褐色的水丸;气微,味微苦。

【鉴别】取本品 10g,研细,加乙醚 30ml,超声处理 15 分钟,滤过,滤液挥干,残渣加乙醚 1ml 使溶解,作为供试品溶液。另取当归对照药材、川芎对照药材各 1g,同法制成对照药材溶液。照薄层色谱法(中国药典 2010 年版一部附录 VIB)试验,吸取上述三种溶液各 10μl,分别点于同一硅胶 G 薄层板上,以环己烷-乙酸乙酯(9∶1)为展开剂,展开,取出,晾干,置紫外光灯(365nm)下检视。供试品色谱中,在与对照药材色谱相应的位置上,显相同颜色的荧光斑点。

【检查】应符合丸剂项下有关的各项规定(中国药典 2010 年版一部附录 IA)。

【功能主治】活血化瘀,续筋接骨。用于骨折中期及各种骨质增生所致的关节肿痛,活动不利等。

【用法用量】口服。一次 6g,一日 3 次;或遵医嘱。

【注意事项】孕妇禁用。

【规格】每 35 丸重约 1g

【贮藏】密封,防潮。

四、舒筋通络丸（Shujin Tongluo Wan）　鲁药制字再 Z09080113

【处方】独活 50g　当归 50g　羌活 50g　姜黄 50g　桂枝 50g　秦艽 100g　防风 50g　鸡

血藤 100g　伸筋草 100g　党参 70g 茯苓 50g　白术 40g　牛膝 40g　杜仲 40g　续断 40g　狗脊 40g　蜈蚣 10 条　川芎 40g　天麻 40g

【制法】以上十九味,粉碎成细粉,过筛,混匀,用水泛丸,低温干燥,即得。

【性状】本品为黄棕色的水丸;气微,味微苦。

【鉴别】取本品 10g,研细,加乙醚 30ml,超声处理 15 分钟,滤过,滤液挥干,残渣加乙醚 1ml 使溶解,作为供试品溶液。另取当归对照药材、川芎对照药材各 1g,同法制成对照药材溶液。照薄层色谱法(中国药典 2010 年版一部附录ⅥB)试验,吸取上述两种溶液各 5μl,分别点于同一硅胶 G 薄层板上,以环己烷-乙酸乙酯(9∶1)为展开剂,展开,取出,晾干,置紫外光灯(365nm)下检视。供试品色谱中,在与对照药材色谱相应的位置上,显相同颜色的荧光斑点。

【检查】应符合丸剂项下有关的各项规定(中国药典 2010 年版一部附录ⅠA)。

【功能主治】温经通络,祛风活血,止痛。用于颈肩痛,腰腿痛及各种关节疼痛,四肢麻木。

【用法用量】口服。一次 6g,一日 3 次;或遵医嘱。

【注意事项】孕妇慎用。

【规格】每 35 丸重约 1g

【贮藏】密封,防潮。

五、四通胶囊(Sitong Jiaonang)　鲁药制字再 Z09080119

【处方】蜈蚣 62.5g　全蝎 62.5g　地龙 62.5g　土鳖虫 62.5g

【制法】以上四味,粉碎成细粉,过筛,混匀,装入胶囊,制成 1000 粒,即得。

【性状】本品为硬胶囊,内容物为棕红色的粉末;气腥,味微苦、咸。

【鉴别】取本品内容物 5g,加三氯甲烷 20ml,超声处理 20 分钟,滤过,滤液浓缩至约 1ml,作为供试品溶液。另取地龙对照药材 1g,同法制成对照药材溶液。照薄层色谱法(中国药典 2010 年版一部附录ⅥB)试验,吸取上述两种溶液各 5μl,分别点于同一硅胶 G 薄层板上,以苯-乙酸乙酯(9∶1)为展开剂,展开,取出,晾干,置紫外光灯(365nm)下检视。供试品色谱中,在与对照药材色谱相应的位置上,显相同颜色的荧光斑点。

【检查】应符合胶囊剂项下有关的各项规定(中国药典 2010 年版一部附录ⅠL)。

【功能主治】活血化瘀,解毒镇疼,通络止痛。用于血栓闭塞性脉管炎。

【用法用量】口服。一次 2 粒,一日 3 次;或遵医嘱。

【注意事项】孕妇慎用。

【规格】每粒装 0.25g

【贮藏】密闭,防潮。

六、养血舒筋丸(Yangxue Shujin Wan)　鲁药制字再 Z09080086

【处方】　当归 40g　黄芪 60g　独活 60g　土鳖虫 40g　党参 60g　桑寄生 60g　白芍 60g　透骨草 60g　苏木 60g　续断 60g 牛膝 60g　乌梢蛇 20g　桂枝 40g　乳香 40g　茯苓

60g　千年健 40g　威灵仙 60g　五加皮 40g　全蝎 40g

【制法】以上十九味，粉碎成细粉，过筛，混匀，用水泛丸，低温干燥，即得。

【性状】本品为浅棕色的水丸；气微，味微苦。

【鉴别】取本品 10g，研细，加乙醚 60ml，超声处理 15 分钟，滤过，滤液挥干，残渣加乙醇 1ml 使溶解，作为供试品溶液。另取当归对照药材 1g，同法制成对照药材溶液。照薄层色谱法(中国药典 2010 年版一部附录ⅥB)试验，吸取上述两种溶液各 5μl，分别点于同一硅胶 G 薄层板上，以正己烷-乙酸乙酯(9∶1)为展开剂，展开，取出，晾干，置紫外光灯(365nm)下检视。供试品色谱中，在与对照药材色谱相应的位置上，显相同颜色的荧光斑点。

【检查】应符合丸剂项下有关的各项规定(中国药典 2010 年版一部附录ⅠA)。

【功能主治】活血化瘀，消肿止痛。用于骨折早中晚期，各种软组织损伤之肿胀疼痛。

【用法用量】口服。一次 6g，一日 3 次；或遵医嘱。

【注意事项】孕妇慎用。

【规格】每 35 丸重约 1g

【贮藏】密封，防潮。

参考文献

1.王伊光.外科疾病用药.北京：人民卫生出版社,2004

2.钟远鸣,米琨,许建文.骨科中西医结合诊疗手册.北京：化学工业出版社,2015

3.刘波.中西医结合骨伤康复学.四川：四川大学出版社,2011

4.韦以宗.中国骨科技术史（第2版）.北京：科学技术文献出版社,2009

5.仇湘中.骨伤科中西医诊疗套餐.北京：人民军医出版社,2013

6.张永华.常见内科疾病中西医结合诊疗思路.北京：中医古籍出版社,2010

7.施红.中西医临床医学概论.北京：人民卫生出版社,2012

8.王和鸣.骨科学.北京：北京科学技术出版社,2007

9.刘献祥,林燕萍.中西医结合骨伤科学.北京：科学出版社,2011

10.方尚志,方欣.腰腿痛的中西医结合治疗.浙江：浙江科学技术出版社,2014

11.陈安民,李锋.骨科疾病诊疗指南.北京：科学出版社,2013

12.杨君礼.骨科诊疗图解.北京：人民军医出版社,2014

13.李光胜.新编实用骨科诊疗学.北京：科学技术文献出版社,2013

14.彭昊,钟俊,李皓桓.骨科伤病诊断治疗技巧.北京：人民军医出版社,2012

15.邱贵兴.骨科诊疗常规.北京：中国医药科技出版社,2012

16.王凤琼.中西医联合配伍耳穴压豆护理骨科卧床患者便秘的效果观察.实用临床护理学电子杂志,2017,2(35):16＋18

17.倪桂香,黄晓慧.中西医结合护理对骨科疼痛护理效果的研究.内蒙古中医药,2017,(17):170-171

18.厉晶萍,闵晓俊,张琛.从骨科疾病的治疗谈中西医结合的发展思路.中国中医骨伤科杂志,2017,25(08):72-73＋76

19.邱俊玲,陈爱莉.骨科术后疼痛的中西医结合护理.中西医结合护理（中英文）,2017,3(08):93-96

20.杨卫国.中西医结合治疗创伤骨科疾病疗效观察.临床医学研究与实践,2017,2(16):72-73

21.黄素坤.中西医综合护理干预对骨科患者术后疼痛效果的影响.中西医结合心血管病电子杂志,2017,5(13):129

22.黄微星,覃玉洁.贵港市中西医结合骨科医院2013～2015年中药注射剂应用情况分析.当代医学,2017,23(12):35-37

23.赵权,李治国,李宝忠,王立坤,才华,张灵力,刘英民,李志锋.中西医结合疗法防治骨科术后深静脉血栓形成的效果观察.河北医药,2017,39(07):1034-1037

24.余跃.中西医结合骨科微创治疗理念的体现——骨折复位固定器疗法的形成与发展.中国社区医师,2017,33(08):6-8

25.孟广超,俞赟杰.中西医结合治疗骨科疼痛性疾病43例的临床观察.影像研究与医学应用,2017,1(03):225-227

26.张典颖.创伤骨科中西医结合治疗以及应用外固定架的临床疗效和体会.内蒙古中医药,2017,36(04):76-77

27.黄鑫,陈春荣,邹琼,杨继妮.骨科大手术后静脉血栓栓塞症的中西医防护现状.全科护理,2017,15(05):538-540

28.张宇虹.中西医结合分期护理在骨科褥疮患者中的应用效果观察.中西医结合心血管病电子杂志,2016,4(35):101-102

29.杨志生.中西医结合治疗67例骨科创伤患者的临床疗效.深圳中西医结合杂志,2016,26(23):29-30

30.王长松,曾宪发,张辉.中西医结合对预防骨科术后静脉血栓形成的研究进展.中国临床医生杂志,2016,44(11):19-21

31.彭亦良,杨渝勇,曹兴,王剑岚.中西医骨科临床决策的分析和比较.中华中医药杂志,2016,31(11):4392-4394

32.张迎春.中西医结合护理在骨科无痛病房建设中的运用.实用临床医药杂志,2016,20(20):180-181

33.谢海燕.中西医结合护理应用于骨科患者术后疼痛的效果观察.中西医结合心血管病电子杂志,2016,4(29):135-136

34.焦万奎.中西医结合在创伤性骨科疾病临床治疗效果分析.内蒙古中医药,2016,35(11):78

35.吴善强.中西医结合治疗骨科切口感染的疗效分析.中西医结合心血管病电子杂志,2016,4(23):167